YIYUAN JINGXIHUA GUANLI YU JINGJI YUNYING

医院精细化管理与经济运营

主编 翟 波 韩 英 陈迎九
　　　于 琴 王冬云 任时茜

黑龙江科学技术出版社

图书在版编目（CIP）数据

医院精细化管理与经济运营／翟波等主编. -- 哈尔
滨：黑龙江科学技术出版社，2022.6
ISBN 978-7-5719-1371-7

Ⅰ．①医… Ⅱ．①翟… Ⅲ．①医院－运营管理 Ⅳ.
①R197.32

中国版本图书馆CIP数据核字（2022）第055284号

医院精细化管理与经济运营
YIYUAN JINGXIHUA GUANLI YU JINGJI YUNYING

主　　编	翟　波　韩　英　陈迎九　于　琴　王冬云　任时茜
责任编辑	陈兆红
封面设计	宗　宁
出　　版	黑龙江科学技术出版社
	地址：哈尔滨市南岗区公安街70-2号　邮编：150007
	电话：（0451）53642106　传真：（0451）53642143
	网址：www.lkcbs.cn
发　　行	全国新华书店
印　　刷	哈尔滨双华印刷有限公司
开　　本	787 mm×1092 mm　1/16
印　　张	25.75
字　　数	690千字
版　　次	2022年6月第1版
印　　次	2023年1月第1次印刷
书　　号	ISBN 978-7-5719-1371-7
定　　价	198.00元

前言

　　管理是人类与生俱来的行为，无论在什么情况下，只要有需求和供给行为的存在，就需要管理。管理可以使潜在生产力变为现实生产力，可以有效地组织社会化大生产，可以影响或制约生产力总体能力的发挥，还可以提高经济效益，高效率地实现组织目标。管理渗透于我们生活中的每个角落，在当前政治、经济、文化快速发展的时代，医院作为现代社会发展的重要组成部分，其发展同样离不开管理。

　　随着社会经济的发展和人民群众对医疗服务需求和期望的提高，医院的功能与任务也随之发生了较大的变化，并由此引发了医院管理理论和方法的创新与变革。医院管理者必须关注医院管理的发展趋势与医院改革的方向，主动调整医院的经营理念和发展战略，完善医院内部管理，以适应社会经济发展的需要、人民群众对医疗服务的需求及政府对医疗服务宏观调控的要求。

　　如何加快现代化医院管理进程，提高医院运营效率，是医院管理者应该高度重视的问题。本书以实现医院现代化管理为目标，遵循系统性、科学性、先进性和实用性的编写原则，将宏观管理与微观管理相结合，内容涵盖了医院运营管理、医院招投标管理、医院法律事务管理、教研室与临床实验室档案管理、人事档案管理、医院病案管理、医院感染管理、医院会计等。通过精细化运营管理，可提升医院管理能力及专科服务能力，改善患者就医体验，取得较好的社会效益和经济效益。

　　精细化运营管理是医院发展的永恒主题，有无长效管理机制，是决定医院兴衰的关键。虽然医疗服务与医疗质量是学科建设与发展的生命线，但运营管理是学科规范化建设与发展的根本。希望本书的出版能对医院管理者、医务人员、行政后勤人员有所启迪,对推动医院健康、规范和快速发展有所帮助。

由于编者水平有限,加上时间仓促,书中难免有疏漏和不妥之处,敬请广大读者批评与指正,以便再版时修正。

《医院精细化管理与经济运营》编委会
2022 年 2 月

目录

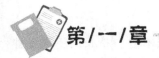

医院运营管理

第一节　医院资源配置

一、医院资源概述

（一）医院资源概念

医院资源是指医院为了向医疗顾客提供不同层次的医疗服务而采用的能够为医疗顾客和医疗服务机构带来实际收益的资源。从广义上讲，它是指人类开展医疗保健活动所使用的社会资源；从狭义上讲，它是指医疗服务机构在提供医疗服务的过程中占用或消耗的各种生产要素的综合。

（二）医院资源特点

医院资源与其他行业中的资源有所不同，具有需求的不确定性和动态性、供需信息的不对称性、服务效用的滞后性、高风险性和不易逆转性等基本特点，管理难度很大。其特点主要表现在以下几个方面。

1.差异性

社会、经济、管理、供给、信息等的不对称，造成了医院资源的差异性，在国内尤其是地区性差异特别突出。

2.不确定性

一方面不确定性主要表现为资源来源的不确定性，如血库、疫苗供应等；另一方面是需求的不确定性，如疫情暴发、大型灾难等。

3.易逝性

医院资源不同于有形商品，不能储存，如医师的看诊时间、病床、手术间等在一段时间内未被使用，将不可能延续到下一时间段继续使用。

4.信息的综合性

由于医疗信息涉及面广泛，若获取信息、分析信息不及时，会对医院造成巨大的影响。

5.共享性

由于部分医院资源供给不足和需求过度，当短期内医疗资源供给规模无法大幅度增加时，则

1

时常通过医院内、外的共享,使医院资源得到合理的安排和调度,如汶川地震时的国内甚至国际支援。

6.多维性

由于患者服务流程的不确定性和患者病情的不确定性,以及医师具有各自擅长的不同专业领域,此外还存在看病习惯、看病效果、用药习惯等不同的维度,这些因素都会在患者就医成本等方面产生巨大的差别。

二、医院资源配置原则

（一）与经济社会发展相适应

医院资源配置多少,除了考虑一定的标准外,还有一个重要的因素就是与本地区的经济社会发展程度相匹配。

（二）基于需求

医院资源的配置一定是立足于人民群众的卫生服务需求的,医院资源的配置如果不以人民群众的卫生服务需求为基础,那么就容易出现两种问题:一是配置不足,人民群众的健康无法得到保证;二是配置过剩,进而导致资源的浪费。

（三）基于战略

基于对我国医疗改革相关纲领性文件的分析,以期实现优化医院资源配置,实现提高居民健康水平的最终目标。例如,2016 年 8 月全国卫生与健康大会提出:要坚持正确的卫生与健康工作方针,以基层为重点,以改革创新为动力,预防为主,中西医并重,将健康融入所有政策,人民共建共享。要坚持基本医疗卫生事业的公益性,不断完善制度、扩展服务、提高质量,让广大人民群众享有公平可及、系统连续的预防、治疗、康复、健康促进等健康服务。要坚持提高医疗卫生服务质量和水平,让全体人民公平获得。要坚持正确处理政府和市场的关系,在基本医疗卫生服务领域政府要有所为,在非基本医疗卫生服务领域市场要有活力。

（四）基于标准

医院资源配置通常依据行政或行业配置标准。例如,《卫生部关于发布＜综合医院组织编制原则试行草案＞的通知》[(78)卫医字第 1689 号]中有相关的人力资源和病床配置指导意见。不过标准需要不断更新,随着技术、经济等的变化,相关的资源配置可能出现配置不够或过剩的情况。

（五）基于公平与效率

医疗服务是人的基本生存权利,人人都能享受到基本的医疗服务是我国医疗改革的目标之一。公平性是医疗资源配置的重要原则,公平与效率两者不能割裂开来,在考虑分配公平的同时,必须要考虑到效率的问题。

（六）基于运营能力

现代医院管理需要借鉴企业的专业化管理和运营管理。运营能力低下常常造成医疗资源的巨大浪费。医院的运营能力主要体现在人力资源评估与配置、设备评估与配置、流程梳理与优化、成本分析与控制、客户满意度管理等。医院资源的合理配置取决于运营能力,运营能力强的医院更能提高医疗的效率和效果。

三、医院人力资源配置

（一）医院人力资源概述及分类

医院是知识密集型单位，人力资源是医院各项资源中最宝贵、最重要的资源，是医院的核心竞争力。医院人力资源是指医院中拥有一定知识、技术、专长的人员的总和，他们运用智力、体力劳动为医院目标的实现贡献自己的价值。

医院人力资源可分为卫生技术人员、行政后勤人员、科研人员、教学人员及工勤技能人员五大类。

1.卫生技术人员

卫生技术人员包括执业医师、执业助理医师、注册护士、药师、检验技师、影像技师等卫生专业人员。

卫生技术人员是医院人力资源的主体，是完成医院主营业务医疗的核心力量。根据专业性质，卫生技术人员又分为医、护、药、技四大类。医，指取得执业医师资格或执业助理医师资格，经注册在医院执业的各级医师；护，是经执业注册取得护士执业证书，从事护理活动的护理人员；药，指医院的药剂人员，包括中、西药师；技，包括临床检验、影像、营养等科室的卫生专业人员。

一般将具有副高级以上职称的卫生技术人员称为医院高级卫生人才。卫生技术人员的数量、质量、结构与状态直接关系到医院的医疗服务质量和医院的核心竞争力。

2.行政后勤人员

行政后勤人员是指医院中承担管理及辅助工作职责的工作人员，行政人员主要从事党政、人事、医政、科研、继续教育、信息管理等工作；后勤人员主要从事医疗器械修配、设备采购维保、基础设施建设、园林绿化等工作。

3.科研人员

科研人员是指医院聘任的专职科研人员，在医院中从事临床研究或基础研究。

4.教学人员

教学人员是指教学型医院中，专职负责教学及教务工作的人员，工作内容包含课堂讲授、学籍管理、考务管理等相关工作。

5.工勤技能人员

工勤技能人员是指在医院中承担技能操作和维护、后勤保障等职责的工作人员，护理员（工）、收费员、挂号员，以及从事电梯、搬运、供暖、安保、保洁等工作的人员都属于工勤技能人员。

由于医院中包含较多的复合型工作人员，如部分医师、护士在从事医疗工作的同时也承担了部分教学、科研任务，部分行政人员本身也是医师，也开设门诊。因此在职系人员界定上，则根据其主要工作内容确定其所属类别。如临床科室科主任80%的工作时间用于临床，20%的工作时间用于管理，则科主任为卫生技术人员。

卫生技术岗位是医院的主体，各岗位的人员应该保持适宜的比例。一般来说，卫生技术岗位人员占总人数比例的70%～72%。

（二）医院人力资源规划与配置

1.医院人力资源规划的基本概念

医院人力资源规划是指医院在对其所处的外部环境、内部条件及各种相关要素进行系统分析的基础上，从医院发展目标出发，对人力资源的开发、利用、提高和发展作出的总体预测、决策和安排。人力资源规划是人力资源配置的前期性工作,是对医院人员流动进行动态预测和决策的过程,在人力资源管理中具有统领与协调作用。

2.人力规划方法

(1)工时法:根据人力资源评估方法,对医疗、护理工作进行分解,测定完成某项工作全过程所必须进行的程序和动作使用的时间,并结合医院(科室)总体工作量所需工时考虑平均人员工作时间、排班休假等因素进行该项工作的人力资源配置。以护理人员配置为例:

$$某科病房护士配置数=\frac{编制床位数×床位使用率×每位患者每天所需护理治疗的时间}{每名护理人员日均有效时间}+机动人员数$$

该方法原理明晰,计量科学,但实际操作性较差,难以大范围推广应用。对于医院个别科室中的单一项目或标准化程度高的工作可以实施。

(2)工作量法:将医院门诊诊治人次、住院诊疗护理人次、管理床位数等作为参数,进行人力资源配置的测算。以门诊医师配置为例:

$$某医疗科室门诊医师配置数=\frac{日均就诊人次}{平均每名医师日均诊疗人次}$$

此方法相比按工时法配置具有数据获取简单、操作性强、易于接受的特点,可根据实际情况,在必要条件下配置机动人员。

(3)设备定员法:根据医院各类设备的数量和设备使用率、每台设备所需员工数量和员工出勤率来确定人员配置数量的方法。该方法主要适用于医技科室设备操作人员配置数的计算。

$$人员配置数=同类设备开动台数×单机定员标准×该设备平均开动班次×出勤率$$

3.医院人力资源配置的基本概念

从宏观的角度讲,医院人力资源配置是指根据医院战略目标、经营计划及内外部环境因素等,对医院内部岗位设置及人员配置变化需求进行分析、评价的过程。从组织管理的微观角度上来看,所谓人力资源配置就是通过考核、选拔、录用和培训,把符合组织价值观和发展需要的人才及时、合理地安排在所需要的岗位上,形成一定的结构效应,并使之与其他经济资源相结合,使得人尽其才、物尽其用,提高人力资源利用率,最大限度地为组织创造效益。

4.医院人力资源配置的基本原则

(1)按功能需要设岗原则:即因事设岗,按岗定人,不能因人设岗,人浮于事。

(2)优化结构原则:建立健全相关制度以促进人员整体结构的优化,使能者上,庸者下,各展所长,各得其所。

(3)合理比例原则:医院各部门之间,各职类、职种、职级之间,相互制约和依赖,客观上要求有合理的比例关系和合理的智力结构。

(4)动态发展和人员流动原则:人力资源的编设一经核编定岗,在工作量不发生重大变化的情况下,应保持相对稳定。但是合理的人力资源编配,必须在人力资源流动中才能实现,所以在进行人力资源配置时,需要考虑流动率的问题。

(5)医院绩效原则:建立较为合理的人力资源配置标准,进行优化组合,形成强大的团队合力,充分发挥和利用人力资源的效能,提升医院运营效率。

5.医院人力评估的基本方法及工具

医院人力评估应遵循医院人力资源配置的基本原则,符合相关法律、法规的规定,并参照行业标准及结合岗位特点,以实现组织战略目标及精英方针为指导,采用科学的工具及方法,对医院内部岗位设置及人员变化需求进行分析与评价,为领导层的人力资源管理决策提供可靠的参考。由于医院人员类别繁多,且各类别人员工作内容涉及专业性较强,不同专业类别人员的工作性质及特点差异较大,因此,在进行人力评估时必须熟悉了解不同类别人员的工作性质特点、行业规范等,并按照不同的职业类别,结合实际工作内容及工作量,参照适当标准,科学客观地评价各个岗位工作负荷,并提出合理的人员配置建议。常用方法及工具如下。

(1)程序分析法:所谓程序分析法,即以程序为分析研究的基本对象和基本单元,以揭示程序的结构和运作规律,探讨程序的功能作用,并进而寻求建构新的程序,以及完善和改造程序的途径与手段为目的的研究方法。

程序分析法运用于人力评估,就是用系统化的分析方法,收集相关数据及信息,并借助操作流程图、流程程序图、5W1H问题表等工具,以公正、严明、客观的态度,分析研究目标岗位及其工作内容,必要时提出改善建议,在明确其必要性及合理性的基础上,测算目标岗位的工作负荷,并就配置人员提出建议。

(2)工作分析:工作分析在人力资源管理中又称为职位分析、岗位分析,是搜集、整理、分析、总结和描述工作的一个系统化技术操作。通过工作分析得到关于工作的任务、内容、必要的工作条件、环境、能力素质要求和任职资格等信息,即以“工作说明书”的形式明确岗位工作职责的定位和角色分工,优化组织结构和职位设置,强化组织职能,为人员的考核录用、培训开发、晋升、工资等提供可靠的信息和依据。

明确工作岗位是进行工作分析的前提,而工作分析结果又是组织进行结构优化及岗位设置调整的重要参考。因此,工作分析并不是一次性的,而是一项需要经常进行的活动。在医院运营管理过程中,当医院内外部环境、工作流程、工作内容及工作量等发生较大变化时,必须对特定职位或岗位进行工作分析,通过人力评估,促进相关岗位设置及职责的明确,优化医院组织结构,有利于人力资源的充分利用。

(3)动作分析与时间研究:动作分析是寻求有效的工作方法、提高工作效率的途径之一。

动作分析是指缜密分析工作中的各种细微动作,删减其无效的动作,促使操作更加简便有效,设法寻求最经济的方法。所谓“经济”,含省时、省力、安全之意。具体而言,动作分析的主要目的包括:①发现操作人员在动作方面的无效或浪费,简化操作方法,减少操作人员的疲劳,进而制定标准操作方法;②发现空闲时间,取消不必要的动作,进而确定动作时间标准。

时间研究又称工时研究或工时测定,是指确定劳动者完成工作所需时间的一系列研究活动。其目的在于减少操作过程中的“无效时间”,并能事先确定基本动作所需要的时间标准,以便为制订劳动定额及人员配置创造前提条件。工时研究的方法大致可分为直接法和间接法。所谓直接法,是指直接观测生产活动的时间过程的方法,包括秒表测时法和工作抽样法等。所谓间接法,是指将不同要素的基本时间资料或过去的经验数据等加以综合来给定时间值的方法,有已定时间标准法、标准资料法和取决于统计标准或实际记录的方法等。通过实践研究可以制定出标准工时,即在一定的工作方法、条件下,任何正常的人以正常的手段完成某项作业所用的时间。

动作分析与时间研究在医院人力资源配置及人力评估中运用较为广泛,如护理工时测量与研究、门诊挂号收费等窗口人员工作负荷测算及人员配置标准制定、仪器设备操作人员工作量评估、后勤辅助人员标准工时制定等。

6.医院人力资源配置及人力评估注意事项

(1)医院人力配置应以医院组织结构及人员编制原则为基础:我国现行综合医院人员编制标

准是根据国务院 1978 年公布的《综合医院组织编制原则试行草案》制定的,随着事业单位综合配套改革的推进,相关政策持续出台,其中《三级综合医院评审标准实施细则》(2011)、《三级综合医院医疗服务能力指南》(2016)、《医疗机构基本标准(试行)》(2017)等文件与医院资源配置有极强的相关性,因此在进行人力资源配置、人力结构优化时应以此为基础,结合医院实际情况进行考量。

(2)医院人力评估必须遵循相关法律、法规:医院人员构成复杂,专业技术职系较多,在进行人力评估时,应熟悉了解相关岗位涉及的法律、法规,并在测算岗位工作负荷及人员数量配置时考虑相关规定及要求。如按《劳动法》相关规定,测算岗位人员数量的一般公式如下:

$$岗位人员配置数 = \frac{\sum 岗位工作量 \times 标准工时}{每日工作时间 \times 法定工作日}$$

注:$\sum$ 岗位工作量×标准工时,可以为被评估岗位各种工作的实际完成量分别乘以其标准工时之和,也可以为被评估岗位所需工作时间之和;每日工作时间一般为法定 8 小时,特殊岗位按照具体规定计算;法定工作日为 365－52×2－11－年休假天数,其中"年休假天数"按《劳动法》相关规定计算,若医院另规定有年休假天数超过《劳动法》规定天数者,则按医院规定计算。

(3)注意岗位设置、相关工作流程及人员安排的合理性:由于岗位人力需求不仅与岗位职责、工作内容及工作量密切相关,而且与该岗位工作相关的各种工作流程及人员安排也较大地影响着人员配置,因此,人力评估时不仅应对被评估岗位进行详细的工作分析,了解并进一步明确工作职责及工作内容,收集实际工作量相关信息,还应对相关工作流程及人员安排进行梳理及审视,评估该岗位设置的必要性及合理性,考虑是否需要进行岗位设置的调整及组织结构优化。此外,还应加强人岗匹配研究,完善岗位管理。

(4)进行人力评估时应注意参照行业标准及适当选择对照"标杆":岗位设置方案及标准工时的选择直接影响人力评估的最终结果,因此在进行人力评估时,应积极搜寻及参照国内外医院同类人员及岗位设置标准,选择适当标杆。此外,还可选择参照其他行业相同或相似标准来进行测算。

(5)根据不同类别人员的工作性质及特点,建立人力配置标准:卫生技术人员中医师的工作相对复杂,单纯以工时、工作量难以进行准确考量,因此医师人力资源配置以计划增补为主。科室以当前医师构成现状、主要工作效率、工作量指标为基础,根据医院的宏观原则提出进人计划及依据,由多部门联合讨论审批进人计划。

在护理人员的配置上,由于护理工作内容较多,各岗位之间工作内容不尽相同,大部分难以精确,因此也采用计划增补为主,工作量测算为辅的方法。医院定期进行各护理单元人员数量、岗位层级系数及工作量变化等方面的分析,制定全院护理人员总体规划。对特殊岗位,进行工作内容、流程、工作量等相关情况的专项调查。

医技类人员的配置根据工作量增加幅度、设备增加数量和即将拓展新业务等条件拟定进人计划。

行政后勤、教学、科研人员应根据部门的业务分工及职责范围来确定人员的配置。

工勤人员主要以工作量为依据进行人员配置。

(6)不仅考虑工作量及工作负荷,还需考虑轮流排班的基本人员需求:工作量及工作负荷是人力评估时对岗位人员设置评价的主要依据之一,但由于医院工作环境及全年每天 24 小时不间断运行的特点,进行人力评估时除收集相关岗位工作量信息、测算岗位工作负荷外,还必须考虑岗位的必需性及轮流值班的基本人员需求。

四、医院床位资源配置

（一）医院床位配置与管理的意义

卫生资源的配置与优化一直是国内外医疗卫生界关注的焦点，更是我国当前医疗卫生工作的重要任务之一。"床位"是医院用以收治患者的基本装备单位，也是医院工作规模的计算单位，还是确定公立医院的人员编制、划拨卫生费、分配设备和物资等的重要依据。

对医院而言，床位是一种极为重要的资源，床位的使用情况是反映医院工作质量和管理效益的主要内容之一。在医院管理中只有正确地分析床位的工作效率，及时发现床位运行过程中存在的问题，才能最大限度地发挥床位资源的作用，获得持续、稳定的社会效益和经济效益，这对医院管理来说意义重大。

（二）医院床位配置的基本原则

1.适应患者及社会需求原则

患者和社会需求是决定一个医院规模及相应的病床编制的重要指标之一。决定医院床位数量的因素包括所在地区人群的发病和患病情况、人群医疗服务需求，以及其他医疗机构的分布状况和床位设置数量。由于医院的机构特点，一旦病床数量确定之后，其住院医疗服务能力也相应确定下来。因此，医院新建和改建之前的服务能力调研对决定医院病床数量具有重要意义。

2.合理布局原则

医院床位编制需要适应当地卫生行政主管部门对医疗卫生发展规划的总体要求，保证卫生资源的合理配置和充分应用，同时满足本地区人群对医疗保健服务的基本要求。

3.服从医院等级原则

一般来说，一级综合医院床位总数为 20～99 张，二级综合医院床位总数为 100～499 张，三级综合医院床位总数为 500 张以上。目前，我国医院的发展有一级医院向社会卫生服务中心转化，二、三级医院向医疗中心转化的趋势。其中，承担社区医疗服务的一级医院原则上可不设床位。

4.效益与动态管理原则

设置床位时，需要注意医院病床使用的社会效益和经济效益，保证卫生资源的充分利用。医院内部各科室病床设置应该根据住院患者的需求动态调整，不宜严格按照临床科室划分收治患者，以达到最大限度地满足患者需求及卫生资源充分利用的目的。对实际使用率较低的床位，应及时调整。

5.保证重点反映特色原则

床位设置应该保证重点学科与特色专科的发展，同时满足患者的医疗需求。

（三）医院床位配置方式

1.医院开设及其床位的配置审批

医院开设及床位配置，由医院根据所在地的医疗机构设置规划、向有管辖权的卫生行政主管部门提出申请，卫生行政主管部门按照医院性质、医疗机构类别、诊疗科目、服务对象、床位、注册资金、法人代表等审批内容进行前置审批，审批通过的，由卫生行政主管部门颁发医疗机构执业许可证。

2.医院床位数量规划

床位数可以按照下面公式计算：

$$区域床位需求 = \frac{常住人口 \times 居民住院率 \times 平均住院日}{床位使用率} \times (1 + 流动人口需求比例) \times (1 + 潜在需求弹性系数)$$

其中潜在需求弹性系数主要是考虑区域经济发展等因素可能带来的床位需求增长。

规划新建综合医院床位时，根据上述公式计算区域内总体床位需求后，减去区域内已有床位数即可。

专科床位数包括专科医院床位和综合医院中的专科病房床位，原则上依照人口总数及其构成、居民的专科疾病发病情况、业务半径、卫生资源状况确定，各专科床位数也可以将上述公式中相关项目替换为专科数据进行计算。

(四)医院床位管理的主要指标

在床位管理过程中，床位的工作效率高低是首要的考虑因素，而床位工作效率主要通过床位使用率、床位周转次数、平均床位工作日、出院者平均住院日等指标来反映。

1.床位使用率

床位使用率指病床占用的百分比。

$$床位使用率 = \frac{期内实际占用总床日数}{同期实际开放总床日数} \times 100\%$$

期内实际占用总床日数是指期内医院各科每日夜间 12 点实际占用的床位数（即每日夜间 12 点住院人数）总和。包括实际占用的临时加床在内。

同期实际开放总床日数是指同期内医院各科每日夜间 12 点开放床位数总和。无论该床是否被患者占用，都应计算在内。包括消毒和小维修等因故暂时停用的床位；不包括因病房扩建、大修等而停用的床位和临时增设的床位。

床位使用率指标可以反映病床利用是否充分。床位使用率高，表示床位得到充分使用；反之，则说明床位空闲较多。我国国内公立医院的床位使用率一般在 85% 以上，三级医院一般都达到 90% 以上。但床位使用率也并非越高越好，应控制在合理范围内，床位使用率过高，如超过 97%，说明床位负担过重。

2.平均床位工作日

平均床位工作日指期内每床平均工作的天数。

$$平均床位工作日 = \frac{期内实际占用总床日数}{同期平均开放床位数}$$

平均床位工作日指标用以计算每张床位在一定时期内工作日数，反映床位的使用情况。平均床位工作日如长期超过期内日历日数，说明医院床位经常有临时加床，病床负荷较重。平均病床工作日低于日历日数较多，则表明床位有空闲。

床位使用率和平均床位工作日只能反映床位的一般工作负荷状态，不能反映床位的工作效率情况。如要全面评价病床工作与效率，应将床位使用率、平均床位工作日、平均床位周转次数等指标结合运用，综合分析。例如，一个患者长年住院，从床位使用率和床位工作日看是好的，没有一天空闲，可是这张病床只为一个患者服务，周转次数并不高，所以床位工作效率不高。

3.平均床位周转次数

平均床位周转次数指期内每床平均周转的次数。

$$平均床位周转次数 = \frac{期内出院人数}{同期平均开放床位数}$$

其中,平均开放床位数是指期内平均每天开放的病床数。

$$平均开放床位数 = \frac{期内实际开放总床日数}{同期日历日数}$$

日历日数指日历上的日期,不以各单位自行规定的日数为标准。新建医院或科室即使未从起初开始工作,其平均开放床位数也需按照期内的日历日数计算,这样计算出来的数字便于和其他单位进行综合比较。例如,A医院从7月1日开始新设100床的某科室。到年末,A医院某科室实际开放床日数为 $184 \times 100 = 18\,400$ 天,其全年平均开放床位数为 $18\,400/365 = 50.4$ 张。

平均床位周转次数具体说明一张病床在一定的时期内收治了多少患者,是衡量医院床位周转速度的指标,反映病床工作效率。在一定时期内周转次数多,表明出院的人数多;周转次数少,表明出院的人数少。

4.出院者平均住院日

出院者平均住院日指期内每个出院者平均住院的天数。

$$出院者平均住院日 = \frac{期内出院者占用总床日}{同期出院人数}$$

其中出院人数是指所有住院后出院的人数,包括治愈、好转、未愈、死亡及其他人数。

出院者平均住院日是反映医疗资源利用情况和医院总体医疗服务质量的综合指标,是集中表现医院管理、医院效率和效益较重要而敏感的指标。缩短出院者平均住院日,充分利用现有卫生资源,提高医院整体运行效率,是医院发展的大势所趋,是医院管理者必须充分重视和着力解决的问题之一。

另外,平均住院日也是评价医院工作效率和效益、医疗质量和技术水平的综合指标,它全面反映医院的医、护、技力量和医院的管理水平。在确保医院服务质量的前提下,有效缩短平均住院日不仅能节省床位投资,使现有的卫生资源得到充分有效的利用,为医院增加收益,而且能减少患者的直接和间接费用,对缓解看病难、住院难的矛盾起到重要作用,产生巨大的社会效益,达到医院综合效益的最大化。

床位使用率、平均床位工作日和平均床位周转次数作为评价医院床位使用情况和病床工作效率的三项指标,应该是统一的整体,但同时还需要参考出院者平均住院日指标来综合分析床位使用情况。仅从单项指标分析,很难看出某一时期床位利用实际情况及在床位运转过程中存在的问题等。

5.床位效率指数

目前在床位效率分析时也常会提到"床位效率指数"的概念。床位效率指数亦称床位工作效率的"归一分析法",即将床位使用的负荷指标(床位使用率)和效率指标(床位周转次数),通过数学处理,使两者合并数值趋向"1",并以"1"为判断标准,对床位使用的效率进行评估的方法。

$$床位效率指数 = \frac{期内床位实际周转次数}{床位标准周转次数} \times 床位使用率$$

床位标准周转次数为卫生行政主管部门所设立的床位周转次数。当实际床位周转次数与床位标准周转次数相等且床位使用率为100%时,床位运转情况达到管理要求的最佳状态,这种状态即为等效状态。在等效状态下的床位效率指数为"1",因此以"1"为标准来判断床位工作效率情况:①当床位效率指数<1时,床位低效率运行;②当床位效率指数=1时,床位等效率运行;

③当床位效率指数＞1时,床位高效率运行。

经以上床位效率指数计算后,数值向"1"集中,简化了原有数据,便于分析比较。同时,用标准周转次数作分母,使不同医院不同状态下数据由不可比较变成可比较。

在床位管理实际中,应该根据管理需要,综合使用多种指标,避免偏颇。

(五)医院床位管理的方式

1.医师管控床位

我国现在比较通行的床位管理方法是医院将所有床位划归各科室,每个科室又将床位划归各医师管理,住院床位完全由分管医师掌握。但随着医院的发展,这种方式逐渐暴露出其对床位实际利用率的制约:从科间层面来看,科室间即使有床位使用的高峰和低谷可以互补的情况,出于本位主义考虑,各科室都会尽可能占用床位,有空床也不愿意收治其他科室患者入院;从科内层面来看,各医师的患者床位需求也不尽相同,床位在医师个人的控制下,不仅容易导致床位使用效率降低,还可能滋生其他管理问题。

2.科室管控床位

针对床位完全由医师掌握的情况,首先发展出了病床科室统管,科内"医师跟着患者走"模式。床位不再划归各医师,而由科室根据患者对医师的需求情况,结合医师在院患者数、平均住院日等情况统一管理安排。这种形式能有效缩短科室床位的使用间隙,在科室层面能有效提高床位使用率,但还不能在医院层面解决科室间床位使用不平衡的问题。

3.医院管控床位

在信息化支撑的情况下,床位从科室管控发展到全院床位统一管理的模式。全院床位统一管理,打破床位分配到各科室的格局。从床位配置管理来看,全院床位统一管理是一种高效、合理利用床位资源的方式。

(1)医院管控床位的操作方法:床位医院统管可参考以下具体操作方式。①设立统一的床位管理机构:床位管理机构工作人员实时查看计算机系统中显示的床位信息,并与病房专人联系,对全院床位实施统一调配,确保患者的及时收治与床位的高效利用。为方便与病房沟通联系,该机构可以隶属于护理部。②医疗单元(临床科室)与护理单元(病房)分离:在管理上,护理单元不再隶属于各医疗单元,原则上每个护理单元可收治全院科室任一医疗单元的患者。③设立收治患者的基本原则:一般以入院证开具先后顺序、病情轻重缓急,以及是否为学科优先收治病种作为收治患者顺序安排的基本原则。保证急诊患者入院,病情稳定的 ICU 患者可优先转回普通病房,一般门诊患者实行预约入院。

(2)医院统一管控床位需要注意的问题:医院统一管理床位能提高床位利用率,有效缓解患者住院困难,提高医疗服务质量,充分利用医院的资源。但在实施医院床位统管的过程中,需要注意以下问题:①原则上各专科的患者可收治于医院任意床位,但是若某一医师的患者分配在多个病区,该医师查房就需要去多个病区,增加了移动的时间,降低了工作效率,同时也有遗漏患者的可能。另外,部分专科如眼科、耳鼻喉科、口腔科等需要一些特殊检查设备,不可能在每个护理单元均配备完全。所以,床位安排时应该按照疾病系统分类,相对集中收治。②专科医护分离后,对护理工作要求提高,护理人员可能面临需要对不同系统疾病患者进行护理的情况。因此要求护理人员扩大专业知识面,及时与医师交流,提高护理水平。③医疗单元与护理单元分离后,绩效考核体系需要重建,医师结合出入院患者数、手术数量、平均住院日等反映医师工作量和工作效率的指标综合考核;护理人员则以病房的床位使用率、床位周转次数、出入院患者数等指标为主要绩效考核指标。④医院床位管控对于信息的通畅性要求极高,首先是床位情况的实时反映,其次是科室内影响床位使用的相关情况,如医师出差、休假等情况的及时反馈,这需要完善的信息系统和管理流程支撑。

总的来说,区域总体床位的合理规划和医院内部各临床科室床位数的合理配置,对于有效利用医疗资源,规范医疗秩序,提高医院效益,制定和实现区域及医院近远期卫生事业规划都有着十分重要的意义。

五、医疗设备资源配置

(一)医疗设备资源配置的概述

1.医疗设备资源配置的定义

医疗设备资源配置指医院管理者对医疗设备资源的使用作出的安排。在一定的时期和范围内,医院的可用资源总是有限的,为了医院各方面发展的需求,就必须对医疗设备的购置顺序作出一定的取舍和安排。

医疗设备资源配置体系建立的目的是为了让设备的"投入"与"产出"比例关系更加合理,即投资效益合理。

2.医院设备资源配置的背景

随着医疗行业的迅猛发展,各种新型医疗设备大量进入医院,成为现代化医院的基础和保障。

(1)医改从政策层面对医院设备资源配置的管理提出要求。《医疗机构财务会计内部控制规定(试行)》(卫规财发〔2006〕227号)、《关于加强公立医院财务和预算管理的指导意见》(财社〔2015〕263号)等制度相继出台,均要求医院建立科学的固定资产配置和论证制度。

(2)医院自身需要通过科学的管理方法确保医院设备资源合理有效利用。在医疗行业整体发展过程中,大部分医院经历过由于设备配置评估机制不健全、单纯依靠经验管理造成的决策失误,导致设备闲置浪费。同时设备配置评估制度流程不完善,也带来了审计和廉政风险。

(二)进行医院设备资源配置分析的必要性

(1)通过对设备的事前效益评估、配置规划和事后使用效率追踪和分析,正确评价项目在社会和经济两方面的营利能力及风险预测,可提高医疗设备仪器的投资效益,节约采购资金,减少不必要的损失和浪费。

(2)医院设备配置体系的合理建立,能有效提高医院全面预算管理的准确性和可行性。

(3)通过引导临床科室树立投入、产出的意识,寻找和改进医疗设备在使用过程中存在的问题,能有效地提高其运营效率和效益。

(4)通过投资决策分析,能为学科发展提供清晰的战略规划。

(5)规范投资决策制度和流程,能有效规避廉政风险。

(6)接踵而来的单病种付费、药品零加成、检查费用降低等政策考验医院的综合成本控制能力,要求医院更精确地规划设备配置。

开展医疗设备配置评估与分析,在提高医疗、教学、科研项目决策的科学化水平,促进医疗活动的规范,改进医疗项目管理和提高医院的社会效益、经济效益等方面起到积极的作用。

(三)医疗设备配置分析应遵循的原则

医疗设备是医院开展诊疗活动和保证医院医、教、研工作正常进行的物质基础,在进行医疗设备评估和配置分析时应重点考虑以下几个方面的问题。

1.整体性原则

进行医疗设备仪器效益评估时需要考虑的因素不能只是设备自身价值,应将设备仪器购入后的相关人、财、物投入一并考虑。对于大型设备仪器的购置项目还需综合考虑配套基础建设、空间改造及周边医疗环境分析等因素,使购置设备仪器能发挥综合效益。做整体考虑时还需要配合医院整体发展的规划,如患者需求等候情况、教学研究重点、学科发展等因素。

2.经济性原则

始终要坚持产出必须大于投入,为医院获得最大的社会效益和经济效益是进行医疗项目投资的终极目标。在效益评估中要树立机会成本及边际收益的观念。

(1)机会成本:也称为隐形成本,就是在开展医疗项目时因该项目放弃的其他最优医疗项目的可能的收益,在日常投入资源时,人们往往只考虑了会计成本,而忽略了机会成本。

(2)边际收益:就是要考虑该项设备仪器所需耗材及配套资源,由供求关系的变化引起的价格波动对投资成本和经营效益的影响,即变动成本。

3.政策性原则

在建议医院设备仪器评价标准时,需要以国家规定的物价标准为基础,配合各类国家在医疗设备监督管理方面出台的法律、法规及其他行业法律、法规,做到依法管理。

4.动态性原则

医院设备评估往往立足于医院现有的规模、人员技术等方面,需要看到目前科技的发展速度之快,新技术不断更新,在设备评估过程中需要以发展的眼光综合分析,更多地考虑到短期内设备的被替代性,医院发展的可能性及学科发展的可持续性,避免设备购入后可能造成的配置不足或浪费。

5.投资风险原则

任何投资决策都有风险,一般来说项目投资风险越大,投资收益率越高,应该通过趋势分析进行概率测算,估算项目投资实际存在的风险水平。需要树立货币资金的时间价值观念。资金是有时间价值的,不同时段其资金的时间价值是不同的,可参照银行同期贷款利率及行业平均收益率来计算项目的投资净现值和投资收益率,以正确反映项目的营利能力,评估其投资风险。

(四)医疗设备配置的常用方法

评估医疗设备投资是否合理,需要结合设备很多基本数据进行评估,目前较为流行的评价体系主要有静态评价和动态评价。

1.静态评价

即非贴现类评价指标。该种评价方式不需要考虑货币资金的时间价值,也不需要考虑设备投入过程中所有支出和收入的时间。主要方法有以下 2 种。

(1)投资回收期法(payback period,PP):这种方法主要计算投资需要的返本时间,根据返本时间的长短用于评价项目效益的高低,进而判断项目的可行性。方法本身需要确定一个标准的投资回收期,一般认为提出的投资方案的投资回收期小于设定的标准投资回收期时,该方案为可行方案。

$$投资收益率 = \frac{投资总金额}{每年的净收益} \qquad Tp = Iv/E$$

此方法具有方法直观,计算简便,考虑了现金流量的优点;但对于项目中后期有丰富回报的项目无法判断,忽略了货币的时间价值。

（2）总投资收益率法（return on investment，ROI）：这种方法主要考虑的是一定时间内的利润回报情况。一般认为当投资收益率大于等于行业平均收益率时为可行性方案。

$$投资收益率=\frac{（总资金收益-总资金成本）}{投资总金额} \qquad R=(E-D)/Iv$$

此方法直观，计算简便，反映了投资项目的资金利用效率，有利于项目产业的横向比较；但没有考虑资金时间价值和现金流量。

2.动态评价

即贴现类评价指标。此类方法考虑了货币时间价值因素，因此更贴近实际。主要方法有以下3种。

（1）净现值法（net present value，NPV）：指在方案的整个实施运行过程中，所有现金净流入年份的现值之和与所有现金净流出年份的现值之和的差额。计算时需根据整个寿命期的经济数据设定一个预定的报酬率指标（资本成本，机会成本，行业平均收益率等）。一项投资的净现值如果是正的，就接受；是负的，就拒绝。

$$净现值=净现金效益量的总现值-投资总金额$$

$$HPV=\sum_{t=1}^{n}\frac{R_t}{(1+i)^t}-C_0$$

NPV：净现值；R_t：第 t 年年末的净现金效益量；n：投资年限；C_0：投资总金额；i：贴现率。

此方法考虑了资金时间价值，全过程的净现金流量及投资风险，风险大则采用高折现率，风险小则采用低折现率，体现了流动性与收益性的统一；但是计算相对麻烦，净现金流量的测量和折现率较难确定。

（2）内部回报率法（internal rate of return，IRR）：以净现值等于 0 为假设计算贴现率，即当净现金效益量的总现值等于投资总金额时得到的贴现率就是内部回报率。当内部回报率大于预期报酬率时，认为方案可行。

$$\sum_{t=1}^{n}\frac{R_t}{(1+i)^t}-C_0=0$$

得到的 i 值就是内部回报率。

净现值法相对于内部回报率法计算更简便，更便于考虑风险，更为实际，因此净现值法比内部回报率法使用得更为普遍，当出现互斥方案指标时建议以净现值法为准。

（3）层次分析法（analytic hierarchy process，AHP）：层次分析法在 20 世纪 70 年代中期由 T.L.Saaty 正式提出，它是一种定性和定量相结合的、系统化、层次化的多准则分析方法。由于它在处理复杂的决策问题上的实用性和有效性，很快在世界范围得到重视。

AHP 总体思路为先分解后综合。先通过分析复杂问题包含的因素及其相互联系，将问题分解为不同的要素，并将这些要素按某一规定准则归并为不同的层次，从而形成多层次结构，并建立判断矩阵，再通过计算判断矩阵的最大特征值和对应的正交化特征向量，得出该层要素对于该准则的权重，在这个基础上计算出各层次要素对于总体目标的组合权重加上决策者的主观判断，从而得出不同设想方案的权值，为选择最优方案提供依据。

基于层次分析法进行医疗设备配置评价应遵循的原则如下。①科学性原则：体系既要涵盖与医院规模和自身实力相关的所有因素，又要保证各指标的相对独立性，确保评价的全面性和可信度。②一致性原则：即建立评价体系时，各评价指标对各类医疗设备的决策指标要客观一致。③通用性原则：构建指标体系时建立的模型应尽量保证能最广泛的涵盖所有设备，以保证不同设备在评价时的可比性。④可操作性原则：指标体系在满足评价的基础上，条件尽可能的少。

层次分析法的基本步骤见图1-1，这也可以视为一个将所有决策因素组合减少至最少但必要的过程。

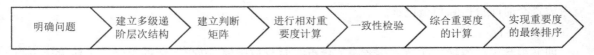

图1-1　层次分析法的基本步骤

4)层次分析法在医疗设备采购中需要分析的代表性因素如下。①财务性因素：资金分配、成本效益、预算控制等；②技术性因素：设备兼容性、维修难易、操作便利性等；③政策性因素：同行竞争、经营方向、临床需求等；④服务性因素：质量改善、教学科研研究等；⑤风险性因素：财务风险、技术风险、法规限制等。

（五）医院设备配置流程

医院设备配置流程是一个多部门联动性的流程，一般分为年度设备配置流程和零星设备配置流程。

(1)由于公立医院预算管理通常以自然年为申报周期，大部分医疗设备配置计划一般也按照该周期进行，主要针对计划性增加、更新的设备。设备预算作为医院年度预算中相当重要的组成部分，在流程规划（图1-2)中，应将决策者、监督部门与评估、采购部门权责划分清晰。

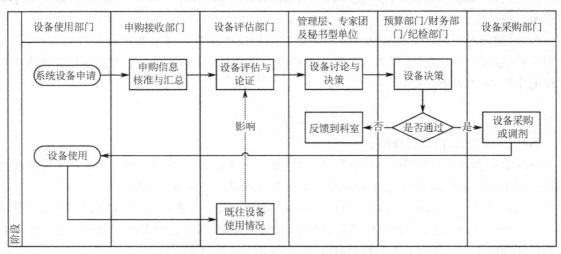

图1-2　医疗设备配置流程示意图

(2)临时设备配置是年度计划以外的临时急需设备配置，主要针对由指令性任务、项目配套、设备临时损坏等原因造成的临时设备。临时申购主要针对价值相对较低且急需使用的设备，在流程规划中（图1-3)，除了清楚划分年度与临时申购设备的价值、类型区别，在建立配置流程时，应尽量简化并只保留必要相关部门。

综上，医院设备配置应遵循科学的投资方法，制订科学的流程，结合专家丰富的经验与医院管理者确定的医院发展方向进行可行性分析和论证。

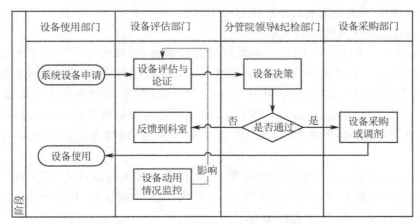

图 1-3　医疗设备临时申购参考流程图

六、医院空间资源配置

（一）医院空间资源配置的概述

1.医院空间资源配置的概念

医院空间资源配置是指对医院地域空间的合理布局和开发利用，以及根据医院内部需求变化对其进行分析、评价、调配的过程。空间资源配置作为医院资源配置的重要组成部分，是决定医院就医流程是否合理、人力和设备资源能否高效利用的前提因素，是医院运营管理的重要环节。

2.医院的空间资源配置的内容

医院的空间资源配置主要包含医院选址和院内空间资源配置两大类。院内空间资源配置因引起方式不同又细分为新建空间配置、因医疗业务发展而改建的空间配置和因整合优化资源而进行的空间配置。

院内空间资源是指包括急诊、门诊、住院、医技、保障系统、行政管理和院内生活用房等 7 项设施的建设用地、道路用地、绿化用地、堆晒用地和医疗废物与生活垃圾的存放、处置用地。承担科研和教学任务的医院，还应包含相应的科研和教学用地。

随着社会经济的进步、医疗服务体系的改革、医疗需求不断增加，医疗资源处于整合与发展时期，医院建设的重点转向工作效率、人文关怀、资源分布的优化与提高，因此合理配置空间资源是影响医院发展的重要因素。

（二）医院选址原则和方法

1.结合城市建设发展规划和医疗卫生事业发展规划

医院选址须结合城市建设发展规划和医疗卫生事业发展规划，以方便患者、以人为本为原则，兼顾公平和效率，经过科学、合理地规划和设计，调节医院机构空间布局不平衡，使各区域医疗资源相对均衡，避免重复建设或过于集中，切实解决居民"看病难"的问题。

2.结合人口规模及分布、经济条件、交通情况

目前国内大部分医院集中分布在人口密集、经济繁荣、交通便利区域，呈面状；人口稀少、地处偏僻、经济落后区域，医院稀少，呈点状分布。人口规模及分布、经济条件决定了医疗服务需求状况，交通便利程度决定了居民实际就医的可及性，这是内部供给需求的外部体现。人口规模、

经济条件和交通便利程度是医院选址的决定性因素。

3.满足医院环境要求及特殊性要求

首先,医院作为一个特殊的主体,以患者静养宜安静为主,选址避开市区交通主干道噪声的干扰,保证环境相对安静;其次,需要充分利用城市基础设施,以便患者及医务人员的进出及设备物资运输,宜面临两条城市道路,科学组织人物、洁污分流;再次,所处地形适宜规整、工程水文地质条件较好,利于医院功能布局;最后,应该统筹兼顾医院与周边环境的关系,远离易燃易爆物、污染源生产区和储存区,避开幼儿园、托儿所及儿童密集地,同时也应避免医院对周边环境的污染。

除此之外,一些医院选址源于特殊性要求:有的与医疗服务对象有关,如军区医院靠近部队为官兵服务;有的为了防治和隔离特殊疾病,远离城区,如传染病医院、精神病医院。

(三)院内空间资源配置原则和方法

由于地区人口、经济、交通情况不同,医院病种、技术水平、医疗设备资源的差异,医院空间资源配置各不相同。应结合实际情况,根据业务量、专科特色、人力、设备资源情况规划规模,同时考虑科室及医院的发展需求,对院内空间资源进行配置。具体可遵循以下原则和方法。

1.符合最新的卫生要求和建筑规范

根据《综合医院建设标准》床均建设用地应符合表 1-1 规定,当规定的指标确实无法满足需求时,可按床均不超过 11 m²/床指标增加用地面积,用于预防保健、单列项目用房的建设和医院发展用地。床均建筑面积应符合表 1-2 规定。

表 1-1　综合医院建设用地指标/m²·床⁻¹

建设规模/床	200～300	400～500	600～700	800～900	1 000
用地指标/m²	117	115	113	111	109

表 1-2　综合医院建筑面积指标(m²/床)

建设规模/床	200～300	400～500	600～700	800～900	1 000
建筑面积指标/m²	80	83	86	88	90

各类用房占总建筑面积的比例应符合表 1-3 规定,在实际规划中,可根据地区和医院实际需求做适当调整。

表 1-3　综合医院各类用房占总建筑面积的比例(%)

部门	各类用房占总建筑面积的比例	部门	各类用房占总建筑面积的比例
急诊	3	保障系统	8
门诊	15	行政管理	4
住院	39	院内生活	4
医技科室	27	合计	100

承担医学科研任务的综合医院,应以副高及以上专业技术人员总数的 70% 为基数,按每人32 m² 的标准另行增加科研用房,并可根据需要按相关规定配套建设适度规模的中间实验动物室。医学院校的附属医院、教学医院和实习医院的教学用房配置,可参照表 1-4 单独测算。学生的数量按上级主管部门核定的临床教学班或实习的人数确定。

表 1-4　综合医院教学用房建筑面积指标/m² · 学生⁻¹

医院分类	附属医院	教学医院	实习医院
面积指标/m²	8~10	4	2.5

新建综合医院绿化率不低于 35%,改建、扩建综合医院绿化率不低于 30%;院内预防保健用房建筑面积,应参照编制内每位预防保健工作人员 20 m² 配置。配套建设医院机动车和非机动停车场,面积应在床均用地面积指标以外,根据各地相关规定确定。专科医院参照相关专科医院标准执行。

2.适应未来发展的应变性

医院处于一个动态发展的过程,医学观念的转念、医疗技术的进步、医疗设备的更新、疾病谱的变化、医疗需求的增长都会影响到空间资源配置。医院在立足当前的基础上,应适当考虑未来,结合中长期发展规划,为未来的发展预留充足的用地和空间可变性,以满足"可持续发展"的要求。

3.功能分区明确

不同的医院性质、规模、组织构架、亚专业决定了不同的功能区分类方法及内涵。一般综合医院,按功能关系可分为医疗区域、后勤保障区域、行政管理区。部分医院还可能涉及教学和科研区。原则上,各功能区域间应根据其内涵做到分区明确,不交叉不干扰,既要保持一定距离,又要方便互相联系。

4.空间布局合理

在总体布局上,建筑物主体采用集中式布局,以方便患者为主,缩短患者动线;有利于缩短院区工程管线,降低能耗,节约成本,有效利用土地资源。这样既能独立划分,又能相互密切联系。结合平面功能,穿插内庭院,设置连廊,采用借景对景的手法创造出优美的小环境。室外空间有封闭,也可有开敞,形成紧凑有效的医疗建筑群体。

在各功能区布局上,以流线为中心合理布局空间。一般情况下,医疗区域急诊、门诊在前,住院部在后,医技科室尽量靠近门诊或位于门诊和住院部之间,后勤保障用房靠近住院部。

(1)医疗区域:医疗区域(包含急诊、门诊、住院部和医技科室)作为医院的主体,应处于卫生条件最佳、交通便利位置;各出入口位置要适中,处于锅炉房、厨房等烟尘污染源的上风口;但是其中传染、结核、精神等病区,由于患者的特殊功能要求,应在院区下风口单独设置,与普通患者保持安全的隔离距离,同时设置独立的出入口。具体各部分布局如下。

急诊:应靠近公路及临街,设置单独出入口,以方便急诊患者就诊和最大限度地缩短就诊前时间,争取时机和抢救机会;入口设足够空地,有回车道,便于救护车停靠及重伤患者可直达抢救室;急诊、急救分区设置;与手术室联系便捷;医疗区和支持区在同一层面,检查和抢救距离半径短。

门诊:面临干道,方便患者出入;挂号收费集中设置,减少就医环节;平均最短距离,将门诊量大的科室靠近地面楼层;设立医院入口、门诊大厅和门诊诊区三级分流;以及诊区外和诊室外二次候诊,尽量实现患者分流,避免造成拥堵;门诊单元设计为尽端式,相关科室诊间相对集中,门诊护理单元间不相互穿越,避免患者串科造成混乱。

住院部:楼层间,根据科室间联系紧密度、病种相关度布局,如手术室靠近外科病房、心脏内科毗邻心脏外科病房;楼层内,病房与医师办公区相对独立;病房宜朝向良好,不受其他建筑物阻挡或干扰;应尽量缩短护士巡行距离,建立护士站,提高效率,利于病房监管。

医技科室:影像诊断类科室,如放射科、超声科等,因门诊、住院患者多需接受此类检查,应将其位于门诊与住院部之间,且应更靠近门、急诊区域。放疗区域因射线的特殊性及城市用地的日趋紧张,国内多数医院将其安排在地下室;核医学可靠近放射科设置或者做一体化布局。

(2)后勤保障区域:后勤保障为医疗区服务,应该与医疗区联系便捷。污水处理站应位于医院的下风口,并配备防止污染环境的措施;锅炉房应靠近蒸汽负荷中心;变电、配电间应接近动力负荷中心;洗衣房、中央厨房、氧气站等要靠近住院部;太平间、垃圾站、焚毁炉等设施应布置在医院下风向的隐蔽处,并设有单独的出入口和绿化分离。

(3)行政办公区域:医院的组织管理部门办公区域,应尽量集中,方便医务人员和患者。

(4)教学区域和科研区域:承担教学科研的医院,教学区域、科研区域应位于医院上风口,设单独出入口。

5.医疗动线清晰

(1)科学组织人流和物流,实现洁污分流、医患分流:横向来看,医院应至少有 2 条临街道路。一条为医院的急诊、门诊、住院部、探视等的出入口,另一条为后勤保障、供应、尸体及垃圾的出入口。这样便于频繁的供应物品运输,实行人物分流,各行其道,以保障各种流线的畅通有序,避免或减少交叉感染。纵向来看,应有良好的竖向交通设计,使人流、物流合理流动。应设置工作人员专用通道,如工作人员专用电梯(上班高峰时段为医务人员专用)。应将工作人员和患者出入口分开设置,使医护人员、患者均有合理流线,提高医务人员工作效率。通过设置货梯,避免污染物与清洁物交叉。

(2)人车分流、优化交通:机动车路线围绕医院形成环线,人流步行路线应安排在医疗区通道内,机动车和人流各行其道,二者路线互不交叉。地下停车场应单向通行,以 H 医院为例,停车场入口设在正大门口,进入院区的车辆可以最快地进入地下车库。车流沿医院外围行驶,避免不必要的人流和车流的交叉。停车场出口设在第三住院大楼,车流可直接驶离院区,避免车辆拥堵,缓解院区交通压力。

总的来说,医院空间资源配置涉及范围广,需要参考和执行的条例条规较多。合理的医院空间资源配置方案,在遵循相关条例条规的前提下,不仅能满足临床具体的使用需求,还能保障医院整体战略的实现。在空间配置实施的过程中,需掌握专业的知识,还必须注意多部门的沟通协助,这样才能充分利用医院空间资源,确保医院良好发展。

(于　琴)

第二节　医院运营优化

一、医院流程管理概述

业务流程管理(business progress management,BPM)(简称流程管理)源于 1993 年提出的管理流程再造概念,流程管理是以规范化地构造端到端的卓越业务流程为中心,以持续提高效率为目的的一种系统化管理方法,包括规范流程、优化流程与再造流程,指出需要规范的流程就规范,需要优化的就对原有流程优化,对于不再适合的流程要进行重新设计。同时,流程管理是一种系统化、持续的、不断改进的方法。

医院流程管理是现代医院管理的重要组成部分,亦是将流程管理理论与医院管理实践相结合的产物,它是以规范化地构造端到端的医院服务流程为中心,以持续提高效率为目的的一种系统化管理方法。强调"规范化、流程化、持续性和系统化",形成一套"认识流程、建立流程、优化流程、流程自动化、流程运作"的体系,并在此基础上开始一个又一个"再认识流程"的新循环。

医院流程管理是一项系统工程,其目标是使流程便捷化、行为规范化和过程人性化。流程便捷化不仅仅指精简机构或单一职能部门内部的变革,而是众多部门的联动,包括临床科室、医技、手术室及门诊等各个环节的流程对接,从而降低时间成本,提高服务效率。行为规范化是指流程目标和结构的科学、系统、严密和可行,所有流程环节都具有标准作业细则。过程人性化是指始终以服务患者需求为导向,进行快速回应、周到的服务。医院的服务能力及服务水平最终体现在流程管理能力上,在流程管理中应该做到根据医院战略设计适合的运营模式,使经验和知识得到积累和继承,形成医院自身的最佳实践并持续改善提升流程管理能力,以降低医疗成本,提升竞争力。

二、医院流程管理工具及方法

为了在 20 世纪 90 年代全球经济衰退中保持竞争力,许多公司开始寻求对运营管理过程的革新。与 TQM 中普遍提倡的改良思想不同,企业流程再造强调革命性的变革,即重新审视企业现行的所有企业过程,然后取消不能增值的步骤,并对剩余部分进行计算机处理,最终获得满意的产出。实际上,20 世纪初,泰勒已经提出了科学管理的思想,即运用科学分析的方法消除工人的无用工作。相同时期佛兰克夫妇运用新技术生成的时间、动作图片来分析不同的服务流程,比如医疗手术。他们创造了很多新方法,如时间和动作研究,至今仍广为应用。因此国外医院自 20 世纪 90 年代开始就接触了流程管理的思想,并进行了大规模的流程管理实践。随着流程管理理论在医院管理领域的应用及发展,越来越多的工具及方法被应用于医院流程管理。

(一)流程图分析

流程图是工作流程的图解表示形式,用标准的流程图符号表现一系列的任务或者行为(表 1-5)。流程图是流经一个系统的信息流、观点流或服务流的图形代表。在医院流程管理中,流程图主要用来说明医疗服务的过程。只有通过医院流程将各种医疗资源有效组织起来才能形成具有价值的医疗服务产品。

表 1-5　流程示意表

符号	含义	内容
	开始或结束	显示流程的界限
	过程	表示在流程上的实际活动
	决策	问题判断或判定环节
	流程方向	工作流方向

符号	含义	内容
	输入或输出	表示重要的输入和输出
	文件	表示文件化
	数据库	表示数据库

　　流程图有时也称作输入-输出图,该图直观地描述一个工作过程的具体步骤。流程图对准确了解事情是如何进行的,以及决定应如何改进过程极有帮助。这一方法可以用于整个医院服务流程管理,以便直观地跟踪和图解医院的运营服务方式。

　　流程图使用一些标准符号代表某些类型的动作,如决策用菱形框表示,具体活动用方框表示。但比这些符号规定更重要的,是必须清楚地描述工作过程的顺序。流程图也可用于设计改进工作过程,具体做法是先画出事情应该怎么做,再将其与实际情况进行比较(表 1-5)。

　　流程图是进行流程管理过程中有效地用于描述流程的工具,通过流程改进,可以将流程图进行直观对比,显示出改进前后的效果。

　　(二)工作设计与作业测定

　　工作设计可以定义为在组织设定中,指明工作活动内容的职能,其目的是为了能设计出满足组织及其技术要求和满足医务人员生理及个人需求的工作流程。

　　工作设计中需要考虑的行为因素:劳动专业化程度、工作扩展、社会技术系统,此外还需要考虑生理因素、工作方法等。研究工作方法的首要途径是图解法,如操作图、人-机关联图、双手(同时动作)操作图、动作分析图,这些通常与实践研究或标准时间数据一起加以分析。其中会考虑到服务流程、医务人员与设备的相互影响、人员之间的相互影响。

　　以医院流程管理为例,人员之间的影响相比制造系统中操作工人之间简单的零件传递复杂程度大大提升,如心血管手术组中的医师、护士、麻醉师、人工心脏机器操作者、X 射线技师、供血者和病理学家之间的配合。

　　动作分析图和工艺线路图在利用时间坐标绘制每一个人的动作时很有用,这种利用时间坐标的方法类似于绘制人-机关系图。工艺路线图通常用来跟踪一组医务人员和以一定运行周期工作的设备之间相互影响,以发现最佳的人员和设备组合。动作分析图的局限性较小,它可以跟踪任何一组操作者,其中可能会牵涉设备。这种图经常用来研究和定义一些重复工艺中的各个操作。

　　(三)设施布置

　　设施规划决策需要决定部门的位置、部门内的工作组、工作站、设备的位置,以及物品的储存位置。这样做的目的在于确保以一种流畅的工作流或者一种特殊的流动方式来形成医疗服务流程。

　　在企业内以何种形式来安排各部门的布置受到工作流的形式限制。它有 3 种基本类型(工艺原则布置、产品原则布置和定位布置)和一种混合类型(成组技术或单位布置)。

1.工艺原则布置

工艺原则布置是一种将相似的设备或功能集中放在一起的方式,比如将所有的车床放在一个地方,将所有的冲床放在另一个地方。被加工的零件按照预先设定的流程顺序,从一个地方转移到另一个地方,每一项操作都由布置好的适宜位置的机器来完成。医院是采用工艺原则布置的典型,在那里每个科室都只完成特定的医疗服务,如产房和加护病房。

2.产品原则布置

产品原则布置是一种根据产品的制造步骤来安排设备或工作过程的方式。实际上每种产品的加工路径都是直线型的。

3.定位布置

产品(由于体积和重量庞大)停留在一个地方,生产设备移到要加工的产品处而不是产品移到设备处,如造船厂和建筑工地。

设施布置在医院流程管理中具有重要的应用,从医院内部各个职能部门,包括医疗部门内各个科室的布置规划都是很重要的,此外,如医技等部门涉及多种特殊医疗检查设备的布置设计,必须要考虑其互相之间的影响及工艺原则等才能到达患者流平缓的效果。

4.成组技术布置

成组技术布置是将不同的机器组成加工中心来对形状和工艺要求相似的零件进行加工。组成技术布置和工艺原则布置的相似之处在于加工中心用来完成特定的工艺流程,加工中心生产的产品种类有限(成组技术有时指的是对于进入加工中心的零件进行分类和用来指明机器的编码系统)。

(四)排队论

排队论是运营管理中的重要理论之一,它是建立计划、设计工作、控制库存及其他一些问题的基础,被广泛应用于医院流程管理。医院管理实践中,排队问题突出,造成了医疗服务流程不通畅,因此应用排队论解决医院流程管理问题非常有必要。

排队的核心问题实际上就是对不同因素权衡决策。管理者必须衡量为提供更快捷的服务而增加的成本和等待费用之间的关系。在医院流程管理中,特别是在中国优质医疗资源面临供不应求的情况下,排队现象更是随处可见,从门诊预约挂号、取号、看病,到医技检查排队,甚至进入手术室进行手术等,假如管理者遇到的排队问题是对医院床位的需求,管理者可以通过估算增加的房屋建筑,附加设备的费用及增加的维护费用,从而得到增加床位的成本。但是这里其他的衡量标准呢?这里遇到的问题是用金钱来衡量患者对床位的需求显然是不得已的。可以估计出医院因床位不足会损失多少收入,但无法估计患者因得不到适当救护所遭受的损失。

排队问题的研究对于研究者而言是具有挑战性的,解决排队问题的基本目标是权衡等待成本与增加资源引起的成本之间的得失。对于一个服务系统来说,若要给顾客创造很短的等待时间,服务台的利用率将会很低。在处理排队问题的过程中,一个关键性的问题是用什么样的程序或优先规则来选择下一个产品或患者作为服务对象。

(五)工序能力和统计质量管理

统计质量管理(statistical quality control,SQC)包括质量管理的定量方面。整体而言,SQC就是以标准化进行设计并运用于评估质量的各种技术总称。运用SQC进行质量管理包括了在流程中定期的采样和运用适当的标准对数据进行分析,这些适当的标准都是由统计学方法推出的。生产和服务工序的成品中存在着一些变异,这些变异由许多因素引起,其中的一些变异可以加以控制,但另一些是工序内生的。那些可以清楚地辨别而且可以加以控制的因素产生的变异称为可控变异。有非熟练工人或者由不当的机器调整所引起的变异均称为可控变异。而那些由工序过程中内生的变异称为一般变异。一般变异又被称为随机变异,比如生产中机器设备所产生的变异是一种一般变异。

在使用 SQC 检测工序时,首先在工序的成品中抽取样本,然后对样本值进行统计计算。尽管样本的实际分布要小于工序的实际分布,但是样本的分布与工序实际的分布有着相同类型的差异。样本可以快捷地寻找到工序真实的变异分布,所以样本在统计学中有很大的价值。抽样检验的目的就是为了发现工序是否处于一种非随机分布的状态下,如果发生这种情况,这种变异的原因会通过抽样样本的分布查出。

在 SQC 术语中,δ 经常用来表示样本的标准差,在美国医院,"6 西格玛"是从 2002 年开始广泛使用的,4 年后精益管理也得到了运用。今天,一些医院将这二者综合起来,便是"精益 6 西格玛"。医院使用"精益 6 西格玛"解决的大多数问题本质上是战略性和非临床性的,如业务量和供应链。但现在,使用"精益 6 西格玛"解决患者安全问题已成为一种趋势。关于"精益 6 西格玛"在医院使用的普及性,数据仍不充分。美国医务管理学院院士 Chip Caldwell 测算,大约有 20% 的医院在使用某种形式的精益管理和"6 西格玛",他认为这一数字会以指数级增长。"如果整个机构内部都应用该方法,而不仅仅将之用于患者安全,那么质量改进的机会会大得多。"

(六)仿真技术

"仿真"这个词对于不同的应用领域有不同的意义。在商业领域,一般指利用计算机在现实系统的模拟上进行试验。其他类型的仿真例子还有飞机飞行仿真、视频游戏仿真和虚拟现实。仿真试验通常在现实的系统运行之前进行,用于辅助设计,测试系统运行规则变化之后如何反应,或在结构上评价系统对变化的反应能力。当问题的规模和复杂性使得最优技术难以解决甚至不可能解决时,仿真技术就非常适用了。因而,生产车间里典型的复杂排队问题已经应用仿真进行深入的研究,与此类似的还有库存、布置和维护问题。仿真也可以与传统的统计和科学技术结合起来使用。另外,仿真可以用于培训经理和工人掌握如何操作真实系统,验证系统参数改变后的影响,进行实时控制以启发商业运作的新方法。

仿真已成为商业领域中的标准工具。在制造业中,仿真被用于确定生产作业计划、库存水平和设备维护程序,制订产量计划、资源需求计划和流程规划等。在服务业中,仿真被广泛用于分析排队论和工作进度安排。一般情况下,当数学模型难以解决问题时,管理者就趋向于利用仿真来寻找解决问题的方法。

目前,仿真技术也被广泛应用于医院流程管理中,如仿真技术在排队系统中的应用:医院门诊患者看病过程中的"三长一短"现象,患者挂号、交费、取药排队的时间长,医师诊断的时间短是医院普遍存在的问题。运用计算机仿真模拟排队系统是近年来国内外普遍运用的技术,相对比较成熟。通过队长、等待时间及服务利用率等指标来衡量排队系统性能,寻求排队系统的瓶颈,以提高工作效率和顾客满意度。1996 年,墨西哥大学为了改进医疗中心患者看病流程,运用计算机仿真技术进行模拟。按照推荐方案调整患者看病流程,结果显示,患者就诊时间由原来的平均 75 分钟减少到 57 分钟,运用 MedModel 建立某医院门诊挂号的仿真模型,按现有的三队列排队挂号方式,平均每人需花费 15.77 分钟。如采用单队列排队方式,即排队队列始终保持16 人,其余患者先预检取得挂号排序后可在座位区等候叫号,则患者平均等候时间可缩短为 3.15 分钟,且坐等时间占总挂号时间的比值较大,从而提高了挂号效率和患者满意度。

（七）信息化技术

信息化管理是医院发展的必然趋势,医院在长时间运行中已经形成了一个比较成型的业务流程和管理方法,在传统分工原则下,医院业务流程被分割成独立的环节,每个环节专注的是单个医疗任务,而不是整个医院系统的全局最优。因此,利用信息化技术支撑医院流程管理优化,是从根本上提升医院管理服务能力的有效方法,是提高医院运行效率的重要保障。

医院信息化技术需要根据医院管理模式采用科学化、信息化、规范化、标准化理论设计建立医院信息系统并实施,是用信息技术和现代管理理念对医院核心业务和管理流程进行梳理、优化和确认的过程。医院信息化首先要求优化医院业务流程,从门诊、检查到住院、手术,减少不必要的中间环节,以患者为中心,优化医院管理模式,使得医院服务流程更合理,使医院在为患者提供医疗服务的同时降低成本。业务流程重组能够统一医院信息化过程中各部门的信息需求。

医疗服务流程管理离不开信息化支撑,医院现行流程设计、流程改造大量采用信息化手段实现,如信息化实现患者就诊"一卡通"和临床记录与专业知识共享,不仅仅实现了智慧医院服务流程再造,并通过信息平台应用软件系统的支撑,在区域内各级医疗机构之间,建立起紧密协同工作机制与模式。信息化技术正在改变医疗模式,推动医疗服务流程实现跨越式发展,也促进了医疗服务模式的不断创新,信息化已成为医院流程管理不可或缺的支撑。

三、医院服务流程优化

医院流程通常分为医疗服务流程、行政管理流程和后勤保障流程三大类,其中医疗服务流程是核心流程,下面将阐述医疗服务流程中的 4 个核心流程优化。

（一）临床科室（住院）服务流程优化

住院诊疗服务是医院医疗工作中的中心环节,也是临床科室服务能力的重要体现,是临床科室服务流程优化的主要对象,这一部分将主要讨论住院患者的流程优化。

1.传统住院业务流程

完整的住院业务流程主要包括 3 个环节。

（1）入院流程:患者持门诊、急诊医师开具的入院证,到入院窗口办理入院手续。凭借办理好的相关手续到相应病房入住。针对急诊患者应该设立单独便捷的收治制度。

（2）住院诊疗流程:为了完成患者的治疗,由各级医师、护士配合组织的一系列诊疗活动,包括查房、会诊、制订治疗方案、检查、用药、手术等。

（3）出院流程:医师在确认患者病情后判断出院或转院,开具出院证明书,开具出院带药医嘱,护士协助进行出院宣教。患者前往出院结算窗口及医保窗口进行费用结算,再根据实际情况到不同窗口进行补退费,打印费用清单。需要院外带药的患者到药房领药后出院。

患者的住院流程是非常复杂而庞大的,涉及医院多个部门、科室。通过临床服务流程优化可以促进各部门工作的改进,增强跨部门的合作,从而建立以患者为中心的服务流程,充分利用各项资源,提高患者的就医效率。随着医疗水平的进步,患者对医疗服务的要求越来越高,医疗保险制度和支付制度的变革也给医院带来巨大的挑战,这些都为医院流程优化提供了改革的动力。

2.传统住院业务流程存在的缺陷

对现行医院住院流程进行分析可知,患者在住院过程中只有检查、诊断、治疗、查房、手术等环节是有意义的增值环节,在院期间的各项等待时间都是非增值环节。在对医院现有流程进行优化与整合时,应着重关注流程中阻碍流程通畅的瓶颈环节,消除多余重复环节,提高临床科室的运行效率和医疗质量。

目前,住院业务流程管理中普遍存在的缺陷如下。

(1)出入院手续环节繁杂,涉及的窗口多:患者在办理手续时需要反复往返多个不同地点,进行多次排队。患者的需求流程被迫要根据医院的行政流程进行分割,不能体现以患者为中心的服务理念。

(2)科室床位按科室按医师固定分配,使得床位使用不均衡,导致部分患者无法入院而部分病床却闲置的局面。

(3)患者入院后辅助检查流程烦琐,等待检查报告时间长,导致术前等待时间或确诊时间延长,增加无价值的住院时间。

(4)手术排程不合理,延长患者术前等待时间的同时降低了手术室利用率。

(5)出院患者办理出院手续的时间比较集中。由于医师习惯于上午查完房后为当日出院患者开具出院证明书,导致患者办理出院手续的时间集中在上午 10 点以后,排队现象严重。

(6)患者住院时间长,次均住院费用高,患者满意度低。

(7)医院信息化建设不足。医院信息系统建设的滞后导致信息传递低效,医院内的各种信息系统间缺乏连接接口,信息传递不畅,部分医院还处在纸质办公阶段。

3.住院服务流程优化的创新措施

住院服务流程优化应建立在对现有流程问题梳理的基础上,进行机制创新,着眼于运营流程中的瓶颈,规范临床科室的服务流程,借助于信息化技术持续改进,保证医疗服务的效率和质量。

(1)规范化科室管理:制订专科工作规范和制度,规范医护技医教研工作流程,逐步建立科室制度化、规范化的管理模式。

(2)建立入院服务中心,简化患者入院流程:入院服务中心的建立,整合了传统入院流程中的入院登记、住院收费、心电图检查等一系列流程,将以往需要跑多个区域的繁杂流程变为一站式的服务。入院服务中心汇集全院的床位信息,入院患者只需在入院服务中心依次通过几个窗口,就能完成整个入院流程,减少患者的就诊负担。与此同时整合了医院的空间布局,合理缩减人力成本。

(3)建立"医护跟着患者走"的开放式床位管理模式:打破原有的固定床位的诊疗和管理机制,无论患者在哪个病床,该专业的医师都会到床旁进行诊疗服务。在此模式下,医师可以按手术计划需要安排患者入院时间,通过合理安排术前检查,缩短患者等候手术时间和住院时间。

(4)术前检查前移:将手术患者的术前检查前移至门诊进行,患者在完成各项术前常规检查后直接入院进行手术,可以有效缩短患者术前等待时间,加快病房的周转率。

(5)开展日间手术:日间手术在欧美发达国家普遍开展,我国在 2005 年才开始起步。日间手术的开展,可以极大地缩短患者的住院时间,减少医疗费用,加快患者周转,达到医患双方利益的共赢。但是日间手术的开展需要建立在医保政策支持、麻醉技术支持及医疗质量严格控制的基础上。

(6)优化手术流程:增加医师收治患者的计划性,实行手术排程预约机制,同时保障手术室首台手术的开台时间,实现手术时间和空间的科学管理,提高手术间的利用率,缩短患者的手术等候时间。

(7)患者术后快速康复 ERAS 的推广:通过围术期内外科、麻醉、护理的合作,打破原有的观念和习惯,采取术后多模式镇痛,术后早期下床活动,避免或减少使用鼻胃管等方法加快术后患者的康复。目前 ERAS 已经在多个外科临床取得了较明显得成效。国际上普遍认可 ERAS 可以提高医疗效率 30%,即缩短 30% 的住院时间,与此同时,还可以减少术后并发症,降低再住院率,增加患者满意度等。

(8)开展出院患者床旁结算业务:床旁结算就是在医师开具出院证明后患者无须离开病房,利用床旁结算系统完成出院结算。床旁结算系统整合了医院收费系统、医保系统、银行 POS 机等系统为一体,减少了患者办理出院结算的时间。

(9)完善医院信息化建设:构架围绕患者服务的全面信息系统,整合信息管理中的各个功能要素。借助各种信息系统建立患者的线上服务,如网络办理入院手术,术后随访等为患者提供全面便捷的服务,缩短非医疗的等候时间。

住院诊疗是医院整体医疗水平的重要体现,而医院为住院患者提供的各种医疗服务基本上都要通过住院流程实施。因此,医院应该利用先进的卫生信息技术,对住院业务流程的优化与再造进行持续的改进,从而提高医院的医疗质量和运行效率,为患者提供便捷优质的医疗服务。

(二)医技科室服务流程优化

1.医技科室流程优化目的及意义

医技科室作为医院医疗保障平台性科室,在现代医院运营中占据重要地位,其发展程度直接影响着医院整体服务质量及服务效率。由于受医院医技服务负荷量限制影响,患者医技检查及结果拿取时等待时间较长,临床服务需求无法得到最大化满足等问题,导致其成为医技科室与临床需求及患者需求的主要矛盾。改善医技检查服务流程,缩短预约检查等待时间,提升整体服务效率和服务品质,已成为各大医院整体服务流程优化和提升运营效率的关键。

2.医技科室检查流程

根据患者来源不同,医技科室检查患者可分为门诊、急诊、住院和体检患者,因急诊患者病情危急重,各大医院均应该遵循优先、及时的检查原则,体检患者属于定期或不定期健康检查类,可实行预约排程检查。本文侧重阐述我国综合型医院门诊、住院患者基本检查流程构架,具体如下。

(1)门诊患者检查流程:门诊患者检查流程分为 4 个步骤。①医师开具门诊检查申请单,系统自动根据检查规则给出相应提示,医师根据患者情况选择检查项目或确认提示信息,提交申请单向检查预约平台发送申请信息;②患者通过财务窗口、自助机或移动支付进行门诊缴费;③一般医院检查预约平台为门诊患者提供了自助机预约和医技科室综合服务站统一预约方式,患者可根据实际选择检查时间;在预约完成之后,打印预约通知单,并再次告知患者检查须知;④最后于预约日根据排队系统叫号进行相关医技科室检查并等待出具诊断报告。

(2)住院患者检查流程:住院患者检查流程分为 3 个步骤。①医师开具电子检查申请单,HIS 系统自动进行后台记账;②通过床旁自助预约或护工持申请单到医技科室综合服务站预约,打印预约条码单;护工将预约条码单送回病区护士站,病房护士告知患者做相关准备;③护工按预约时间送患者到检查科室报到,根据排队系统叫号进行相关检查,检查完后护工送患者回病房,等待出具诊断报告。

可见,从医师开具检查医嘱到出具诊断报告的整个流程中存在诸多需等待的环节。根据精益管理的思维,消除流程中的浪费,用以增加为患者服务的价值,即消除所有无增值性的时间、步骤及相关动作,利用有限人力、物力资源,提供最优质医疗服务,达到最大化收益。医技检查中有价值的过程是检查、写报告、审核、签字。无价值的过程包括患者预约等待,排队叫号等待等。因此,在医院医技科室资源不变情况下,优化检查流程是提高医技科室运营效率关键要素。基于信息系统的医技检查预约平台是解决该项问题的基石,现代医院的流程再造需要信息技术的有力支撑,通过云技术、移动支付、物联网、大数据等新兴技术手段加以人工方式作为补充,将重塑目前患者就医方式、树立全新就医流程、提升患者医疗体验。

3.基于信息系统的医技流程持续改进

从医院角度来看,通过建立面向使用者界面友好的表示层构架、拓展具有信息共享及定制化的业务层构架、整合基于信息的数据层构架,是建立该系统平台关键。从科室角度来看,通过整合 HIS、PACS、RIS 等资源,不仅可以实现院内各科室尤其是临床科室与医技科室间信息流无障碍传输与反馈,实现集约化管理;也可以利用该平台进行实时查看各临床科室门诊及住院患者检查开单情况、医技科室等候人数、预约周期等,从而进行统筹协调,提高服务质量,提升患者满意度。从医师角度来看,检查预约系统是消除与医技科室之间、与患者之间信息不对称的一座桥梁,能更精确掌握患者检查动态,从而制订更合理的诊疗方案。从患者角度来看,通过移动互联、APP 推送等方式可以实时了解检查预约及排队叫号等待时间情况,及时反馈相关医疗信息,提升患者就医体验。

此外,在医技检查预约平台建立基础上,采取配套流程优化措施,通过 PDCA 思维,对就医流程进行持续改进,可从以下几点进行流程优化的精益管理。

(1)医技科室的空间布局:如何根据不同医技检查科室特点和门(急)诊、住院患者医技服务不同需求,做到人物分流、洁污分离、合理布局,确保医-护-技-患动线合理,实现患者最优最便捷的诊疗流程,提升医护人员工作效率,这不仅仅是医院空间改造考量的重点,也是综合医院在规划与设计过程中研究的重点。

(2)数字签名及认证:数字签名及认证是临床医技科室工作人员避免重复手工签名操作,减少患者往复,提高工作效率的重要手段,是确保检查报告真实性和权威性、优化医技报告认证流程的重要前提,是提升医院信息化水平、运营效率的重要保障。

(3)分时段检查:通过信息系统的医技检查预约平台,对电子检查申请单进行后台自助排程,医技科室服务站人员根据实际情况对住院门诊患者进行实时调控。通过精确到时间段的分时段检查,合理安排检查时间,使患者能以最短的时间完成相应的检查项目。

(4)检查需求前移:利用 APP 及自助服务等媒介开展一般性检查项目前移工作,医师后台审核后确认医嘱,通过检查项目前移错峰检查。此外,通过信息化手段,利用大数据预测患者下一步服务需求,通过医技检查预约平台智能化调度安排,提前为患者做好相关服务准备,为其安排出最优检查顺序和时间。

(5)检查时间精确反馈:在我国大医院检查患者过饱和情况下,通过信息系统主导人工辅助调整的方式梳理诊疗过程秩序,通过精确到时间段、时间点的医疗服务,减少患者的非医疗等候时间。利用预约、排班及检查前提醒、实时推送检查排队情况、检查后提示等服务,让患者能够自主掌控诊疗过程,精确地安排诊疗。

(6)检查信息共享:目前国内各大医院医技科室都实现了检查申请及结果的信息化管理,但绝大多数仍存在临床科室与医技科室间信息缺少链接,科室内部各诊室间、各检查室也无法利用信息化进行协同工作,医学设备的统一协调工作也亟待共享,需要建立不同数据层级的共享端口,对信息实时共享,把握信息动态,对医技部各科室实施全面把控和管理。

(7)自助服务:通过院内设置自助预约机、自助胶片打印机、自助诊断报告打印机、自助缴费机及开展移动支付、APP 服务等方式缓解医院窗口服务流程压力,一方面简化患者看诊流程,另一方面减少医院科室运营成本,提升医院整体运营效率。

尽管各个医技科室检查各有其特点,但通过实施持续改善的精益管理方式,采取上述甚至随着今后科技发展等一系列相关流程优化配套措施,不断进行流程再造,即可提升医疗品质和服务效率,从而建立以患者为中心的医院高效运营模式。

（三）手术室服务流程优化

手术室是外科医师对患者进行手术诊断、治疗和抢救的重要场所,同时也是医院各种重要资源投入的直接体现地,是资本密集的高成本运作中心,所以手术室的运营效率将直接影响整个医院的运营结果。手术室服务流程的优劣直接关系到整个医院的工作效率及内外部患者的满意度,做好手术室服务流程优化,提高手术室利用率已成为每家医院的运营目标。

1.常规手术室服务流程

常规手术室服务流程可以分为手术前、手术中、手术后 3 个阶段,在手术前主要会涉及的环节包括手术排程、麻醉医师术前访视、手术室手术间准备、患者接送等;手术中主要会涉及的环节包括手术护士及麻醉医师术前患者准备、术医师实施手术、术中各项记录等;手术后主要会涉及患者术后复苏、工人送患者等。各家医院因实际情况不同可能在术前排程流程上略有不同,术中与术后流程基本相同。

2.手术室服务流程中的增值部分与非增值部分

做好手术室的服务流程优化,最关键的是要区分流程中的增值活动和非增值活动,要在保留增值活动的基础上,尽可能地减少或消除非增值活动,从而使得整个流程效率提升,加速周转。

判断流程中的活动是增值活动还是非增值活动,有 3 条标准,必须要同时满足:①患者愿意为活动买单;②活动必须以一定的方式改变产品或服务;③活动必须从一开始就要做对。根据这 3 点标准进行判别,符合的即为增值活动,是流程中需要保留的环节,不符合的为非增值活动,是流程中需要努力减少或消除的部分。

3.减少或消除手术室服务流程中非增值活动的管理方法

（1）建立合理、优化的手术排程系统:减少或消除手术室服务流程中非增值活动的最直接和最有效的方法是进行合理、优化的手术排程。但手术排程中需要同时考虑各项资源投入、流程及手术分级等因素的综合作用,实际上是一个结合了运筹学、统计学、决策学、经济学等多个学科的思想和理论的复杂过程。近年来,国内外有关手术排程的研究越来越多,较为多见的是运用 Block 排程策略、综合运作成本思维、生产调度理论等,采用数学规划法、模拟法、启发式方法及其他的方法研究。这些理论和方法,会综合考虑医院的手术间数量、医师护理人员的排班情况、医师的手术持续时间、物资的供应周期等因素。

（2）关注首台手术的准时开台率:因为首台手术不能准时开台而造成的患者无效等待,是目前国内很多医院面临的管理问题。提高第一台手术准时开台率,不仅可以降低麻醉医师和护士的资源消耗,也可以在现有的资源下,不增加人力和手术间,能有效利用时间接纳更多的手术,提高手术周转,还可以减少患者在手术间的非增值等待时间,提高患者满意度,减少患者的术后并发症,提高医疗服务品质。而文献表明,国内大多数医院的首台手术准时开台率均不足 80%,以每个手术间每天半小时浪费计算,一个月 22 天工作日就会浪费掉 11 小时,而这 11 小时就可以多完成 5 台左右的手术。影响首台手术准时开台率的因素中包含了多个流程非增值部分,如术前各环节准备未完善、医师查房等原因造成的迟到等。目前国内较多的是通过"6 西格玛"、精益理论等方法,找到影响因素,并逐一采取措施,最终达到提高首台手术准时开台率的目标。

(3)降低手术临时取消率:手术日当天临时取消手术,属于流程活动中典型的非增值活动,会严重影响手术排程的计划性,造成手术室资源的极大浪费。同时,研究表明,择期手术取消会使医疗服务成本增加8%,患者的住院时长平均增加1.92天,也会使部分患者感到紧张、沮丧和愤怒。造成手术临时取消的可控原因包括术前检查未完善、检查结果异常、排程问题、治疗计划改变、术前病情控制不良、缺乏医务人员、医患沟通不良等。在管理方法上,通常医院会要求医疗组长在安排手术时,必须要确认患者各项指标是否达到手术要求,要求手术申请单上必须有医疗组长的签字。当不符合手术条件时,医疗组长不能将手术提交入排程系统,手术排程系统中也应设置相应的防止措施。同时,医院在管理上必须制订相关的综合管理措施,如人员培训、奖惩制度的实施、制订术前清单等方式加以控制,以减少或避免手术临时取消。

(4)努力做到最小的换台时间:连台手术之间的间隔时间对手术室的周转效率至关重要,手术之间的换台时间越短,手术室的无效非增值使用时间就越短,能够大大提高手术的周转率。影响换台时间的主要因素有是否有麻醉准备间、PACU/ICU 的床位数、手术之间的清洁流程、物资供应流程、人员排班等。目前国内大多数三级医院不一定设置专门的麻醉准备室,但都会设置专门的麻醉恢复室(PACU),通常要求复苏床位与手术床位之比为 1:1,但实际运营中很难达到这一比例。所以,若能在医院设计的初期即预留足够的麻醉复苏空间和床位,可以大大缓解患者术后在手术间的复苏等待时间。针对手术间清洁的研究表明,Ⅱ级洁净手术间关闭自净 15 分钟即达到院感的标准要求,再增加净化时间效果无差异。而层流手术室具有空气过滤系统,让室内微生物含量控制在达到手术无菌要求范围内,手术室内无须使用物理或化学方法对空气进行消毒灭菌,是医院有效减少术后感染的一种现代化医疗手段。目前国内大多数的三级医院使用的都是层流手术室,所以手术间的清洁时间主要是指手术间自净时间和清洁工人的工作时间,而标准化的清洁流程将是确保手术后快速做完清洁的保证。物资供应方面,目前国内大多数医院会在手术间设置二级物资管理库房,以保证物资的连续供应。人员排班方面,手术室的情况较为复杂,工作不确定性较高,随时有急诊手术,建议使用弹性排班才能有效运用人力,以减少患者因医护人力不到位而造成的无效等待时间。所以,最小的换台时间将是流程中各环节通力配合的结果。

(5)合理的绩效考核:建立合理的绩效考核体系,配合以适当的监督管理,以提高工作效率和质量。如目前国内有医院在手术医师和麻醉医师中采用 RBRVS 的方法计算绩效,其中麻醉医师的 RBRVS 基础是采用工时制,而工时的计算方法是麻醉时间=给麻醉药的时间-患者出手术间的时间,这样就会很大程度的减少患者准备时间,从而加速手术室的周转速度。

手术室是医院的关键部门,手术流程涉及外科病房、手术室、麻醉科、ICU、病理科、护理中心等多个科室,众多人员参与其中,它是一个需要多部门有效协作完成的多环节工作,也因此受到众多因素的影响,其中任何一个环节出现问题都会影响整个手术的进程。所以,针对手术室的服务流程优化,只有深入分析找出流程中的增值活动和非增值活动,努力减少或消除非增值活动造成的时间浪费,及时恰当地改进和优化流程,才能最大化地提高工作效率,提高患者满意度及医院服务质量。

(四)门诊服务流程优化

1.传统门诊就诊流程及存在的问题

流程设置以职能为中心,患者需要按顺序经历办卡、预检分诊、挂号、候诊、就诊、缴费、医技科室检查、取报告、复诊、缴费、取药、治疗、离院或入院等环节,就诊过程需要在多个部门间来回奔波,且环节与环节之间往往还需要经历长时间的排队,导致医院特别是大型三甲医院的门诊大多都有"四长一短"的问题,即挂号时间长、候诊时间长、缴费时间长、取药时间长、就诊时间短,患者的大部分时间都浪费在无意义的非医疗行为上,"看病难"的矛盾突出。

2.门诊服务流程优化的意义、原则及步骤

(1)门诊服务流程优化的意义:门诊作为医院直接对外提供服务的"窗口",是与患者接触时间最早、人数最多的部门,门诊服务流程是否简便、连续、高效,除了对医院的医疗秩序和医院的声誉有直接影响外,还影响到医院的医疗质量和效益。

通过对门诊服务流程进行优化,可以提高门诊工作效率,减少患者在就诊过程中无意义的往返和排队所造成的时间浪费,有效缓解门诊区域内的拥堵情况,改善医疗秩序与就诊环境,提高患者的满意度。同时,在对门诊服务流程进行优化的过程中,可以对医院资源重新进行调整和配置,使医院资源得到充分利用,从内到外提高医院的综合竞争力。

(2)门诊服务流程优化的原则:①从"以职能为中心"转变为"以患者为中心",从方便患者出发,尽量为患者提供方便、快捷、高效的门诊服务。②重点关注流程中的"瓶颈",首先解决门诊服务流程中关键的"瓶颈"问题,简化其中的多余环节,提高门诊服务的效率。③从整体设计出发,应在考虑医院整体的业务体系规划的基础上,进行环节间的衔接与组合,最大限度的合理调配医院资源。④多部门相互配合共同参与,重点是达到整体流程的系统最优而不仅仅是某个部门或组织的最优。⑤充分利用信息化技术与互联网技术。随着信息化技术与互联网技术的飞速发展,其在医院业务中应用的深度与广度也日益增加,为医院服务流程的优化提供了强有力的技术支持。

(3)门诊服务流程优化的步骤:①对医院目前的门诊服务流程进行充分调研,梳理并绘制出现在使用的门诊服务流程图。②调查和分析目前门诊服务流程中存在的问题,制订门诊服务流程优化的目标。如减少各环节的无效等候时间、简化流程中不必要的环节、提高患者满意度、降低门诊运营的成本、提高医院的经济效益等。③依靠循证管理方法,系统全面地查找目前国内外医院在门诊流程优化方面的证据并进行严格评价。证据来源包括各种卫生政策及法律、法规;国内外关于门诊流程优化的原始研究或二次研究;国内外医疗机构提出的关于门诊流程的新理念、新模式;医院管理者个人的管理技巧和经验等。④将最佳证据与医院实际相结合,制订门诊服务流程优化的方案,形成新的门诊服务流程并试运行。⑤对新的门诊服务流程进行后效评价,分析并总结成功的经验与失败的教训,在此基础上对门诊服务流程做进一步完善。

3.门诊服务流程优化的途径

门诊服务流程中的不同环节可以采取不同的措施来优化,常通过以下7种途径进行。

(1)门诊区域合理布局:根据医院的定位及规划对门诊各区域进行合理布局,如按照神经、精神、康复等系统实行专科群式的诊室布局;统筹规划诊室、医技检查室、财务窗口等业务部门的位置,为患者提供更为便捷的就诊服务,改善患者的就医体验。

(2)建立预约机制:传统的门诊挂号方式通常为现场挂号,患者需要当天尽早到医院排队,却不能保证经过长时间排队后最终是否能挂到号。针对此种情况,国内效仿国外医院引入预约挂号机制,特别是随着信息化和互联网技术的发展,预约挂号方式从最初的现场预约、电话预约、短信预约,增加了网页预约、微信预约、APP预约等多种预约方式,患者可根据自身情况选择最适合的方式,不再受时间、地点的限制,预约到号后直接在就诊当天到医院即可。

（3）多途径看诊模式：信息化技术和互联网技术的发展，除了提供多种预约方式外，对于看诊模式的多样化也提供了技术支持，如网络门诊。

（4）自助服务系统：自助服务系统通过整合网络、移动终端、自助终端，为患者提供自助导诊、自助挂号、自助查询、自助缴费、自助排程、自助打印等功能，包括在医院内设置集成办卡、挂号、缴费等功能于一体的自助机，提供自助取报告、自助打印胶片的服务系统。随着智能化手机的发展，甚至患者从办理就诊卡到入院的整个流程中的所有非医疗行为，均可采用自助服务的模式。自助服务系统的设置，一方面考虑到患者的隐私需求，提供优质的"距离式"服务，同时避免在不同环节重复采集医疗信息，减少患者往返于不同业务窗口，在环节与环节间长时间排队的情况，提高服务品质；另一方面通过分流人工窗口的业务量，将医院员工从较低附加值的机械劳动中解放出来，提高医院整体工作效率，实现医院资源的合理利用与配置。

（5）药品配送服务："互联网＋物联网"的服务模式创新，使药品配送到家的服务成为现实，患者可根据需要选择该项服务，在院内就诊缴费后，通过药师的处方审核即可回家等待配送的药品，配送流程可通过手机 APP 等媒介随时查看、追踪，享受方便、快捷、安全的用药服务，解决了患者在院内取药时间长的问题。

（6）家庭医师签约服务：家庭医师签约服务是将门诊服务延伸至院外的一种形式。随着人口老龄化速度加快，疾病谱发生变化，医疗卫生服务模式从以疾病治疗为主转变为防治保康教并重，家庭医师签约服务由此产生，它以团队形式提供服务，由家庭医师、社区护士、公共卫生医师等组成，并有二级以上医院医师提供技术支持和指导，其中家庭医师一般由基层医疗卫生服务机构的全科医师或具备能力的乡镇医院医师、乡村医师，以及符合条件的公立医院医师、中级以上职称的退休临床医师组成。通过家庭医师签约服务提供的基本医疗服务（常见病和多发病的中西医诊治、合理用药、就医路径指导、转诊预约等）、公共卫生服务（国家基本公共卫生服务项目和规定的其他公共卫生服务）和约定的健康管理服务（健康评估、康复指导、家庭病床、家庭护理、中医药"治未病"服务、远程健康监测等），将医疗资源下沉，一方面为居民健康把关，提供方便可及的门诊服务，做到大部分门诊服务可以不出社区，实现无病防病、有病早发现，同时防止过度服务，合理控制医疗费用，另一方面也促进医院门诊资源的合理利用，优化门诊医疗资源的配置，将医院特别是三甲医院的门诊资源能够真正应用到疑难急重症患者上。

（7）基于可穿戴医疗设备的"移动医疗"："互联网＋医疗"推动"移动医疗"的发展，可穿戴医疗设备作为"移动医疗"的重要组成部分，具备便携、耐久、舒适、精确的特点，它通过监测使用者的体征信号变化，做趋势性判断及日常行为指导，在必要时可将使用者的监测数据快速提供给医师，提升医师与患者之间的沟通效率，也为临床诊断决策提供数据参考，是将门诊服务延伸至院外的另外一种形式。如用于鼾症检测的可穿戴医疗设备，可采集使用者在 7 小时睡眠时间内的血氧、脉率等数据，通过 APP 将相关数据传至医师的电脑终端，为睡眠呼吸暂停综合征的判断提供可靠依据，医师同时也可根据数据结果向使用者反馈详细的报告，对使用者进行更为便利的指导。

四、医院和科室运营分析

在国家分级诊疗、现代医院管理、新医保支付方式、药品流通体制改革的改革背景下，无论政府还是医院均需要医院进行精细化运营管理。宏观层面政府需要合理投入和配置医疗资源、监管投入资金的流向、评价投入资金使用效益，进而为政府补偿、医疗服务定价、政策制订提供依据。微观层面医院在新医改政策之下,也需要关注成本效益、优化结构,提高自身运营能力,增加市场竞争力。医院精细化管理的基础是医院人、财、物的综合运营管理,财务业务综合管理信息是医院决策的重要依据,因此财务业务一体化医院综合运营模式将成为医院现代化管理的必然趋势。

医院综合运营系统可实现财务业务一体化,以业务事件为导向建立跨部门、跨体系信息化平台,实现运营管理"物流、资金流、业务流、信息流"的统一。

（一）医院综合运营系统

医院综合运营系统(hospital business operation system,HBOS)是以会计核算与财务管理为核心、预算管理为控制主线、成本和物流管理为基础、绩效和考评管理为杠杆的医院运营管理目标决策体系。该体系通过医院"物流、资金流、业务流、信息流"的统一协作,链接传统的信息孤岛,利用数字化、自动化的四大流线作业,实现对医院人、财、物等各项综合资源的计划、使用、协调、控制、评价和激励,改变碎片化的管理模式,帮助医院分析过去,预测未来,激发医院运营效能,提高医院综合管理水平,以适应医疗卫生改革发展需要。

医院综合运营系统涉及 4 个范畴包含 7 个板块,财务管理范畴包括医院财务管理系统、医院成本核算系统、医院预算管理系;物流管理范畴包括医院物流管理系统、医院固定资产管理系统;人力资源范畴包括医院绩效薪酬管理系统、医院人力资源管理系统;经营分析及决策范畴包括医院智能分析决策。7 个系统闭环式建立起医院高效运营的基础和机制。

1.医院财务管理系统

医院财务管理系统以会计核算为核心,连接医院一切和财务相关的业务系统,包括 HIS 系统、固定资产管理系统、物资管理系统、人力资源管理系统等,根据业务系统中的原始数据自动生成财务凭证,与成本核算、预算管理、人力资源、绩效薪酬管理系统共享数据、互通业务。财务管理系统除基础的会计报表功能之外,还能实现制单、审核、出纳、往来管理、银行对账、票据管理、财务分析、财务报表等功能,具备图表等多元化呈现方式。加强现金流量核算,实时精确的往来管理,多层级结构化的财务分析,提高会计核算效率,转变财务工作职能,构建一个翔实可靠的分析平台。

2.医院成本核算系统

医院成本核算系统是一种建立合理的全成本核算制度,形成权责相符的成本分摊方法。成本核算的内容包括人、财、物所有的业务支出,核算的对象包括医院、科室、单元、医疗项目、病种,是预算、成本管控的基础。通过对院科两级历史年度的工作量、成本、收入、费用、收益等数据的全面分析,为院科下一年度合理的目标计划、权威的收支预算编制提供了数据支撑;通过成本分析报表和工具,从成本核算主体和类别入手,发现成本管理的问题,找出控制关键点,进行成本结构优化和成本管控。通过成本核算系统和预算系统、资金支出系统、绩效薪酬管理系统的关联,辅以激励性的成本分摊机制,保证预算执行和成本管控的效果,提高管理效率。

3.医院预算管理系统

医院预算分为业务预算、资本预算、筹资预算、财务预算。以医院和科室历史年度的业务量、收入、支出、费用为基础,编制并调整医院和科室的医疗计划、收入预算、支出预算及专项预算。将预算管理系统和财务管理系统、成本核算系统、绩效薪酬系统钩稽,实时控制预算执行情况,对比分析编制预算和预算执行情况,将科室的绩效薪酬同预算执行度挂钩。从事前控制开始,加强事中监督和事后反馈,在成本核算的基础上建立以预算控制为主线的业务管理模式,有利于医院管理者对预算编制、执行、分析、监督、反馈、决策全流程的管理。

4.医院物流管理系统

医院物流管理系统通过分类管理,对医院物流进行全供应链管理。建立物流分类管理模式,对医院不同资材采用不同管理方法和流程,使其在采购、入库、领用、出库、消耗、应付款管理整个物流环节最优化。建立适合医院的编码体系,统一不同资材在医院的物资编码。建立手术室、病房、门诊等二级库,精细化管理高值耗材和其他资材。建立供应商管理体系,从源头进行物流的质效管理。加强库存库龄分析、有效期预警、短缺货预警、超高限预警、证件效期预警,形成长期的预警点,自动触发后干预。最终达到物料供应充足、库存占用资金经济、资金周转快速和物流成本低廉4个目标,实现物流管理的适时、适量、适价和适质。

5.医院固定资产管理系统

医院固定资产管理系统通过建立资产台账,对固定资产进行全生命周期的管理,包括资产购置计划、招标、合同、审批、付款、安装调试、使用、计量、维修、提取折旧、报废、捐赠的记录和管理。通过PDA对医院的固定资产进行盘点,并将盘点信息同步到HBOS系统,自动生成盘盈或盘亏报表,减少人工盘点。对大型设备使用效率和成本进行单机核算,并进行投资效益分析;小型设备按科室分类管理,并进行科间对比,为后续的设备管理、分配、增购提供数据支撑。固定资产管理系统和预算管理系统、成本核算系统、HIS系统等业务系统数据关联起来,并通过全过程的管理实现了信息可追溯、运行可监控和决策可前瞻。

6.医院人力资源管理系统

医院人力资源管理系统根据医院战略目标建立一个信息共享人事管理平台,包括基础数据管理、排班考勤管理、薪资发放管理、社保管理、员工平台和人力精细化管理。人事部对人事档案等基础信息进行管理,各个职能科室从各个科口将人员信息导入,如医教部的医师信息、护理部的护士信息、科研部的科研人员信息、毕业后教育部的规培人员信息等,人事部将各科口信息同步到人事档案中,理清人头并实现人事大数据共享。各临床科室进行排班考勤,考勤汇总上传后自动进行工资计算,财务部通过财务系统对接人事系统实现工资发放。最终实现人事数据传递和处理迅速、准确、高效的目标。

7.医院绩效薪酬管理系统

根据医院总体战略规划、组织架构、员工职业生涯规划构建医院绩效考核与薪酬管理系统。针对医师、护理、医技、科研、行政、后勤不同职系采用不同的考核方法,构建多类别、多维度、多层级的考核体系。选择体现医院战略的关键指标作为考核杠杆,比如医疗工作负荷指标、医疗工作效率指标、医疗质量指标、成本指标等,在考核分析基础上进行薪酬管理,达到战略指导绩效,绩效支持战略的目的。通过分解和细化医院整体战略目标制订出科室执行目标,月度和年度双轨并行,并和员工自身职业生涯规划相结合,达到有效激励、公平合理、人文关怀的效果。最终提升医疗质效,医院健康发展。

HBOS将各个业务系统整合在一个管理平台上,形成基于物流、资金流、信息流集成与数据采集总线,打破数据壁垒,实现数据共享,发挥整合优势,形成智能分析和决策分析。

(二)科室运营分析

科室运营结果的好坏需要选择科学的方法和建立恰当的指标进行评价和分析,根据分析评价结果向管理要效益。医院综合运营系统中经营与决策范畴也是一定期间内对科室运营结果进行统计、分析、评价、决策和控制。

　　科室运营分析评价方法有很多,各有特点,常用的分析评价方法有数据包络分析、加权秩和比、层次分析、模糊数学法、最优指标法、主成分分析、聚类分析、迭代法、因子分析、密切值法、Ridit 法和逼近理想排序方法(TOPSIS 法)等。各种评价方法各有优劣,在科室运营分析评价中应扬长避短,联合运用,达到理想的评价目的。

　　科室运营分析指标选择要全面客观反映科室投入和产出的情况,从而准确地评价科室的生产效率,并且选取的分析指标要稳定实用,也具有导向作用。科室投入是指科室资源存量及变化分析,科室产出主要从社会效益和经济效益两方面分层分析。

　　1.资源投入分析

　　资源投入包括人力、物力和财力,科室运营分析需要对历史资源及变化做出梳理。基于人力资源系统进行科室人员的结构化、层次化分析和规划,基于固定资产系统、物流管理系统进行科室设备、物资的盘点和分析,基于财务相关系统进行科室专项补助、差额补助的梳理。

　　2.社会效益分析

　　科室社会效益产出是指无货币收入的效益,是给社会提供的医疗服务的数量和质量,也包括科研产出和人才培养。社会效益分析指标包括医疗质量与安全指标、医疗效率指标和科研教学指标。医疗质量与安全指标包括患者满意度、病历书写、会诊管理、合理用药、临床路径、医疗安全等;医疗效率包括人均门(急)诊量、人均出院量、人均手术量、平均住院日等;科研教学指标包括人均科研经费、发表论文数量和级别、获得科研成果的项数和级别、人均承担培训人次、完成继续教育人次等。所有指标的分析基于前端医疗系统和后台运营系统相结合进行分析。

　　3.经济效益分析

　　科室经济效益产出指有货币收入的效益,是以最经济的方式让有限的卫生资源服务更多的人群。经济效益分析指标包括业务收支状况、患者费用、资源利用、发展投入。业务收支状况包括人均业务收入、业务收支比、单位固定成本和单位业务成本;患者费用包括平均住院人次费用、平均门诊人次费用、药占比、材料占比;资源利用即资产收益率;发展投入即固定资产增值率。通过财务管理系统、成本核算系统、HIS 系统、固定资产系统实现经济效益指标的分析。

　　医院管理者通过切实可行的评价指标体系和评价方法对科室的资源、工作强度、工作效率、医疗质量等方面进行综合评价,发现问题,分析原因,找出关键控制点,及时修正,以取得更好的社会效益和经济效益。同时科室评价分析也能充当科室的"指挥棒",发挥激励和导向作用。

(于　琴)

第三节　医院绩效管理

一、概述

（一）医院绩效管理概述

1.医院绩效管理相关概念

　　绩效在管理学中是指组织目标在组织、群体、个人 3 个层面的有效输出。广义的绩效包含了行为和结果两个方面,表明绩效管理既要考虑投入(行为),也要考虑产出(结果),具有过程性和结果性双重含义,即做了什么和如何做。"卫生系统绩效"的概念首次出现在 WHO 的《2000 年世界卫生报告》中,卫生系统绩效主要包括健康结果、反应性和卫生筹资的公平性 3 个方面。医院作为不同于企业的带有社会公益性的组织机构,在绩效管理方面有其特殊性。

医院绩效管理是指医院管理者与员工之间在就目标与如何实现目标上达成共识的基础上,通过激励和帮助员工取得优异绩效从而实现医院目标的管理方法。其目的在于提高员工的素质和能力,改进与提高医院的绩效水平。

绩效管理包含了几个重要方面:在目标设定和目标达成方式上形成共识;强调绩效的沟通、辅导过程和员工能力的提升;不仅关注结果,还重视达成目标的过程。绩效管理是不断循环完善的过程,其基本原理和措施为 PDCA 循环,即通过计划-实施-检查-改进的循环过程,在医院战略目标的框架下,实现个人和医院绩效的阶梯式提升。

2.医院绩效管理流程

医院的绩效管理是一个持续的循环优化过程,包括绩效计划、绩效监控、绩效考核、绩效结果应用几个部分。

(1)绩效计划是绩效管理的起点,是进行绩效管理的基础和依据。它是医院管理人员和员工就工作目标和标准达成一致的过程。医院管理人员与员工一同就绩效周期内员工要做什么、为什么做、何时做完、如何做、做到什么程度,以及员工的决策权限等问题进行讨论并达成协议。绩效计划就是根据医院的战略目标分解确定科室和个人的绩效目标和实施计划,确定具体的考核评价指标。

(2)绩效监控是连接绩效计划与绩效考核的中间环节,是保障绩效计划顺利实施的关键。在计划制订后,医院管理者必须实施有效的绩效辅导和监控。一方面通过及时、有针对性、建设性的绩效沟通,修正员工工作任务与目标之间的差距;另一方面通过信息收集和文档记录,使绩效考核的结果有据可查,更加公平、公正。

(3)绩效考核是指医院管理者收集、分析、评价个人或团队的工作行为表现和工作结果信息,参照工作目标和考核标准,对被考核对象的工作业绩情况进行综合判断的过程。

(4)绩效结果应用:医院的绩效管理能否达到目标,关键点在于考核结果是否得到有效应用。医院考核结果的应用不仅包括薪酬的分配、人员招聘、晋升、培训等,还包括绩效反馈和改进。医院管理者和员工在绩效管理过程中共同分析找出医院运行的薄弱环节,提出改进措施和计划,加强沟通,促进个人、科室和医院各个层面的绩效环节改进。这些都要以制度的形式加以明确,确保绩效考核结果的合理运用。

3.医院绩效管理的工具和方法

企业绩效管理的模型和工具方法很丰富,可以结合医院的特点和需求进行综合运用,制订适合自身文化和不同发展阶段的绩效策略:

(1)目标管理(management by objectives,MBO):1954 年管理专家彼得·德鲁克(Peter Drucker)在著作《管理的实践》中最先提出"目标管理和自我控制"的主张,认为并不是有了工作才有了目标,而是相反地有了目标才能确定每个人的工作。所以企业的使命和任务,必须转化为目标,如果一个领域没有目标,这个领域的工作必然被忽视。因此管理者应该通过目标对下级进行管理,当组织最高层管理者确定了组织目标后,必须对其进行有效分解,转变成各个部门及各个人的分目标,管理者根据分目标的完成情况对下级进行考核、评价和奖惩。目标管理提出后,被通用电气公司首先采用,并取得了明显效果。其后在美国、西欧、日本等许多国家和地区得到迅速推广,被公认为是一种切实有效的绩效管理方法。

(2)关键绩效指标(key performance indicator,KPI)考核:它是建立在目标管理法与帕累托二八定律理论基础上的,认为抓住 20%的关键行为进行分析和衡量,就能抓住 80%的绩效管理重心。它是对组织的战略目标进行全面的分解,分析和归纳出支撑组织战略目标的关键成功因素,再从中提炼出组织、部门和岗位的关键绩效指标进行管理。关键绩效指标是衡量企业战略实施效果的关键指标,其目的是建立一种机制将企业战略转化为内部管理过程和活动,是连接个体绩效与组织战略目标的一个桥梁。建立切实可行的 KPI 体系,是绩效管理成功的关键,指标选取要遵循 SMART 原则:S(specific)具体化;M(measurable)可衡量;A(attainable)可达到;R(realistic)现实性;T(time bound)时限性。

(3)平衡计分卡(balanced score card,BSC):它超越了传统的仅从财务角度来衡量组织绩效的测评方法,能有效克服传统的财务评估方法的滞后性、偏重短期利益和内部利益,以及忽视无形资产收益等诸多缺陷,使管理者从财务、客户、内部业务流程和学习与成长 4 个方面综合全面地考察组织,将组织的战略落实为可操作的衡量指标和目标值的一种新型绩效管理体系。所谓"平衡"的理念,强调内外部环境的平衡、财务指标与非财务指标的平衡、结果性指标与动因性指标之间的平衡、短期目标与中长期目标的平衡。它能够将企业的愿景、使命和发展战略落到实处,并转变为具体的目标和考核指标,使企业的经营计划和战略目标相统一,提高组织长期竞争力。

(4)360°考核:又称为全方位考核法,最早被英特尔公司提出并加以实施运用。该方法是指通过员工自己、上司、同事、下属、顾客等不同主体来了解其工作绩效,通过评论知晓各方面的意见,清楚自己的长处和短处,来达到提高自己的目的。这种方法的优点是比较全面地进行评估,易于做出比较公正的评价,同时通过反馈可以促进工作能力,也有利于团队建设和沟通。但是在实际应用中仍存在一些争议:要收集来自各方面的意见,考核工作量大、成本高;可能存在非正式组织,影响评价的公正性;考核培训工作难度大,需要员工有一定的知识参与考核评估。

(二)医院绩效管理架构

医院是知识密集型单位,兼有社会责任和公益性,如何通过绩效管理的杠杆和导向作用,促进医院战略目标的实现,优化医院组织模式和运营效率,建立兼顾经济效益和社会效益的学习型组织,是一个应综合考虑的系统问题。医院绩效不仅要注重结果,更要注重过程,不仅要优化局部,更要寻求整体最优,不仅要考虑短期需求,更要兼顾长期规划。所以医院的绩效管理体系是一个系统优化工程,科学化、系统化、规范化的管理基础是根基和前提,"人"是核心。因此构建绩效管理体系可借鉴现代人力资源管理的 S-O-3P 模式,即战略(stratagem)-组织(organize)-岗位(position)分析与评价、绩效(performance)管理、薪酬(payment)设计模式(图 1-4)。以 S-O-3P 模式为基础的绩效管理体系要求医院的管理者从战略和可持续性发展的高度来考虑绩效问题,综合全面考虑到医院战略、组织、流程、人事、绩效、薪酬的协同优化,从而达到绩效管理的循环优化。

1.战略目标规划与分解

医院建立绩效管理目标体系要从医院发展战略规划出发。战略规划要根据医院所处的不同发展时期的需要确定,要充分兼顾社会效益和经济效益。不同医院对自己的清晰定位,是决定其战略目标的核心。但无论制订何种战略,都要围绕 4 个方面的要素展开:以帮助医院赢得并保持核心竞争力为目标,以员工价值提升、忠诚度提高为基础,以提高医院效率、效益为要求,以医院医疗质量和服务质量持续改进为导引。实际操作中要根据医院战略目标制订年度工作计划和绩效目标,然后再分解成科室目标,有些指标还要进一步分解到具体的岗位和个人。通过目标的层层分解,保证医院每个部门科室、每个员工的行为都与医院战略目标保持一致。绩效目标的设立需要上下沟通和讨论,才能保证绩效目标的合理性和可操作性。

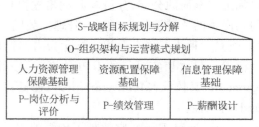

图1-4　医院绩效 S-O-3P 体系

2.组织架构和运营模式规划

在设定了绩效目标的基础上,就要规划目标实现的路径和方式,这是一个涉及医院管理运行各方面的综合系统,在合理的组织架构下保障资源配置、内部流程、信息传递、人事管理等各方面基础管理工作的协同一致,探索把他们组合起来的最优化运营模式,这种模式要适用于医院所处的发展阶段、能够支撑医院战略实施,为绩效管理的循环提升打下坚实的基础。

合理的组织架构是绩效管理权责明确的基础。传统企业以职能和工种性质划分的组织架构会割裂组织的核心业务流程,导致流程效率低下,不能实现价值最大化。现代企业更多地趋向于以流程为导向规划职能,以职能整合组织架构。医院最核心的流程就是以患者和疾病为中心的诊疗流程和后勤支持保障流程,组织架构的设置要能支撑和保障医院流程的高效运行,国内一些医院在此方面也进行了很多改革尝试,探索建立了运营管理部、入院服务中心和以疾病为中心的多学科诊疗模式团队等,进行多种组织架构创新,打破传统职能部门和科室间的合作沟通壁垒。

目前大多数医院还是维持着传统的院科两级的运营管理模式,医院以科室为单位进行资源配置和绩效管理,科室内部还维持着"大锅饭"似的运营和分配模式,缺乏有效的激励机制。随着医学发展和医院绩效管理的需要,一些医院逐步探索建立起新的组织运营模式,其中细分医疗组的模式逐渐兴起。医院以医疗组为单位细分亚专业、配置资源、进行绩效考核和分配,医疗组长实行严格的授权和考核管理,体现了以核心资源——医师为医院发展火车头的管理思路,实现了绩效管理中责权利的一致。此外,目前专科化细分诊疗模式是医院医疗服务的主流模式,专科化下的医院组织架构难以体现以患者和疾病为中心的诊疗理念,涉及多脏器的、多学科治疗的疾病得不到及时有效的诊疗,在门诊-住院-出院随访的各个诊疗环节,专科间的合作都存在着不同程度的障碍。因此,基于临床多学科综合治疗模式(MDT)下的组织架构和运营模式是医院未来发展的方向,而医疗组细分亚专业也是为了实现更高水平的整合。高效的组织和运行模式离不开配套的基础管理保障。

(1)人力资源管理保障基础:建立分类、分层、分级的规范化人力资源管理体系是绩效管理的前提。医院以专业化、职业化为要求进行分类管理,建立分职系(医师、护理、医技、科研、教学、行政后勤等)的人事管理框架;医院根据不同的战略定位和管理重点进行人力资源分层管理,分为核心层(学术学科发展的决定力量)、骨干层(决定质量和效益)及基本层;医院以员工职业生涯发展为要求进行岗位的分级管理,根据不同的职系和岗位特点设置不同的岗位级别,严格级别的准入要求和晋升考核标准。

（2）资源配置保障基础：建立以医疗组为单位的资源配置体系，医院的各类资源（床位、手术间、诊间、人力等）根据医疗组的需求进行规划和配置，并进行动态评估和调整，支撑以医疗组为核心的绩效管理模式。

（3）信息管理保障基础：包含了2个方面，一是完善的医院业务信息管理系统，包括HIS、ERP、人事信息管理系统等，能够为绩效管理提供及时、准确可靠的业务数据信息，并且能够按照绩效管理的要求细化到科室、医疗组或者个人；二是医院内部具有数据信息处理、分析和挖掘的能力，可将信息转化为绩效管理所需的原料，成为绩效监控、考核和改进的支撑；三是医院内部信息沟通传递渠道的畅通，绩效管理的相关信息能够在职能部门和科室之间，管理层和执行层之间准确及时地沟通传递，是绩效辅导、反馈和改进的保障。

3.岗位分析与评价

在战略目标分解、组织架构和运营模式优化的基础上，应规范岗位管理，合理设岗，定岗定员定责，通过科学方法对岗位的相对价值进行综合评价，并进行动态管理调整。具体来说首先应根据医院的组织架构和业务流程，核定职系、岗位类别，根据人才成长和培养规律，划分岗位级别；其次核定每个岗位需要设定的数量；最后拟定岗位说明书，从任职资格、业务准入条件、工作任务、责任大小等方面出发，对岗位进行系统衡量。在此过程中应将岗位管理与员工的职业生涯发展规划相结合，认同员工的成长价值，提供多元的成长路径选择，通过岗位管理将员工的职业生涯与医院战略导向结合起来，引导构建学习型组织。

4.绩效管理

在战略规划、组织架构和运营模式优化、定岗定员的基础上，进行以PDCA为指导的不同周期、不同层面的绩效管理循环，将长期战略目标落实到日常的具体管理中。在医院、科室和员工3个层面进行绩效的计划、监测、考核和应用反馈的循环优化，其中绩效考核是关键环节，包括：①建立各层面的绩效考核指标体系，运用KPI、目标管理、平衡计分卡等绩效工具，在战略目标指导下，从绩效计划和职能职责出发，建立分职系（医师、护理、医技、行政后勤等）、分层级（科室和个人）、分周期（月度和年度）的可量化、可衡量的考核指标体系；②打破传统的绩效考核层级壁垒，在传统的医院组织管理模式下，实行的是医院考核到科室，科室再考核到个人的院科两级考核模式。但是现代医院以医疗组为核心来组织运行，有必要构建适配的考核体系形成支撑。这将打破传统院科之间的考核壁垒，在某些核心管理目标方面医院可以直接考核到医疗组个体，科室参与考核调控，充分体现医疗组的火车头作用，保障关键绩效目标的执行与落实。

5.薪酬设计

绩效管理的结果最终要反馈和体现在薪酬体系上，薪酬是对员工岗位价值、个人价值和工作绩效的综合体现，对于员工具有保障、激励和调节等功能，对于医院具有吸引、留住员工，保障医院战略的贯彻和绩效管理的实施。薪酬设计和管理是一个动态的过程，是在医院战略指导下，根据绩效管理的需求，以公平性和激励性为考量，树立以临床一线为核心，多劳多得、优劳优得的价值分配导向，对薪酬支付的原则、策略、水平和结构进行确定和调整的过程。

二、医院绩效评价

（一）绩效评价概述

1.绩效评价概念

绩效评价也称为绩效考核、绩效测评、绩效评估、绩效考评，是指对组织或个体行为活动的效能进行科学的测量和评定,是运用统计学方法,采用特定的指标体系,对照一定的评估标准,按照一定的程序,通过定量定性的对比比较,对组织或个体在一定时期的业绩做出综合判断。绩效评价是绩效管理的核心环节,贯穿整个管理过程的始终,其基本原理是比较,具有反馈、控制、激励和导向的作用。

2.绩效评价指标

绩效评价的关键在于考核指标的选取和标准的确定。考核指标需要解决"评估什么"的问题,是组织战略导向的风向标,也是组织传达对员工工作业绩和行为期望的有力工具。绩效评价指标的选取、指标权重的确定、指标考核的标准是关键的环节。

指标选取的原则:①代表性,能够体现目标的完成程度和关键过程领域;②确定性,能够准确计算,指标的判定标准客观而明确;③灵敏度,即指标值的反应性灵敏,并且有一定的波动范围;④独立性,即选取的各项指标都具有独立的信息,不能相互代替;⑤实用性,评价指标可操作性强,易获得和使用。

指标选取的方法包括文献法、专家咨询法、相关系数法、聚类分析法、主成分分析法、变异系数法等。

指标权重确定的方法包括主次指标排队分类法、对偶加权法、倍数加权法、层次分析加权法、专家调查或咨询加权法等。

(二)医院绩效评价概述

1.医院绩效评价概念

在 WHO 的《2000 年世界卫生报告》中,卫生系统的绩效从健康结果、反应性和卫生筹资的公平性 3 个方面来评价。WHO 将健康期望寿命、反应指数、卫生筹资公平指数、目标完成率和总绩效作为卫生系统绩效评价的五大技术指标。这引起了各国政府的高度重视,也使得国内各界普遍开始重视卫生系统的绩效评价。如何客观、公正地考核医院绩效,根据 Donabedian 评价理论,如何从结构、过程和结果 3 个方面,结合医院的实际情况,利用适当的考核指标对医院绩效进行评价,是相关研究者一直致力于解决的问题。

医院绩效评价是运用科学的方法,对医院一定时期内的经营效率和业绩进行定量与定性的考核、分析,以做出客观、公正的综合评价。医院绩效评价与企业不同之处在于企业绩效更重视经济指标,而医院绩效最终的指向为患者利益,以患者为中心的理念贯穿于医院经营管理活动的各个环节,主要表现为质量、安全、服务、管理等方面,但同时也要兼顾经济效益。医院主体的性质不同,绩效评价的侧重点就会有所不同,公立医院的性质决定了对公益性的考评,通过医院的绩效评价,最终要实现政府、患者和医院三方的满意。

从不同的层面和用途来看,医院的绩效评价包含外部评价和内部评价两个方面。外部评价即对不同的医疗机构进行整体的绩效评价,可以在医疗服务体系中引入竞争机制,帮助医疗机构了解自身水平和局限性,促进医院改善服务;可以为政府进行医疗卫生改革提供导向工具,检验改革成效。内部评价即对医院的科室、员工进行绩效评价,可以为医院内部的绩效考核、薪酬分配和人事选拔提供依据。本部分的侧重点在于讨论医院的内部绩效评价,但是内部评价的绩效指标选取离不开外部评价的导向和支撑。

2.医院绩效评价指标体系

(1)医院外部评价指标体系:美国是国际上最先实施医院绩效评价的国家。1997 年,美国的国际医疗卫生机构认证联合委员会(JCAHO)编制了国际医疗机构认证标准,在世界范围内得到认可,该评价标准从患者利益出发,对医院和医务人员提出管理标准,具体包括感染的预防与控制、质量改进、与患者安全、患者评估、人员资格与教育等几个方面,强调建立相应的制度、流程,强调持续改进,不断规范医院管理,为患者提供优质、细致的服务,为医院的规范化管理指引了明确的方向。

从 20 世纪 80 年代开始,医院绩效评价理念在我国开始萌芽,有研究按投入、产出两大类建立医院综合效益评价体系。之后医院绩效评价体系的研究和实践不断丰富,评价指标的范围和内涵不断拓展,除了经济效益,医疗质量、服务态度、社会效益等维度的指标也被涵盖进来,并且与医院分级管理相结合,从过程到结果对医院绩效进行评价和指导。1989 年,卫生部颁发实行医院分级管理的通知;1994 年,国务院颁发《医疗机构管理条例》;2005 年卫生部出台的《医院管理评价指南》中,首次较为详细地描述了医院绩效,并在 2008 年进行了修订,使其更加全面和完善。它从社会效益、医疗服务提供、综合服务管理、可持续发展等方面对医院进行评价,表明了国家对公立医院的发展导向和要求,指导医院从效率效益、质量安全、公益性等几个方面提升服务能力和水平,也为医院的内部评价指标提供来源依据。但这些评价指标不能完全生搬硬套到内部评价中去,因为内部评价还要符合医院自身的价值定位和绩效管理,在指标的代表性、适用性和敏感性等要求上也与外部评价有所不同。

(2)医院内部评价指标体系:医院的内部评价最早也始于美国,从企业管理中得到启发。目标管理、全面质量管理、KPI 关键指标、平衡计分卡等绩效管理模式相继在医院内部评价中实践应用,尤其是平衡计分卡,在医院这种带有公益性的组织中,成为卓越绩效管理的有效工具。

随着我国医疗体制改革的不断深入,在借鉴国外成果的基础上,绩效评价作为医院内部管理的有力工具被日趋看重。鉴于我国以公立医院为主体的医疗服务体制,医院内部评价指标体系的建立既要考虑到国家卫生行政主管部门对医疗机构的评价导向和管理要求,又要考虑到医院自身的特点和战略发展要求,符合绩效管理的原则及不同专业的规律。内部考核包括团队和个人两个层面,其指标的选取、考核模式和周期有所不同。指标体系构建原则如下。

按照不同专业划分职系建立考核指标体系:根据医院不同专业的工作内容和规律,按照职业化、专业化的要求,可分职系构建指标考核体系。根据专业特点,可以分为医师、护理、医技、行政、科研、教学、后勤等几个职系。各职系考核指标的选择应紧扣职系的特点,反映专业的关键流程和结果。

根据不同考核周期和层次需求建立指标考核体系:考核周期一般分为月度和年度考核,考核重点和指标选取有所不同。月度考核侧重于考核个人,可由医院直接考核到医疗组,科室参与考核和分配调控;年度考核侧重于考核团队,由医院直接考核到科室,再由科室按照内部管理原则考核到个人。①月度考核指标体系构建:选取支撑战略落实的重点关键指标,体现核心导向,数量适度,不宜过多;以医疗工作为中心,指标选取体现运营效率、效益兼顾质量成本;能够及时产生并获取,体现考核激励的时效性。②年度考核指标体系构建:指标选取较月度更为综合全面,根据医院自身的性质特点、规模级别,将短期目标和长期战略相结合,可从医疗、教学、科研、综合管理等各个方面,从效益效率、质量安全、综合发展、公益性等各维度,全面客观地评价科室团队的业绩水平和在医院内所处的位置,可以为绩效分配作支撑,帮助科室清晰自身发展短板,促进绩效改进,也为医院整体的资源规划配置提供参考依据。

三、医院绩效薪酬体系设计

（一）医院薪酬体系概述

1.医院绩效薪酬体系的定义

绩效薪酬体系是医院根据自身实际情况，紧密结合医院的战略和文化，系统、科学、全面地考虑各项因素，充分发挥薪酬的激励和引导作用，并能够根据现实情况实时进行修正和调整的系统。

2.医改对医院绩效薪酬的要求

医改对医院绩效薪酬的要求包括改革人事制度，完善分配激励机制；推行聘用制度和岗位管理制度，严格工资总额管理；实行以服务质量及岗位工作量为主的综合绩效考核和岗位绩效工资制度，有效调动医务人员的积极性。

3.医院薪酬体系的构成

（1）总体薪酬：用人单位需要支付给员工的所有报酬，不仅包含工资，还包括各种附加报酬，如值班费、津贴、奖金和福利。我国大部分医院的总体薪酬，虽然明细项目各有差异，但都可归纳为工资（含固定工资和工资性津贴）、绩效奖金和福利3个部分，其中工资和福利称为保障性薪酬。

（2）保障性薪酬：包含工资和福利两大类。工资即用人单位依据法律或行业规定，或与员工的合同约定，以货币形式支付给员工的劳务报酬。福利待遇一般指《劳动法》所规定的劳动保障和社会保障，并非都反映在员工所获得的直接薪酬之中，大都采用非现金的形式，包括保险、公积金、带薪年假等。

（3）绩效薪酬：根据绩效对象的考核结果，在一定时间内给予变动的一次性奖励。其重点在于结合用人单位的战略目标，建立目的性、操作性强、科学合理的考核体系。

（4）保障性薪酬与绩效薪酬的区别：绩效薪酬的设计紧密结合了企业战略，体现的是个人或团队目标的完成取得的激励结果，灵活全面，是管理的有效工具，而保障性薪酬主要强调了员工和企业因劳务关系建立而取得的固定部分。

（5）医院绩效薪酬构成：根据医院自身的工作特点和规律，可将绩效薪酬结构规范为加班和夜班酬金、岗位酬金、绩效酬金（含月度和年度）和职业防护性保障津贴，其中岗位酬金体现人员的能力素质、资历和岗位特点；绩效酬金体现工作业绩贡献和绩效目标完成情况。

（二）医院绩效薪酬的设计原则

1.竞争性原则

绩效方案需要有吸引力，能引导同岗位、同职系人员之间良性竞争，提升专业技术、专科能力，发展学科。

2.按劳分配，按要素分配相结合的原则

按劳分配即按照劳动数量和质量分配，与生产要素相结合就是要弥补按劳分配没有考虑的劳动风险、负荷、强度等贡献要点。

3.公平、公正、公开的原则

（1）过程透明，绩效方案的设计，需要广泛征求员工意见。形成方案后，框架原则要逐步透明，向职工公开，能符合大多数人的价值观，得到大多数人认可。

（2）定位公平，包括内部和外部公平，医院通过对专业和岗位的梳理，承认收入差别，通过绩效体系刺激效率,构筑平等竞争的空间和平台。

(3)绩效体系的设计,要提供员工公平的考评体系,让员工获得平等的机会,有公平感。

4.向临床一线倾斜,向"三高"倾斜的原则

临床一线职工,无论是医师、护理、医技人员,都是医院的主要生产力和动力,绩效方案设计,应向临床一线倾斜,向业务骨干倾斜,向"高责任、高技术、高风险"的岗位倾斜。

5.多元化考核分配原则

各级各类医院根据自身情况,探索各个职系的岗位特点和个性化发展需要,因地制宜制订适合的评价体系,反映在评价的内容、过程、方式、方法、手段及其管理等环节的多样性。

6.经济性原则

绩效方案的制订要考虑医院的经济承受能力,要考虑国家卫生经济政策,只能在预算框架和政策允许范围内推进绩效方案设计,控制激励成本。

7.合法性原则

奖金方案的设计必须符合国家有关法律、法规。

(三)医院绩效薪酬设计流程和思路

1.医院绩效薪酬设计思路

按照各职系的工作特点和规律,按照各岗位的工作内容和价值定位,结合各类人员职业生涯发展规划,根据绩效管理要求量身定制考核体系,分职系设计医院绩效薪酬体系(图1-5)。

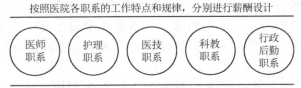

图 1-5　分职系医院绩效薪酬体系

2.医院绩效薪酬设计流程

(1)确定医院的绩效薪酬目标:薪酬体系不仅是一套对员工贡献予以承认或回报的方案,更是将战略和文化在薪酬制度中转化为具体行动方案的过程。薪酬目标的设定应体现医院的战略目标、价值导向和文化定位,对绩效策略的选择、薪酬计划和方案的设计、薪酬的发放和沟通均有指导意义。

(2)岗位价值评价:岗位评价也称为职务评价或者工作评价,是指采用一定的方法对医院各职系各种岗位的相对价值做出评定,并以此作为薪酬分配的重要依据;是在岗位分析的基础上,对医院所设岗位需承担的责任大小、工作强度、难易程度、所需资格条件等进行综合评价。岗位评价的实质是将工作岗位的劳动价值、岗位承担者的贡献与工资报酬有机结合起来,通过对岗位劳动价值的量化比较,确定人员薪酬等级结构的过程。

(3)绩效薪酬情况调查:薪酬调查就是通过一系列标准、规范和专业的方法,对医院外部和内部的薪酬结构和水平的状况进行信息收集和统计分析,为薪酬方案设计提供参考依据。薪酬调查是薪酬设计中的重要组成部分,重点解决的是薪酬的对外竞争力和对内公平性问题,能够帮助医院从行业到自身、从历史到现状全面地了解薪酬环境和存在的问题。

根据对象的不同,薪酬调查主要分为外部和内部调查:外部调查即调查医院各类岗位的薪酬

结构和水平在不同国家、不同地区、不同级别医院的情况，过程中要考虑不同的医疗服务体制和卫生政策的影响，不同地区经济水平差异造成的影响，为医院了解行业薪酬规律和竞争情况提供参考。内部调查即调查医院内部不同职系、不同岗位和人员级别的薪酬水平的历史和现状情况，然后选取同质比较对象进行对比分析，帮助医院了解自身薪酬制度存在的问题。

只有通过横向和纵向的全面的薪酬调查和对比分析，才能明确薪酬改革的方向，才能充分保障薪酬设计的合理性、公平性和针对性。

(4)绩效薪酬结构和分配方案设计：首先在医院薪酬战略、岗位评价、薪酬调查充分完善的基础上定位各职系各岗位的绩效薪酬水平；其次根据岗位特点、绩效考核需求、人员职业生涯发展路径等因素确定各类岗位绩效薪酬的结构、等级和浮动范围；最后建立各部分绩效薪酬的考核和分配制度。在设计过程中要遵循以下的原则：针对不同的岗位量身定制适合的分配制度，落实岗位责权利，强化效率和质量；向高风险、高技术、社会贡献大的岗位倾斜；关注对接触放射、传染、污物、高温等特殊岗位的补偿；考虑员工职业生涯发展，各岗位级别的绩效薪酬水平保持合理的差距。薪酬设计定位可以参照宽带薪酬的理念。

在宽带薪酬体系设计中，员工不是沿着唯一的薪酬等级层次垂直往上走，相反，他们在自己职业生涯的大部分或者所有时间里可能都只是处于同一个薪酬宽带之中，他们在企业中的流动是横向的，随着能力的提高，他们将承担新的责任，只要在原有的岗位上不断改善自己的绩效，就能获得更高的薪酬，即使是被安排到低层次的岗位上工作，也一样有机会获得较高的报酬。

(四)医院绩效薪酬设计实务——以医师职系为例

临床医师的工作是医院核心竞争力的体现，决定医院的质量与效率，医师职系的绩效分配改革是医院改革成本的关键。实施医护分开的分配体系，更符合医师职业生涯的发展和学科规划。

1.设计原则

(1)以医疗组长负责制为核心，明确学科和亚专业规划，将医疗组作为资源配置、产出核算、绩效分配和考核的基本单位。

(2)以人员定岗定级为基础，认可医师的个人素质、经验和技能水平，规划医师职业生涯，重视人才梯队的搭建。

(3)绩效薪酬中以变动部分为主，体现激励作用，以工作负荷、质量效率为主要考核指标，兼顾学科建设要求，在分配体系中体现技术难度、承担风险和学科发展需求的价值。

2.岗位级别评定

根据医院医师人力结构特点和规划，从职业生涯发展的角度，对医师系列进行人员分级规划和管理，根据职称、工龄、学历等因素进行分级，定期进行级别调整评定，使人力结构和梯队趋于正金字塔的稳固模式。

3.医师绩效薪酬的构成

医师绩效薪酬的构成主要由夜班酬金、岗位酬金、绩效酬金和职业防护性保障津贴 4 部分构成。

(1)夜班酬金：夜班酬金按医师实际承担夜班的岗位责任发放。夜班分为一线班为住院总和低年资住院医师；二线班为高年资，有经验的管组医师。由于二线医师所承担责任大，在设计夜班费的时候，标准高于一线夜班费标准。医院鼓励高级别医师参加夜班值班，科室可以根据具体夜班情况上浮夜班酬金标准。

(2)岗位酬金：可以借鉴宽带薪酬的思想，根据人员级别确定岗位酬金，按照医院的具体情况和绩效管理需求设置在绩效薪酬中的占比,反映个人的资历能力水平,体现薪酬的保障性和成长性。

(3)绩效酬金:对医师的具体工作进行考核分配的部分,从负荷、难度、风险、质效等方面进行考核分配,分为月度和年度酬金。

分析医师的工作内容,主要包含门诊看诊、病房治疗、手术、会诊、值班、教学、科研等,根据核心工作内容,按照不同层面(医疗、教学、科研等)、不同周期(月度和年度)、不同层次(科室、医疗组、个人)、不同维度(负荷、难度、风险、质量、成本)的要求设计考核指标、绩效目标和分配标准。

在设计绩效体系的过程中,要重点考虑将劳动强度、承担风险、资源投入。此外,对于不同成长阶段的医师,在绩效方案中要体现其不同的价值定位、目标导向和激励方式,在薪酬结构、分配标准、目标设定上与医师岗位级别结合起来考虑,使医师的职业生涯发展设计得以落地。

(4)职业防护性保障津贴:医院设置专门职业防护性保障委员会,制订各类职业防护性保障管理办法,鉴定接触放射、传染、污物、药物配制、高温等特殊岗位人员,并分类管理。可以按照人员在特殊场地工作直接与间接暴露时间来分类:全日直接暴露、半日直接暴露、全日间接暴露、半日间接暴露,类型不同档次不同,给予的岗位津贴发放也不同。职业防护性保障津贴的设置应充分考虑医疗行业特色,体现分配制度的保障性和公平性原则。

（于　琴）

第/二/章
医院招投标管理

第一节　招投标的意义

　　医院是一个社会组织机构。任何组织机构的存在和发展,不可避免地要与它所处的系统环境发生人、财、物与信息的交流。如何使组织机构在与环境交流过程中,有利于组织目标的实现,使组织机构发挥更大的效能,是每一位管理者必须关注的问题。

　　医疗卫生系统是一个特殊的系统,它所服务的对象是人群。医院作为防病治病的场所,部分医疗还承担着科研、教学任务,其与周围环境如药品、医疗器械、卫生耗材生产商、供应商或经销商等产生业务往来,从他们那里购置的产品将直接或间接作用于人体,这些都对医疗卫生系统的采购活动提出了更高要求。国家对此也有相应的法律、法规,如《医疗器械管理条例》《药品管理法》等。

　　基于节约的原则和资源的稀缺性,如何防止有限资源的浪费和国有资产的流失,使有限的卫生资源发挥最大效率,以尽可能低的成本获得最大的收益(社会效益与经济效益),防止医疗卫生服务领域购销活动中不正当竞争而导致腐败现象的发生,招标与投标活动对医疗机构具有非常重要的意义。此外,随着采购成本的降低,将减轻患者的就医负担,对缓解我国目前"看病难、看病贵"的问题也具有十分重要的意义。

　　医疗服务产品具有公共产品的性质,部分医疗机构还兼有科研、教学任务,因此,医疗机构依法进行的招标与投标活动对贯彻《中华人民共和国招标投标法》《机电产品国际招标投标实施办法》《行政事业单位国有资产处置管理实施办法》《政府采购法》等具有现实意义。

(于　琴)

第二节　招投标的原则

　　为了保证医疗机构合法合规地实现采购目标,在招标与投标的过程中,必须遵循以下原则。

一、公开、公平和有效竞争的原则

依法公开、公平和有效竞争的原则是招标与投标的核心原则。

(一)公开

公开是指采购活动要具有较高的透明度。要利用现有的网络及平面媒体手段,根据相关法规,公开发布招标采购信息,使每个潜在的供应商都能获得平等的信息。在采购过程中,招标与投标的每一个步骤都向社会公开,公开发布投标邀请,公开开标,公示中标结果。投标商资格审查标准和最佳候选供应商评选标准要事先公布。

(二)公平

公平就是给予每一个潜在供应商平等的机会,使其享有同等的权利并履行相应的义务,不歧视任何一方。在招标与投标过程中,所有潜在的供应商、承包商、服务提供商都公平竞争,资格预审对所有的投标商都使用同一标准,采购(代理)机构向所有投标商提供的信息都一致,不应对国内或国外投标商进行歧视;评选中标商应按事先公布的招标文件进行评标。

(三)有效竞争

有效竞争是指邀请更多符合条件的供应商参与竞争,并且采购方法和过程都必须透明,具有竞争性。公开招标就是一种引发竞争的采购程序,是竞争的一种具体方式。招标的竞争性充分体现了现代市场经济体制下竞争的平等、信誉、正当和合法等基本原则。招标作为一种规范的、有约束的竞争,有法可依,有一套严格的程序和实施办法。采购招标机构通过招标程序,可以最大限度地吸引投标商,并扩大其竞争范围,从而使招标方有可能以更低的价格采购到所需的优质物资或服务,更充分地获得市场利益,有利于采购主体经济效益的实现。

二、物有所值原则

物有所值原则是所有法制国家的通用原则之一。物有所值是指投入(成本)与产出(收益,社会收益和或经济收益)之比。这里的投入不是指所采购物品的现价,而是指物品的寿命周期成本,即采购物品在有效使用期内发生的一切费用(如采购成本、使用成本、维修成本等)再减去残值。招标采购追求的就是寿命周期成本最小而收益最大,即是性价比最高。

三、反腐倡廉原则

通过公开竞争的透明机制,消除采购招标活动中的腐败现象,促进医疗机构采购工作人员严格遵守廉洁自律有关规定,确保医疗机构资产的有效利用。

四、国民待遇原则和非歧视性原则

我国已经加入世界贸易组织,国民待遇原则和非歧视性原则也是在招投标活动过程中必须遵守的两个重要原则。

（于　琴）

第三节　招投标的范围与种类

公开招投标可以有效消除采购活动中的腐败现象,降低采购成本,但招投标活动有一定的时间成本,采购成本的降低可能会以牺牲时间为代价,尤其是对有些特殊物品的采购,及时的采购所获得的边际贡献往往比单纯降低采购成本获得的效益更高。因此采购主管部门要从多方面分析各种采购方式的效益性,以获得更高的采购效率。

从采购的标的物来看,《中华人民共和国招标投标法》进行了严格的规定:在我国境内进行下列工程建设项目包括项目的勘察、设计、施工、监理,以及与工程建设有关的重要设备、材料等的采购,必须进行招标:①大型基础设施、公用事业等关系社会公共利益、公共安全的项目;②全部或者部分使用国有资金投资或者国家融资的项目;③使用国际组织或者外国政府贷款、援助资金的项目;④其他依照法律、行政法规的规定需要招标采购的项目。如关于药品和医用耗材集中招标采购的有关规定。

与此同时,《机电产品国际招标投标实施办法》(商务部令2004年第13号)还提出了免招标的几种情形,即属下列情况之一的,可以不进行国际招标:①国(境)外赠送或无偿援助的机电产品;②供生产配套用的零件及部件;③旧机电产品;④一次采购产品合同估算价格在100万元人民币以下的;⑤外商投资企业投资总额内进口的机电产品;⑥供生产企业及科研机构研究开发用的样品样机;⑦国务院确定的特殊产品或者特定行业,以及为应对国家重大突发事件需要的机电产品;⑧产品生产商优惠供货时,优惠金额超过产品合同估算价格50%的机电产品;⑨供生产企业生产需要的专用模具;⑩供产品维修用的零件及部件;⑪根据法律、行政法规的规定,其他不适宜进行国际招标采购的机电产品。

招标分为公开招标和邀请招标。

一、公开招标

公开招标是指招标采购单位依法以招标公告的方式邀请不特定的供应商参加投标。公开招标根据招标对象的不同,又可分为国际招标和国内招标。货物服务采购项目达到公开招标数额标准的,必须采用公开招标方式。

(一)国际招标

招标的对象是国际组织或法人(不排除国内组织或法人投标)。符合国家有关规定的,必须采用国际招标的方式和程序进行。

(二)国内招标

招标对象为国内法人或组织机构。

二、邀请招标

邀请招标是指招标采购单位依法从符合相应资格条件的供应商中随机邀请三家以上供应商,并以投标邀请书的方式,邀请其参加投标。因特殊情况需要采用公开招标以外方式的,应当在采购活动开始前获得设区的市、自治州以上人民政府财政部门的批准。邀请招标又分为竞争性谈判和单一来源的直接采购。

公开拍卖为招标的一种特殊形式,实践中主要用于固定资产或专利项目的处置。在实践中也具有重要意义。

（于　琴）

第四节　招投标的程序与注意事项

一、招投标的程序

（一）招标

招标是指采购方根据已经确定的采购需求,提出招标采购项目的条件和要求,向潜在的供应商或承包商发出投标邀请的行为和过程。

在这一阶段,采购方所要经历的步骤如下。

（1）明确采购需求、选择招标机构:采购人可以依法委托采购代理机构办理货物服务招标事宜,具备招标代理机构条件的也可以自行组织开展货物服务招标活动,招标代理机构必须具备3个条件:①具有独立承担民事责任的能力;②具有编制招标文件和组织招标的能力,有与采购招标项目规模和复杂程度相适应的技术、经济等方面的采购和管理人员;③采购人员经过省级以上人民政府财政部门组织的政府采购培训。

（2）编制招标文件:招标活动中非常重要的环节,招标文件是投标人投标的主要依据。招标文件的主要内容:①投标邀请;②投标人须知（包括密封、签署、盖章要求等）;③投标人应当提交的资格、资信证明文件;④投标报价要求、投标文件编制要求和投标保证金交纳方式;⑤招标项目的技术规格、要求和数量,包括附件、图纸等;⑥合同主要条款及合同签订方式;⑦交货和提供服务的时间;⑧评标方法、评标标准和废标条款;⑨投标截止时间、开标时间及地点;⑩省级以上财政部门规定的其他事项。

（3）确定标底:招标人如设有标底的,标底必须保密。

（4）发布招标公告或发出投标邀请:①必须进行招标的项目的招标公告,应当通过国家指定的报刊、信息网络或者其他媒介发布,如中国招投标信息网。②招标公告应当载明的事项,包括招标人的名称和地址、招标项目的性质、数量、实施地点和时间,以及获取招标文件的办法等。③招标人采用邀请招标方式的,应当向3个以上具备承担招标项目的能力、资信良好的特定的法人或者其他组织发出投标邀请书。投标邀请书也应载明招标人的名称和地址、招标项目的性质、数量、实施地点和时间,投标人的资格要求,以及获取招标文件的办法,投标截止时间、开标时间及地点等事项。

（5）投标资格预审:除招标投标法规定的普通资质外,医疗机构的部分采购项目还应符合对医疗器材、设备等的特殊要求:如根据产品不同情况,提供相关的合法资料如医疗器械经营许可证（国内）、医疗产品注册证（含注册登记表/生产制造认可表）、相关的计量、放射产品许可等证明、产品来源的证明（产品销售授权等）。

（6）通知投标商参加投标并向其出售标书。

（7）招标采购单位根据招标采购项目的具体情况,可以组织潜在投标人现场考察或者召开开标前答疑会,但不得单独或者分别组织只有一个投标人参加的现场考察。

（二）投标

投标是指投标商接到招标通知后,根据招标通知的要求填写招标文件并将其送交采购方的行为和过程。投标人是响应招标、参加投标竞争的法人或者其他组织或者自然人。依法招标的科研项目允许个人参加投标的,投标的个人适用有关投标人的规定。投标人应当具备承担招标项目的能力及相应的资格条件(如对基建项目工程和监理的有关资格条件的规定等)。

在这一阶段,投标商所要进行的工作主要有:①申请投标资格;②购买标书,按招标公告规定的时间、地点和方式购买标书;③如需考察现场或答疑会,根据招标人的统一安排对项目实施;④算标;⑤编制和投送标书。

（三）开标和评标

开标应当在招标文件确定的提交投标文件截止时间的同一时间公开进行;开标地点应当为招标文件中预先确定的地点。开标由招标采购单位主持、采购人、投标人和有关方面代表参加。开标时,应当由投标人或者其推选的代表检查投标文件的密封情况,也可以由招标人委托的公证机构检查并公证;经确认无误后,由招标工作人员当众拆封,宣读投标人名称、投标价格、价格折扣、招标文件允许提供的备选投标方案和投标文件的其他主要内容。未宣读的投标价格、价格折扣和招标文件允许提供的备选投标方案等实质内容,评标时不予承认。

评标工作由招标采购单位负责组织,具体评标事务由招标采购单位依法组建的评标委员会负责,评标应按事先确定的评标标准进行,评标时对投标方投标文件有疑问的,可以请投标方书面予以澄清。评标委员会经过评标、讨论,编写评标报告。

（四）招标结果的公示

招标代理机构根据评标委员会的意见,并会商招标委托人,将招标结果于法定媒体予以公开公示,一定公示期满无意见后,招标委托人即可以给中标方出具中标通知书。

（五）合同的授予、签署与执行

拿到中标通知书后,中标方和招标委托人即可以按照投标文件的要求对合同执行的商务条款和细节进行进一步协商后,签署并执行合同。

（六）评价与反馈

这是招投标活动的后续过程,主要目的是监督招投标活动执行情况,以及评价招标活动的效率与效益,为今后的招投标活动决策提供参考依据。

二、招投标的注意事项

招投标的过程,就是博弈的双方（投标方）,通过价格、质量、服务等的竞争而获得采购项目的过程,即达到纳什均衡的过程,只要处理得当,招标方因此而获得的采购项目将是最优的决策,即招标方、投标方达到双赢的过程。要想获得纳什均衡,博弈的规则必须认真执行,因此,在整个招投标过程中,应注意如下事项。

（一）招投标的主体及其资格

招标人是提出招标项目、进行招标的法人或者其他组织。医院作为招标主体,首先需要明确其法人资格的合法性和有效性并在招标文件中予以载明。其次,要明确招标项目的资金是否已经落实。作为科研项目投标主体的科研人员,其是否符合相应的研究者资格及是否具备相应的研究条件。

（二）标的物的确定

标的物是指招标项目的主要内容。如货物或服务的名称、数量、需要满足的质量标准或要求等。标的物的确定要客观,要求能够满足组织机构对标的物使用的客观需求,既要防止片面过分追求服务和高精尖的设备,浪费有限的卫生资源,又要防止购置技术落后的产品,搞低水平重复建设。因此,对一些大型设备的购置需要进行可行性论证,必要时,医院可成立专家论证委员会。部分设备的购置还需取得大型医用设备配置许可证。

（三）招标中介机构的遴选

由招标人自行择优选择两家或以上,采购抽签确定。也可以采取服务招标的方式进行遴选。

（四）招标文件的编制和审核

招标人应当确定投标人编制投标文件所需要的合理时间;但是,依法必须进行招标的项目,自招标文件开始发出之日起至投标人提交投标文件截止之日,最短不得少于20日。招标文件编制完成后,应当请相关专家根据实际要求就招标参数进行审核,以避免出现歧视性条款。

（五）评标

评标时要注意评标委员会的人选应符合法律规定要求的人数和限制条件,注意与潜在投标人有利害关系相关人员的回避问题,以避免产生不必要的纠纷,影响招投标活动的公开、公平和有效竞争的原则。

（于 琴）

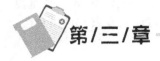

第/三/章

医院法律事务管理

第一节 医院劳动人事相关法律

一、劳动合同法概述

(一)《劳动法》适用的范围

《劳动法》的调整对象是指劳动关系,以及与劳动关系密切联系的其他社会关系。其中劳动关系是《劳动法》调整的最重要、最基本的内容。劳动关系是指人们在劳动过程中,发生的社会关系。与劳动关系密切的其他社会关系是指劳动行政部门同国家机关、企事业单位和社会团体之间因劳动管理而发生的关系,或国家机关与工会、仲裁机构、法院之间因处理劳动争议而发生的关系,或社会保险机构与企事业单位、员工因执行社会保险方面的关系,或工会组织与企事业单位、国家机关之间发生的关系,或监督劳动法律、法规执行方面发生的关系。《劳动法》的调整范围也指明了《劳动法》适用于哪些人。我国《劳动法》第二条规定:"在中华人民共和国境内的企业、个体经济组织和与之形成劳动关系的劳动者,适用本法。""国家机关、事业组织、社会团体和与之建立劳动合同关系的劳动者,依照本法执行。"《劳动部关于贯彻执行〈中华人民共和国劳动法〉若干问题的意见》中第三条规定,国家机关、事业单位、社会团体实行劳动合同制度的及按规定应实行劳动合同制度的工勤人员;实行企业化管理的事业组织的人员;其他通过劳动合同与国家机关、事业组织、社会团体建立劳动关系的劳动者,适用劳动法。

根据上述法律、规章的规定表明我国《劳动法》调整的劳动关系的范围包括以下几类:①所有企业中的工作人员;②个体经济组织中的工作人员;③国家机关、事业组织、社会团体中以签订劳动合同形式确定工作关系的人员。由此可以看出,《劳动法》的调整对象不能简单地理解为专指工人身份的劳动者,而把干部身份的劳动者全部排除在《劳动法》调整范围之外。对于干部身份的劳动者,应当由其所在单位的性质和签订什么形式的聘用合同来决定。在企业工作的干部必然受《劳动法》的调整,而在事业单位工作并以干部身份退休后的人员,以劳动合同的形式被返聘到单位继续工作的,虽然是干部身份,但是以签订劳动合同形成工作关系的,这种劳动关系就在《劳动法》的调整范围之内。

此外,国家机关、事业组织、社会团体中的工作人员,不是通过订立劳动合同而是通过其他人事编制形式而形成的劳动关系,就不由《劳动法》调整,医院中的医务人员属于干部编制的,就不属于《劳动法》的调整范围内,而由其他人事法律、法规(如《中华人民共和国公务员法》等)加以调整。

(二)劳动关系的范畴

劳动关系是指劳动者与用人单位(包括各类企业、个体工商户、事业单位等)在实现劳动过程中建立的社会经济关系。也就是雇用方和被雇用方依照国家劳动法律、法规和规范,形成的双方拥有权利和义务的工作关系,即劳动法律关系。双方的权利和义务是被一定的劳动法律规范所规定和确认,其权利和义务的实现,是由国家强制力来保障的。

通俗地说,就是指劳动者须加入某一个用人单位,成为该单位的一员,并且在参加之前双方做出约定,劳动者必须参加单位的生产劳动,保质保量地完成工作任务,遵守单位内部的纪律及规章制度等;而用人单位则须按照劳动者的劳动数量或质量给付其报酬,并为劳动者提供法律规定的劳动保护和劳动条件,并不断改进劳动者的物质文化生活。劳动关系的形成可以通过书面的劳动合同加以约定,也可以形成事实上的劳动关系,双方之间的这两种劳动关系都是受国家法律所保护的。

(三)劳动合同的有关问题

1.劳动合同的定义及劳动合同应当具备的条款

劳动合同是用人单位同劳动者之间确立劳动关系,明确相互权利和义务的协议。也就是双方在建立工作关系之间的约定。劳动合同必须包括劳动合同期限、工作内容、劳动保护和劳动条件、劳动报酬、劳动纪律、劳动合同终止的条件、违反劳动合同的责任。

2.劳动合同期限

我国《劳动法》第二十条规定:劳动合同的期限分为有固定期限、无固定期限和以完成一定的工作为期限 3 种形式。固定期限是指双方签订劳动合同时,明确约定工作终止的时间,但是此种约定一般以 10 年为一个阶段。无固定期的劳动合同是指不约定终止日期的劳动合同,劳动者在同一用人单位连续工作满 10 年以上,当事人双方同意延续劳动合同的,如果劳动者提出订立无固定期的劳动合同,应当订立无固定期的劳动合同。另外,按照平等自愿、协商一致的原则,用人单位和劳动者只要达成一致,不限于 10 年期满,无论初次就业的,还是由固定工转制的,都可以签订无固定期的劳动合同。以完成一定的工作为期限是指以完成一项或者一段工作为期限作为合同终止的日期。

二、劳动合同的订立和效力

(一)劳动合同的订立

1.签订合同的主体必须合法

根据《劳动法》第十五条规定:"禁止用人单位招用未满 16 周岁的未成年人。"我国《民法通则》第十一条也规定了:"18 周岁以上的公民是成年人,具有完全民事行为能力,可以独立进行民事活动,是完全民事行为能力人。16 周岁以上不满 18 周岁,以自己的劳动收入为主要生活来源的,视为完全民事行为能力人。"根据上述法律规定可以看出,签订劳动合同的劳动者必须是年满 16 周岁以上,具有劳动权利能力和行为能力;而用人单位也是合法的单位,具有合法的用人资质。

2.按照劳动法的规定,签订的合同内容必须合法

劳动合同订立的内容必须合法,劳动合同的内容应当具备《劳动法》第十九条规定的必备条款,其应包括劳动合同期限、劳动工作内容、劳动保护和劳动条件、劳动报酬、劳动纪律、劳动合同终止的条件,以及违反劳动合同的责任等。签订的劳动合同的内容必须合法,如劳动法规定试用期最长不得超过6个月,而且试用期应包含在劳动期限内。此外,其他可备条款可由劳动者与用人单位共同协商是否写入劳动合同中,如劳动合同可以约定劳动者应保守用人单位商业秘密和竞业禁止的条款,还可以约定劳动者在终止或解除劳动关系后一定期限内(前者1年以内,后者3年以内)继续承担保守用人单位商业秘密和竞业禁止的义务,同时也应约定劳动者在履行这些义务后用人单位应给劳动者一定经济补偿。体现劳动者与用人单位的权利和义务对等。如果只是规定某一单方的义务,没有权利对等,同样是法律规定的无效内容。

3.劳动合同订立的程序和形式合法

劳动合同的订立过程在法律上也有规定,必须是双方地位平等、自愿、共同协商一致的过程。也就是要求用人单位,将其聘用的内容,如工作报酬、保密条款等,对劳动者进行详尽的介绍和告知,使劳动者清楚合同的内容,接受用人单位的条件,自愿与用人单位达成协议。同时劳动合同的订立,应采用书面形式。

(二)劳动合同的效力

1.合同生效时间

根据我国合同法规定,劳动合同的成立和生效是一致的,只要双方自愿签订内容不违反我国法律、法规规定的合同即生效。但如果当事人约定劳动合同须公证或鉴证方可生效,其生效时间开始于鉴证、公证手续办理完毕之日。一般来说,劳动合同依法订立即具有法律约束力,但如果合同签订违反我国法律规定,确认为无效合同的,合同自签订时即无效。

2.劳动合同无效的情形

《劳动合同法》规定劳动合同无效的情形有:①以欺诈、胁迫的手段或者乘人之危,使对方在违背真实意思的情况下订立或者变更劳动合同的;②用人单位免除自己的法定责任、排除劳动者权利的;③违反法律、行政法规强制性规定的。对劳动合同的无效或者部分无效有争议的,由劳动争议仲裁机构或者人民法院确认。无效劳动合同是指所订立的劳动合同不符合法定条件,不能发生当事人预期的法律后果的劳动合同。无效的劳动合同,从订立的时候起,就没有法律约束力。确认劳动合同部分无效,如果不影响其余部分的效力,其余部分仍然有效。

如出现违反《劳动法》规定的禁止双方当事人约定的条款,如《劳动合同法》规定:用人单位在与劳动者订立劳动合同时,不得以任何形式向劳动者收取定金、保证金或抵押金。违反此规定的,该条款无效,但劳动合同本身还是有效的,由公安部门和劳动保障行政部门责令用人单位退还给劳动者本人。

3.劳动合同无效的确认单位

劳动合同是否无效,不是其个人随意确定的,由劳动争议仲裁委员会或者人民法院确认,进行了劳动仲裁未进入诉讼程序的由仲裁委员会确认,进入诉讼程序的由人民法院确认。

三、劳动合同的解除及终止

(一)用人单位单方解除

用人单位单方解除分为即时解除、无过失性辞退及经济性裁员。

1.即时解除

《劳动合同法》第三十九条规定,劳动者有下列情形之一的,用人单位可以解除劳动合同:①在试用期间被证明不符合录用条件的;②严重违反用人单位的规章制度的;③严重失职,营私舞弊,给用人单位造成重大损害的;④劳动者同时与其他用人单位建立劳动关系,对完成本单位的工作任务造成严重影响,或者经用人单位提出,拒不改正的;⑤因《劳动合同法》第二十六条第一款第一项规定的情形致使劳动合同无效的;⑥被依法追究刑事责任的。

上述情况下用人单位解除劳动合同的,无须支付经济补偿金。

2.无过失性辞退

即用人单位需预告的解除的情形。《劳动合同法》第四十条规定,有下列情形之一的,用人单位提前30日以书面形式通知劳动者本人或者额外支付劳动者1个月工资后,可以解除劳动合同:①劳动者患病或者非因工负伤,在规定的医疗期满后不能从事原工作,也不能从事由用人单位另行安排的工作的;②劳动者不能胜任工作,经过培训或者调整工作岗位,仍不能胜任工作的;③劳动合同订立时所依据的客观情况发生重大变化,致使劳动合同无法履行,经用人单位与劳动者协商,未能就变更劳动合同内容达成协议的。

此种情况下用人单位解除劳动合同的,应一次性支付经济补偿金。

3.经济性裁员

《劳动合同法》第四十一条规定:有下列情形之一,需要裁减人员20人以上或者裁减不足20人但占企业职工总数10%以上的,用人单位提前30日向工会或者全体职工说明情况,听取工会或者职工的意见后,裁减人员方案向劳动行政部门报告,可以裁减人员:①依照企业破产法规定进行重整的;②生产经营发生严重困难的;③企业转产、重大技术革新或者经营方式调整,经变更劳动合同后,仍需裁减人员的;④其他因劳动合同订立时所依据的客观经济情况发生重大变化,致使劳动合同无法履行的。

裁减人员时,应当优先留用下列人员:①与本单位订立较长期限的固定期限劳动合同的;②与本单位订立无固定期限劳动合同的;③家庭无其他就业人员,有需要扶养的老人或者未成年人的。

用人单位依照本条第一款规定裁减人员,在6个月内重新招用人员的,应当通知被裁减的人员,并在同等条件下优先招用被裁减的人员。

此种情况下用人单位解除劳动合同的,仍应依据《劳动合同法》第四十六条向劳动者一次性支付经济补偿金。

（二）劳动者单方解除

劳动者单方解除分为即时解除、预告解除。

1.即时解除

《劳动合同法》第三十八条规定,用人单位有下列情形之一的,劳动者可以解除劳动合同:①未按照劳动合同约定提供劳动保护或者劳动条件的;②未及时足额支付劳动报酬的;③未依法为劳动者缴纳社会保险费的;④用人单位的规章制度违反法律、法规的规定,损害劳动者权益的;⑤因《劳动合同法》第二十六条第一款规定的情形致使劳动合同无效的;⑥法律、行政法规规定劳动者可以解除劳动合同的其他情形。

用人单位以暴力、威胁或者非法限制人身自由的手段强迫劳动者劳动的,或者用人单位违章指挥、强令冒险作业危及劳动者人身安全的,劳动者可以立即解除劳动合同,不需事先告知用人单位。

劳动者若因用人单位存在上述法定情况而要解除劳动合同时,可随时解除,且不需事先告知用人单位。

2.预告解除

《劳动合同法》第三十七条规定,劳动者如果要单方解除合同需提前30日以书面形式通知用人单位,此时无须说明任何法定事由,即可单方解除劳动合同。劳动者在试用期内提前3日通知用人单位,可以解除劳动合同。此条规定体现了法律对劳动者的辞职权的保护,除要求劳动者提前30日通知用人单位外,法律对劳动者行使辞职权不附加任何条件。超过30日,劳动者向用人单位提出办理解除劳动合同的手续,用人单位应予以办理。

（三）当事人协商解除

《劳动合同法》第三十六条规定,用人单位与劳动者协商一致,可以解除劳动合同。劳动合同的履行过程中,如果未发生特殊情况,但双方认为继续履行合同已经没有必要时,可以在协商一致的情况下解除劳动合同,这是契约自由原则在劳动关系调整中的具体体现。劳动者和用人单位协商解除劳动合同有两种形式:一种是由用人单位提议,经过跟职工协商,职工同意以后,解除劳动合同;另外一种是由职工主动提出,经过企业批准,解除劳动合同。

此种情况下解除劳动合同的,仍应依据《劳动合同法》第四十六条向劳动者一次性支付经济补偿金。

（四）用人单位不得解除劳动合同的情形

《劳动合同法》第四十二条规定,劳动者有下列情形之一的,用人单位不得依照本法第四十条、第四十一条的规定解除劳动合同:①从事接触职业病危害作业的劳动者未进行离岗前职业健康检查,或者疑似职业病患者在诊断或者医学观察期间的;②在本单位患职业病或者因工负伤并被确认丧失或者部分丧失劳动能力的;③患病或者非因工负伤,在规定的医疗期内的;④女职工在孕期、产期、哺乳期的;⑤在本单位连续工作满15年,且距法定退休年龄不足5年的;⑥法律、行政法规规定的其他情形。

（五）劳动合同的逾期终止

《劳动合同法》第四十五条:"劳动合同期满,有本法第四十二条规定情形之一的,劳动合同应当续延至相应的情形消失时终止。但是,本法第四十二条第二项规定丧失或者部分丧失劳动能力劳动者的劳动合同的终止,按照国家有关工伤保险的规定执行。"

四、无固定期限劳动合同

（一）应当订立无固定期限的情形

无固定期限劳动合同是指用人单位与劳动者约定无确定终止时间的劳动合同。

《劳动合同法》第十四条规定,用人单位与劳动者协商一致,可以订立无固定期限劳动合同。同时规定有下列情形之一,劳动者提出或者同意续订、订立劳动合同的,除劳动者提出订立固定期限劳动合同外,应当订立无固定期限劳动合同:①劳动者在该用人单位连续工作满10年的;②用人单位初次实行劳动合同制度或者国有企业改制重新订立劳动合同时,劳动者在该用人单位连续工作满10年且距法定退休年龄不足10年的;③连续订立2次固定期限劳动合同,且劳动者没有《劳动合同法》第三十九条和第四十条第一项、第二项规定的情形,续订劳动合同的。

用人单位自用工之日起满1年不与劳动者订立书面劳动合同的,视为用人单位与劳动者已订立无固定期限劳动合同。

（二）不订立书面劳动合同的法律责任

《劳动合同法》第八十二条规定,用人单位自用工之日起超过1个月不满1年未与劳动者订立书面劳动合同的,应当向劳动者每月支付双倍的工资。

用人单位违反本法规定不与劳动者订立无固定期限劳动合同的,自应当订立无固定期限劳动合同之日起向劳动者每月支付双倍的工资。

(于 琴)

第二节 医院合同相关法律

医院的内部管理工作中,处处都会遇到合同的问题,医院在运营过程中也会经常因合同问题产生纠纷,如买卖合同、租赁合同、招投标合同、建设工程合同、技术合同等,法律所规定的几种民事合同类型在医院中均有所涉及。在医院管理中应当正确理解和遵守合同的相关规定,方能有效帮助管理者正确地签订合同和处理合同纠纷。本节重点介绍一些医院在日常经常遇到的合同类型,对实践中问题较为集中的领域进行分析,帮助医院规范合同的管理与应用,从而防范合同纠纷的发生,维护医院的合法权益。

一、合同的概述

(一)合同的概念

什么是合同?根据《中华人民共和国合同法》(以下简称《合同法》)第二条规定,合同是平等主体的自然人、法人、其他组织之间设立、变更、终止民事权利义务关系的协议。由于合同的主体必须是平等主体间形成的,因此,不是平等的主体,如税务征收等行政管理、医院内部行政管理活动不是《合同法》中的合同行为。另外,我国《劳动法》《劳动合同法》等对劳动关系另有规定,应当依照其规定执行。同时,根据《合同法》的规定,婚姻、收养、监护等涉及身份关系的协议适用其他法律规定。

(二)合同的成立

当事人订立合同采取要约和承诺方式,这里介绍一下要约和承诺的主要法律规定。

1.要约

要约是一方当事人以缔结合同为目的,向对方当事人提出合同条件,希望对方当事人接受的意思表示。根据《合同法》第十四条,要约内容具体确定,即主体和标的均确定;表明经受要约人承诺,要约人即受该意思表示约束。

要约是希望和他人订立合同的意思表示,该意思表示应当符合下列规定:第一,内容具体确定;第二,表明经受要约人承诺,要约人即受该意思表示约束。要约到达受要约人时生效,具备法律规定的情形时可以撤回和撤销。但是需要注意的是,寄送价目表、拍卖公告、招标公告、招股说明书、商业广告等希望他人向自己发出要约的意思表示的行为是要约邀请,而不是要约,但如果商业广告的内容符合要约规定的则视为要约。此外,《合同法》第十九条明文规定了以下几种要约是不可撤销的:要约人确定了承诺期限或者以其他形式明示要约不可撤销的;受要约人有理由认为要约是不可撤销的,并已经为履行合同做了准备工作。

2.承诺

承诺是受要约人同意要约的意思表示,并应当在约定的期限内到达要约人,且内容应当与要约的内容一致。承诺须由受要约人做出,在承诺期间内到达,否则构成逾期承诺;若可归责于承诺人的迟延,原则上无效,除非要约人及时通知该承诺有效的,合同成立;若不可归责于承诺人的迟延,原则上有效,除非要约人及时通知承诺逾期而不接受的,视为新要约。承诺须与要约内容相一致,否则构成承诺变更;承诺变更若非实质性,则承诺有效,除非要约人及时表示反对或者要约明示不得变更;若实质性变更,则构成新要约。

3.合同的订立

合同的订立,顾名思义是缔约人为意思表示并达成合意的状态。它描述的是缔约各方自接触、洽商直至达成合意的过程,是动态行为与静态协议的统一体。这一阶段主要由要约邀请、要约、承诺等制度规范和约束,产生先合同义务及缔约过失责任。

合同成立是合同订立的重要组成部分,其要件有缔约人及意思表示一致。第一,缔约人主体要适格,要求其具有相应的民事权利能力和民事行为能力。《合同法》规定,自然人、法人、其他组织均可订立合同。其中,年满18周岁且具有判断能力的自然人独立缔约,年满16周岁且以自己的劳动收入为主要生活来源的自然人可独立缔约,未成年人和精神病患者可独立订立纯获利益的合同,其他情况则需法定代表人代订合同。第二,意思表示一致。缔约人须就合同条款达成合意,合同才能够成立。第三,合同具备了必要条款。根据合同法的规定,合同的成立分为下面几种情况。

(1)承诺通知到达要约人时生效,承诺不需要通知的,根据交易习惯或者要约的要求做出承诺的行为时生效,承诺生效时合同成立。

(2)当事人采用合同书形式订立合同的,自双方当事人签字或者盖章时合同成立。

(3)当事人采用信件、数据电文等形式订立合同的,可以在合同成立之前要求签订确认书,签订确认书时合同成立。

(4)法律、行政法规规定或者当事人约定采用书面形式订立合同,当事人未采用书面形式但一方已经履行主要义务,对方接受的,该合同成立。

(5)采用合同书形式订立合同,在签字或者盖章之前,当事人一方已经履行主要义务,对方接受的,该合同成立。

(三)合同的内容与形式

1.合同条款

当事人依程序订立合同,意思表示一致,便形成了合同条款,构成合同内容。合同条款固定了当事人各方的权利义务,成为法律意义上的合同内容。为了示范较完备的合同条款,《合同法》第十二条规定了主要条款的项目,用以提示缔约人。其中包括当事人的名称或者姓名和住所、标的、数量、质量、价款或者报酬、履行期限、地点和方式、违约责任、解决争议的方法。当事人也可以参照各类合同的示范文本订立合同。其中,当事人名称或者姓名、标的和数量条款是合同的必要条款。

2.合同形式

合同的形式是当事人合意的表现形式。我国现行法对合同形式的态度,主要体现为《民法通则》第五十六条的规定中,《合同法》继承并完善了这一条款:《合同法》第十条规定,当事人订立合同,有口头形式、书面形式和其他形式。法律、行政法规规定采用书面形式的,应当采用书面形式。当事人约定采用书面形式的,应当采用书面形式。而根据我国《合同法》中的规定,必须采用书面形式的,包括以下4种:技术开发和技术转让合同、建设工程合同、融资租赁合同及金融机构借款合同。

(1)口头形式是指当事人只用语言为意思表示订立合同。这种形式简便易行,在生活中经常被采用。比如市场上的现货交易、商店里的零售等一般都采用口头形式。采用口头形式,无须当事人特别指明,只要是当事人无约定、法律未规定须采用特定形式的合同,均可采用口头形式。但风险在于,发生争议时当事人必须举证证明合同的存在及合同关系的内容,但这种口头形式往往难以取证、不易分清责任。所以对于不能即时清结的合同和标的数额较大的合同,不宜采用这种形式。

(2)书面形式是以文字表现当事人所订合同的形式。合同书及任何记载当事人的要约、承诺和权利义务内容的文件,都是合同的书面形式的具体表现。《合同法》第十一条规定,书面形式是指合同书、信件及数据电文(包括电报、电传、传真、电子数据交换和电子邮件)等可以有形地表现所载内容的形式。书面形式最大的优点就是有据可查,发生纠纷时容易举证,便于分清责任。因此,对于关系复杂的合同、重要的合同,最好采取书面形式。

(3)其他形式是指采用除书面形式、口头形式以外的方式来表现合同内容的形式。一般包括推定形式和默示形式。推定形式是当事人并不直接用书面或者口头方式进行意思表示,而是通过实施某种行为来进行意思表示,即仅用行为向对方发出要约,对方接收该要约,做出一定或指定的行为作为承诺,合同成立。如在房屋租赁合同期满时,承租人和出租人都不提出合同终止的问题,而且承租人继续支付租金,出租人继续接收租金,从这种行为中可以推断出租人已经同意延长房屋租赁合同的租赁期。所谓默示形式,是指当事人采用沉默不语的方式进行意思表示。如在试用买卖合同中,试用人可以在试用期限内购买标的物,也可以拒绝购买,但是在试用期限届满时如果对是否购买标的物不做表示的,视为购买。

二、合同在医院中的应用

(一)合同的分类

合同的分类是指基于一定的标准,将合同划分成不同类型。合同的分类有助于当事人订立和履行合同,是指当事人找到能达到自己目的的合同类型,订立符合自己意愿的合同条款,做好履行合同的准备,保障自己的合法权益。法律基于不同的标准,可以将合同划分为典型合同和非典型合同、双务合同和单务合同、有偿合同和无偿合同、诺成合同和实践合同、要式合同和不要式合同、主合同和从合同、确定合同和射幸合同等类型。对合同的分类,以下就典型合同和非典型合同进行简要说明。

以法律是否设有规范并赋予一个特定名称为标准,合同分为典型合同与非典型合同。典型合同又称有名合同,是指法律设有规范,并赋予一定名称的合同。《合同法》规定的买卖、赠予、借款、租赁、承揽、建设工程、技术等合同均为典型合同。

非典型合同又称无名合同,是指法律尚未特别规定,亦未赋予一定名称的合同。《合同法》奉行合同自由的原则,在不违反社会公德和社会公共利益,以及强行性规范的前提下,允许当事人订立任何内容的合同,是合同类型的自由原则。据此,当事人订立非典型合同是常见之事。在非典型合同的法律适用上,民法关于法律行为的规定和合同法的总则,对非典型合同均可适用。《合同法》第一百二十四条也规定了:"本法分则或者其他法律没有明文规定的合同,适用本法总则的规定,并可以参照本法分则或者其他法律最相类似的规定。"在医疗领域中,医疗服务合同就属于非典型合同的类型。

(二)与医院相关的常见合同

1.医疗服务合同

合同是个动态的全过程,它始于订立,终结于适当履行或责任承担。那么医疗服务合同与合同之间是什么关系呢？医疗服务合同是基于患者到医院就诊行为而产生的法律关系。

首先，从合同的表面形式看，医疗服务合同具备合同的基本要件，当患者到医院挂号时，可视为合同订立阶段的要约行为；而医院同意为患者挂号诊治，应视为承诺。由此，医疗服务合同即订立。

其次，医疗服务合同有特殊性，属于非典型的民事合同。

（1）根据《合同法》规定，合同应基于双方当事人意思表示一致，但医疗服务合同内容具有不确定性，医疗行为基于医学风险、医学技术水平局限，患者体质特异和疾病特殊等因素，强调的是医疗服务过程而不是结果，不能以患者最终治疗结果作为合同的约定内容。如患者到医院就医希望结果一定是治愈，而医师不能保证百分之百治愈患者，双方对疗效结果的意思表示明显不同。

（2）合同双方的权利和义务不对等。如一般合同当事人可以自由选择对方，但医疗服务合同中，患者可以选择医疗机构或医师，但是医疗机构和医师却无权选择患者。

（3）按照合同对等原则，患者支付医疗费，医师方能提供诊疗服务。但实际上医疗机构不能因为患者不支付医疗费而拒绝提供治疗，尤其是遇到紧急抢救等情况，医师有义务以维护患者的生命权、健康权为先，即使患者未缴纳费用，医师仍有义务提供诊疗行为。上述医疗服务合同的不对等性也体现了医疗服务合同是具有特殊性的，与一般民事合同有所区别，属于非典型的民事合同。

2.买卖合同

买卖合同在医院运营中较为常见，医院需要采购药品、医疗器械、物品等，每一个买卖过程都需要签订合同。

买卖合同的内容，从合同关系的角度讲，是指合同权利和合同义务。买卖合同，是指当事人双方约定乙方交付标的物并转移标的物所有权于他方，他方受领标的物并支付价款的协议。买卖合同的主要内容由当事人约定，除了标的、数量和质量、价款、履行期限、履行地点、履行方式、违约责任、解决争议的方法等条款以外，买卖合同当事人还可以就包装方式、检验标准和方法、结算方式等内容进行约定。

（1）标的是买卖合同双方当事人权利和义务指向的对象。买卖合同不规定标的，就会失去目的。因此，标的是买卖合同的主要条款。标的条款必须清楚地写明标的的名称，以使标的特定化能够界定权利和义务。在医院签订买卖合同过程中，如购买药品、器材等，审核人员应认真核对标的是否一致，包括名称、中英文、批号等，以防止发生纠纷。

（2）质量和数量：标的物的质量和数量是确定买卖合同标的物的具体条件，是这一标的区别于另一标的的具体特征。标的物的质量需订得详细具体，如标的物技术指标、质量要求、规格、型号等都要明确。标的物的数量要确切，应选择双方认可的计量方法。

（3）履行期限、地点和方式：履行期限直接关系到买卖合同义务完成的时间，涉及当事人的期限利益，也是确定违约与否的标准之一，十分重要。如果是分期履行，应写明每期履行的准确时间，以防止纠纷的发生。履行地点常常是确定验收地点的依据，应当注意在合同中写明。履行方式，是一次交付，还是分期分批交付，都要提前约定清楚。

（4）价款是买受人取得标的物所有权所应支付的代价，它通常指标的物本身的价款。如果涉及异地交货，则运费、保险费等相关费用，也需要在买卖合同中一并约定。

（5）违约责任是促使当事人履行债务，使非违约方免受或者少受损失的法律措施，对当事人的利益关系重大，合同对此应予明确规定。

（6）包装方式：包装对货物起保护和装潢的作用。在某些情况下，包装还能反映货物的质量。因此，在买卖合同中应明确约定包装的方式，包括包装材料、装潢，包装物的交付，包装费用承担等内容。

（7）检验标准和方法：合同应对检验标准、检验期限、检验方式，以及对标的物质量和数量提出异议和答复的期限做出明确规定。检验标准和方法在医疗器械等采购合同中注意应予明确，可以采取附件的形式，将检验的标准和方法在订立合同时一并约定明确。

此外，就招标采购合同而言，基于政府对国有资产的管理，我国规定了凡是公立医疗机构（有国有资产的医疗机构）采购大型医疗设备、仪器，必须经过招标程序。医疗机构采购大型医疗设备、仪器时，应采用招标方式，故这类"买卖合同"的订立，不仅遵守《合同法》的规定，同时也要遵守《中华人民共和国招标投标法》（以下简称《招标投标法》）的相关规定。所谓招标投标，是指由招标人向数人或公众发出招标通知或招标公告，在诸多投标中选择自己最满意的投标人，并与之订立合同的方式。招标投标一般分为以下几个阶段。

第一，招标阶段。所谓招标，是指招标人采取招标通知或招标公告的形式，向不特定的数人或公众发出的投标邀请。招标的法律性质为要约邀请，邀请投标人投标即发出要约。但是，如果招标人在招标公告中已明确表示将与报价最优者订立合同，这一招标行为就已经具有要约的性质。

第二，投标阶段。所谓投标是指投保人按照招标文件的要求，在规定的期间内向招标人提出报价的行为。投标的法律性质为要约，在投标人投标以后必须有招标人的承诺，合同才能成立。

第三，开标、验标阶段。开标是指招标人在召开的投标人会议上，当众启封标书，公开标书内容的行为。验标是验证标书的效力，对不具备投标资格的标书、不符合招标文件规定的标书及超过截止日期送达的标书，招标人可宣布其无效。

第四，评标、定标阶段。招标人对有效标书进行评审，决定中标人。该定标是对投标的完全接受，就是承诺。

第五，签订合同。中标人在接到中标通知后，在指定的期间与地点同招标人签订合同书。

在医院的买卖合同中，涉及医疗机构采购大型医疗设备仪器时，应采用招标方式，这要求医院不仅遵守合同法的规定，同时也要遵守《招标投标法》的相关规定。采购单位与中标供应商应当在中标通知书发出之日起30日内按照采购文件确定事项签订采购合同，政府采购合同的双方当事人不得擅自变更、中止或者终止合同，否则将承担法律责任，政府采购中心或当地政府设立的集中采购机构作为采购合同的监督和协调方参与采购合同的签订。采购合同应当注意质量技术标准、质量故障的维修更换退货、产品责任的承担、管辖法院的问题。关于采购合同的履行，采购单位应建立内控制度，严格验收程序，必要时可以聘请技术专家组织验收。鉴于目前各医疗机构的实际情况，医疗设备采购资金由各采购单位根据采购合同自行支付，各采购单位应统筹安排资金，确保采购合同的正常履行。

卫生部、国家发改委、财政部发布了《大型医用设备配置与使用管理办法》，来进一步加强大型医用设备配置与使用管理。其中，明确规定了大型医用设备是指列入国务院卫生行政部门管理品目的医用设备，以及尚未列入管理品目、省级区域内首次配置的整套单价在500万元人民币以上的医用设备。大型医用设备管理品目分为甲、乙两类。资金投入量大、运行成本高、使用技术复杂、对卫生费用增长影响大的为甲类大型医用设备（以下简称甲类），由国务院卫生行政部门管理。管理品目中的其他大型医用设备为乙类大型医用设备（以下简称乙类），由省级卫生行政部门管理。购置的大型医用设备必须具有国家颁发的生产或进口注册证；必须按国家规定的采购方式进行采购,政府拨款资助的设备采购必须按规定实行政府采购。

此外,对药品的采购,国家计委也发布了关于集中招标采购药品有关价格政策问题的通知,根据国务院领导的指示精神及卫生部和国家计委等5部门颁布的《医疗机构药品集中招标采购试点工作若干规定》,对药品的集中招标采购进行了规范。

3.技术合同

技术合同是指当事人之间就技术开发、技术转让、技术咨询或者技术服务所订立的确立相互之间权利和义务的合同的总称。医院在常规管理中,也会经常遇到技术类合同,如信息管理系统合同、电脑操作系统合同、网站建设开发合同、网络推广合同等。

技术类的合同与其他合同一样,也是通过技术合同的条款体现双方权利和义务的民事合同。而技术合同的特殊性也正是通过技术合同的条款特殊性来体现的。技术合同一般包括项目名称,项目要求,履行的计划、进度、期限、地点和履行方式,技术的保密,技术成果的归属和收益方式,验收的标准和方法,价款、报酬或者使用费及其支付方式,违约金或损失赔偿条款,解决争议的方法,相关技术类的名词和术语的解释等内容构成。在当事人明确约定的情况下,与履行合同相关的论证、技术评价报告、项目任务书和计划书、技术标准、技术规范,以及其他有关的数据等也可以一并作为附件,成为合同的组成部分。

4.融资租赁合同

所谓融资租赁合同,是指当事人之间约定,出租人根据承租人对出卖人、租赁物的选择,向出卖人购买租赁物,提供给承租人使用,承租人支付租金的合同。租赁期满,出租人和承租人可以约定租赁期间届满租赁物的归属。融资租赁合同是融资租赁交易的产物,最早出现于20世纪50年代的美国,故又称现代租赁业,由于它具有融资的优点,因此发展很快,在全世界的重要产业迅速推开。

医疗仪器设备融资租赁在发达国家受到医务界的推崇,美国、日本等国家的医疗仪器融资租赁成交额都非常大,但在我国由于长期国有计划经济投资医疗机构,医疗仪器主要靠行政拨款和收支结余购买,所以医疗设备融资租赁刚刚起步。由于医院改制的推进,医院竞争程度进一步加剧,医疗机构大规模的基建和购置大量先进的医疗仪器和设备,由于国家对医药费的控制,医院的利润和收支结余难以应付大量费用的开支,因此必须开拓新的融资渠道,医疗设备融资租赁成为重要的融资渠道。

在融资租赁合同中,应当明确约定租赁物名称、数量、规格、技术性能、检验方法、租赁期限、租金构成及其支付期限和方式、币种、租赁期间届满租赁物的归属等条款,并应当采用书面形式。融资租赁合同的租金,除当事人另有约定的以外,应当根据购买租赁物的大部分或者全部成本及出租人的合理利润确定。承租人占有租赁物期间,租赁物造成第三人的人身伤害或者财产损害的,出租人不承担责任。同时与普通租赁不同的是,承租人应当履行占有租赁物期间的维修义务,而不是出租人。

在通常的买卖合同中,当出卖人不履行买卖合同义务时,应当承担违约责任,买受人享有向出卖人请求损害赔偿的权利。但是,在融资租赁合同中,由于出租人是根据承租人对出卖人、租赁物的选择与出卖人订立的买卖合同,订立合同的目的在于使承租人获得租赁物的使用权和收益权。出卖人须直接向承租人履行交付租赁物的义务,其是否履行买卖合同义务及履行义务是否符合约定的要求,承租人更容易做出准确、及时的判断。而且出卖人不履行买卖合同义务,必然会损害承租人的租赁权的实现。承租人按照合同约定受领出卖人交付的租赁物,应当及时进行检查、验收。如果存在租赁物不符合约定的要求或者其他违反买卖合同约定的情况,出租人、出卖人、承租人可以约定,由承租人直接向出卖人行使索赔的权利。这样的约定,不但有利于合同纠纷的及时解决及承租人权利的保护,而且有利于维护出租人的权益。因此,承租人向出卖人行使索赔权时,出租人应当履行协助的义务。

5.建设工程合同

建设工程合同是指建设基本工程的发包方为完成工程建设任务,与承包人签订的关于承包人按照发包人的要求完成工作,交付建设工程,并由发包方支付价款的合同。建设工程合同与一般的承揽合同是有所区别的,主要有如下特征:第一,合同的标的物仅限于基本建设工程,即主要作为基本建设工程的各类建筑物、地下设施附属设施的建筑,以及对线路、管道、设备进行的安装建设。第二,合同的主体只能是法人,发包人是经过批准建设工程的法人,承包人也只能是具有从事勘察、设计、建筑、安装资格的法人,自然人和个人不能成为建设工程合同的当事人。第三,建设工程合同具有较强的国家管理性。第四,建设工程合同具有要式性,即法律对建设工程合同的形式要件有特殊要求,其应当采取书面形式。

建设工程合同是承包人进行工程建设,发包人支付价款的合同,包括工程勘察、设计、施工合同。建设工程的招标投标活动,应当依照有关法律的规定公开、公平、公正进行。建设工程合同应当采用书面形式,发包人可以与总承包人订立建设工程合同,也可以分别与勘察人、设计人、施工人订立勘察、设计、施工承包合同,发包人不得将应当由一个承包人完成的建设工程肢解成若干部分发包给几个承包人。勘察、设计合同的内容包括提交有关基础资料和文件(包括概预算)的期限、质量要求、费用及其他协作条件等条款,施工合同的内容包括工程范围、建设工期、中间交工工程的开工和竣工时间、工程质量、工程造价、技术资料交付时间、材料和设备供应责任、拨款和结算、竣工验收、质量保修范围和质量保证期、双方相互协作等条款。建设工程实行监理的,发包人应当与监理人采用书面形式订立委托监理合同。

6.其他无名合同——医院改制中的经济合同

医院改制的主要类型为股份、合作、合伙和托管。医疗机构股份制改造为公私有制并存的混合经济所有制、公有股份制、民营股份制,合作与合伙就某一事项(如投资开设新医疗机构)与他人合作或合伙,主要涉及股权、医疗机构重大事项决策权和利润的分配等,在订立合同时应符合《公司法》《合伙企业法》等法律,以及国有资产管理委员会关于国有资产管理的规定和卫生部等关于医疗机构管理的相关规定,避免出现违法、国有资产流失、非法运营的情况。医院的管理方面的改制有:①集团化管理。产权人管理的若干个医院,通过资产重组,优化资源配置,对这些医院实行集团化整体管理。②企业化管理。保持医院公立性质不变,产权人对其进行现代企业化管理,组织现代法人治理结构,设置董事会、监事会、经理等,其中主要有托管。

所谓医院托管是指医院产权所有者将医院的经营管理权交由具有较强经营管理能力,并能够承担相应经营风险的法人去有偿经营,以明晰医院所有者、经营者责权利关系,实现医院效益最大化的一种经营方式。托管制改革的核心内容之一就是引入竞争机制,强化符合市场经济要求的分配制度、人事管理、后勤社会化改革,采用现代企业管理模式,提高公立医院服务质量和技术水平,提高综合竞争力。实行托管后,医院院长在医院中具有五项基本权利:经营决策权,内部机构设置权,人事管理和劳动用工权,工资、奖金分配权,受法律保护权。由于托管人只具有经营权而不具有产权,拥有产权的经营者与没有产权的经营者在指定医院发展战略上是不同的,产权所有者考虑的会更长远,因此托管实际上只是民营资本进入医疗行业的一种过渡方式。

首先说一下托管合同的主体问题,一般来讲托管应建立托管公司,医院国有资产仍然是政府预算内部的国有资产,故由民营企业组建医院管理公司,和政府、卫生局签订医院托管合同。此方式可以要求托管公司提供一定担保,有承担责任的保证。目前也有一些公立医院采用托管方式是由医院职工直接与政府订立托管合同。这种方式虽然有托管合同的存在,但是由于是个人行为承担风险能力有限,如果托管人没有完成托管任务,容易造成责任承担的落空。

有了托管公司,所托管的医院按照合同向托管公司支付管理费,托管公司承担医院资本保值和增值责任。医院的收支结余当然是评价托管公司业绩的主要指标。但是作为公立医院同时承担公共卫生服务方面的任务,因此这也应是主要的评价指标。同时医院是技术含量极高的机构,其发展不仅建立在资本上,也建立在过去的医疗水平和声誉的基础上,如果托管公司为了利润业绩"杀鸡取卵",将对医院的长远发展造成致命性的打击,因此医疗水平发展、社会声誉、人才队伍、发展潜力等也是评价业绩的主要指标。这些问题,在签订托管合同时应当注意。

由于托管公司大部分是独立的具有营利性质的法人,由于托管的便利,托管公司往往出现关联交易,如在所托管的医院需要添置设备和建筑物的时候,必须购买该公司的设备,或用公司的资本购买设备和新建建筑物,然后出租给所托管的医院,按照规定收取合法租金。因此在订立托管合同时,要注意关联交易的相关规定。

三、医院合同中的法律责任

医院在合同管理过程中,可能涉及的法律责任,既包括民事责任(简析缔约过失责任和违约责任),也包括行政责任和刑事责任。

（一）民事责任

1.缔约过失责任

缔约过失责任是在订立合同中产生的法律责任,是以合同没有有效成立为前提,源于对诚实信用原则的违背。缔约过失责任的赔偿范围限于因信赖合同成立所遭受的损失,其目的在于恢复到合同订立前的财产状况。这一制度的意义在于有利于交易的促成,维护交易安全。

依据诚实信用原则,当事人在订立合同的过程中,应当负有一定的注意义务及必要履行的义务,这些义务不属于合同约定的义务,而是一种先合同义务,是一种附随义务,旨在保护缔约中的当事人的安全并促成缔约成功。若违反了这种义务,就会产生相应的缔约过失责任。

根据《合同法》第四十二条和第四十三条的规定,当事人在订立合同过程中承担缔约过失责任的情形主要有以下几种:①假借订立合同,恶意进行磋商;②故意隐瞒与订立合同有关的重要事实或者提供虚假情况;③揭露或者不正当地使用订立合同过程中知悉的商业秘密;④有其他违背诚实信用原则的行为。

从实践的情况来看,缔约过失责任常见的情形有缔约双方已达成初步协议,乙方相信合同成立而遭受损失。此外,在合同订立的过程中,一方很有可能知晓对方的商业秘密,若大肆宣扬,就违反了一定的先合同义务,应对对方的损失承担缔约过失责任。

2.违约责任

违约责任是合同当事人不履行合同义务或者履行合同义务不符合约定时,依法产生的法律责任。在现代合同法上,违约责任仅指违约方向守约方承担的财产责任,与行政责任、刑事责任完全分离,属于民事责任的一种。

违约责任作为民事责任的一种,具有民事责任的一般属性,包括财产性、补偿性和惩罚性。《合同法》第一百零七条规定,当事人一方不履行合同义务或者履行合同义务不符合约定的,应当承担继续履行、采取补救措施或者赔偿损失等违约责任。

（二）行政责任

行政责任是指主体违反法律、法规应当承担的行政法律后果,包括行政处罚和行政处分。

（三）刑事责任

《中华人民共和国刑法》（以下简称《刑法》）中与合同直接相关的犯罪有以下几种。

1.合同诈骗罪

《刑法》第二百二十四条规定：有下列情形之一，以非法占有为目的，在签订、履行合同过程中，骗取对方当事人财物，数额较大的，处3年以下有期徒刑或者拘役，并处或者单处罚金；数额巨大或者有其他严重情节的，处3年以上10年以下有期徒刑，并处罚金；数额特别巨大或者有其他特别严重情节的，处10年以上有期徒刑或者无期徒刑，并处罚金或者没收财产：①以虚构的单位或者冒用他人名义签订合同的；②以伪造、变造、作废的票据或者其他虚假的产权证明作担保的；③没有实际履行能力，以先履行小额合同或者部分履行合同的方法，诱骗对方当事人继续签订和履行合同的；④收受对方当事人给付的货物、货款、预付款或者担保财产后逃匿的；⑤以其他方法骗取对方当事人财物的。

2.贷款诈骗罪

《刑法》第一百九十三条规定：有下列情形之一，以非法占有为目的，诈骗银行或者其他金融机构的贷款，数额较大的，处5年以下有期徒刑或者拘役，并处2万元以上20万元以下罚金；数额巨大或者有其他严重情节的，处5年以上10年以下有期徒刑，并处5万元以上50万元以下罚金；数额特别巨大或者有其他特别严重情节的，处10年以上有期徒刑或者无期徒刑，并处5万元以上50万元以下罚金或者没收财产：①编造引进资金、项目等虚假理由的；②使用虚假的经济合同的；③使用虚假的证明文件的；④使用虚假的产权证明作担保或者超出抵押物价值重复担保的；⑤以其他方法诈骗贷款的。

3.签订、履行合同失职被骗罪

《刑法》第一百六十七条规定：国有公司、企业、事业单位直接负责的主管人员，在签订、履行合同过程中，因严重不负责任被诈骗，致使国家利益遭受重大损失的，处3年以下有期徒刑或者拘役；致使国家利益遭受特别重大损失的，处3年以上7年以下有期徒刑。

4.国家机关工作人员签订、履行合同失职被骗罪

《刑法》第四百零六条规定：国家机关工作人员在签订、履行合同过程中，因严重不负责任被诈骗，致使国家利益遭受重大损失的，处3年以下有期徒刑或者拘役；致使国家利益遭受特别重大损失的，处3年以上7年以下有期徒刑。

（于　琴）

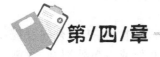

第/四/章
教研室与临床实验室档案管理

第一节 教研室档案管理

教学、科研档案是教研室必须存档的重要资料。随着信息时代的到来,信息在人们的生活、工作中发挥着越来越重要的作用,如何做好教研室档案管理工作,使其更好地促进和指导教学、科研等活动就显得非常迫切和必要了。

一、档案内容

(一)教学档案

教学档案是指在教学活动中直接形成的,具有考查利用价值,按照一定规律集中保存起来的各种文字、图表、声像等不同载体形式的文件材料,是教学内容、方法、途径和效果的真实记录,是进行教学活动和教学研究不可缺少的依据和参考,是改进教学工作、提高教学质量、促进学术交流的信息资源,包括载有下列信息的文本、声像资料、磁盘及必要实物。

(1)上级文件,教学相关的规章制度。

(2)教学大纲,年度工作计划,教研室教学实验计划。

(3)典型教案、讲稿。

(4)教材,重要补充教材,参考资料。

(5)学员课程考试,考查成绩,试卷,试题,标准答案和质量分析,教学日志等。

(6)教研室学年教学工作总结,教学经验总结。

(7)教研室重要教学活动材料。

(8)教学成果及教学论文材料。

(9)教学改革与研究有关材料。

(10)教研室教师获奖、受表彰及在学术团体任职情况。

(二)科研档案

科研档案是指在科学研究、技术革新、科研成果的推广使用中所形成的,具有保存和利用价值的,按一定的归档制度集中保管起来的科学研究文件材料。科研档案包括以下几种。

(1)科技文件资料。

（2）科研课题开题立项、研究、结题资料。

（3）科研成果资料。

（4）专利项目材料,如发明专利、实用新型专利和外观设计专利的请求书、说明书、设计图、照片、权利要求书、代理人委托书、专利证书,以及国家发明奖的申报书及审批文件等。

（5）科研经费使用、消耗材料。

（6）科技学术交流、外事活动资料。

（三）其他档案

（1）教研室发展史,大事记。

（2）教学效果调查和质量分析。

（3）师资培养规划、计划及实施、检查结果等。

（4）学术论文（复本）资料,学员在学期间撰写的本专业文章及与教学相关的其他材料。

（5）经费开支材料。

（6）仪器设备基本情况。

二、档案管理

（一）分工负责,及时沟通

档案管理是全体教师的共同教学活动,要在档案管理上采取分工负责、定期汇总的管理模式。例如,由理论课教师、实验课教师及实验准备教师,分别承担理论课、实验课及实验准备的档案收集,各负责教师还可将更细的分工落实到每一个教师。大家都参加档案的收集、整理工作,集中群体的智慧,使教研室档案的种类更加丰富,质量更高。同时,大家都了解档案的形成、管理过程及内容,也就为在教学科研中更好地利用档案提供了可能。

在收集教学、科研档案的同时,也可按教学组和教研组分工,分门别类地收集国内外的相关教学科研资料。

（二）及时装订,定期交流

档案管理要逐渐形成制度,档案及时装订,定期在业务会上交流各自收集的档案及资料,年终或学期末,评出档案收集先进个人或小组,给予奖励。这样做一方面确保完整地保存教研室的档案资料,另一方面确保各种资源在教研室范围内得到最大限度的共享。

归档的材料应手续完备,质地优良,格式统一,书写工整,声像清晰,装订规范。教学、科研档案的整理,一般按年度、问题分类,按年级、专业、班次组卷,并进行编目。

科研档案的组卷:一个研究课题档案一般由1～2卷组成。第一卷为主卷,包括开题报告、研究计划、原始记录、总结论文等;第二卷包括查新报告、鉴定证书、评议意见、使用情况等。

几个单位协作研究的项目,由牵头单位统一收集、整理、归档。各协作单位必须提供全部研究结果。

（三）利用计算机,逐步标准化

随着计算机的普及,档案的自动化管理势在必行,一方面可简化管理程序,另一方面可使档案材料更好地服务于教学科研工作。如将考试试题输入计算机,试卷全部由计算机排版打印,既防止了手抄存在的易出错且修改困难的弊病,又使试卷卷面整洁美观,易于标准化。由于各期试题全部存于计算机,经过多年的积累,将逐步形成小题库;并且可在每年出题时,通过计算机编排功能实现互相填补和完善;同时,也可将各种教学总结材料输入计算机,逐步实现计算机对教学档案的全面管理,方便资料的提取、检索和使用。今后,希望能够将所有教学科研资料输入计算机,如教师授课情况、考试试题分析、科研项目及成果等,以充分发挥计算机在档案管理中的作用,更好地发挥档案在教学科研中的指导作用,使档案管理提高到一个新的水平。

三、档案使用

档案管理不应仅仅是一种保存手段,更应该服务于教学科研活动。因此,在教学过程中要注意利用和发挥档案的指导服务作用,如将各期试题单独装订成册,使之成为课程结束后考试命题的重要参考资料。某些资料从收集到保存都从教学的实用性出发,如实验课实行授课登记制度,将授课内容及仪器使用情况按时登记,积累档案资料,完善实验室仪器管理,更便于教师之间的互相沟通和监督。教学档案可定点保存,像实验室器材管理册即由实验室人员保管,人员更换,则档案易主,便于接管人员之间的互相监督,成为教学科研管理的一部分,一方面发挥了档案效能,另一方面促进了教学。由于档案收集、整理工作从授课之前即已开始布置和安排,使大家在授课之前对将要进行的教学活动做到了心中有数,授课过程中增加了计划性,使整个教学科研秩序有条不紊,目标明确,真正做到档案收集工作与教学科研活动的密切结合和相互促进。

档案管理作为教学科研活动的重要组成部分,应从实际出发,充分利用其直接来源于教学科研、贴近具体教学科研活动的特点,使其渗透到教学科研过程的各个环节,这样才能充分发挥它的实用性。为此,档案管理部门应充分发挥档案在教学科研管理和院校建设中的作用,努力提高档案开放效益和利用率,直接为教学科研工作服务。档案管理人员应当熟悉所保管的档案,编制目录、卡片、索引等检索工具和参考资料,逐步实行计算机管理,为档案利用部门提供高效率的服务。同时,建立严格的档案使用制度。档案一般在教研室阅读;复印、外借或借阅不便公开的档案,必须按照管理制度,严格手续,对借出的档案应当适时催还;对退还的档案应当严格清点、入库。利用教学档案的单位和个人,应当遵守有关档案管理规定,不得涂改、勾画、批注、剪裁、转借和私自复印;对借出的档案,应妥善保管,按时归还;对遗失、损坏教学档案的视情节轻重,按照有关规定,追究其责任。

(陈迎九)

第二节 临床实验室档案管理

为了了解人体结构和疾病产生的原因,古代的埃及人、罗马人和希腊人建立了解剖实验室,并在尸体解剖的基础上逐渐形成了病理学。尸体解剖的目的在于了解患者的死因,但除此之外,人类还需要了解疾病的起因和发展,需要了解组织细胞变化与疾病发展之间的关系,以便采取相应的预防和治疗措施,这些未知数是形成现代检验医学的基础。

检验医学是在基础科学的理论上发展形成的,早期的检验医学是由医师或医师指导下的技术人员利用手工方法开展一些简单的实验,这种方式耗时、变异大、易受技术和人为因素的影响。随着科学的进步,当实验过程变得越来越复杂,一些熟知检验技术的医师开始培训一些专门的人员帮助他们执行复杂而众多的实验。这些不同学科的医师对检验医学这门新兴学科的建立起到了至关重要的作用,检验医学逐步形成了自己的实验标准和规范。1928年,美国临床病理家学会(ASCP)成立了国家注册委员会,专门教育培训非医师的实验室工作人员。这里需要说明的是在美国等西方一些发达国家,病理学包括解剖病理学和临床病理学两部分内容,解剖病理学即为目前我国医院病理科所从事的工作,临床病理学即为本书所指的检验医学,它包括临床化学、临床免疫学、临床血液学、临床微生物学等专业,通常由医院检验科承担相关工作。

20世纪40年代以前,临床实验室(以下简称实验室)规模很小,只有显微镜、目测比色计、温箱等简单的仪器。到了50年代末期,生化分析仪、血液分析仪等自动化设备进入了实验室,大大增加了实验室可检测的项目,同时大大缩短了检测所需要的时间。到21世纪初,一个现代化的实验室可以拥有近百台不同类型和型号的仪器,每年可以完成数百万甚至上千万个检测,为临床医师和患者提供了大量的信息。20世纪80年代以来,特别是近十几年,我国许多医疗卫生机构的实验室改善了工作环境,更新了仪器设备,增加了检验项目,检验医学在疾病的预防、诊断、治疗、健康检查方面发挥着越来越重要的作用。仪器设备的引进和更新大大促进了我国检验医学的发展,但是管理者也必须清醒地认识到,仅仅拥有好的自动化仪器并不是解决检验质量问题的根本所在。实验室手工操作被自动化仪器替代后,影响检验质量的主要因素就由检验人员个体技术水平转变为实验室整体管理水平。实验室要想取得成功,其管理人员就必须具备领导和管理才能,领导才能表现为对实验室准确的定位和掌握实验室的发展方向,管理才能则侧重于为了达到工作目标采取的具体步骤上。一个好的实验室管理者必须拥有良好的洞察力,建立适当的工作目标,最大限度满足患者、医师、实验室工作人员和医院管理层的需求。为了满足实验室用户的期待和要求,实验室的管理者应对面临的环境变化、检验医学的技术进步、临床实验室管理理论的发展有充分的认识,加强实验室硬件和软件两方面的建设以应对挑战。

一、概述

(一)环境变化对临床实验室产生的影响

随着经济的发展、社会的进步、医疗卫生体制和医疗保险制度改革的不断深入,实验室不可避免要受到一些影响。

1.人口素质变化的影响

我国教育事业的不断普及和深入使公众自身素质得到了极大提高,良好的健康教育和广泛通畅的信息来源使其对医学科学能力和医疗机构应提供的医疗服务有了比较深入的了解,床旁实验和家用试剂盒的开发与普及又使得公众对检验医学有了更多的认识,因此公众对自身健康水平会予以越来越多的关注,对临床实验室的检验质量和服务水平会提出新的、更高的要求。

2.医疗保障制度的影响

美国20世纪90年代医疗费用已占到国内生产总值(GDP)的12%,且每年仍以2.4%的速度增长。我国正在实施的医疗保障制度改革强调医疗资源和费用的合理应用,通过新的医疗保障制度的实施,政府希望在保障公民健康水平的基础上更有效和更经济地利用实验室服务,因此引入循证医学的概念对实验室现行的检验项目重新进行评估和管理,对新的检验技术和项目实行准入,合理利用实验室资源、限制检验费用支出势在必行。提高医疗卫生资源利用的合理性会引发对实验室现有资源布局的重新定位。

3."防御意识"的影响

2002年9月1日实施的国务院《医疗事故处理条例》和检验医学的进步将会促使临床医师更多应用实验室的检验结果,临床医师和患者对检验结果的有效性、准确性和时效性将会提出更高的要求,更多的医疗卫生资源将应用到实验室,实验室的工作量将会增加。美国政府已经要求医师在开化验单时要更加理智和谨慎,而实验室有责任为医师提供更有针对性的检验项目,1997年的美国平衡预算法案为了减少不必要的检验,强调要对医师的化验单进行详细审核。美国政府1998年发布的《临床实验室依从导则》要求实验室在检验应用失误和正确使用检验项目方面承担更多的责任,所有申请检验的医师必须提供相关信息以证明每一个化验单的必要性。

4.人口结构变化的影响

社会、经济和医学技术的迅速发展使我国人口的寿命越来越长,据估计到2050年,我国60岁以上的人口比现在要增加3倍,加之人口出生率的相应降低,老年和中年人口将逐年增加,中、老年人易患的心脑血管、神经系统等疾病也会相应增加,实验室会增加相关疾病的检测以反映出这一趋势,实验室的检验项目及工作内容会发生相应的变化。

5.先进技术的影响

生物技术的迅猛发展,计算机和检验医学的紧密结合大大促进了检验医学的发展,极大提高了实验室处理大量复杂分析实验的能力。随着对人类基因图谱认识的不断深入,新的基因诊断技术逐步形成。数据或图像如细胞和组织的三维图像可以通过数字化形式高速度网上传递,实验室和医师可以得到远程快速咨询服务。小型的床旁实验和大型的实验室全自动化都将对临床实验室未来的工作模式和学科划分产生根本性的影响。

6.医学伦理学的影响

先进的实验室检验技术特别是基因检测技术能发现受试者健康状况表现异常,基因检测可预测某种疾病的产生概率,这就给受试者参军、上学、就业、结婚,以及购置健康保险产生影响,临床实验室的检验报告会涉及受试者及其后代就业、结婚、生育、健康保险等诸多问题,如何适当应用实验室检验技术服务于社会也成为管理者面临的课题。

(二)检验医学的变化

根据方法学的不同将实验室分为临床生化、临床免疫、临床血液体液、临床微生物和分子生物学等不同的专业实验室。目前新的技术已使主要检验分析仪器的组合成为现实,一份血样在自动化的分析系统可以完成对生化、免疫和血液等多项检查,同时也实现了标本分析、标本处理和标本储存的一体化。当模块式的全自动化分析仪引进以后,实验室可以在较短的时间内以组合的方式完成大量的多专业的实验,这必将引发实验室内部组织结构的变化,专业实验室的合并能促进实验室人力、设备和空间等资源的有效利用,减少费用支出。据估算,在发达国家一个临床实验室自动化系统建立可以节省30%～35%的劳务费用,特别是规模大、标本量多的实验室可以通过实验室自动化系统的提高生产效率、缩短检验时间。实验室全自动化有效运行的前提是实验室具备使用真空采血管、条码系统、模块化智能设备等条件,医院信息系统和实验室信息系统的完成也对实验室全自动化系统的使用有积极的作用。实验室自动化系统减少了人工操作,强化了工作流程,降低了对实验室工作人员数量上的需求。

床旁实验(POCT)将会成为检验医学的另一发展趋势。在医疗工作中及时对患者实行诊治,可防止其病情恶化,减少住院天数,降低医疗成本,因此缩短检验周转时间(ATA)就显得尤为重要。床旁实验简便、易行,可在标本采集后几分钟内得出结果,已成为缩短检验周转时间的最有效的方法之一。简便快速的检验方法和便携式的小型仪器是实施床旁实验的必要条件。目前临床化学、免疫学、血液学和微生物学均有适用于床旁实验的仪器和试剂。虽然有客观的数据表明床旁实验有增长的趋势,但是也有部分专家对于床旁实验的未来发展持谨慎态度,床旁实验的质量保证措施目前尚不完善,操作一般由非检验专业人员执行,检验结果的稳定性和可靠性受到一定影响。加之所用仪器和试剂的特性,床旁实验的成本一般高于实验室的集中检测,这些因素都有可能制约这一服务方式的发展。

检验技术的不断创新和进步对实验室工作人员的技术能力要求产生了重大影响,过去实验室一些技术要求不高的、重复性的工作如标本采取、标本处理可以由非检验人员负责,检验技师负责维护设备的正常运行,控制实验过程的质量,分析和解决可能出现的问题。未来随着高新技术的逐步应用,实验室的自动化程度不断增强,实验室对非技术人员的需求将明显降低,对高级检验技师的需求将有所增加,同时对熟知实验诊断学,并具备一定临床经验的检验医师的需求将大大增加。可以预测,在未来的一个时期内,我国实验室的咨询服务能力将难以满足临床医师的需求。

近年来检验技术的进步和仪器、试剂的开发已经大大促进了检验医学的发展,检验项目也在逐年增加。随着对人类基因图谱认识的不断深入,新的对疾病诊断和预后诊断的技术还会不断形成。

二、临床实验室的定义、作用和功能

(一)临床实验室的定义

根据国际标准化组织 ISO/DIS 15189·2-2002《医学实验室——质量和能力的具体要求》中的定义,凡是以提供预防、诊断、治疗人体疾病或评价人体健康信息为目的,对取自人体的物质进行生物、微生物、免疫、化学、免疫血液、血液、生物物理、细胞、病理或其他类型检验的实验室统称为临床实验室。在法国,此类实验室被称为"生物医学分析实验室";也有人称为医学实验室。

上述的检验还包括那些用于判定、测量或描述各种物质或微生物存在与否的操作。而仅仅收集或制备样本的机构,或作为邮寄或分发中心的机构,尽管可以作为大型实验室网络体系的一个部分,却不能称为实验室。

实验室应对临床的诊断和治疗提供咨询服务,包括对检验结果的解释,以及对下一步应进行的检查的建议。

美国国会 1988 年通过的《临床实验室改进法案修正案》(Clinical Laboratory Improvement Amendment 1988,以下简称 CLIA 88)对临床实验室的定义与国际标准化组织的定义基本一致。为了便于管理,CLIA 88 指出下列实验室不属于临床实验室的范畴,不需遵守 CLIA 88 的规定,如从事法医检验的实验室、检验结果不用于临床诊治的科研实验室、由国家药物滥用研究所(NIDA)发证的从事尿液药物检验的部分实验室、由保健经费管理局(HCFA)批准的由某些州自行发证的实验室。

根据以上所提到的临床实验室的定义,如果不考虑行政隶属的关系,就实验技术而言,我国临床实验室目前主要存在形式为:①医院内的检验科和部分临床科室所属的实验室;②门诊部、诊所所属的实验室;③妇幼保健院(所)所属的实验室;④性病、结核病防治院(所)所属的实验室;⑤采供血机构所属的实验室;⑥卫生防疫部门从事人体健康检查的实验室;⑦卫生检疫部门对出入境人员进行健康检查的实验室;⑧独立的临床检验所;⑨疗养院等机构所属的实验室。

(二)临床实验室提供的服务

实验室应以采用对患者伤害最小的方式,及时、准确地提供临床所需的诊断和治疗信息为服务宗旨。实验室的最终服务对象是患者,直接服务对象是临床医师。近年来实验室的服务范围有逐渐扩大的趋势,在美国等一些发达国家,医院的实验室服务通常包括临床病理和解剖病理两种形式,临床病理等同于我国的检验科工作,解剖病理即指医院病理科的工作。据统计,美国临床病理和解剖病理提供的信息总和约占临床诊疗所需辅助信息量的80%,其中临床病理,也就是本书所指的临床实验室信息又占到80%信息量中的绝大多数。尽管国内外实验室的组织结构有一些不同,但实验室服务还是可以概括为几种类型:①临床化学,对人体不同成分浓度的检测。②临床血液学,对血液及其组成成分进行研究,如白血病、贫血和凝血异常的诊断。③临床免疫学,免疫反应相关因素的评价,包括正常免疫反应(如对病毒)、异常免疫反应(如 AIDS)、自身免疫反应(如风湿性关节炎)的评价。④临床微生物学,研究人体内的微生物,如细菌、真菌、病毒、寄生虫等。⑤临床输血,研究血液收集、匹配性和安全性检测、血液发放等。⑥结果解释,为临床医师就检验结果的临床意义进行咨询,也可以就下一步的实验选择和治疗方案进行讨论。

实验室的服务不能仅仅局限于提供一个定量或定性的检验报告,其技术含量应重点体现在对检验项目的选择和检验结果的解释上,在这个方面我国的检验医学与发达国家相比还存在较大的差距,应该引起医院管理者足够的重视。

(三)临床实验室的作用和功能

实验室的作用体现在利用必要的实验室技术在建立或确认对疾病的诊断、筛查,监测疾病的发展过程和观察患者对治疗的反应等方面提供参谋作用。

1.诊断方面

医师可以根据检验结果并结合患者的症状、体征和其他物理学检查综合对患者所患疾病进行诊断,如乙肝两对半可帮助对乙型肝炎的诊断。另外,检验结果虽不能帮助对病因进行诊断,但可以建立初步诊断以帮助治疗,如对不明原因低血糖症的诊断。

2.治疗方面

检验结果可用于追踪疾病发展过程,监测治疗效果,指导治疗用药,如乙肝 DNA 的定量检测可帮助对乙肝患者的治疗。同时监测治疗可能引发的并发症,如监测使用利尿剂治疗心力衰竭时可能出现的低钾血症。

3.筛查方面

首先可对健康人群如献血员、从事餐饮业工作人员及新生儿相关疾病进行筛查;也可对处于已知危险人群进行筛查,如对表面抗原携带者的亲属进行乙肝项目的筛查、对有心血管病家族史成员进行血脂的检查。

4.预后方面

检验结果也可提供预后信息,如血清肌酐水平可以提示患者的预后,以及何时需要进行透析治疗。

临床实验室的功能为在受控的情况下,以科学的方式收集、处理、分析血液、体液和其他组织标本并将结果提供给申请者,以便其采取进一步的措施,实验室同时应提供对诊断和治疗有益的参考信息。

虽然随着科学技术的进步,检验医学在疾病的预防、诊断和治疗中发挥着越来越重要的作用,但实验室工作人员应切记检验结果多数情况下只是医师在实施诊断和治疗过程中的一个参考信息,不是决定性因素。但是,在某些特定条件下,检验结果也可能成为决定性信息,如血型检验结果对输入哪种血型的血液就是决定性信息,表面抗原阳性对欲从事餐饮服务业人员即为决定性信息。实验室工作不是将自动化仪器打印出的结果告知临床医师或患者这么简单,检验人员也不能仅仅满足于提供准确、及时的检验结果,实验室的技术含量还体现在检验医师分析前对临床医师在检验项目选择上提供咨询意见,对分析后检验结果进行解释,帮助临床医师的进一步诊断和治疗。

在实验室功能的解释中"受控""科学"和"参考信息"这三个关键词组非常重要,"受控"和"科学"引导出了多个实验室管理的理论和法规,如国际标准化组织推荐的 ISO/DIS15189·2-2002《医学实验室——质量和能力的具体要求》、1988 年美国国会通过的法律文件《临床实验室改进法案修正案》、1999 年法国通过的《关于正确实施医学生物分析实验的决议》等。提供"参考信息"则对实验室检验医师的存在提出了明确要求。因此,临床实验室的检验质量不仅仅是购置先进的仪器设备就可以解决的,建立完整的质量体系才是实验室作用和功能充分体现的根本保证。

三、管理及管理特性

(一)管理的定义

管理作为一种普遍的社会活动,其产生已有久远的历史。尽管人类社会已对管理进行了长时间的研究和利用,但至今对于管理的定义尚无完全统一的认识。有专家认为管理"是一种特殊的社会实践,它是协调集体活动以达到预定目的的过程。"国际标准化组织将管理定义为"指挥和控制组织的协调的活动。"以上定义对于实验室管理人员显然过于简单和抽象,不易理解。芮明杰认为:"管理是对组织的资源进行有效整合以达到组织既定目标与责任的动态创造性活动。计划、组织、领导、控制等行为活动是有效整合资源的部分手段或方式,因而它们本身并不等于管理,管理的核心在于对现实资源的有效整合。"

实验室有技术人员、检验设备、财力投入和检验信息等资源,如何将以上的资源有效整合利用是实验室管理工作的核心。管理的第一要素是集体活动,只有集体活动才需要协调,集体活动的参与者可以是几个人,也可以成千上万人。管理的基本对象是人,尽管管理还涉及财、物、信息等内容,但仅仅针对后者的管理不能称为真正的管理。管理作为一门学科受到重视始于工业革命时期,要想使实验室工作获得医院管理者、医护人员和患者的认可,实验室的管理人员接受过专门的管理技能培训就显得尤为重要。

管理是一种特殊类型的社会实践活动。在现实生活和工作中,存在着两种类型的社会实践活动:一类是人们亲自动手,作用于客体,产生直接效果,比如实验室的技术人员利用手工或自动化仪器,按照一定的操作程序进行临床检验活动,获得检验结果,此类活动通常称为"作业"。另一类是通过作用于作业者,对改造客观世界产生间接效果,通过计划、组织、控制、指导等手段,整合资源达到预期目的,这就是管理。实验室的工作目标是尽最大可能为临床医师和患者提供优质的检验技术服务,实验室的工作人员、设备、设施、资金等均为实验室的资源,如何有效整合利用这些资源对能否实现自己的工作目标和满足临床需求至关重要,因此实验室的工作完全符合管理工作的一些基本特性。只有医院领导和实验室管理者认识到管理工作对于实验室的重要性,才会促使实验室服务水平得到质的提高。实验室的主任、班组长在一定程度上都扮演着管理者的角色。当然,实验室的管理者有时会同时扮演管理者和作业者的双重角色。

(二)成功的实验室管理必须具备的条件

管理渗透到现代社会生活的各个方面,凡是存在组织的地方就存在管理工作。成功的实验室管理至少必须具备以下 5 个条件。

1.实验室希望达到的目的或目标

实验室的工作目标是以经济的和对患者伤害最小的方式,提供有效、及时、准确的检验信息,满足临床医师对患者在疾病预防、诊断、治疗方面的需求。当然,不同实验室的工作目标也可能有所不同。如有的实验室可将目标瞄准国际一流,得到国际上统一标准的实验室认可,争取与国际接轨,有的可定位为地区内检测项目和水平领先的实验室,也可以将目标定位于主要满足本院临床医师和患者的需求。目标确定以后,实验室应进一步确定分目标以保证总目标的实现,这些分目标应紧紧围绕总目标而制定,如检验质量水平的分目标、检验周转时间的分目标、盈利水平的分目标、检验覆盖水平的分目标等。总目标是长远计划,分目标为近期计划。

2.管理者必须具备领导团队达到目标的权利

要达到实验室设定的目标,实验室管理者必须具有相应的权利,如实验室内部组织结构的设定权、人事安排权、财务分配权等。医院领导只有授予实验室管理者这样的权利,才能保证实验室管理者在实验室中的领导地位和权威,有利于实验室工作目标的实现,有利于医院工作总目标的实现。目前多数实验室的管理者在实验室内部没有相应的人事权和财务权,这些因素造成对实验室管理工作深入开展、实现实验室工作目标的最大制约。

3.必需的人力、设备、资金等资源

资源是实现实验室工作目标的基础,没有资源作为保证,任何形式的组织目标都会成为空中楼阁。如实验室的检验周转时间工作目标非常明确,但如果没有足够的技术人员、没有自动化的仪器,就不可能满足临床尽快返回报告的要求;如果没有既了解实验技术又熟知临床医学的检验医师,就不可能达到对临床提供咨询服务的工作目标。没有相应的仪器设备,就无法开展相关的检测项目。没有人、财、物等资源保证,实验室就失去了实现其工作目标的基础。

4.个人工作岗位描述和工作目标

实验室管理者应该有效整合实验室工作目标和个人工作目标,每个岗位的工作内容都应该围绕完成实验室的总体工作目标而设定。因此,要对每一个工作岗位包括领导岗位进行详细描述并明确其职责,同时明确专业组之间、工作人员之间的关系。切忌一个工作岗位受多人领导的情况,对每个岗位的工作描述最好能有量化指标,这样便于了解和评价工作人员的具体表现。

5.评估与改进

实验室应定期(通常为半年或一年)对工作情况进行评估,这种评估要紧密结合实验室制定的目标是否能够实现、实验室在资源的整合上是否存在缺陷、实验室工作人员是否能够达到该岗位的需求等开展。评估的结果主要为了改正工作中存在的不足,有利于工作目标的顺利实现。当然,如果目标制定过高,无法达到,也可以对工作目标进行修正。

(三)实验室管理者

管理者是指在一定组织中担负着对整个组织及其成员的工作进行决策、筹划、组织和控制等职责的人。管理者在管理活动中起着决定性的作用。管理者的素质如何,管理机构的设置是否科学,管理职能的确定和运用是否合理等,直接影响管理的效果。

实验室管理者要在管理活动中有效地发挥作用必须要有一定的权利和能力,实验室管理者的权利通常是通过医院领导任命和授权取得的,但不应忽略实验室管理者本人的威信和声望所获得的影响力也是权利的一个重要组成部分。实验室管理者的能力主要是指组织、指挥能力,技术、业务能力,影响、号召能力,作为一个实验室管理者,要尽量满足这3种能力要求,但是在不能求全的情况下,对于管理者而言,最主要的能力应该是组织和指挥能力。因为实验室管理大量的是组织、指挥、协调工作,而不是单纯的技术、业务工作。设计每一个检验项目的工作流程,组织实验所需资金和设备等资源,提供检验结果和服务,努力满足医师、患者和医院领导的需求是实验室管理者必须掌握的技能。目前我国的现状是实验室管理者多为生化、血液、免疫、微生物中某个专业的技术专家,技术和业务能力较强,影响、号召力也有,但唯独缺乏组织和管理能力,缺乏在此方面的系统培训。医院领导和实验室负责人一定要认识到组织管理工作对实验室的重要性,中华医院管理学会临床检验管理专业委员会也应组织相应的培训,帮助实验室管理者尽快提高自己的管理水平。

实验室要想取得成功,就必须要有具有领导和管理才能的人员承担起实验室的管理工作。实验室管理者要有清晰的管理思路和工作方式,必须拥有敏锐的洞察力,善于发现检验技术的发展方向,接受过良好的教育并具备相应的管理能力,有良好的身体条件,精力充沛,反应敏捷,思路开阔,勇于开拓,愿意承担责任,有从事检验工作的知识、经验和教训,对经营、财务管理等专业知识有一定的了解。

(四)实验室管理人员的工作方式

现今的医疗环境要求实验室的工作应具有有效性、准确性、时效性、经济性和安全性,而实验室的检验项目、检验技术、分析仪器、实验人员等工作环境总是处在不断地变化之中,这就对实验室管理提出了很高的要求。尽管实验室的工作环境在不断变化,实验室管理的工作模式可以相对稳定,现就实验室管理人员的工作方式建议如下。

(1)在与医院领导、临床科室及医院有关部门商议后,明确实验室能够提供的检验服务和水平。

(2)配备足够的设备和人员等资源,满足医师、患者等实验室用户的需求。

(3)实验室工作人员必须接受过专业和管理的双重教育和培训,并达到国家规定的相应资格要求。

(4)建立实验室质量保证体系,制定实验室管理文件,定期审核和修订,以保证质量体系的正常运转和不断改善。

(5)对实验室的收入和支出应实行有效的管理和控制。

(6)积极参加临床实验室认可活动,从管理和技术两方面对实验过程实施从分析前、分析中到分析后的全面质量控制。

(7)建立实验室内部和外部的沟通制度,沟通必须是双向的和开放的。

(8)实验室应有发展规划,要对实验室有明确的定位、未来希望达到的目标,以及在现有的环境下通过采取什么样的措施才能达到目标。制定短期应达到的分目标应是整个战略发展规划的一部分。

(9)检验结果必须以准确、完整、易于理解的方式迅速送达医师等用户手中。

(10)实验室有责任就检验报告为临床医师提供科学的解释和参考意见。

(陈迎九)

第三节 医学科研与科技转化档案管理

医学科研的目标是获得医学科技成果,而获得医学科技成果(尤其是临床医学科研成果)的目的则主要是为了推广应用。所谓对医学科技成果的推广应用,就是医学科技成果的转化。只有当所获得的医学科技成果得到转化以后,才会产生科研效益,否则就不会有。因此,转化医学科技成果是现代医院领导管理科研的最后一个任务,也是一个极其重要的任务。

一、医学科技成果管理的概念

医学科技成果管理是医院领导管理医学科研的最后一步,医学科技成果的转化是医学科技成果管理的核心。医院领导要转化医学科技成果,就先要弄清楚医学科技成果管理的几个概念。

（一）医学科技成果的一般分类

医学科技成果是科技成果的一部分,其分类方法和其他成果一样也有2种。

1.直接分类(共分为4类)

（1）基础理论性成果:主要是指认识人的生命活动的基本规律和疾病的发生、发展、转归的一般规律,以及与环境因素的关系规律,为医疗、预防的技术提出的新发现和新认识等提供理论依据。这种成果并不一定针对某一特定的目标。

（2）应用研究性成果:主要是指为了解决医疗、预防工作中某一特定的实际问题而研究出来具有一定学术水平和应用价值的新技术、新方法和新材料,包括新药物、新仪器等。

（3）发展研究性成果:主要是指运用基础理论性成果和应用研究性成果的知识,为了推广新材料、新方法、新技术而进行的重大、实质性改造,或独创、特殊的新技术经验和发明。

（4）研究阶段性成果:主要是指在一些重大的科学研究项目中虽未得出最后的结论,但对于该项目的基础理论研究有较大的推动作用。此时的研究结论仍然可以作为科技成果。

2.科技进步奖分类

科技进步奖分类包括国家科技进步奖和军队科技进步奖,共分为7类。

（1）新成果类:指用于医学领域内新的医学科技成果。主要是看先进性。

（2）推广应用类:指对已有的医学科技成果进行推广应用取得了一定效益。主要是看效益、实用情况。

（3）采用新技术类:指在大的项目中,采用新技术所获得的成果。主要是看效益、技术难度、应用的作用和意义。

（4）移植开发类:指对引进的国外先进技术进行移植并开发所取得的成果。主要是看效益、推广程度、应用的作用和意义。

（5）基础技术类:指在医学基础技术方面的研究成果。主要是看先进性。

（6）基础理论类:指在医学基础理论方面的研究成果。主要是看先进性。

（7）软科学类:指管理科学领域里的研究成果。主要是看推广程度、实用性、应用的作用和意义。

（二）医学科技成果管理的功能

医学科技成果管理是医学科研管理的最后一个步骤，也是很重要的一个步骤。之所以说成果管理非常重要，主要是由其功能所决定的。医学科技成果管理的功能依据管理的次序主要有以下几点。

1.整理-鉴定-评价功能

医学科技成果在被公认、授奖和推广前，首先要对其进行整理、鉴定和评价。

（1）整理：对医学科研课题研究的成果资料进行收集和整理，生成一个系统、全面、简明的鉴定或评审材料。对于新产品也要进行整理。

（2）鉴定：将整理好的成果材料或产品通过专家评审和鉴定，可以送/寄出请专家函审，也可以现场会的形式请专家前来鉴定。

（3）评价：不论是通过专家函审，还是通过现场会鉴定，对其成果均要作出评价，以作为评奖、推广的依据。

2.评奖-奖励功能

医学科技成果经过专家的评价后，对于赞同意见比较集中的项目即可进行上报评奖。奖励由卫生行政部门组织并由相应的机构审批，奖励的等级不同受理部门的级别亦不同。国家级科技进步奖分为一等、二等、三等共3个级别，医药卫生类由国家卫生部审批。军队科技进步奖分为一等、二等、三等、四等共4个级别，其中一等和二等由总部科技进步奖评审委员会审批，三等、四等由大军区、军兵种及总部业务部门审批。

3.成果物化功能

医学科技成果管理的最终目的是使成果物化为生产力，而医学科技成果只有物化为生产力，才能更好地发挥作用，造福人类的健康事业。这就要通过对成果进行多形式、多渠道、多方位的交流、推广和应用，使其物化为生产力。

4.信息反馈功能

医学科技成果在推广应用的过程中，对于成果的使用情况能产生新的信息，这种信息不论是正面的还是反面的，都要反馈到科研管理部门，为科研工作的调整、深化提供依据，以促进科研技术人员对课题的进一步深入研究，有利于再产出新的医学科技成果。

（三）医学科技成果管理的内容

医学科技成果管理的内容较多，主要有以下3个方面。

1.成果的评审、鉴定和奖励

医学科技成果的评审、鉴定和奖励是医学科研工作的最终结果，都是管理人员的工作，是医学科技成果管理的内容之一。

2.成果的转化

转化其实就是物化，也就是把医学科技成果物化为生产力。医学科技成果的转化是医学科研工作的最终目的，如果医学科技成果没有得到转化或转化得不好，就不会产生科研效益或产生的科研效益不高，医学科研工作就没有达到目的。因此，医学科技成果转化是医学科技成果管理的一个重点内容。转化的内容很多，主要有推广应用、有偿转让、获得专利、中试、扩试等。

3.成果的建档和归档

医学科技成果无论是否获得奖励，对其材料都要认真地建立档案并归档。对于原始实验记录、文字图表、统计资料、影像材料等进行归档，以保证科技成果档案完整系统、准确规范、保存良好和便于利用等。

（四）医学科技成果管理的意义

随着科学的发展，科技成果管理已经成为一门学科，医学科技成果管理也是如此。医学科技成果的获得既要靠医学科技工作人员，也离不开医学科技管理人员。

1.医学科技成果的产生离不开成果管理工作

医学科研管理工作贯穿于医学科研工作的全过程，而成果管理工作正处于科研工作的"冲刺"阶段——结题后工作。此时的工作主要是靠科研管理人员来完成，工作的任务主要是围绕成果来进行管理。从结题后的资料材料整理、归纳到要求评审鉴定材料产品的准备，从送出去函审到请进来现场会鉴定，从上报评奖的文件到获得科技进步奖项，从成果的推广应用到建档归档，都是科技成果的管理任务和内容。如果没有科技成果管理，要获得成果是不可能的。

2.医学科技成果的发展对成果管理提出了更高的要求

医学科学技术的发展，促使了医学科技成果的产生和发展。尤其是高科技在医学科研领域和科研管理专业上的应用，使医学科技成果不论是从数量上还是质量上，不论是从范围上还是层次上，都有了一个极大的飞跃。使科技成果管理不论是从形式上还是内容上，不论是从方法上还是手段上，也都有了一个明显的改进。这就不仅对医学科研工作提出了更高的要求，而且对科技成果管理水平也提出了更高的要求。因此，医学科技成果的发展，就要求成果管理水平也应有相应的提高。

3.医学科技成果与成果管理相互促进

医学科技成果与科技成果管理相互依赖、相互促进。一方面，医学科技成果的发展，对科技成果管理提出了更高的要求，也就是促进了科技成果管理水平的发展。如果科技成果的水平上不去，医学科技成果管理的层次和水平也就提高不了。另一方面，医学科技成果需要高水平的科技成果管理水平。如果没有高水平的科技成果管理水平，医学科技成果的层次和效益就不会高。

（五）医学科技成果转化的概念

从以上知道，医学科技成果转化是医学科技成果管理内容的一部分，而且是一个重要的部分。从医学科研的目的上来说，就是为了获得相应的科研效益。而科研效益的获得，又必须靠医学科技成果的转化。因此上说，转化医学科技成果是科技成果管理的核心，也是科研管理的重点。

1.医学科技成果转化的定义

所谓医学科技成果转化，就是医学科技成果的推广和应用，是指为了实现医学科技成果的价值而采用一定的方法和措施使其普及、实用和商品化。在这里所采取的方法和措施可以是学术性的，可以是技术性的，也可以是经济性的，还可以是行政性的。转化的过程就是变无偿为有偿，变行政干预为商品关系。转化的目的是使医学科技成果尽快地进入生产领域而变成产品。

2.医学科技成果转化的方式

医学科技成果转化的方式很多，可依据不同的内容而转化成不同的方式。归纳起来主要有以下几种。

（1）学术交流：对于基础理论性的成果或研究阶段性成果的转化，多采取通过学术会议报告、在专业期刊上发表、出版技术专著等方式进行推广。

（2）办班培训：对于新技术、新方法、新材料等应用研究性成果或发展研究性成果的转化，多采取办学习班培训的方式进行推广应用。

（3）扩大试用：对于实物性成果或新技术、新方法、新材料等成果的转化，在鉴定通过后，可以由自行组织或报请上级业务部门组织扩大试用。

（4）有偿转让：对于实物性成果的转让，多采取有偿转让的方式。有偿转让的方式有多种，一般采用专利的形式。专利管理可参照《中华人民共和国专利法》和《中华人民共和国专利法实施细则》执行。

（5）技术投资：就像股份制的道理一样，把医学科技成果作为投资与有关企业形成联合体进行合作，共同进行技术开发。

（6）市场交易：组织有关医学科技成果进入科技成果展览会、交易会、展销会等来宣传成果，以扩大影响和提高知名度的形式来进行推广。对于有条件的单位，可将成果自己生产成产品，以商品的形式进入市场交易。

3.医学科技成果转化的条件

医学科技成果最终要用于人体，关系到人的生死存亡。因此，医学科技成果的转化，必须有严格的条件。在转化时主要应该具备以下几个方面。

（1）有实验研究和试制试用的可靠数据，技术资料齐全，包括实验报告、药检报告、临床验证报告、鉴定书等。

（2）有一定的先进性、实用性和绝对的安全性，有较高的推广应用价值。

（3）有试生产的条件，如技术、人才、资金、设备、设施等。

（4）有相应的管理机构审批。

4.医学科技成果转化的意义

医学科技成果转化的意义非常明确。成果没有转化，只不过是成果，是一种摆设，是一个名誉，并不产生价值，没有效益。而只有当成果得到转化以后，才能发挥出来科研效益。用医学上的许多理论都可以说明这个道理。以我们身体内的葡萄糖为例，葡萄糖是供给人体能量的物质，但只有当葡萄经过有氧氧化和酵解生成三磷酸腺苷时，才能供给人体能量。如果葡萄糖不转化为三磷酸腺苷，是不能直接产生能量的。回到科技成果转化上来，我们获得科技成果的目的是要其产生科研效益，而要产生科研效益就必须对成果进行转化。这也像人体内的葡萄糖不经过转化不能直接提供能量一样，医学科技成果不经过转化，是不能产生科研效益的。因此，要使科技成果产生科研效益，就必须对其进行转化。

二、医院领导转化医学科研的观念

转化医学科研是医院领导对医学科技成果管理的核心，转化的情况关系到医学科研效益的发挥。因此，作为现代医院领导，对于医学科研管理的重点是要放在医学科研转化的问题上。这就必然地涉及了关于转化的观念问题。

对于转化医学科研的观念，完全依据医院的状况、领导本人的管理思路和具体科技成果的性质。但无论如何，在转化时，应该树立以下几个观念。

（一）注重效益，以社会效益为主导

医学科研是科研的一个领域，与其他科研一样，科研效益是医学科研工作的生命。但医学科研又有其特殊性，是为人服务的，是社会的公益性事业，在众多效益中，社会效益应该是第一位的。

1.科研效益是医学科研工作的目的

效益是企业的生命,也是科研工作的生命。追求科研效益是科研工作的目的,也是医学科研工作的目的。医学科技成果的本身并没有效益,而只有当成果经过转化以后,才能产生效益。如果转化后没有效益,对医学科技成果的转化就是一句空话。因此,在转化医学科技成果时,作为医院领导,首先要树立效益观念。所谓医学科技成果转化时的效益观念,应该有两层含义:一是被转化的成果转化后要能够产生效益;二是对可产生效益的成果能转化为效益。从这个观念的两层含义,就要求医院领导在对医学科技成果的转化时,一是要看准能产生效益的医学科技成果;二是要选准能产生效益的转化方式。

2.科研效益必须以社会效益为重点

科研效益包括社会效益、技术效益、经济效益,军事医学科研还有军事效益。作为商业性的成果转化,当然必须讲求经济效益,而对于医学科研来说,却必须把社会效益放在首位。如果是军事医学科研,则应该把军事效益放在首位。医学科学是造福人类的事业,医学科研也是为了人类的健康。医学工作的社会福利性,就决定了医学科研的社会效益性。市场经济机制引入卫生领域,并不是将医院完全推向市场化。"救死扶伤,实行社会主义的人道主义"仍然是医院的建院宗旨。因此,医院领导不论在什么时候,都应该把社会效益作为医学科技成果转化的重点。

(二)诚守合同,以国家法律为保证

医学科技成果的转化问题,不仅是个管理问题,也不仅是个方法问题,而且还是个法律问题。随着社会的进步和发展,人们的观念更新和法纪观念的增强,医学科技成果的转化越来越涉及法律问题。由于不诚守合同,没有以法律作为保证而引起转化工作失误的教训并不少见。因此,作为现代医院领导,在医学科技成果的转化过程中,一定要树立以法律作为保证的观念。

1.成果转化的双方必须诚守合同

成果的转化是把成果的价值以商品化的形式来得到体现。这就形成了卖方与买方的商品关系。不论是成果一方还是生产一方,也不论是有偿转让还是技术投资,都必须有合同,也应该诚守合同。这是医学科技成果转化的基础,也是医学科技成果转化的条件,既是个转化水平问题,也是个科研道德问题,医院领导在这个问题上一定要清醒。如果在转化过程中,任何一方心怀叵测,投机取巧,不诚守合同,所谓的医学科技成果的转化就不会产生好的效益。

2.成果转化必须以法律作为保证

法律是社会制度的保证,也是科技成果转化的保证。医学科技成果的转化必须有合同,有合同就必须经过法律认可。因此,对于转化合同双方法人代表要签字,要到有关机构去公证。在医学科技成果转化时,必须把账算清楚。新闻媒体经常披露的版权之争、专利之争等,一方面是道德上的问题,而更主要的则是没有法律观念,没有能以法律作为保护的问题。

(三)公平合理,以互惠互利为基础

和其他科技成果转化一样,在医学科技成果的转化中,必然要形成卖方和买方的协作关系。卖方就是医院或科技成果的所有者,买方就是生产的一方。在转化过程中,不论是对于卖方还是买方,都应该公平合理,以互惠互利作为成果转化的基础。

1.转化时协作的条件要公平合理

对于医学科技成果转化的协作双方来说,协作条件的根本是个利益问题。所谓利益,作为卖方(医院)主要考虑的是应用价值,而作为买方(生产厂家)则主要考虑的是经济利益。因此,在协作的过程中,双方一定要处在平等地位,公平合理地进行成果转化方面的协商,继而进行协作,这是成果转化的基础。

2.转化的效益必须做到互惠互利

在医学科技成果的转化过程中,必须考虑到在成果转化效益上的互惠互利。用市场经济的观点来看,医学科技成果的转化也是商品的生产和交换,也涉及效益的分配问题,牵涉单位之间的利益。因此,通过对医学科技成果转化,不论是在技术效益上,还是经济效益上,或是社会效益上,必须是双方都能得到实惠。如果做不到这一点,科技成果就转化不了。就算是能转化,成效也不会大。

三、医院领导转化医学科研的要点

获得医学科技成果是一门学问,需要较高的专业水平。转化医学科技成果仍然是一门学问,同样需要较高的管理水平。医学科学的发展,科技成果的层次提高,对于成果的转化增加了难度,这也就对成果的转化提出了更高的要求。作为现代医院领导,在医学科技成果转化时,应该注意的要点如下。

(一)转化则兴,自封则废

所谓"转化则兴、自封则废",是对医学科技成果转化从观念上的认识。

1.何谓"转化则兴、自封则废"

"转化"是指对医学科技成果的推广应用,"兴"指兴旺;"自封",取成语"固步自封"之意,是指将医学科技成果存档而不进行推广应用,"废"指作废、废弃。"转化则兴、自封则废",就是指医学科技成果只有经过转化才能兴旺发达——产生效益,而如果不进行转化则将会废弃——没有效益。作为医院领导,要转化医学科技成果,首先就要树立对成果"转化则兴、自封则废"的思想观念。

2.为何提出"转化则兴、自封则废"

在医院领导转化医学科研时,之所以提出"转化则兴、自封则废"的要点,主要是由于目前科研管理存在的主要问题是成果的转化率不高。在说明这个问题前,先列举一个真实的例子:有位医师发明了一个成果,但不去申请专利。问其原因,答:"申请专利需要费用,就是得到专利如果找不到生产商,每年还要交费,得不偿失。"当然,目前我国的科技成果转化率很低的原因是多方面的,但有些主要还是观念上的问题,只重视获得科技成果,而忽视转化成果。医学科技成果也是如此,获得的成果多,但最后得到转化的少,据统计还不到50%。因此,作为现代医院领导,在医学科技成果转化时,一定要完全纠正这种现象。

3.如何认识"转化则兴、自封则废"

在医院,领导对医学科技成果要做到更好地转化,首先要认识到"转化则兴、自封则废"是完全符合事物发展规律的。记得有一个维修仪器的专家说过:"电子医疗仪器是用不坏但可以放坏的"。起初还觉得这句话未免有点太玄乎了,但在实际当中认真看一下,也不能说没有道理。世界上的事情就是很有意思,"流水不腐,户枢不蠹",人的生命在于运动。对于医学科技成果也是如此,必须进行转化,才会有生命力,才会不"腐"不"蠹",才会产生效益。例如,管理者获得了一个实用性非常强的医学科技成果,如果不转化,那这个成果永远也就是这么个成果,是不产生什么效益的。而如果把这个成果进行转化,情况则就不同了,要么可以取得经济效益,要么可以取得社会效益。

（二）选准对象，有的放矢

所谓"选准对象、有的放矢"，是对医学科技成果转化从方法上的要求。

1.何谓"选准对象、有的放矢"

"选准"是指在众多成果中挑中有转化价值的项目，"对象"指被转化的成果项目；"有的"指转化的市场和转化的目标，"放矢"指转化，即推广应用。"选准对象、有的放矢"，就是指在转化医学科技成果时，要选好被转化的成果项目，有市场、有目标的进行转化。如果没有选准转化的成果项目，或没有合适的转化市场，或没有明确的转化目标，医学科技成果的转化都是不容易取得较好效益的。作为医院领导，在转化医学科技成果时，一定要做到"选准对象、有的放矢"。

2.为何要"选准对象、有的放矢"

提出"选准对象、有的放矢"方法要求，对于医学科技成果的转化是非常重要的。这是因为：一是医学科技成果的类型很多，在性质、内容、目的、层次、应用和用途等方面的差别非常大，并不是每项成果都能转化，也并不是每项转化的成果都有价值；二是转化医学科技成果的方式和方法很多，就是对于有转化价值的成果，也并不是所有的转化方式方法都能够适合。因此，在转化成果时必须选准对象，有的放矢。在转化医学科技成果时，选准"对象"是为了"有的放矢"，也只有选准了"对象"才能"有的放矢"：要"有的放矢"就必须先要选准"对象"，如果选不准"对象"是无法做到"有的放矢"的。

3.如何做到"选准对象、有的放矢"

总结以往在转化时有些成果之所以没有转化成功，有些成果之所以转化的效果不好，主要的原因就是没有做到"选准对象、有的放矢"。有些是挑选了没有转化前景的成果项目，有些是没有找到合适的转化单位，有些则是没有明确的转化目标。因此，要做到"选准对象、有的放矢"，应该做到以下几点。

（1）挑选有转化价值的成果：这一点对医学科技成果转化的意义很大。作为医院领导，应该把转化成果的重点放在应用性研究成果和发展性研究成果上来。只要多在新技术、新产品和新材料的成果上下功夫转化，无疑是能够取得显著科研效益的。

（2）要选择合适的转化单位：这对于医学科技成果的转化也很重要。随着改革开放，市场经济机制在各个领域的深入，科研转化开发的市场繁荣兴旺，而有些单位或个人，为了种种目的，在不具备转化条件的情况下打着"开发"的幌子。因此，医院领导对于转化的协作单位一定要认真考察，谨防上当。

（3）要确立明确的转化目标：对于医学科技成果的转化来说，明确的转化目标仍然是很重要的。医学科技成果的类型不同、用途不同，产生的效益不论是种类上还是程度上也可以不同。作为医院领导在对于医学科技成果转化时，一定要有明确的目标。例如，产生社会效益的成果，就不能以经济效益为目标；只能产生低效益的就不能非要产生出高效益。如果脱离实际，没有目标地去转化，就不会产生出满意的转化效益。

（三）百年大计，人才第一

所谓"百年大计、人才第一"，是对医学科技成果转化在战略上的要求。

1.何谓"百年大计、人才第一"

"百年大计"是我国的一个成语，是指关系到长远利益的重要计划和措施；"人才第一"是指人才建设是第一位的，包括医学科研技术人才和医学科研管理人才。"百年大计、人才第一"，就是指在转化医学科技成果时，注重人才建设，是科技成果转化的长远利益。也就是说，从长远的观念看,提高医学科技成果转化效果的根本方法是加强医学科研技术人才和医学科研管理人才的培养。因此,作为医院领导在转化医学科技成果时,一定要有"百年大计、人才第一"的科研战略思想。

2.为何要提出"百年大计、人才第一"

在当今这个充满着竞争的社会,"优胜劣汰"是事物存在和发展的必然结果。科研成果的获得要靠竞争,科研成果的转化仍然要靠竞争。其他科技成果的转化要靠竞争,医学科技成果的转化仍然要靠竞争。不竞争医学科研工作就没有生命力,不竞争医学科研成果就不可能发展。要竞争就必须"优胜劣汰",而没有"优胜劣汰"也就不叫竞争。但无论如何,竞争的实质是人才的竞争,竞争力的强弱取决于人才的优劣。一个有远识的医院领导,不论是在医学科技成果的获得中,还是在医学科技成果的转化上,都会也必然地始终把人才建设放在第一位。在现实工作中可以看到:同样的科技成果,有些人可以把它顺利地转化为效益,而有些人却不行;有些人可以转化得很好,而有些人却转化得很差。这就充分地说明了人才对于科技成果转化的作用。

3.如何落实"百年大计、人才第一"的要求

关于人才建设的问题,在前面已经多次探讨过,就不再多说了。在这里仅就医院领导在转化医学科技成果的问题上,如何落实"百年大计、人才第一"的要求提几点看法。

(1)在医学科技成果的获得时,要树立"百年大计,人才第一"的战略思想。管理者必须看到,医院领导要进行医学科技成果转化,首先就要有可以转化的医学科技成果;医院领导要使科技成果转化产生高效益,就要求被转化的科技成果有高层次。而医学科技成果的获得,就要靠科研技术人才和科研管理人才,高层次的医学科技成果的获得,就需要高专业技术的科研技术人才和高管理水平的科研管理人才。因此上可以这么讲:医学科技成果获得时的人才建设,就是医学科技成果转化时的长远建设,即"百年大计"。

(2)在医学科技成果的转化时,也要树立"百年大计,人才第一"的战略思想。在除外其他因素的情况下,医学科技成果的转化主要是靠科研管理,而科研管理是由科研管理人员来实现的;医学科技成果转化的效益好坏取决于科研管理的水平高低,而科研管理的水平高低又完全取决于科研管理人员的水平优劣。在同等条件下,医学科研管理人员的水平高,科技成果转化的效益就好;而科研管理人员的水平低,科技成果转化的效益就差。因此,在医学科研转化时,"人才第一"的思想仍然是一个长远的战略思想,即"百年大计"问题。

(陈迎九)

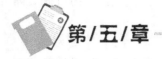

人事档案管理

第一节　人事档案的含义与性质

一、人事档案的界定与含义

关于人事档案的界定,学者们虽然存在不同的表述,但对人事档案核心问题的把握是基本相同的。学者们关于人事档案的界定主要反映了人事档案的形成主体、大致内容、作用及其属概念。结合当代人事档案发展的时代特征及学者们的观点,人事档案是在组织人事管理活动中形成的,经组织审查或认可的,记录、反映个人经历和德能勤绩的,以个人为单位立卷归档保存的文字、音像等形式的档案。简言之,人事档案是记录和反映个人德能勤绩等综合情况的,经组织认可归档保存的档案。

根据上述界定,人事档案主要有以下几个含义。

（一）人事档案的属概念

人事档案的属概念是档案,也就是说档案是人事档案的上位概念,人事档案是档案中的一种专门档案。认为它的属概念是材料是历史记录都不够准确。

（二）人事档案的本质

人事档案的本质是人员经历和德能勤绩等原貌,而不是其他方面。

（三）人事档案的记录材料

人事档案的记录材料即载体形式包括文字、声音、图像、照片等,由此形成了不同载体类型的人事档案。

二、人事档案的性质

性质是事物的本质,人事档案的性质就是指人事档案的本质。根据人事档案的界定,人事档案是国家档案的重要组成部分,具有一般档案的共性——原始记录性。但人事档案又具有个性,主要表现在集合性、认可性、专门性、真实性、机密性、现实性、动态性、权威性等方面。

（一）集合性

人事档案是以个人为单位、按照一定原则和方法组成的专卷或专精,集中反映了一个人在不同时期或不同单位的经历、政治状况、业务状况等全貌,卷内的每一份材料,都必须反映该人员的情况,不得夹杂或混入别人的材料,也不能将该人的材料肢解割裂,分散在不同的部门保管,以保证该个人档案的完整性。如果将一个人不同时期或不同问题的材料分散存放在不同单位或不同个人的档案里,肢解或分解了该人的档案材料,一旦组织上或单位需要系统了解这个人的情况,就如大海捞针,不仅工作量大,效率低,而且很难查全,甚至会漏掉重要的材料,以致影响对该人员的使用。因此,人事档案应是集合性的材料,应能集中反映某个人的历史全貌。

（二）认可性

人事档案材料不是杂乱无章的堆积,也不是任意放进去或编造的个人材料,而是经组织、人事部门认可的个人材料。人事工作的中心任务就是用人,要用人就应做到知人善任,因此组织、人事部门经常采取各种形式了解人员的经历、表现、才能、成果等情况,需要个人填写履历表、鉴定、小结、成果表、考核材料等,所有这些材料,必须得到组织认可,不能随意填写和私自放入个人档案中。个人的学历、文凭等都应经过组织认定、盖有公章,而不能是伪造的。在市场经济条件下,有些人为了谋取个人私利,骗取钱财,伪造假文凭、假档案的事时有发生,但这绝不是科学意义上的真实的人事档案。

（三）专门性

人事档案是一种专门性的档案。专门档案是指某些专门领域产生形成的有固定名称形式及特殊载体的档案的总称。人事档案是组织、人事工作专门领域形成的档案,其内容具有专门性,自成体系,人事档案反映人事管理方面的情况。人事档案具有专门的形式和特定名称种类,如关于人事方面的各种登记表格、考核材料等。

（四）真实性

人事档案的真实性有着特殊的含义,是指文件形成的真实性、内容上的准确性,凡归档的材料必须实事求是、真实可靠。这是人事档案之所以能真实客观地反映个人本来面貌的根本原因。真实性是人事档案的生命,是人事档案发挥作用的基础和赖以存在的前提。人事档案的真实性与一般档案的真实性有一些差别。一般档案从总体上来说是原始记录、是较真实可靠的,但并不等于档案内容是真实的或正确的。即使有些档案内容不真实或不正确,它还是表达了形成者的意图,留下当事人行为的痕迹,反映了当时的情况仍不失其为原始记录被保存下来。不能因为内容虚假和诬蔑不实的材料,就全部剔除并予以销毁,人为地造成历史上某一阶段或侧面的史料的空白。

人事档案内容的真实性直接关系到人事档案的使用价值,直接关系到组织部门对人才的评价、培养和使用,也涉及贯彻落实党的干部路线,还关系到个人的切身利益和政治前途。可以说,人事档案能为组织部门了解、选拔、任用干部和挑选使用人才提供依据,事关重大。人事档案的真实性,具体表现在凡归档的材料必须真实可靠,实事求是,完全符合该人的实际情况。常言道:"文如其人"。档案界则提倡"档如其人",这就是说,人事档案所记载的情况就应当是这个人真实情况的准确反映。由于人事档案是考察人、使用人的重要依据,要做到知人善任,选贤任能,用其所长除了直接考察了解其现实表现以外,还要了解该人的历史情况,考察其过去有什么经历,有什么专长,有哪些德能勤绩,这些均要依靠人事档案。如果人事档案不真实不可靠,组织管理部门怎么能凭它来正确地使用人呢?那就等于给组织管理部门提供了不真实、不准确的情况,就可能造成埋没人或错用人的严重后果。

（五）现实性

人事档案是由组织、人事、劳资等部门在培养、选拔和使用人才的工作活动中形成的已经处理完毕的具有保存价值的文件材料转化而来的，这些材料虽然已经完成审阅、批办等文书处理程序，但它所涉及的当事人，绝大部分还在不同的岗位上工作、生产和学习，因此要求人事档案必须反映人员的现实面貌。特别是市场经济条件下更注重人才的现实表现，人事部门在工作活动中为了考察和了解这些人员，需经常查阅有关人事材料，是现实人事管理活动的重要依据，因而具有很强的现实效用。

（六）动态性

人事档案的建立并不意味着人事材料归档的完成和收集工作的结束，也不是一成不变的。它是根据形势的发展和各个历史阶段对每个人才实际表现的记载不断补充内容的过程，处于不断增加的过程中，因此人事档案始终处于"动态"之中。

人事档案管理无论是从检索工具的编制还是档案实体的整理及人事档案信息的管理，都以其"动"而区别于其他门类的档案。一方面，人事档案涉及的个人大多数仍在各领域各单位从事社会实践活动，继续谱写自己的历史，这就决定了人事档案须随个人的成长不断增加新的内容，以满足人事工作的需要；另一方面，人事档案涉及的人员是不断流动的，调动、晋升、免职等情况经常发生，随之而来的是当事人工作单位和主管其人事档案的单位的变动。因此，人事档案一般是随人员的流动经常转递和流动，变换工作单位和管理部门。具体来说它的动态管理特征表现在以下4个方面。

1.递增性

人事档案最显著的特征是卷内档案材料呈递增趋势。一个人从家庭或学校走上工作岗位后，他的档案材料数量与其工作年限成正比。如转正定级、职务任免、工资晋升、入团入党、考察奖惩、职称评聘等，其材料与日俱增。

2.转移性

"档随人走"是人事档案的又一动态管理特征，逢人员调动、军队干部转业、学生毕业分配等，其档案都随人员转移到新的工作单位。当代的流动人员档案管理，则往往集中在某个人才交流中心，即使是人员在流动，其档案也可以放在人才交流中心，这是人事档案管理的新办法。

3.波动性

一般而言，文书档案的卷内文件材料装订后其信息不再变动。而人事档案的卷内信息除了拥有递增性特征外，还体现为信息的历史波动性。如体现在职务和工资的升降方面：有的干部任职以后又免、撤、改职，免、撤、改职后又复原职；有的干部晋升工资后，因某种原因又降了工资；体现在工作单位的变动方面：有的人员调离原工作又调回，调回原单位后又调去别的单位等，诸如此类，内信息呈波动性或可变动性。

4.可剔除性

人事档案材料的动态管理特征还表现在可剔除性。一般档案材料自形成之后，不管内容是否与现实相符、是否有错误信息，都不能剔除，可以反映历史上各项工作和事情的发展原貌。但人事档案上面的内容过去是对的，现在看来是错的就应该纠正，应根据党和国家的方针政策，将那些历史上形成的已经失实和丧失价值的档案材料进行鉴定，经组织部门认定后及时剔除。

（七）机密性

人事档案中记载了个人的自然情况（姓名、别名、出生地、出生年月、家庭成员）、个人健康、婚姻状况、工资收入、政治面貌、业务成果、职务职称、奖惩情况、专业特长等各方面情况,其中有些涉及个人隐私、与其有关的重大事件、工作失误等内容,在相当时期内是保密的,不能对外开放,以确保个人权益和国家利益不受侵犯。人事档案及人事档案信息一般只能由组织人事部门掌握,并建立严格的保密制度,不得随意公开与扩散,特别是领导干部、著名科学家、知名人士,其人事档案内容的机密性更强。

(八)权威性

正因为人事档案具有认可性、真实性等特性,因此人事档案内容具有较大的权威性,反映一个人面貌的材料,只有从人事档案上查阅才是最可靠和最权威的。特别是干部档案材料都是严格按照中央组织部颁发的《干部人事档案材料收集归档规定》的范围和要求建立的,需经组织人事部门审查认可、审查机关盖章,也需要本人签名盖章后才能归入人事档案中,不能随意填写和私自放材料到人事档案中,因而,干部人事档案材料一般都比较真实可靠,具有较大的权威性。

关于人事档案的性质,也有一些不同的表述。王英玮认为:人事档案与普通管理性档案(文书档案)相比有诸多共性特征,如原始性、记录性、回溯性、知识性和信息性、部分档案内容的机密性、凭证性和参考性、定向积累性、有机联系性。人事档案和其他专门档案一样,也具有专业性、现实性、独立性、规范性、准确性。人事档案自身独特的性质主要表现为形成目的的特殊性、档随人走的动态性、记录内容的隐私性。邓绍兴认为:人事档案具有现实性、真实性、动态性、保密性、专业性、权威性。何朋春则将人事档案的性质归纳为信息性、凭证性、政治性、真实性、机密性。这些不同的表述有助于管理者深刻了解人事档案的性质,从而为人事档案管理工作提供有益的帮助。

(陈迎九)

第二节　人事档案的主要类型

人事档案是一种专门档案,属于国家档案资源的重要组成部分。就其本身而言,又可以从不同角度细分为不同的类型。自中华人民共和国成立以来,我国的人事档案主要分为干部档案、工人档案、学生档案、军人档案四大类型。这种划分方法以个人的身份为依据,在计划经济时期一直占主流地位。随着政治体制与经济体制的改革,尤其是国家公务员制度和人才市场的建立,人员成分多元化,人事档案类型也越来越复杂,传统的分类方式暴露出一些弊端。因此,结合社会主义市场经济条件下多元化的人员成分进行合理分类,是非常必要的问题。

一、对传统人事档案类型之分析

我国传统人事档案中的干部档案,是按干部管理权限分属组织、人事、行政办公室等部门管理;工人档案属劳资部门管理;学生档案由学生工作部门管理;军人档案由军队人事部门管理。这几类档案中,干部档案是主体和核心,很受重视,其他类型档案均是参照干部档案管理方式进行管理。这种管理体系在相当长一个时期内,对人事档案管理起到了一定作用。但是,随着我国社会主义市场经济体制的建立及国家人事制度的改革,传统的人事档案分类体系已不适应现代社会发展需要,许多弊端显现出来,主要表现以下几个方面。

（一）概念含混，使用面过宽，范围不明确

过去，无论是机关，还是工厂、农村、学校、医院及科研单位，都普遍使用"干部"一词，凡是大专以上的毕业生，不管其从事何种工作，都统称为"干部"。只要成了干部，这个人便被划入财政供养的范畴，在工资、住房、医疗、养老、退休金等方面都有了终身的铁饭碗，有了一切生活保障，"干部"成了一个社会阶层身份或特权的象征。据统计，我国目前财政供养人员，即广义的国家干部，包括行政机关、党政机关和社会团体及财政拨款的事业单位工作人员，其数量总共为4 000多万人。由于"干部"一词的广泛使用，如此庞大的干部队伍反映到人事档案管理上，使得人事档案几乎等同于干部档案。因此干部档案的范围非常广泛，也备受重视。然而，我国推行人事制度改革和建立国家公务员制度后，"干部"的这种界限有了一定区别，"干部"应是现代法治国家行政者的概念，可能被行政官员和公务员等名称取代，"干部"一词也许会成为历史名词，许多人的身份和称呼会改变，如教师就是教师、医师就是医师、记者就是记者、演员就是演员、运动员就是运动员、编辑就是编辑，用不着在其前面冠以"干部"的名词和身份，他们的档案称为"专业技术人员档案"更合适。同时，国家实行干部分流转岗之后，中央及各级地方政府机关的人数分流一半，其档案亦不能完全按照过去干部档案的要求去管理。只重视干部档案而忽视其他人事档案的做法应得到改进。

（二）企业干部与工人档案分属不同管理体系，既浪费人力物力，也不便于管理和利用

以前，企业干部档案和企业工人档案是实行分开管理，工人档案由劳资部门管理，干部档案由组织、人事部门管理。随着现代企业人事制度的改革，普遍实行全员劳动合同制，形成不拘一格选拔人才的用人机制和能上能下的干部制度；企业工资打破了干部与工人的界限，统一采用"企业技能工资制"或"岗位技能工资制"；专业技术职称评审不完全按职工身份来定。这些变化使得企业干部与企业工人的身份界限日趋淡化，干部与工人的岗位可以互换。这些变化反映到企业人事档案管理中，使得干部、工人竞争上岗材料、聘用材料、专业技术评审材料、工资测评材料都成为干部和工人个人经历的记录，区分不出或不必再区分干部档案和工人档案也不需人为地将干部档案和工人档案按等级制实行分开管理，可以用一个中性名词如员工人事档案或职工档案来取代，无论其职位高低都是企业的一员，都可被平等的称为"员工"或"职工"，所有员工的档案都应根据企业机构及人事制度改革的需要，实行统集中管理。这样既有利于企业机构深化改革，又有利于人事档案工作水平和效率的提高。所有员工的档案实行集中统一管理，节省人力物力，可以有条件配备专人及专用库房设备，便于对人事档案工作实行规范化、现代化管理。

（三）传统人事档案分类体系过于简单，不能涵盖和囊括所有人事档案内容

干部档案、工人档案、学生档案都属于人事档案范围，但人事档案不仅仅只有这几类档案，除此之外，教师、医务人员、科技人员、新闻工作者、文艺工作者、运动员、军人、农民、个体人员、流动人员等人员的档案，也是我国人事档案的重要组成部分，应给予相应的位置，并根据其特点重视其管理与利用，而不应完全纳入一般干部档案管理系统。

（四）传统人事档案具体分类标准较单一，不能全面真实反映各类人物历史与现状

过去只有对干部档案的具体分类标准，一般分为履历材料、自传及属于自传性质的材料、鉴定材料、考核材料、政审材料、入党入团材料、奖励材料、处分材料、反映职务职称工资情况的材料、其他材料等十大类。干部档案的这种微观分类体系，对干部档案管理是很实用的，可以反映干部历史与现实的政绩情况，其他类人事档案也可参照。但其他类型人事档案管理往往照搬干部档案分类标准，注重个人政治历史、社会关系、组织鉴定、政审等材料的归档，形成了重政绩轻业绩、重历史轻现实的现象，如关于个人业绩、贡献、近期科研学术成果、教学科研评估等材料不

太重视。因此,不少人事档案中不能客观全面地记录和反映一个人的全貌,仅是只言片语或过去政治历史的反映,这种不齐全、不完整和不真实的人事档案,往往与现实之间有较大反差,甚至对个人的聘用、继续深造、晋升专业技术职务资格、人事调动等也有负面影响。

二、人事档案分类体系的原则与标准

现代人事档案分类体系可从宏观和微观两个角度来认识。宏观分类主要是指整个国家人事档案信息的大体分类体系及管理渠道,微观分类体系是指根据人事档案所含内容和成分的异同,由人事档案文件组合成不同类别并构成的一个有机整体。

（一）建立人事档案分类体系的原则

无论是宏观管理体系还是微观管理体系的分类方法,其原则和宗旨是相同的,都要遵循科学性、逻辑性、统一性、伸缩性、实用性等原则。"科学性"是按照科学分类要求的排斥性,使上下位之间具有隶属关系,使同位类之间互相排斥,而不是互相包容,分类科学与否直接影响其他工作环节。如果分类不够严谨,有些问题模棱两可,互相包容、交叉,势必造成分类混乱,管理不便。"逻辑性"是划分后的下位类之和等于其上位类之和,类下划分的子类应互相排斥。"统一性"是在同一类系统内,依次划分等级的前后一致性,不能同时并列采用两种以上分类标准。"伸缩性"是指分类方案中可以增加或减少类目,以适应客观情况的变化。"实用性"是指在实际工作中能被使用,切实可行,适应各单位人事制度改革要求。

（二）建立人事档案分类体系的标准

人事档案是档案的一大门类,但就人事档案本身而言,它又可以从不同角度分为不同的类型。目前,主要从以下角度和标准对人事档案信息进行宏观上的划分。

1.按工作单位的性质

按工作单位的性质可分为党政军机关人事档案、企业单位人事档案、事业单位人事档案、集体单位人事档案、流动人员人事档案。继续细分,党政军机关可分为党委机关、政府机关和军事机关;企业单位可分为工业企业、农业企业、商业企业,亦可分为国有企业、外资企业、合资企业、民营企业;事业单位可分为学校、医院、新闻单位、研究所、文艺单位、体育机构等。

2.按职责和专业

按职责和专业可分为国家公务员档案(含比照公务员管理的单位、人民团体工作人员)、专业技术人员档案(包括工程技术人员、农业技术人员、科学研究人员、卫生技术人员、教学人员、会计人员、统计人员、编辑与记者播音人员、翻译人员、体育教练人员、经济人员、图书档案资料人员、工艺美术人员、文艺人员等14类专业技术人员)、职工档案、学生档案等。

3.按人员管理的权限

按人员管理的权限可分为中央管理人员档案、省(市、自治区)部管人员档案、市(地、州、盟)厅(局)管人员档案、县管人员档案、乡(镇)管人员档案、厂管人员档案等。

4.按职务级别和专业技术职称

按职务级别和专业技术职称可分为高级人员档案(高级干部、高级职称等)、中级人员档案、初级(一般)人员档案。

5.按人员政治面貌

按人员政治面貌可分为中共党员档案、共青团员档案、非党团人员档案或民主人士档案、无党派人士档案。

6.按是否在岗的情况

按是否在岗的情况可分为在岗人员档案、待岗人员档案、下(离)岗人员档案、离退休人员档案等。

7.按照工作单位的稳定性与流动性

按照工作单位的稳定性与流动性可分为工作单位固定人员档案和社会流动人员档案。

8.按载体形式

按载体形式可分为纸质人事档案、磁质人事档案、光介质人事档案或电子化或数字化人事档案等。

另外,按影响程度可以分为名人档案(著名政治活动家、著名科学家、著名演员、著名运动员)、一般人员档案。还可以从另外一些角度,按不同标准进行分类,常用的、实际意义较大的主要是以上这些。

总之,掌握这些分类方法,可以了解各种人事档案的特点,对于做好人事档案工作是很有必要的。因为虽然各类人事档案具有共性,都是人事管理方面的内容,是个人自然状况、社会经历和现实表现的记录,但由于工作性质的不同,因而其具体内容和要求是有差异的,应根据各类人事档案特点进行归类,组成各具特色的分类体系。同时,分类管理人事档案,有利于建立个人信用体系。因为对于各级领导和国家公务员的档案,由各级组织、人事部门按管理权限建立并管理,具有很大的权威性及信任度。对于进入公共信用体系的流动人员档案,由政府指定或认定的县级以上政府机构所属的人才交流机构建立并管理,一般是可信的档案材料。对于科技人员、一般员工的档案由用人单位建立并管理,也具有很大的可信度。这部分档案大多以本单位职工的考核、使用、薪酬、奖惩等为主要内容,不需要转递,也不进入社会,由原单位自行保存若干年后销毁。

上述类型中,国家公务员档案、科技人员档案、职工档案、生档案、流动人员档案各有特点,且使用频繁。

(三)人事档案与其他类型档案的比较

人事档案是整个档案家族中的一员,与其他档案在本质上是相同的,都是原始记录。特别是与文书档案、案件档案、诉讼档案、业务考绩档案等关系更为密切,甚至你中有我、我中有你,有时难以区分,造成归档材料重复,影响其他档案材料的完整性和提供利用,因而必须正确认识与处理人事档案与其他类型档案的关系。

1.人事档案与文书档案

文书档案来源于文书。"文书是国家机关、社会组织及个人在社会活动中,为了表达意图、进行联系和作为凭据而形成和使用的各种记录材料,它有待于转化为档案";而文书档案是"处理完毕确认值得保存以供社会查考利用的、保存在特定档案机构的文书的总和"。从文书向文书档案转变的过程可以看到,文书档案是国家机关、社会组织及个人在社会实践活动中直接形成,保存备查的一种普通档案。

将上述认识和人事档案进行深入对比分析不难发现,人事档案与文书档案既有联系,又有区别。

(1)人事档案与文书档案的联系主要表现在 2 个方面。①来源相同:两者都来源于机关、组织、个人的社会实践活动,不少材料互相交织,联系十分紧密,如人事档案中的考核、入党入团、奖惩、任免等方面的材料,都与文书档案有着错综复杂的关系。②本质相同:都是原始记录,也都是国家档案资源的组成部分。

（2）人事档案与文书档案的区别主要表现在4个方面。①内容不同：人事档案内容专指性强，必须是同一个人的有关材料，反映一个人的历史原貌。文书档案内容十分广泛，涉及机关、组织及个人的方方面面，反映一个机构、一个组织的历史原貌。②管理方法不同：人事档案的整理以个人为单位组合成专门的保管单位，卷内按十大类排列，由各单位的组织、人事、劳动部门的人事档案管档单位长期保管，直到人员去世后，有继续保存价值的，才向档案馆移交。文书档案的管理，首先须区分全宗，全宗内档案往往按年度-组织机构、组织机构-年度、年度-问题、问题-年度四种分类方法进行分类，再按问题、时间、名称、作者、通信者等特征排列或组"件"。③保管期限不同：档案材料根据其价值，划分为永久、长久保管期限，或永久、定期两种保管期限。④作用与服务方向不同：人事档案主要为考察、选拔人才和使用、培养人才等方面提供依据，为组织、人事、劳动工作服务。一般只供本机构或上级组织、人事、劳动部门使用，封闭期较长，一般在本人去世若干年后才能开放。文书档案形成后一定时期内主要供本单位各项工作提供服务，文书档案中涉及个人的有关材料不能作为考察、使用人才的依据，自形成之日起满30年一般都要向社会开放，为全社会服务。总之，文书档案保存的文件材料非常广泛，凡有查考价值的无论是正式文件，还是会议记录、调查材料，是历史的还是现实的，是正确的还是错误的，都需要完整齐全地保存下来。人事档案只要求保存内容真实、手续完备、结论性和概括性材料。

2.人事档案与案件档案

案件档案是指纪检、监察部门对党员和其他工作人员违犯党纪、政纪进行审查、处理活动中形成的，以案件为单位集中保存的一种专门档案。案件办理一般分为立案、办案、结案3个阶段，形成大量的文件材料，需要归档的主要有立案根据、立案检查的核实材料、调查报告、调查证明材料、本人检查交代材料、处分决定或批复、申诉复议结论等。

案件档案材料中有些材料需要归入人事档案中，两者的联系主要是本质相同、保管单位相同、内容有交叉，都是记载个人情况，以个人姓名为特征组成保管单位。

人事档案与案件档案的区别表现在以下几点。

（1）保管范围不同：人事档案是人员全部历史、全面情况的记录，而案件档案只是一个人部分情况的记录，具体是指人员某一方面、某一行为的一次性、一事性的从问题发生、调查、处理、结果的详细情况的记录；人事档案是组织上选人、用人、育人等人事工作的产物，案件档案是对人员因违反党纪、政纪进行审查、处理工作活动的产物。从某一个人某一事件的查处材料来说，人事档案内容是不全面的，案件档案内容是全面的。人事档案只收集和保存案件档案中的处分决定和检查交代等部分材料，案件档案内容则是全面的，包括案件从检举揭发、调查取证，到处理结果全过程的所有材料。

（2）保存原则不同：人事档案部门只保存案件材料中的结论性材料，案件档案是将纪检、监察部门工作中形成的、日后需要查考的全部案件材料保存下来。

（3）作用不同：人事档案是供考察了解人才使用的，案件档案是供研究案件时，起查考、凭证作用的。

3.人事档案与诉讼档案

诉讼档案是指一个案件在诉讼过程中所形成的，经过系统整理，作为历史记录，归档保存起来的一种专门档案。

人事档案与诉讼档案的联系主要是本质相同、内容上有一定联系，都是关于具体人和事的历史记录。

人事档案与诉讼档案也有较大的差别。

（1）形成单位不同：诉讼档案是人民法院在诉讼审理活动中形成的。

（2）内容不同：诉讼档案是个人诉讼活动的记录，是一个人历史的局部反映，内容涉及整个诉讼活动中形成的有查考价值的全部材料，包括案件移送书，起诉书正本，起诉书附件，阅卷笔录准备开庭笔录，送达起诉书笔录，审问笔录，调查笔录或调查取证笔录，聘请、指定、委托辩护人的有关材料，开庭前的通知、传票、提票，开庭公告，审判庭审判笔录，审判庭询问证人笔录，辩护词、公诉词，合议庭评议记录，案情报告，审判委员会决议或记录，审判书或裁定书、调解书原本和正本，宣判笔录，判决书或裁定书等送达回证，抗诉书，移送上诉案件报告或上诉案件移送书上级法院退卷函，上级法院判决书或裁定书正本，执行通知书存根或回执（释放证回执），赃、证物移送清单和处理手续材料等。人事档案只保存诉讼案件的结论材料。

（3）保管目的和作用不同：保存诉讼档案是为了执行判决、总结经验、科学研究、健全法制和改进法院工作的需要。

4.人事档案与业务考绩档案

业务考绩档案是专业技术主管部门或业务技术管理部门在工作活动中形成的，记述和反映专业人员个人业务能力、技术水平，以个人为单位集中保存起来的专门档案。人事档案与业务考绩档案的联系表现在属性相同，都是个人档案。

两者的区别主要包括以下3项。

（1）内容侧重点不同：业务考绩档案着重反映个人科学技术水平和业务能力，属于专业的方面，是局部性的，比较单一和具体。人事档案是对一个人全面的、概括的记录。

（2）管理部门不同：业务考绩档案由专业技术主管部门或业务技术管理部门保管，而人事档案则由组织人事部分保管。

（3）使用范围不同：业务考绩档案服务的面比较宽，除党政领导和人事部门查阅外，业务、技术负责人，学术、技术团体，业务、技术考评组织等都可使用查阅。

综上所述，人事档案与文书档案、案件档案、诉讼档案、业务绩档案具有密切联系，又有一定差异。根据各自特点，细化归档范围，做好协调、加强联系，对于做好各类档案的管理与利用具有重要的意义。

三、人事档案的形成规律

人事档案的形成规律主要表现在以下5个方面。

（一）各级组织在考察和使用人的过程中形成的

人事工作的中心任务就是用人，任人唯贤，知人善任。为了达到"知人"的目的，组织上要经常有目的地通过本人，或通过有关单位的有关人员采取各种形式了解该人的经历及德才表现情况等。例如，组织上定期或不定期地布置填写履历表、登记表、鉴定表、学习工作总结、思想汇报，以及对有关政治、经济、时事问题的专题报告等。再如，组织上为了审查某人的政治历史问题或所犯错误问题，就要通过有关人员、有关单位和知情人了解情况，索要证明材料，再根据这些材料和有关政策，对其作出适当的审查结论和处理决定。再者，组织上对个人的考察、考核，也形成了考察、考核材料。同时，在使用人的过程中，也形成了不少材料，调动、任免、晋升、出国等都要经过一定的审批手续，于是就产生了呈报表、审批表等材料。所有上述材料，均属于人事档案材料。

它是组织上在考察人、用人过程中产生的,而非其他过程中产生的。还可以举一个例子,专业人员在工作和学术活动中所撰写的学术报告论文、著作等不是组织上在知人、用人过程中形成的材料,也就不属于人事档案的内容,但是通过学术报告、论文及著作的目录能够了解人,为用人选人服务,因此其目录材料是可以归入人事档案的;同时,这一形成规律将人事档案与人物传记、报告文学等文艺作品也区别开来了。

(二)以个人为立卷单位

以个人为立卷单位,是人事档案的外部特征,这是由人事档案的作用决定的。人事档案是一个组织了解人、任用人的主要依据,是个人经历及德能勤绩等情况的全面记录。只有将反映一个人的详细经历和德才表现情况的全部材料集中起来,整理成专册,才便于历史地、全面地了解这个人,进而正确地使用这个人。如果某单位将某一个新近填写的履历表没有归入其人事档案中,而是以科室为单位装订成册,这种合订本不应称为人事档案,因为它不具备按个人为单位来立卷的属性。这种做法,会影响对一个人的全部了解。

(三)按照一定的原则和方法进行加工整理

按照一定的原则和方法对个人材料加工整理,是个人材料转化为人事档案的先决条件。因为人事档案是经过加工整理的个人材料。个人材料如同一堆原材料,人事档案则是通过一定的人的劳动将这部分原材料进行加工整理,使其不再是一堆繁杂无序的材料而成为有一定规律的、科学的有机体。当然,在这个加工整理过程中是需要遵循一定的原则和标准的,如中共中央组织部和国家档案局颁发的《干部档案工作条例》,把干部档案工作的理论与实际工作的具体情况相结合,对干部档案工作的原则、要求和办法,作出了明确具体的规定,是干部档案工作的根本法规性文件。这些原则要求和办法,一般均适用于其他类人事档案的管理工作,也是人事档案管理工作的根本法规。依照这个《干部档案工作条例》的原则和精神,可以使整理的档案科学、实用,更好地为人事工作服务。

(四)手续完备并具有价值的个人材料

手续完备是指人事档案整理过程中按照一定的移交手续进行交接和处理。在日常的人事档案材料的收集鉴别工作中,经常会遇到一个棘手的问题,即有些材料手续不全。例如,有的呈报表有呈报意见,无批准机关意见;有的履历表没有组织审核签署意见或没有盖章等。这样的材料,虽然也有人事档案的某些性质,但从本质上看,它不具有或不完全具有人事档案的可靠性,所以它不能作为考察人和使用人的依据。因此,这样的个人材料不是人事档案材料,或者说它还没有完全转化为人事档案材料,有的只能作为备查的材料,有的可以作为反映工作承办过程的材料存入机关文书档案。如果有的材料确实已经审批,由于经办人员责任心不强或不熟悉业务,而没有签署意见和盖章的,可以补办手续,这种补办手续的过程就是完成向人事档案转化的过程。至于在战争年代形成的一些人事档案材料,由于环境的限制,其中有些材料的手续不够完备,但它们都是十分宝贵的,对于这些材料,应当本着历史唯物主义的态度,仍可将它们视为人事档案并存入人事档案系列中。

那些已经手续完备的个人材料是否都属于人事档案呢?也不一定。上述仅仅能作为转化人事档案的条件之一。是否能转化为人事档案,关键还要看这些材料是否具有价值。人事档案的价值是指使用价值和保存价值。人事档案材料的一个基本要求就是精练实用,要符合这个要求,就必须对材料的价值进行认真鉴别,必须去粗取精,将那些没有保存价值及使用价值的个人材料剔出。例如,重份材料,无关的调查证明材料,或者同一问题一个人写了多次证明材料,都属于没有使用价值和保存价值的材料。这些材料虽然也都是在了解人、使用人过程中形成的真实的个人材料,手续也是完备的,但没有什么作用,归入人事档案,纯属一种浪费。

(五)由各单位组织人事部门集中统一保管

一般来说,人事档案是组织上在考察了解和使用人的过程中产生和形成的,它记载着有关知情人为组织提供的情况,这些材料的内容一般只能由组织上掌握和使用。有些内容如果扩散出去,就可能产生消极因素,不利于安定团结,不利于党的工作。另外,人事档案是人事工作的工具,所以它必须按照人员管理范围由人事部门分级集中,统一保管。任何个人不得保管人事档案,人事档案也不宜在业务部门、行政部门保管。

人事档案的上述形成规律是互相联系、互相制约的,同时,它们又是识别和确定人事档案材料的理论依据。

四、人事档案的特点与作用

(一)人事档案的特点

在市场经济条件下,我国的政治体制和人事制度已有较大的改革,与此相关的人事档案也发生了相应变化,形成了一些特点。认真总结、分析并针对其特点开展工作,可以取得事半功倍的效果。现代人事档案具有哪些主要特点呢?归纳起来主要有以下几点。

1.人事档案内容更加丰富全面

传统的人事档案内容较贫乏、片面,结构单一,主要是关于个人思想品德、政治历史结论、家庭社会关系方面的记载。这与过去对人的使用上较重政治、轻业绩,重抽象历史定论、轻个人现实表现等政治环境密切相关。而市场经济环境下,社会对人员的使用不仅要求政治素质好,而且特别重视人员的业绩、专长及现实表现,反映到人事档案的内容上比较丰富全面,当然结构也较复杂,既包括个人学习、工作经历、政治表现,也包括工作实绩、技能优势、专业特长、职务职称考核材料、创造发明、能力素质、群众评议等。人事档案管理工作必须结合市场经济和现代人事制度的要求开展工作,注意扩大归档范围,将反映个人业绩和能力的人事档案材料及时归档,才能使人事档案材料全面、真实地反映个人面貌,为人才开发使用打下良好的基础。

2.干部档案是人事档案的主体

由于我国传统上"干部"一词的含混模糊和广泛使用,干部的涵盖面不仅包括党政机构,也运用到工厂、农村、学校、医院及科研单位,以至于凡是大专以上毕业生无论从事什么工作,都统称为国家干部。所以,过去的人事档案主要是干部档案这一类。但是,随着我国公务员制度的推行,已经打破了传统的"干部"一词的含混模糊界限,使干部队伍分化:有党政机关干部、企业干部、事业单位干部,特别是现代社会的教师、律师、医师、科技人员等已不再划归于"干部"行列,而是具有明确和恰如其分的称谓。实际上,现在的干部主要是指在党政机关工作的国家公务员,他们是我国干部队伍的主体。因此,他们的档案自然也成为我国人事档案的主体,必须从国家公务员政策、用人制度等方面来开展人事档案工作,而不能完全沿用过去的方法。同时,只有做好国家公务员档案的制度化、规范化、现代化管理工作,其他干部人事档案才可以有标准参照执行。

3.流动人员人事档案规模逐渐增大

在计划经济体制下,人作为一种特殊的资源被有计划地使用着,人们的工作、学习、择业都没有多大自主权,学什么专业、做什么工作、在哪里工作,主要由领导、组织安排,加之户籍和人事制度的限制,使得人才很难流动。因此,计划经济时代人才流动很少,即使少数人流动了,那么其档案必须随人转走或存放原单位。这种环境下,很少有流动人员档案存在,更没有保管这种档案的专门机构。

在市场经济建立之后,为适应以公平竞争为主要特征的市场体制发展的需要,国家在人事制度、户籍制度等方面作了相应改革,使人才流动日益频繁。全国各级政府下设的人才流动服务机构中,正式登记在册的流动人员已达一千多万,今后还会增多。这些流动人员形成了大量档案,在各类企业、机关招聘使用新的管理人才、技术人才时,考察了解个人以往工作能力、品行、工作实绩、经历、创造发明等方面情况的重要依据。这些流动人员档案无论从数量上还是规模上都比计划经济时代大得多,而且已形成了自己的特点。专门管理流动人员人事档案的机构和人员,必须充分认识到这类档案的特点、难点及将逐步增多的趋势,认真做好流动人员人事档案管理与利用工作。其他单位档案管理人员也应了解和掌握我国流动人员人事档案管理的法规政策,按规定做好准备或已经调离本单位的人员档案的转递、移交等工作。

4.企业人事档案中个人身份逐渐淡化

计划经济时代,人事档案管理中具有严格的等级制度。如干部档案是按行政级别高低分别管理,处级以上干部人事档案由组织部门管理,处级以下由人事部门管理,工人或职工人事档案由劳资科管理,不同身份、不同级别的人员,其档案管理机构、管理方式及保密程度都有很大差别。

市场经济体制的建立,迫使在用人制度方面进行了一些改革。特别是企业和高校员工,在干部能上能下、人事代理制、全员聘任制、全员劳动合同制等新的人事制度下,对于"干部本位"的思想更趋淡化。干部制度的改革,为人们提供了一个均等的机会。干部与工人开始交叉出现,今天的工人可能是明天的干部,明天的干部又可能是后天的工人。工人可被聘为厂长、经理,走上干部岗位;同样,原有企业厂长、书记等干部也可能下岗、转岗,转化为一般职工。工人与企业干部的界限很难分清,反映到人事档案材料中,都是关于个人工资材料、政治业务考核、专业技术评审材料等,按工人、干部甚至各种等级的干部分别管理其人事档案,已经没有什么实际意义,因此有些企业已开始将企业干部与工人档案统称为员工人事档案或职工档案,由企业综合性档案机构集中统一管理。高校人事档案中有干部、教师、职工、学生等类型,干部有各种级别,教师有各种职称,职工有各种工种,学生有各种学历,过去大多按不同身份分别管理。然而,这种重等级身份分别管理人事档案的做法,已明显不适应现代人事制度和高校建设的发展,妨碍了人事档案的完整归档和有效利用,而且不利于人事档案管理水平的提高。因此,不少高校人事档案管理部门及其人员,已经认识到这种严格按身份等级分别管理的弊端,提出并已开始实行集中统一管理,将干部、教师、职工档案统一归入人事档案机构管理。把传统的人事档案管理调整到整体性的人才资源开发使用上来,既有利于每个人的人事档案归档,避免分别编号出现"重号"或"遗漏",也有利于对全校人事档案实行标准化、规范化、现代化管理,减少重复劳动或因过于分散造成的人力和物力浪费,同时,还有利于人事档案管理水平的提高和便于检索利用。

5.人事档案的作用范围更广

传统的人事档案主要是党政组织机构使用,范围较狭窄,大多是为政治方面服务,如查阅个人在某次政治运动中的表现、历史结论和社会关系等。

在现代社会,不仅党政组织机构,企业、公司招聘使用人才时也需要查阅利用人事档案;不仅需要查阅个人经历、政治生活方面的情况,还要查阅个人业务、专长、工资、奖惩等方面的材料。因为在市场经济条件下,人事档案是个人各方面情况的综合反映,是体现自身价值的证据,它与个人生活和切身利益密不可分,如在本单位的工资晋级、职称评定等方面都离不开人事档案作凭证;而对于离开原单位寻求新的发展机遇的人,更需要人事档案作依据。

(二)人事档案的作用

从总体上来说,人事档案在国家经济建设、人才选拔与使用、人才预测等方面都具有重要价值与作用。特别是在市场经济条件下,要想取得稳健的步伐和高速的发展,离不开科学技术,而科学技术的进步则取决于人才的素质,需要有一支宏大的专业技术人才队伍。人才已成为决定经济兴衰、事业成败、竞争胜负的关键因素。纵观世界各国的发展计划或发展战略,几乎都有一个共同点,即无论是发达国家还是发展中国家,都把社会、科技、经济发展的依据放在"人才资源"这个支撑点上。当代国际国内经济、技术的激烈竞争,说到底就是人才的竞争,尤其是高层次、复合型人才的竞争。实践证明,人才资源已成为社会、科技、经济发展的关键因素,谁拥有更多的高层次、复合型人才,谁就能在竞争中取胜。科学技术问题、现代化问题,实质上是人才问题。科学技术水平越高,市场经济越发展,人才就越显得重要。作为人才信息缩影的人事档案,是各类人才在社会实践活动中形成的原始记录,是人才在德、能、勤、绩等方面的综合反映。若对人事档案重视,能认真研究,注重科学管理,可以较全面地、历史地再现各类人才的面貌特点及专长,作为考察和了解人才的重要依据;对人事档案的科学管理有助于各级组织根据每个人才的不同特点,提出培养教育和合理使用的建议,做到"因材施教"和"量才录用",便于各级组织及人事部门合理使用人才;有助于从人事档案中探索人才成长规律,更好地发现、培养和使用人才,开发人才资源,以适应市场经济建设对人才的广泛需求;可以及时为各类经济领域及部门推荐优秀人才,调动各类人才的积极性和创造性,使各种人才扬其长、避其短,充分使其在经济建设中发挥聪明才智,贡献自己的力量。如果人事档案材料不齐全,或有间断甚至有片面性,那就不能反映某个人的真实情况,就会直接影响到人才的正确合理使用,影响人才在经济建设中的作用;如果对人事档案不重视,不加强管理,致使人事档案管理水平低,服务方式被动单一,就不能使人才档案信息得到及时使用,同样会影响或阻碍经济建设的发展。可以说,人事档案与市场经济建设关系密切,人事档案在经济建设中具有重要作用。

具体来讲,人事档案的价值与作用主要表现在以下几个方面。

1.人事档案是考察和了解人才的重要依据

各项事业建设与工作中都需要各种人才。在考察和了解人才时,需要全面分析、权衡利弊、择其所长、避其所短,做到善用人者无弃人,善用物者无弃物。知人是善任的基础,而要真正地做到知人,就得历史地、全面地了解人。不仅要了解人的过去,而且要了解人的现在;不仅要了解其才,还要了解其德;不仅要了解其长处及特点,还要了解其短处及弱点。只有全面地、历史地了解干部,才能科学地用人,才能有效地防止不讲德、才条件,而凭主观判断和个人情感任用提拔干部的问题。还可以防止出现擅长科学研究的却要他做管理,擅长管理的却要他做学问的任非所长的问题。了解人的方法有许多,通过组织直接考察现实表现是一种很好的方法,但仅仅如此是不够的,而通过查阅人事档案是了解人才状况的重要依据之一,可以较全面地了解这个人的经历、做过哪些工作、取得了哪些成绩、有何特长、有何个性、道德品质如何、进取精神和事业心是否较强等各方面情况。

2.人事档案是落实人员待遇和澄清人员问题的重要凭证

人事档案是历史的真凭实据,许多表格、文字材料都是当时的组织与相对人亲自填写的,具有无可辩驳的证据作用,在确定或更改人员参加工作或入党入团时间、调整工资级别、改善生活待遇落实人事政策、平反冤假错案、评定人员职称等方面都需要人事档案作凭证,可以解决个人历史遗留问题,实际生活与工作中的许多疑难问题,往往通过查人事档案就可以解决。针对目前干部的年龄越填越小,参加工作时间越填越早,文化程度越填越高等问题,也需要通过以前的干部人事档案来查证核实。

3.人事档案是开发、使用人才及人才预测的重要手段

社会主义市场经济体制的建立,各级人才市场的诞生,使得各种层次、各种形式、各种渠道的人才交流日益增多,科技人员、高校教师、各类专业人才的流动日益频繁,为人才开发创造了有利条件,人事档案对于新单位领导掌握调入者的基本情况,正确使用新的人才将起到重要作用。如大型外资、合资企业招聘用人,人事档案作用不小。人事档案的建立,是人类走向文明与进步的产物。一些经济发达的国家都十分注重人事档案信息的建立。当一些资金雄厚、实力强大的名牌外资、合资企业人力资源部在我国境内招聘新的管理人才、技术人才时,非常重视人事档案的利用。因为一个跨越国界寻找经济合作,谋求最大经济效益的现代企业,深谙管理出效益的经商之道,而人才又是管理的关键因素。对一名优秀的企业人才的要求,不只限于其工作能力上,其品行、背景、以往的工作实绩诸因素,都是考察的条件。通过出示个人的人事档案,就可以此为凭,增加聘用企业对聘员的信任程度和认可程度。再如国内大中型企业(国企、民企)管理人员、技术人员的聘用,人事档案实力犹存。现代企业制度改革实施以来,企业实行专业技术人员、管理人员聘用制,使单位与人才在平等自愿的基础上建立了聘用关系。一份详实、完整的个人人事档案,既是企业选用人才和人才日后晋升提拔的重要参证,也是择业人员量己之才选择行业、部门的"谋士",双方的"知己知彼",能扼制某些企业和个人盲目择业、选人的"自主权",更便于"人才与用人单位是市场经济体制下活动的主体"这一社会功能的充分发挥。

同时,由于人事档案能较全面、准确地反映人才各方面情况,所以能够从人事档案中了解全国或一个地区或一个系统一个单位人才的数量、文化程度、专业素质等方面数据,国家及地方有关部门可以根据人事档案进行统计分析,进而作出准确的人才预测,制定出长远的人才培养计划。人事档案是推行和贯彻国家公务员制度的重要依据,用人机关可面向社会直接招但对所招公务员的人事档案,有着严格要求。人事档案记载着个人的自然状况、社会关系、历史和现实表现,没有个人档案的出具,就无法保证今后机关工作的严肃性。因此,那些断档而参聘的人员,已失去被聘用的可能。对在机关单位工作的公职人员来说,随着人事制度的改革,各级组织、人事部门在干部考核、任免、工资调整、职称晋升等工作中形成了大批反映干部新情况的材料,在机关干部辞退职制度逐步推行的现行体制下,无论今后被辞退,还是在机关单位留用,这些材料都是继续工作的依据,与自身利益息息相关。

目前,各级党委及组织人事部门积极探索干部人事制度改革,在干部选择、考核、交流等方面迈出了较大的改革步伐,取得了明显的成绩。采取"双推双考"的办法,从处级干部中公开选拔副局级领导干部,公开选拔处级干部,面向社会公开招录国家公务员和党群机关工作人员;从报考职工和应届毕业生中录用公务员;为加强对干部的考察和监督管理,在完善领导干部年度考核的同时,坚持对干部进行届中和届末考核,实行领导干部收入申报、诚勉等制度;今后更要进一步深化干部人事制度的改革,就是要按照中央精神所要求的,在干部制度改革方面,要"扩大民主、完善考核、推进交流、加强监督,使优秀人才脱颖而出,尤其要在干部能上能下方面取得明显进展";在人事制度改革方面,要"引入竞争机制,完善公务员制度,建设一支高素质的专业化国家行政管理干部队伍"。总之,在推进干部交流轮岗、健全干部激励机制、加强干部宏观管理、完善国家公

务员制度等方面,都离不开人事档案。

4.人事档案是人力资源管理部门对求职者总体与初步认识的工具之一

人事档案中对一个人从上学起一直到现在的经历、家庭状况、社会关系、兴趣爱好,以及现实表现都记录在里面。所有这些材料对了解和预测他将来的工作情况是很有价值的。人力资源部门从人事档案中可以了解到个人在以往的教育、培训、经验、技能、绩效等方面的信息,可以帮助人力资源部门寻找合适的人员补充职位。

5.人事档案是大中专毕业生走向社会必备的通行证之一

早在 1995 年,原国家教委就提出"加强大学生文化素质教育"的思想,至今也强调这一理念。我国高校还创立了综合素质评价体系,"档案袋"的内容也从根本上打破了过去千篇一律的学籍档案模式。评价体系包括了对学生思想道德、专业素质、科技素质、文化素质、身心素质、能力水平六大项指标的综合评议,"具有客观公正性和较强的操作性、可控制和可模拟性",既体现了大学生的主观愿望,又体现出市场需求的定量评估原则和个性评估原则,"使学生的整体素质的强项、弱项、综合优势,一览无余"。这种学生档案应该是聘人单位进行人才评估、启发选人谋略的重要向导,是大中专毕业生走向社会必备的通行证之一。

6.人事档案是维护个人权益和福利的法律信证

在当今的社会活动中,有许多手续需要人事档案才能办成,它是维护个人权益和福利的信证。

(1)公有企事业单位招聘、录用人才需要人事档案作依据。这些单位在办理录用或拟调入人员手续时,必须有本人档案和调动审批表经主管部门审批,由组织人事部门开具录用和调动通知才能办理正式手续。

(2)社会流动人员工作变化时需要人事档案作依据。人员跳槽到非公有部门后,又要回到公有部门时,没有原来的人事档案,原有的工龄计算、福利待遇等都会受到影响。

(3)民生及社会保险工作中需要人事档案作保障。社会保险制度作为市场经济体制的重要支柱,作用愈显。社会保险主要有养老保险、失业保险、工伤保险、医疗保险、生育保险、人寿保险、财产保险、死亡遗属保险等。每种保险都有不同的目的,如社会养老保险是劳动者因年老丧失劳动能力时,在养老期间发放的生活费及生活方面给以照顾的保险,以维护个人最起码的生存权利。目前,统一的职工基本养老保险制度已经建立,它不仅涉及国有企业、集体企业、三资企业、个体工商户及进城务工的农村劳动力,而且涉及机关事业单位的工作人员。鉴于我国养老保险金的筹集是建立在国家、单位、个人三方面基础之上,发放时则按照列入统筹项目的离退休费用总额向单位拨付或直接向离退休职工发放,因此,无论是在原单位供职的个人还是辞职、退职后另求新职的个人,在交纳养老保险金问题和退休后保险金的发放问题上,个人档案所记录的工龄、工资、待遇、职务、受保时间等都成为最主要的依据,那些弃个人档案与原单位出现断档的人,就会在实际利益上受到损失。再如其他社会保险档案,都是索赔、获益等方面的依据,关系重大。

(4)报考研究生和出国都需要人事档案。没有人事档案,研究生难以报考和录取。自费出国人员办理护照与其他手续,必须有记录个人经历、学历、成绩的档案材料。我国出入境管理条例中明确规定,必须对自费出国人员进行身份认定、政审等事宜,有些人因人事档案断档,不能出具有效的证明,而导致出国手续办理不畅通或不予办理。

(5)职称评定、合同鉴证、身份认定、参加工作时间、离退休等,都需要档案作为信证,没有人事档案会给人带来诸多不便,甚至使个人的切身利益受到损害。

7.人事档案是研究和撰写各类史志及人物传记的重要材料

人事档案数量大、范围广、内容丰富,涉及党史、军事史、革命史及干部个人工作的历史,具有较高的史料价值。它以独特的方式记载着人成长的道路和生平事迹,也涉及社会上许多重要事件和重要人物。有的材料是在战争年代中形成的,有的是当事人的自述,情节非常具体生动,时间准确,内容翔实,有的是在极其艰苦的历史条件下保存下来的,是难得的史料。它为研究党和国家人事工作、党史、地方史、思想史、专业史,编写人物传记等提供丰富而珍贵的史料,是印证历史的可靠材料。

总之,人事档案在市场经济条件下和现代文明社会里,不仅是组织使用的重要依据,而且与个人的生活和切身利益密不可分,是解决后顾之忧的好帮手。特别是个人在离开原工作单位寻求新的发展前途的同时,更不要忘却自己的"人事档案"。关于人事档案的作用,我国其他学者还有不同表述,但内涵基本一致。如:"人事档案是历史地、全面地了解一个人的必要手段,是人事工作不可缺少的重要工具;是确定和澄清个人有关问题及正常的政治审查的凭证;是研究和撰写各类历史传记的珍贵资料。""人事档案是历史地、全面地考查了解一个人的手段和基本依据;是进行科学研究的宝贵材料。"陈潭从公共管理的视角对人事档案的作用进行了认定:"人事档案作为一种公共管理工具,充分体现了国家安全与官吏管理的有效性,它的存在为庞杂的公共事务管理和复杂的人事任免更替找到了依据,对中国几十年来经济社会发展和国家的安全稳定起到了不可言喻的作用。"邓绍兴对人事档案的作用进行了比较全面的归纳。邓绍兴认为,人事档案是人事管理实践活动的产物,服务于组织、人事、劳动(或人力资源管理)工作,服务于人。它是组织、人事、劳动(或人力资源管理)工作的信息库和知人的渠道之一,直接关系到人才的选拔。

各级领导班子和各方面人员队伍的建设,涉及选人、用人、育人的大事和个人权益的维护,并将其具体作用归结为 10 个方面:是组织、人事、劳动工作不可缺少的依据;为开发人才,使用人才,进行人才预测及制定人才计划提供准确的信息;澄清问题的可靠凭证;维护个人权益和福利的法律信证;是推行和贯彻公务员制度的重要手段;是组织与干部之间联系的纽带;是组织、人事、劳动(或人力资源管理)工作者记忆的工具;对人事工作起规范、检查、监督的作用;是进行科学研究,特别是编写人物传记和专业史的宝贵史料;宣传教育的生动素材。

(陈迎九)

第三节　人事档案的工作基本概况

人事档案工作是运用科学的原则与方法管理人事档案,为组织、人事及其他工作提供人事档案信息服务的工作。

一、人事档案工作的内容

人事档案工作具体包括人事档案实体管理、人事档案信息管理、人事档案业务指导等方面的内容。

（一）人事档案实体管理工作

人事档案实体管理工作是管理记录有人事档案信息的档案原件本身,它是相对于人事档案信息管理工作而言的。人事档案实体包括载体与内容信息两个方面,其中,载体是指记录人事档案内容的纸质、磁质、光盘等物质材料,内容信息包括这些载体上记录的档案信息。人事档案实体管理工作就是指对上述档案的收集与补充、鉴别与鉴定、整理与保管、变动登记与转递、提供利用服务等。

（二）人事档案信息管理工作

人事档案信息管理工作是指管理人事档案原件实体上记录的信息。显然,随着各种人事档案管理信息系统的开发与应用,人事档案信息便脱离了人事档案原件而存在,并以此为依据对个人的基本情况、培训情况、证照情况、学习培训情况等进行综合管理。随着现代信息管理理论与信息技术的发展,人事档案工作中也越来越多的需要对人事档案实行信息化管理,对人事档案实体上的各类信息可以根据不同需要进行重新组织,便于从不同角度进行检索利用,这已成为人事档案工作的重要内容之一。

（三）人事档案工作业务指导与研究

人事档案业务指导工作是指上级组织、人事档案部门根据党和国家管理人事档案工作的方针政策、法规、制度和办法,对下级组织、人事档案部门的工作提出任务和具体要求,对下属单位的人事档案工作进行监督、检查、督促,发现问题,及时解决问题,处理人事工作与其他工作的关系,推进人事档案工作发展。

人事档案业务研究工作是指组织、人事部门根据社会发展和人事制度改革的进程,对人事档案工作面临的新情况、新问题,进行深入研究,提出解决方案的工作。人事档案工作中的矛盾,管理体制改革,如何实现人事档案现代化管理,如何开发与利用人事档案信息资源,如何使人事档案管理工作逐步走向科学化、规范化、法制化道路等问题都是人事档案工作中亟待研究的问题。而且这些问题与矛盾是需要长期研究的,旧的问题与矛盾解决了,新的问题与矛盾又会产生,人事档案工作就是在这种矛盾运动中不断得到发展。

（四）人事档案规章制度建设

人事档案规章制度建设是指根据《中华人民共和国档案法》及其他法律、法规的精神,建立、健全适合本单位人事档案工作发展的规章制度,包括管理人员工作制度,人事档案材料收集归档制度,人事档案整理、转递、统计制度,人事档案安全保密与销毁制度,人事档案开发利用与借阅制度等。

（五）人事档案人员教育与培训工作

人事档案人员教育与培训工作是对从事档案管理人员进行各种形式的培训,包括全面教育、上岗培训、在职培训等,以帮助人事档案从业人员提高人事档案业务水平和服务质量的重要工作。

二、人事档案工作的性质

弄清人事档案工作的性质是做好人事档案工作的基础。归纳起来,人事档案工作主要具有专业性、依附性、政治性、保密性、管理性、服务性等性质。

（一）专业性

人事档案属于一种专门档案,以特殊的文件形式、单一的人员内容等特征区别于其他门类档案。人事档案工作就是管理这一专门档案,是一项专业性较强的工作,它有专门的业务理论知识,独立的体系和客观规律,必须遵循人事档案的运动规律和一定的科学原则进行,有专门的法规和方法,有独特的范围、任务和程序,有专门的管理人员。在理论上、实践上、组织上都自成体系而独立存在,没有任何工作可以代替它。

(二)依附性

人事档案工作虽具有一定的独立性,但同时又依附于组织、人事工作和档案工作,这种依附性是双重的。因为人事档案工作是为适应组织、人事工作的需要而产生、存在和发展的。人事工作中产生的大量人事档案必须进行收集、整理和管理,以适应组织、人事工作的需要,这就形成人事档案工作,并构成人事档案工作的内容和范围。人事档案工作是从属于组织、人事工作的,是组织、人事工作的重要组成部分,因此人事档案工作应与组织人事工作政策、法规相结合,与组织人事工作同步一致。同时,人事档案工作又是档案工作的重要内容之一,因为人事档案与其他档案一样,同属档案范畴,是国家档案资源的组成部分,明确人事档案工作与档案工作之间的关系,对于做好人事档案工作,具有重要意义。

(三)政治性

人事档案工作的政治性,首先表现在它与党的方针、政策、政治路线有着密切的联系,人事工作是为党和国家政治路线和经济建设服务的。党的政治路线是通过组织路线、人事工作来实现的,人事档案工作做得好坏,直接关系到组织、人事工作的开展,影响到组织、人事政策的贯彻落实,影响到干部路线、人才选拔使用等工作的开展。人事档案工作的政治性,还表现在人事档案工作本身是一项政策性很强的工作,人事档案是了解人使用人的重要依据,人事档案的收集、鉴别、取舍、清理和利用等工作,都涉及党和国家关于知识分子的政策,关于人才的改革,关于干部看法与使用的问题,直接关系到人的工作与生活,如果人事档案工作做得好,充分体现与落实党的政治、组织路线和人才政策,就能充分调动人的积极性;反之,则会挫伤人们的积极性,影响党和国家政治路线改革的贯彻执行。

(四)管理性

人事档案工作有着独特的管理对象,即人事档案。人事档案工作的任务就是集中统一的管理人事档案,为组织、人事、劳动等工作服务。管理人事档案是其最核心的工作,在从事该项工作活动中,必须正确认识与把握这一性质。应充分认识到人事档案工作不是随意的无规可循的简单劳动,也不仅仅是收收发发、取取放放、装装订订的纯事务性工作,而是需要采用一套科学理论、原则与方法进行的工作,它的收集、整理、鉴别、保管、利用等工作环节都涉及科学理论与管理方法,如怎样及时完整的收集与系统整理,如何正确鉴别人事档案内容,保管方法的适用,利用原则的制定等,都需要充分掌握一些科学管理知识,才能做好。

(五)服务性

人事档案工作的服务性是人事档案赖以生存和发展的基础,是人事档案工作的出发点和根本目的,人事档案工作的服务性表现在它是为党和国家人事工作及其他工作服务的,它是通过提供档案材料为制定政策、发布命令、录用选拔人才等工作服务的。充分认识人事档案工作的服务性,树立正确的服务思想、明确服务方向、提高服务质量、端正服务态度,是做好人事档案工作的基本条件。

(六)保密性

人事档案的保密性是由人事档案的机密性决定的,正因为人事档案中有些属机密内容,所以人事档案工作就具有保密的性质,从事此项工作应坚持保密原则、遵守保密制度,保证人事档案机密的绝对安全。同时,对人事档案机密性应正确认识,它有一定的时空性,即在一定的时间或一定的范围内是需要保密的,但它不是一成不变的,也不是绝对的,它是可以解密的。因此,不能对此采取绝对化的态度,而是要正确地、适当地保密,一方面要认识到人事档案工作具有保密性,对需要保密的人事档案一定要保密;另一方面,要正确处理保密与解密,保密与利用之间的辩证关系,到了保密期限或不需要保密的人事档案应积极提供利用。

综上所述,人事档案工作具有多重性质,在实际工作中应了解和正确掌握这些性质,处理好各种性质之间的关系,认真做好人事档案管理工作。

三、人事档案管理工作的原则

人事档案管理原则是在人事档案工作实践中逐步形成起来的。根据《中华人民共和国档案法》《干部档案工作条例》《企业职工档案管理工作规定》的精神,可以将我国人事档案管理工作的原则归结为集中统一、分级管理,维护人事档案真实、完整与安全,便于组织、人事工作及其他工作利用。在市场经济条件下,人事档案管理还是应坚持这些原则,只是在具体内涵上有所差异。

(一)集中统一、分级负责管理人事档案

集中统一、分级负责管理人事档案既是人事档案的管理原则也是人事档案的管理体制。"集中统一"是指人事档案必须集中由组织、人事、劳动部门统一管理,具体业务工作由直属的人事档案部门负责,其他任何部门或个人不得私自保存人事档案,严禁任何个人保存他人的人事档案材料,违反者要受到追究。《干部档案工作条例》指出:干部档案管理实行集中统一和分级负责的管理体制。《干部档案工作条例》第 30 条还明确规定:严禁任何个人私自保存他人的档案。对利用档案材料营私舞弊的,应视情节轻重,予以严肃处理。对违反《中华人民共和国档案法》《中华人民共和国保密法》的,要依法处理。这就明确规定了公共部门人事档案材料的所有权属于国家,并由国家授权由组织、人事、劳动部门统一管理。这一管理原则便于加强对人事档案工作的领导,促进这些单位的领导人把人事档案工作纳入议事日程。"分级管理"是指全国人事档案工作,由各级组织人事部门根据其管理权限负责某一级人员的人事档案材料,并对人事档案工作进行指导、检查与监督。一般来讲,工人档案由所在单位的劳动(人力资源)部门管理,学生档案由所在学校的教务或学生工作部门管理,干部档案是按干部管理权限由各级组织、人事部门分级管理,即管哪级干部,就管哪一级干部档案,使人员管理与档案管理的范围一致。这种管人与管档案相统一的管理体制,使人事档案工作与人事工作的关系非常密切,有利于各级组织、人事部门对人事工作的领导,也可以为人事档案的管理与利用提供组织保障。

在市场经济条件下,应注意级别不要分得太细。一旦级别分级过细,过分强调管人与管档完全一致,势必导致分散多头管理、管档单位与兼职人员过多等问题,因而实行适度分级即可。由于党政机构与企事业单位及其他机构的工作性质、职能任务不同,其人事档案的管理级别应区别对待。首先,党政机构人事档案管理应适度分级。由于我国传统上把人才人为地分成中央、部委、市属、部门和民营等几大块管理,所以我国人事档案所在机构和人事档案形成者历来存在级别之差,且分得过细。从人事档案所在行政机构的级别上说,有中央级、省级、市级、县级、乡镇级等;从党政机构人事档案形成者的行政级别来说,有一般科员级、副科级、正科级、副处级、正处级、副厅级、正厅级、副省级、正省级、副部级、正部级等。由于各级别的人事档案形成者所处的地位与身份不同,从事的工作性质不同,对国家所作贡献有大小之分,其档案的保存价值、保密范围也必然存在一定差异,因此,过去人事档案管理所分的级别很细,不同级别由不同机构保存,这对于重要人物档案的保管和保密具有有利的一面,但分得过细,则不便保管和利用。特别是社会主义市场经济条件下,民主化程度提高、透明度增强、各类人员级别变化较大,各类人员工作单位和工作性质不像计划经济时期那样稳定,而是具有较大的灵活性,可以进行合理流动和自由择业,政府机构人员也面临着分流、下岗的问题,现有近一半的机关干部将被精简,被精简下来的机关干部将向企业集团、监督机构中介组织、个体企业等领域分流,一些国家公务员可能转化为企业干部或职工,一些普通干部也有可能被提拔为官员。因此,人事档案管理的级别不宜像过去那样实行过细过严的等级体制,而采取适度分级较为合理。如省级党政机构的人事档案分为两个级别即可,副厅级以上官员的人事档案由省委组织部档案机构管理,副厅级以下官员及国家公务员由人事档案部门管理。市县级党政机构更不宜分级过细。

其次,企事业单位人事档案管理可以不分级。对于企业事业单位的人事档案来说,可以不分级别,由各单位人事档案部门、人力资源部或综合性档案机构集中统一管理。因为这类机构的人员中从事党政领导工作的人数较少,大多从事科研、教学、生产、开发等工作,了解、使用这类人员主要看业绩和贡献,各种级别的人事档案内容大体相同,其保密程度不存在大的差别,不需要像党政机关分级别分别保管,完全可以由所在单位人事部门或综合性档案机构统一管理,这样可以防止一个单位的人事档案分散在几个部门保管或一个人的档案分别由不同部门保管。同时,此类机构的"干部本位"观念将逐渐淡薄,如国有企业同行政级别逐渐脱钩,企业厂长经理实行自我推荐民主选举,企业干部处于动态之中,企业干部级别变动频繁,企业干部级别不像党政机构官员和国家公务员相对稳定,企业干部级别有时很难确定,所以企业的人事档案没有必要实行严格的等级管理。高校的校长、书记及有关领导也大多是专业人才、专家,校长一职并不是终身制,不当校长后仍从事自己的专业教学与科研活动。至于普通教师虽然有讲师、副教授、教授等各种等级,但每个人处于变化之中,现在是讲师,一段时间后可能是副教授、教授,而且这些职称在聘任制下也不是终身制,因此更没有必要分级别管理其人事档案。

(二)维护人事档案真实完整与安全

维护人事档案真实、完整与安全,既是人事档案管理中需坚持的基本原则之一,也是对人事档案管理工作最基本的要求。所谓"真实",是指人事档案管理中不允许不实和虚假人事材料转入人事档案。应注意鉴别挑选真实内容的人事档案材料,这是能否发挥人事档案作用的前提,假如人事档案材料不真实,是不能用来作为凭证的;否则,会给工作和有关人员带来损失。人事档案材料形成于不同的历史时期,它的产生与一定的历史条件相联系,不可避免地带有时代色彩。特别是在历次政治运动中形成的人事档案材料,确实具有某些局限性,有些内容现在看来是不妥甚至是错误的。为了确保人事档案的真实性,从1980年以来,根据中央组织部的有关规定,在全国范围内,对每个干部的档案进行了认真的复查、鉴别和审核,将那些在历史上形成的已经失实的干部档案材料和丧失利用价值的干部档案材料,经过清理鉴别,及时剔除出去。干部违心写的与事实不符的检查交代材料,应退还给本人。只有经过复查做出的组织结论、与结论有关的证明材料和确实能反映干部实际情况又有保存价值的材料,才归入干部档案,以维护干部档案的真实性,使干部档案准确可靠,符合本人的实际情况,体现党的实事求是的思想路线。

所谓"完整",是指保证人事档案材料在数量上和内容上的完整无缺。数量上的完整,是要求人事档案材料齐全,凡是一个人的档案材料应该收集集中保存在一起,不能残缺和短少,才能反映一个人的历史和现实面貌;内容上的完整,是要求随时将新的人事档案材料补充进去,一个人的档案材料中应能反映各个时期的情况,不能留下空白。从干部管理制度看,更改干部档案各类材料内容都属于干部审查工作范围,也是干部档案鉴别工作的重要内容,要求必须真实、准确、材料完整、手续齐备,这是一项十分严肃的工作。无论是干部本人还是组织部门都必须尊重,根据干部档案产生的时间、历史背景,客观分析其所起的历史作用,以确定干部档案的可靠程度。值得注意的是,近年来在落实中央组织部制定的有关干部政策工作中,特别是在关于干部待遇、干部选拔方面出现了一些问题。从干部档案管理角度来看,有些干部在申请更改干部档案有关材料时,年龄越改越小,参加工作时间越改越早,学历越改越高,甚至有人要求更改各类政审结果……因而给干部管理和干部档案管理造成一定的难度。尤其在部分履历情况基本相似的干部中引起不良影响,表现为在待遇上攀比,在职务、职级、职称晋升上计较,甚至发展为个人之间相互不信任。实际工作中,有的单位由于档案转递制度不健全,一个人的档案材料分散在不同的地方,支离破碎,无法看到一个人的全貌。有的由于长期不补充新材料,致使人事档案内容老化、陈旧,不能反映现实面貌。

所谓"安全",是指人事档案实体安全与信息内容的安全。实体安全就是要妥善保管,力求避免人事档案材料遭受不应有的损坏,如丢失、破损、调换、涂改等。人事档案材料是一定的物质载体,以一定的物质形式存在,由于受自然和人为因素的影响,永远不遭受损坏是不可能的,因此,人事档案工作者应尽一切可能最大限度地延长档案寿命。信息内容安全,就是要建立健全人事档案的保管制度和保密制度,从内容上保证人事档案不失密、不泄密,不对人的个人隐私和权益造成损害。

总之,维护人事档案的真实、完整、准确与安全是互相联系、相互依存的统一体,是组织部门和每个干部的共同责任。真实准确是人事档案能否正确发挥作用的前提,离开了真实准确,维护人事档案的完整与安全就失去了意义。真实准确又必须以完整和安全为基础,仅有单份材料的准确,仍无法完整反映一个人的全貌。如果只考虑到人事档案的现实效用而热衷于更改人事档案有关内容,却忽视维护其真实、完整与准确,这不仅违反了历史实际和客观实际,背离了党的实事求是的思想路线,而且会给人事档案管理工作带来一定的难度,也会对个人的培养和使用起一定的不良反应,因而是不可取的。

应该指出,党和国家对组织、人事工作历来十分重视,为了确保人事档案的真实性,中央组织部作出了一系列规定,从制度上保证人事档案的真实性。中央组织部明确规定:凡是归入干部档案的材料,必须是经过组织程序、由组织审查认可的真实材料。这些归档材料一般是和干部本人见面的,内容准确、实事求是、手续完备,符合归档要求。因此,只有既维护了人事档案的真实准确,又保证了人事档案的完整与安全,才能发挥人事档案应有的作用。

(三)便于人事工作和其他工作利用

人事档案工作的目的是为了提供利用,这也是衡量和检验人事档案工作的重要标准。必须将这一原则贯穿到人事档案工作的各个环节中去,成为制定方针措施和安排部署工作的依据和指南。在收集、鉴别、整理等方面都要考虑这一原则,现在更应结合人事政策、制度及改革进程,积极主动为人事工作和其他工作服务。

现代社会,除上述三项基本原则之外,还应坚持人、档统一和适度分离的原则。

人、档统一是指个人的管理单位和人事档案的管理单位必须一致,这样做有利于个人的有关材料及时收集、整理归档,也便于档案的利用,这就要求人事调动或管理权限变更时,档案应及时转递,做到人档一致。现代社会,人才市场的建立,辞职、辞退等一系列新的人事制度的实施,使工作人员与工作单位之间的关系由原有的超稳定状态逐步向具有一定程度的自由度方向发展。同时,市场经济在追求效益的前提下,对人才的使用越来越强调其现实业绩与能力,客观上要求改变传统的人事档案管理体制,建立与新的人事管理制度相适应的人事档案管理体制,在统一制度指导下,人事档案也应进行改革,大部分人事档案仍然需要坚持"档随人走"这一原则,而在特定条件下也可以分离,但一定要适度。管理者可以借助现代管理手段而非档案保管处所来实现对人的全面了解与把握。如借助计算机技术和网络通信技术将分管于不同处所的某人的人事档案在信息的查询与利用实现集中,这样既可满足人事工作对人事档案的需求,同时又可解决现代社会条件下人们对保管人事档案实体的要求。

上述原则,是一个辩证统一的有机整体,是完成人事档案工作各项任务的基本保证。它决定和制约着人事档案工作的各个环节决定和制约着人事档案的一切具体原则、要求和方法。

四、人事档案工作的特点

人事档案工作者除应认识到上述性质之外,还应了解现代人事档案工作的特点,主要有以下几点。

(一)人事档案收集归档整理工作难度增大

由于市场经济条件下,人事档案涉及的范围更广,内容更丰富,结构更复杂,特别是流动人员等人事档案的特殊性,更增加了人事档案归档的难度,如流动人员从原单位进入人才市场或调动其他单位之前,有些原单位对已调走人员不重视,没按规定将其档案移交人才交流机构保管,而是让本人自带,有些高等院校将未找到工作单位的学生档案让学生自己保管;同时,又由于社会上各种人才中介服务机构如职业介绍所、技能测试中心、猎头公司、人才交易所较多较杂,有些受利益原则驱使,根本没有按流动人员人事档案管理条例执行,流动人员人事档案转递制度不健全、移交不及时。这些原因都导致了流动人员档案管理中难以按时归档并使之齐全完整,使得档案丢失、短缺、涂改、不真实等情况出现,增加了人事档案管理的难度。

此外,信息化条件下,既要收集纸质的人事档案信息又要收集办公自动化过程形成的人事档案,以及网上的数字化人事档案信息的收集和归档整理。

(二)人事档案工作的政治机密性减弱,科学服务性增强

在市场经济条件下,党和国家整体工作是以经济建设为中心。个人在重新择业过程中追求体现自身价值,人事档案中记载的是个人德能勤绩各方面的情况,不仅仅局限于政治历史材料,它不是组织政治化、神秘化的产物,而且人事档案在现代社会与个人生活有着千丝万缕的联系,不仅仅局限于组织机构使用,因此其机密性有所减弱。人事档案在市场经济条件下虽然还是有政治性、机密性的特点,它体现党的人事工作改革,掌管党和国家的人事机密,必须执行党和国家有关保密规定,保证人事档案的安全。但相对于计划经济时代,这种特点有所减弱。相反,如何开放人事档案信息,通过信息化提供人事档案成为当今人事档案需要重点思考的问题之一。人事档案服务性必须增强,因为市场经济条件下的人事档案范围广泛、内容丰富,因而其工作比较复杂,是一项专业性很强的工作,有很多学问,必须具有一定的专业知识和科学管理方法。随着现代科学技术的飞速发展,电子计算机等现代化手段在人事档案工作中的运用尤为突出。同时,人事档案在市场经济条件下,必须为市场经济建设服务,必须强调人事档案工作的服务性,端正服务态度,树立服务思想,提高服务质量。

(三)对人事档案查阅利用更频繁,快、精、准

要求便于社会利用档案,是一切档案工作的根本出发点和目的所在,人事档案也不例外。在市场经济条件下,由于人员变动大、流动频繁,因此对人事档案的查阅利用也更加频繁,而且要求

快、精、准地利用自己的档案,希望在较短的时间内,快速查阅到自己所需的档案。

（四）对人事档案管理人员素质要求更高

人事档案工作是一项政策性、专业性很强的工作,特别是在市场经济条件下,人员转岗、下岗、招聘、调动等很频繁,人事档案查阅利用需求更多更广,要求档案人员不仅应当具备较好的政治素质,还应具有过硬的业务水平。对档案工作者应当进行严格的业务培训,不断提高其政策水平和业务能力,使他们不但熟悉本单位的人员结构、素质特长、历史背景及现实表现,还要懂档案专业知识,学会运用计算机输入、存储、加工、传递档案信息,应用多媒体技术、网络技术等一系列现代化管理手段,才能及时有效地在更大范围内为开发人才提供科学、全面、及时的服务,真正成为"开发人才的参谋部"。

（五）对人事档案现代化管理要求更高

任何一项事业的发展都需要有一批优秀的人才,人事档案管理也需要优秀的人才。因此,及时获取人才信息,了解市场人才状况,挑选优秀人才至关重要。如果按传统手工检索人事档案信息、摘录人事档案材料,则费时费工费力,且很难及时准确地提供有用的人事档案。现代社会的各级领导部门及各类企业、公司等用人单位,在进行员工人事安排、挑选优秀人才、干部配备等工作时,已经开始认识并重视人事档案现代化管理方式与手段,提出了人事档案现代化管理的各种要求,而且这种要求会越来越高。各级各类人事档案管理部门的人员必须充分认识到这一特点,尽力满足社会对人事档案现代化和信息化管理的要求,以适应当代社会发展的要求。

五、人事档案工作的任务与组织领导

（一）人事档案工作的任务

人事档案工作的任务概括起来包括如下 6 个方面。

(1)收集、鉴别和整理人事档案材料。

(2)登记本单位员工的职务、职位变动情况。

(3)通过员工的人事档案熟悉各员工的历史和现状,为人事工作提供丰富、翔实的人才信息。

(4)负责办理人事档案的查阅、借用转递。

(5)负责调查研究和改进人事档案工作的方式方法,推进人事档案工作的现代化和科学化。

（二）人事档案的组织领导

在人事档案的组织领导方面,建立和完善人事档案工作的组织体系,加强党对人事档案工作的领导,是搞好人事档案管理和人事档案建设工作的关键。人事档案工作范围覆盖面广、工作量大,业务性、政策性、机密性强,必须有相应的管理机关,可喜的是我国目前已经组建了一整套人事档案工作组织体系,即各级组织、人事、劳资部门同时又是人事档案管理部门,按照统一领导、分级管理的原则,一般在这些部门内设立处、科、室等内部机构,负责人事档案的具体工作。各级党、政机关的组织、人事部门,对下级的人事档案工作,在业务上负有检查和指导责任,它们的具体任务。

(1)制定人事档案工作的有关方针、政策、规划、制度、法和贯彻的措施。

(2)对人事档案工作业务进行指导,组织业务学习活动,采取各种形式帮助人事档案管理人员提高业务水平。

(3)了解和检查贯彻执行人事档案工作的有关方针、政策、规章制度的情况,研究解决工作中存在的问题。

（4）总结、发现、交流并推广人事档案工作的先进经验，表彰先进工作者。

（5）召开人事档案工作的专门会议。

（6）办理党委或上级部门交办的有关人事档案工作的其他事 4 人事档案工作管理体制与模式。

（陈迎九）

第四节　人事档案的工作管理体制与模式

一、人事档案工作管理体制

从广义上说，人事档案工作的管理体制是指党和国家管理人事档案工作的组织体系与制度。主要包括：其一，人事档案管理的领导体制。这是增强人事档案工作发展宏观调控能力和对人事档案管理导向作用保障。根据我国国情和人事档案的特殊性，对这种专门档案的管理，应由中央组织部、人事部和国家档案局联合组成领导机构。具体讲应是建立以组织部门为主导、人事部门为主体，档案部门为指导的领导体制，共同商定我国人事档案管理工作方针政策等重大事宜，对我国人事档案管理工作从宏观上予以指导。其二，人事档案管理的专门机构。主要是为了确保相对集中统一的管理人事档案。《干部档案工作条例》明确要求干部档案管理实行集中统一和分级负责的管理体制。干部档案按照干部管理权限由组织、人事部门管理。企业职工档案根据《企业职工档案管理工作规定》的精神，由劳动主管部门领导与指导，实行分级管理。学生档案由学生工作部门管理。军队系统的档案由军队政治部干部部门管理。

从狭义上说，人事档案管理工作的管理体制是指各单位人事档案管理工作的组织体系与制度，主要分为集中型和分散型两种。本节主要从狭义的角度来阐述。

（一）集中型人事档案管理体制

集中型人事档案管理体制是指各单位人事档案集中由本单位组织、人事部门管理。

中央、省级各机关，都应有专门的组织、人事档案部门，实行相对集中管理本单位人事档案。对于高校和大型企业来说，无论其职位高低，无论从事何种工作，其所有在职员工的人事档案应由该机构人事档案机构或综合性档案机构统一集中管理，而不应分散在各科室部门，离退休人员档案应由该机构档案馆统一管理，因为人事档案的归宿与其他档案一样，其最后的归宿完全可以进入永久性保管档案的机构，只是在利用范围、时间、内容等方面比其他档案要求更严、保密程度高一些。

县及县级以下机构的人事档案应按行政区域集中统一管理，凡该行政区域内工作的任何人员、无论职位、年龄、专业、工作单位等情况有什么不同，但其人事档案均由一个档案机构管理，如一个县所有单位的人事档案完全可以由这个县人事局或县档案馆统管，不必分散在县直各机关保管。这样既可节省人力、物力，提高人员素质，防止部门单位之间互相推诿扯皮，而且可以方便利用者利用档案，提高利用效率，也有利于实现人事档案标准化、现代化管理。对于县级以下基层单位的人事档案，更不必由各单位自行管理。如区级机关的所有人事档案，应由区档案馆或人事局统一管理。因为区级机关及基层单位人员住地集中、数量不多，各单位自行管理浪费人财物,管理条件得不到保障。加之,随着机构精简人员变动频繁,更不宜每个单位自行管理。人事档案过去分两块组织部管领导干部,人事局管一般干部,现在人事档案统一归于组织部合署办公的人事局管理,已经取得了一定成效,代表着人事档案管理的方向。有条件的县(市)可以建立干部人事档案管理中心,有利于配足干部人事档案管理人员,有利于加强对干部人事档案的管理和对干部人事档案工作的研究,有利于根据不同行业、不同地域、不同职级固定干部人事档案管理人员,实行专人统一管理,有利于提高干部人事档案管理质量和使用效率,更好地为党的干部人事工作和人事决策工作服务,为经济建设服务。

对于中小型企业的人事档案,更应该实行集中统一管理。这里是指应集中在该行政区域人事档案管理中心或该企业所属管理部门,而不是中小型企业机构单独集中管理。因为在"抓大放小"搞活大型国有企业的过程中,必然有许多中小企业被收购、兼并,即使能够独立存在,也普遍存在缺乏专用档案装具、库房和人员的问题。实行较大范围的集中,可以减轻中小企业负担,使企业人事件得到科学化和现代化管理,避免或减少因中小企业条件人事档案损毁或者丢失等事件发生。

(二)分散型人事档案管理体制

分散型人事档案管理体制是指各单位人事档案分别由组织、人事、行政、劳动、学生工作处、科研处等机构管理。

目前,我国人事档案实行分散型管理体制主要有3种情况:一是县级以下机构的人事档案归多头管理,求属混乱,参加主管人事档案的部门有组织、人事、劳动、民政等,兼管人事档案的部门有教育、医疗卫生甚至每一个部门。二是有些高校人事档案实行分散管理,分别存放于组织、人事、劳资、办公室、科研处、教务处等部门。三是人事档案管理与档案业务指导机构关系疏远,处于分离状态,各级档案机构对其他专门档案具有业务指导作用,而对人事档案管理缺乏业务指导,管理人事档案的人员很少甚至根本不参与档案部门的业务活动

上述3种情况与社会主义市场经济体制条件下人事政策、人事制度改革要求是不相适应的。第一,为适应以公平竞争为主要特征的社会主义市场经济体制发展的需要,国家正在精简机构,实行干部分流,不可能也不必要将人事档案分散于各部门,由很多人来从事这项工作,而是需要相对集中,选派少而精的人员管理。而人事档案分散于各个部门,每个部门都需要人从事人事档案管理工作,这样看起来数量较大,而真正精通档案业务,专门从事人事档案管理的人很少,致使人员素质低下,管理水平落后,造成人力物力浪费。第二,每一个部门都管人事档案,很难保证必要的库房设施和保护条件,大多存放于普通办公用房,致使不少人事档案丢失、霉烂,更难对其实行标准化、现代化管理。第三,人事档案属多头管理,易造成职责不清,互相推诿扯皮现象发生。第四,不便于查找利用,因为分散多头的管理体制人为地破坏了人事档案及相关内容的有机联系,致使人事档案孤立分散和不完整,很难及时全面地为人才市场和人事部门提供人事档案信息,甚至造成人才选拔的失误。

二、人事档案管理模式

在计划经济体制下,我国人事档案工作只有封闭式这一种管理模式。随着社会主义市场经济体制的建立与发展,国家人事制度的改革,国家公务员制度的推行,流动人员的大量产生,使得开放式这种新管理模式应运而生。所以,现在我国人事档案管理中主要有机构内部封闭式和社会化开放式两种管理模式。

（一）封闭式人事档案管理模式

封闭式人事档案管理模式是指人事档案由单位内部设置的人事档案室（处、科）按照干部管理权限集中统一管理。主要是领导或组织上使用，一般不对外使用。目前，我国党、政、军机关，企事业单位在岗和离退休的国家干部、教师、科研人员等人事档案大多实行这种管理模式。这种模式具有一定的特点与长处。其特点长处主要表现在以下几个方面。

1.有利于本单位人事档案的收集和管理

本单位内部人事机构对本机构人员、工作内容非常熟悉与了解，人事档案来源单，仅限于本机构人员，因此在收集工作中可以较全面系统地收集。又由于本单位工作内容大体相同，因此，对其人事档案的分类、排列、鉴定可采用比较一致的标准，便于管理。

2.便于本单位领导及时使用其人事档案

由于本单位保管案，领导需要了解人员经历、成果等状况时，很快就能从本事档案机构查阅到，不必跑路，也不费时费力。

3.有利于人事档案的保密

因为人事档案材料是组织上在考察了解和使用人的过程中产生、形成的，它记载着有关知情人为组织提供的情况，这些材料上记载的内容，由组织上统一掌握和使用，对人事档案的保密具有较大作用。

封闭式人事档案管理模式也有一定缺点：利用服务面较小，档案信息资开发与发挥作用受一定的局限，比较封闭和内向。

（二）开放式人事档案管理模式

现代市场经济社会越来越成为一个开放的世界。1999 年 5 月 17 日，中国政府上网工程主网站正式开通，许多省级、县级地方政府也都相继上网，这不仅有利于降低办公费用，提高政府的工作效率和透明度，减少腐败，而且公民能公开查阅行政机关的有关电子文件，也能积极参与决策。在欧洲、美洲等一些国家，近年来颁布的一系列法令也是朝这个方向努力的，透明化与公民参与决策之间存在着密切关系。只有透明化，只有得到充分信息，才可能真正参与决策。世纪风迎面而来，人事档案管理正以一种更积极、更开放的姿态去面对，人事档案开放式管理模式正是在这种环境下建立与发展起来的。

1.开放式人事档案管理模式的概念及其含义

开放式人事档案管理模式是指人事档案不是由本机构管理，而是由人才交流中心和社会上的有关机构管理。其含义有以下 4 点。

（1）人事档案管理机构、管理与服务对象的社会性。市场经济的建立，产生了许多经济组织形式，这对人才的吸纳、流动与旧的人事制度发生了巨大的碰撞，新型的人事管理制度如人事代理制度应运而生，使人事管理变成了一种社会化的活动，因此，作为人事管理重要组成部分的人事档案工作，也必然具有这种社会化的性质。从管理机构来说，不像计划经济时代仅有各单位内部人事档案管理机构，只收集管理本单位人事档案，市场经济条件下已建立具有较强社会性的人事档案管理机构，如各省市人才市场建立的人事档案管理机构，这种机构不是管理本单位人事档案的机构，而是面向社会，其管理对象包括该社区范围内所有流动人员人事档案，其服务对象更具有社会性，可以为整个社会提供人事档案服务。

（2）人事档案来源的广泛性和内容的复杂性。人事档案管理机构、管理对象和服务对象的社会性，决定了人事档案来源的广泛性和内容结构的复杂性。在传统的人事档案管理中，人事档案的收集、处理和提供利用往往由各单位内部人事机构行使,该机构人事档案来源单一,仅限于本机构人员,内容也较简单;而社会化的人事档案管理机构,其来源要广泛得多,可以来自该社区范围内各类人员,由于每类人员身份不同,集中起来显得人员复杂,其档案内容也是丰富多样。

(3)利用者对人事档案需求的多样性。市场经济的发展离不开人才,无论是外资、合资、国有企业招聘新的管理人才、技术人才、选拔合格或优秀人才,还是考核、任免、招聘国家公务员及大中专毕业生社会就业,都不会忽略人事档案的利用。利用者类型、利用者用途的多样性,导致对人事档案内容、载体、传递方式等方面的多样性,也使得人事档案不可能局限于单位组织部门使用的狭窄范围,不仅组织上需要,许多个人也需要,那些与个人生活和切身利益密切相关的人事档案,经常会被组织和个人查阅利用,但人们的要求不完全一样,呈现出多种多样的需求。

(4)人事档案管理与服务方式的开放性。市场经济的建立减弱了人事档案政治化、神秘化的程度;与此同时,信息技术和因特网的飞速发展,改变了人事档案管理和服务方式,可以采用现代化管理手段与方式管理人事档案,还可以将不属于个人隐私内容的人事档案上网,采用网络化管理和服务的方式,使人事档案管理部门与外界的人才信息交流,由单一的途径变为开放式的交流模式。

2.开放式人事档案管理模式的意义

在中国,人事档案与户籍对人才的流动具有极大的制约作用。如果某人想调到更适合发挥自己专长特点的地方和单位工作,原单位领导不同意调走,其人事档案和户口就不能转走,那么,即便是这个人调走了,但在工作、家庭、婚姻、住房等方面都会遇到很多麻烦。如果建立人事档案社会化开放式管理模式,个人是社会人而不只是单位人,个人的人事档案由社会化的人才机构集中统一管理,与户籍制度、人事代理制度协调运行,那么许多问题都会迎刃而解。可见,社会主义市场经济条件下,建立一种社会化和开放式人事档案管理模式是非常必要的。

(陈迎九)

第五节 人事档案的规范化管理

人事档案规范化管理是实现人事档案标准化的前提和基础,也是提高人事档案管理效益的有效途径。

长期以来,我国人事档案在管理思想、管理办法、管理手段和条件等方面存在着许多无序现象,尤其是当今人事档案管理信息系统的无序开发和低端应用,制约着我国人事档案工作的发展。因此,在新的历史条件下,加强人事档案的规范化管理,对于历史地、全面地了解干部、实行党管干部,更好地开展组织人事工作,开发人事档案信息资源为社会主义现代化建设服务,具有十分重要的意义。

一、人事档案规范化管理的含义与特征

人事档案规范化管理是指根据组织、人事、劳动等部门的现实要求,科学地、系统地、动态地管理人事档案,使人事档案发挥效能,更好地为社会主义现代化建设服务。

科学地管理人事档案,就是按照人事档案形成的客观规律,在档案学理论和组织人事理论的

指导下,通过建立人事档案管理的法规体系,对人事档案进行科学的组织和加工,保证人事档案的真实、完整、安全和实用,做到收集完整、鉴定准确、整理有序、保管安全、利用方便。

系统地管理人事档案,就是按照人事档案的类别、形式、性质和特点进行分类和整合,保持人事档案内容和形式之间的内在联系,做到层次分明,项目清楚,结构合理,体系完整。

动态地管理人事档案,就是采用电子计算机等高新技术和手段,形成人事档案的网络体系,积极开发人事档案信息资源,实现人事档案信息资源的共享。

由此可见,科学性、系统性、动态性是人事档案规范化管理的显著特征。

二、人事档案规范化管理的目标

人事档案规范化管理是一项理论性和实践性都很强的活动,内容很丰富,任务很繁重,就其整体而言,其总的目标主要有以下五项。

(一)收集完整

人事档案材料的来源具有多维性、广泛性和分散性的特点,只有完整、全面地收集人事档案材料,才能使人事档案浓缩为一个人的全貌,做到"档即其人",才能为各级组织、人事、劳动等部门了解人、选拔人和使用人提供重要依据。因此,完整地收集人事档案材料,必须做到:明确收集归档的范围;制定收集工作制度;采用先进科学的收集方法,如整理前收集和整理后收集、内部收集和外部收集、纵向和横向收集、经常和突击收集等。

(二)鉴别准确

鉴别是保证人事档案真实、完整、精练、实用四者有机统一的重要手段,只有内容真实、准确和完整的人事档案,才能正确反映人员的经历和德才表现,才能为组织人事劳动等部门提供正确可靠的依据,保证党的组织人事路线方针政策的贯彻执行。为此,鉴别工作必须始终坚持去伪存真、取之有据、舍之有理,具体问题具体分析的原则,采用"看"(归档材料是否准确)、"辨"(辨别材料是否真实)、"查"(材料是否完整)、"筛"(保持材料精练)、"审"(手续是否完备)等方法,使归档的材料能客观、准确地反映人员的情况。

(三)整理有序

整理是对收集并经过鉴别的人事档案材料以个人为单位加工成卷的过程。其目的是使人事档案材料系统化、条理化、规范化。其总要求是分类准确,编排(归档)有序,目录清楚,装订整齐。重点是分类和编排(归类),它是人事档案整理工作的关键。分类和编排(归类)必须坚持性质判断、内容判断和同一标准判断的原则。

(四)保管安全

人事档案的保管工作,就是根据党和国家有关档案工作、保密工作的法规和制度,按照人事档案管理和利用的要求,对人事档案所实施的安全、保密、保护和科学存放的活动。安全、保密、有效保护是人事档案保管工作的核心和宗旨。因此,人事档案的保管工作必须做到:①坚持集中统一、分级管理的原则。②实行科学保管、确保工作质量。③坚持"六防""十不准",加强安全保密工作。④改善保管条件,做好基础工作。在信息化条件下,不仅要注重人事档案实体安全,还要注意保障人事档案信息内容的安全。

(五)利用方便

开发人事档案信息资源并有效提供利用,是人事档案管理活动的根本目的。只有提供利用,为组织、人事、劳动等部门服务,才能发挥人事档案的作用,产生社会效益和经济效益。同时,也可使人事档案工作质量得到检验和提高。人事档案提供利用是一项政策性、业务性强很的工作，必须坚持保密原则、需要原则、有效原则和客观原则。因此，除了提供人事档案原件外，还需要利用人事档案管理系统建立个人档案信息，编制专题信息资源，开展多种形式的主动服务、联机检索、信息推送服务等。

三、人事档案规范化管理的途径

这里主要是从宏观的角度而言。

（一）加强人事档案法规体系和制度建设

人事档案的法规体系是指与之相关的法律、行政法规、行政规章及规范性文件等的总称。目前，我国已初步建立了一套人事档案管理的法规体系，如《中华人民共和国档案法》《中华人民共和国保密法》《中华人民共和国刑法》中都涉及人事档案的一些条款。《中华人民共和国档案法实施办法》(1990年)、《干部档案工作条例》(1991年)、《企业职工档案管理工作规定》(1992年)、《干部档案管理工作细则》(1991年)、《关于干部档案材料收集、归档的暂行规定》《关于加强流动人员人事档案管理工作的通知》及《补充通知》(1988—1989年)、《干部人事档案工作目标管理暂行办法)(1996年)、《干部人事档案工作目标管理考核标准》《关于进一步开展干部人事档案审核工作的通知》(2006年)、关于印发《干部人事档案材料收集归档规定》的通知(2009年)等，这些档案法规对我国人事档案的规范化管理工作起到了巨大的推动和促进作用。但是，现实工作中有法不依、执法不严的情况还时有发生，同时，由于人事档案材料的广泛性和分散性，许多类型的人事档案还处于无法可依的状况。另外，我国普遍存在重干部档案轻工人、学生、军人档案的现象，这些都需要加强人事档案法规体系的建设，加大人事档案管理的执法力度，依法治档，这是做好人事档案规范化管理工作的重要保证。除了法律、法规外，制度建设也是人事档案规范化管理的重要内容。建立健全规章制度是实现人事档案科学管理和规范化管理的重要举措，也是人事档案工作开展好坏的一个重要标志。为此必须建立以下人事档案工作的制度，即管理人员工作制度、档案编排存放制度、材料收集归档制度、查借阅制度、档案整理制度、档案转递制度、档案统计制度、安全保密制度、工作联系制度、死亡报告制度、档案销毁制度、检查核对制度、资料积累及工作移交制度等。各级组织人事劳动部门应结合本单位管档实际，对各项制度进行修改、补充和完善，使各项制度更加具有实用性和操作性。

（二）积极开展人事档案工作目标管理活动

人事档案工作目标管理是指根据党的组织路线、人事劳动工作政策和国家档案工作的方针、政策、法规及规定的要求，以及人事档案事业发展现状和近期发展规划，设计人事档案工作的基本内容和等级标准，按照规定的办法和程序进行考评，认定等级。它是人事档案实行规范化、科学化、现代化管理的有效措施。目前，我国文书档案、城建档案、机关档案等管理部门已经开展了目标管理工作，并取得了成功。实践证明，它对加强档案的规范化管理，提高服务质量，发挥档案的作用意义重大。因此，人事档案管理应借鉴其经验，积极开展目标管理活动，使我国人事档案管理尽快走上规范化、科学化、现代化的发展轨道人事档案工作目标管理应在其他部门档案目标管理基础上突出自身的特点，做到有针对性和可操作性。中组部1996年已制定了《干部人事档案工作目标管理暂行办法》《考评标准》及《检查验收细则》，全国部分省市也已着手进行干部人事档案的目标管理工作，这是我国干部人事档案向规范化、科学化、现代化管理方向迈出的一大步。

人事档案目标管理的主要内容有：①组织领导；②管理体制范围；③队伍建设；④档案收集与

鉴别;⑤档案归档与整理;⑥保管与保护;⑦利用和传递;⑧制度建设和业务指导等。每一项内容细分为各个条款,每个条款都有明确具体的目标要求和量化指标,通过目标要求和量化指标对照检查人事档案部门的具体工作,然后给予准确的评分,根据总的评分认定其等级。开展人事档案目标管理活动,可以指导、监督、促进和规范人事档案部门的各项工作,极大地调动人事档案部门的工作积极性。提高人事档案部门的工作质量,使其更好地为组织人事劳动部门提供决策和依据,更好地为社会主义现代化建设服务。

(三)促进人事档案部门的干部队伍建设

人事档案要实现规范化管理的目标,需要建立一支政治素质高、业务能力强、知识面宽、德才兼备的干部队伍。加强人事档案的干部队伍建设,是人事档案规范化管理在新的历史条件下的客观要求和重要保证。为此,必须做到:①加强对人事档案工作人员的培训和继续教育,包括政治强化和业务学习,努力提高其政治和业务水平。②积极充实人事档案干部队伍,争取把一些政治素质好、有档案专业知识和组织人事工作经验的同志充实到人事档案工作岗位上,也可从高校档案专业、综合性档案馆等招录一些高素质的人员从事人事档案工作。③要保持人事档案干部队伍的连续性和稳定性。现在许多人事档案部门的工作人员多为兼职,有的地方频繁换人,有的地方人员走了没有及时补充,这样既不利于保密,也不利于人事档案工作的管理和干部队伍建设,更不利于人事档案事业的发展。因此,人事档案干部队伍应保持连续性和相对稳定性做到"先配后调",重在培养和建设,这是做好人事档案工作和进行规范化管理的关键和长远大计。

另外,人事档案管理规范化管理还可以从微观方面去考察,尤其是从本单位管理人事档案的实际出发,结合相关人事档案管理方面的要求,从具体的档案管理工作环节上进行规范化管理。

(高全胜)

第六节 人事档案的信息化管理

一、人事档案信息化管理的含义与内容

人事档案信息化是在组织人事部门的统一规划和组织下,在人事档案管理活动中应用现代信息技术,对人事档案信息资源进行组织、管理和提供利用,做好人才信息基础保障工作,是运用现代信息技术管理人事档案的过程。

(一)人事档案信息化管理的含义

人事档案信息化管理是信息化的产物,它随着信息化的发展而产生。1963 年,日本学者 Tadao Umesao 在题为《论信息产业》中提出:"信息化是指通信现代化、计算机化和行为合理化的总称。"其中,通信现代化是指社会活动中的信息交流基于现代通信技术基础上进行的过程;计算机化是指社会组织和组织间信息的产生、存储、处理(或控制)、传递等广泛采用先进计算机技术和设备管理的过程;行为合理化是指人类按公认的合理准则与规范进行。这一界定,不仅带来了"信息化"这一全新的术语,而且为全球创造了个高频使用的词汇。从 20 世纪 70 年代后期开始,西方国家开始普遍使用"信息化"一词,并对其内涵进行探索,涌现了许多定义。及至 1997 年召开的首届全国信息化工作会议,我国关于信息化的定义也是大相径庭:"信息化就是计算机、通

信和网络技术的现代化。""信息化就是从物质生产占主导地位的社会向信息产业占主导地位社会转变的发展过程。""信息化就是从工业社会向信息社会演进的过程。""信息化是以信息技术广泛应用为指导,信息资源为核心,信息网络为基础,信息产业为支撑,信息人才为依托,法规、政策、标准为保障的综合体系。"

理解信息化的内涵,首先需要理解"信息化"一词中的"化"字。"信息化"表现为一个过程。首届全国信息化工作会议上,"信息化"就被认为是一个"历史过程""是指培育、发展以智能化工具为代表的新的生产力并使之造福于社会的历史过程"。不仅如此,"信息化"还表现为一个动态发展的过程,正经历从低级到高级、从简单到复杂的发展。总体看来,信息化是在经济、科技和社会各个领域里广泛应用现代信息技术,科学规划和建设信息基础设施,有效地管理信息资源和提供信息服务,通过技术、管理和服务不断提高综合实力和竞争力的过程。

信息化这个动态的发展过程势必影响人们对其内涵的认识。经过国内外学者不断探讨,尽管界定"信息化"的方法有多种,但无论如何界定,信息化的基本内涵主要体现在如下方面:①信息网络体系包括信息资源,各种信息系统,公用通信网络平台等。②信息产业基础包括信息科学技术研究与开发,信息装备制造,信息咨询服务等。③社会运行环境包括现代工农业、管理体制、政策法律、规章制度、文化教育、道德观念等生产关系与上层建筑。④效用积累过程包括劳动者素质,国家现代化水平,人民生活质量不断提高,精神文明和物质文明建设不断进步等。

信息化也影响到了国家的发展战略。1996 年,国务院信息化工作领导小组成立,负责全国信息化工作的议事协调,大大推进了国民经济和社会信息化建设的进程。《中共中央关于制订国民经济和社会发展第十个五年计划的建议》中提出:"大力推进国民经济和社会信息化,是覆盖现代化建设全局的战略举措。"2000 年,党的十五届五中全会提出"以信息化带动工业化"的战略方针。中共中央办公厅、国务院办公厅 2006 年 5 月印发了《2006－2020 年国家信息化发展战略》。党的十六大报告提出:"信息化是我国加快实现工业化和现代化的必然选择。"党的十七大报告进一步提出:"全面认识工业化、信息化、城镇化、市场化、国际化深入发展的新形势新任务,深刻把握我国发展面临的新课题新矛盾,更加自觉地走科学发展道路。"信息化在我国的发展,不仅充分地表明了信息化是一个动态的发展过程,而且从决策层面上看,党和国家越来越认识到加强信息化建设的重要性。

党和国家对于信息化的重视推动了各行各业的信息化,各行各业在信息化过程中尝到了信息化带来的甜头。如企业信息化不仅提供了提高销售、降低成本、提升客服水平,而且有助于提高基于数据的企业决策能力和战略决策准确性,降低决策中的不确定性和风险,促进企业组织结构优化,提高企业整体管理水平。再如政务信息化,就是运用信息技术实现政府机关内部事务处理、业务管理职能实施和公众服务提供三大工作内容的自动化,在传统的公文、档案、信息、督查、应急处理这些政府内部事务自动化处理基础上,又增加了管理职能实施和公众服务提供两大内容,从而促进政府职能的转变,有利于节约行政成本、提高行政效率,增加政府管理服务的公平、公正及透明度,提高反腐倡廉的能力。

信息化潮流也影响到了档案部门。毛福民曾提出:"信息技术及信息产业的高速发展,给档案工作带来了挑战和压力,同时也为管理者带来新的机遇。只要管理者抓住这一机遇,努力学习和运用当代先进的科学知识与科技手段,加快档案工作融入信息社会的步伐,就能够推动档案信息化建设,就可以使档案事业和整个有中国特色社会主义事业一起实现跨越式发展。"档案信息化起始于 20 世纪 70 年代末,从 80 年代早期的计算机档案管理系统到 2000 年开始启动的数字档案馆,再到各种档案管理系统的建设,我国档案信息化建设取得的成绩喜人。尤其是 20 世纪末开始,国家档案局高度重视档案信息化,通过科技立项、研讨会等多种形式加强档案信息化建设的研究工作,大大推动了档案信息化建设的步伐,实际工作部门开始开发和应用档案信息管理系统,取得了较好的效益。

在档案信息化发展过程中,人事档案管理也开始了信息化的进程。在我国,到了 20 世纪 80 年代,随着计算机技术不断发展及其应用,人事档案的信息化管理提到了议事日程。此后至今,人事档案信息计算机管理的发展进程,大体经历了如下 3 个阶段。

第一阶段是单机检索。20 世纪 80 年代初到 90 年代,一些企事业单位开始利用计算机管理本部门的职工信息,建立了一个个以单机为主要处理工具的人事档案信息检索系统,并取得了初步的管理成效和管理经验。在应用系统的开发中,大多采用 dBASE、BASIC、C、FOXPRO 等语言作为编程工具,由 DOS 操作系统支持。这一时期的应用特点:人事档案信息录入数据简单,没有统一的标准格式;检索内容单一,数据处理能力有限。另外,由于各单位和部门所采用的开发软、硬件环境不尽相同,因此,应用软件的通用性不够广泛。尽管如此,单机管理系统开掘了我国人事档案信息计算机管理的先河,为全面推进人事档案信息管理软件的普及应用积累了许多宝贵经验。

第二阶段是 20 世纪末期,形成了单机与局域网相结合的管理系统。此间,人事档案信息管理系统作为企事业单位的计算机管理系统的一部分推出,并得到广泛的利用。系统开发主要有可视化开发工具 VisulFoxpro、PowerBuilder 和大型数据库管理系统 Oracle、Sybase、DB2、Informix 等,系统平台为 Windows、Unix、Linux,并建立了统一的数据格式标准和其他技术标准,使人事档案信息数据交换和管理软件共享成为现实。由于网络技术的推广,局域网技术开始应用于人事档案管理,推动了人事档案信息管理系统服务范围和服务水平的提高。此外,人事档案多媒体信息管理系统也得到了开发,丰富了人事档案管理的内容。

第三阶段是 20 世纪末至今。这一阶段,由于档案信息化的推动,人事档案管理信息化得到了进一步重视,各个机构和单位开始开发和应用人事档案信息管理系统管理人事档案,人事档案信息化走上了普及之路。从目前人事档案开发系统的应用来看,人事档案信息管理系统从单机版到网络版,从 B/S 模式到 C/S 或者 B/S、C/S 模式相结合的混合模式,从目录数据库建设到全文数据库建设,在人事档案管理信息系统的开放性、扩展性、集成性、人性化等方面取得了成功。但在人事档案信息服务的功能方面,尤其是如何利用 Internet 技术进行 CA 认证并提供远程化服务,仍需要做进一步的改进,在人事档案信息管理系统的共享方面仍然存在大量的工作。

从上述我国人事档案信息化的进程不难看到,人事档案信息化管理是随着国家信息化的发展而发展,它同样表现为一个动态的发展过程。30 年来人事档案信息化实践表明,在不同时期,人们对于人事档案信息化具有不同的期待和目标,开发人事档案信息管理系统的结构和功能也不尽相同,这充分表明,人事档案信息化管理是一个从低级到高级的不断深化的发展过程。这个过程的出现,不仅与国家信息网络、信息技术应用水平、信息化人才、信息化政策有关,而且与人事档案管理部门的信息化意识、档案行业内计算机应用水平也有着直接的关联。考察近年来在国内应用得较为普及的人事档案信息管理系统不难发现,各种人事档案信息管理系统越来越符合当代人事档案信息化管理的需求,其功能也在实践过程中得到了完善,这不仅推动了现代企事业单位的人事工作进程,完善了人事管理制度,提高了管理效率,而且为科学配置人力资源发挥着巨大的作用。

总体看来,人事档案信息化是信息化的必然产物,它是根据人事档案管理的需求,在组织人事部门的统一规划和组织下,按照档案信息化的基本要求,在人事档案管理活动中全面应用现代信息技术,对人事档案信息资源进行科学管理和提供服务的过程。

（二）人事档案信息化管理的内容

从人事档案信息化的过程来看,现代人事档案信息化管理的内容并不是一成不变的。随着时代的发展,社会信息化的推进,尤其是人事档案信息化管理意识的提升和信息技术的不断提高,现代人事档案信息化管理的内容在不断丰富。

人事档案信息化可以比喻为一个交通运输系统。在这个系统中,"车"即计算机的硬件与软件,包括硬件、操作系统与应用系统,后者主要指人事档案管理系统软件;"路"指基础设施,即网络,是我国目前形成的三网（广域网、专网、局域网）相对独立的运作模式;"货物"是人事档案信息资源,包括各种数据库资源;"交通规则"是档案信息化建设的标准与规范;"警察"和"司机"是指档案管理部门和档案专业技术人员,即人才队伍建设。从这个角度看,人事档案信息化不仅涉及档案这个行业,而且与全社会尤其是当代信息技术的发展有着密切的关联。

当前,人事档案信息化的内容可以从微观和宏观两个层面进行考察。

微观层面是针对各个人事档案管理机构而言的。从这个层面考察,人事档案信息化侧重于采用信息化技术对于人事档案进行科学管理,主要包括以下内容。

1.人事档案信息的收集

当事人及其代理机构所产生的各种信息,不论是电子化信息还是纸质文件记录的信息,都是收集的对象。在人事档案信息收集过程中,尤其是需要注意收集个人在社会活动中产生的、没有上交代理机构的档案信息,如评奖、创造与发明专利等。

在信息化过程中,既需要注意收集办公信息化过程形成的人事档案电子公文,也需要对于已有的人事档案进行数字化处理后形成的档案信息。

2.人事档案信息的整理

人事档案信息整理因为人事档案系统的设置不同而有所差异。一般地,以人立卷过程中,需要有序化整理各种各样的人事档案信息,如个人履历材料、自传材料、鉴定材料、考察和考核材料、入团入党材料、奖惩材料、任免材料、晋升材料及离退休材料等。其中,有些信息是固定不变的,有些信息则是变化的,如考评、奖惩等材料,往往随着时间的推移而逐渐丰富。

人事档案信息整理的主体呈现出多元发展的趋势。目前,我国既可以是组织人事机构,也可以由人事档案代理单位或者人才中心完成。

人事档案信息整理的客体是"人",需要一人一档,以"类"或者"件"为单位进行整理。从档案信息的来源上看,它主要来自两个方面:现成的人事档案电子文件和通过纸质人事档案数字化形成的电子档案。

人事档案信息整理的时间既可以在档案形成后实时整理,也可以定期进行整理。在有些人事档案信息系统里,包括人事档案信息的整理可以通过网络实时收集和整理。

人事档案信息整理过程需要进行著录。著录应参照《档案著录规则》（DA/T 18-1999）进行著录,同时按照保证其真实性、完整性和有效性的要求补充电子文件特有的著录项目和其他标识。

3.人事档案数据库建设

人事档案数据库建设包括人事档案目录数据库、全文数据库和特色数据库的建设。当前,各个人事档案管理机构已经意识到了人事档案目录数据库建设的重要性,建成了比较完善的人事档案目录数据库,然而,不少单位在领导干部数据库、职工数据库及特色数据库的建设尚有待加强。事实上,各种数据库的建设,不仅可以支持人事管理部门的管理,如计划、招聘、培训、考核等,而且有利于挑选人才,为管理决策提供科学的依据。

4.人事档案信息的存储

人事档案信息整理后,需要定期或不定期地进行存储,以保证信息存取的便利。

按照《电子文件归档与管理规范》(GB/T 18894-2002)的规定,人事档案信息存储的载体也可以"按优先顺序依次为只读光盘、一次写光盘、磁带、可擦写光盘、硬磁盘等。不允许用软磁盘作为归档电子文件长期保存的载体"。尽管如此,当存储信息容量较大时,有些单位也采取硬磁盘、数据磁带等载体进行存储。

不论采取何种载体存储,人事档案信息需要采取备份制度进行存储,且尽量采取两种不同质地的载体进行存储。

5.人事档案信息服务

通过网络发布人事档案信息,从而为当事人服务。从服务地点看,人事档案信息服务包括本地窗口服务和外地传递服务。从服务对象看,包括为本人服务和为大众服务。

现阶段,人事档案信息服务以本地窗口服务、为本人服务为主导。对于人才中心而言,随着人才流动的需要,异地服务已经成为一项很重要的任务提到了议事日程。因此,如何利用现代化的网络技术,在严格执行人事档案保密制度的前提下,提供人事档案信息网上查询服务是人才中心管理人事档案信息需要考虑的。

6.人事档案信息的共享

通过基本数据库的共享,为不同部门提供基本信息的共享,是人事档案信息化建设过程中需要关注的问题。如高校毕业生将人事档案放到某人才交流中心,该人才交流中心往往需要重新录入该毕业生的基本信息,不仅费时,而且容易产生差错。如果该毕业生所属高校的基本数据库能够实现共享,则人才交流中心既可直接采用这些数据库,不仅减轻了人才交流中心的工作压力,也会大大降低数据处理过程中的差错。当前,相关机构通过前置服务器,实现基本数据库共享,既可以保持数据的一致性、准确性、完整性和时效性,也可以提高工作效率,这不失为一种很好的共享方法。

7.人事档案信息安全的保障

人事档案信息安全不仅涉及人事档案信息网络的硬件、软件及其系统中的人事档案信息受到偶然的或者恶意的原因而遭到破坏、更改、泄露,系统连续可靠正常地运行,信息服务不中断,而且还指人事档案信息的泄密与丢失。鉴于人事档案保密性的特点,需要采取各种措施保障人事档案信息的安全。

保障人事档案信息的安全,不仅需要强调人事档案信息的安全性,树立安全意识,而且需要通过系统设计确保这种安全性,做到该公开的人事档案信息就公开,该保密的就必须保密,采取技术保障体系、制度保障体系、管理保障体系以保证人事档案信息的安全。

从宏观上看,人事档案管理部门还需要结合档案的特点,以档案行业的标准规范为指导,建立人事档案信息化管理的相关标准。人事档案信息化标准规范来源于如下3个层面:第一,国家信息化标准规范;第二,行业即档案信息化标准规范;第三,人事档案信息化标准规范。这3个层面也是相互联系的,国家信息化标准为行业和人事档案信息化提供了基础和保障,行业信息化标准规范提供了依据,人事档案信息化标准规范则具有专指性、针对性。与此同时,从人事档案信息的标示、描述、存储、交换、管理和查找等各个方面,也需要建立一个从国家标准到行业标准的标准体系,从而有利于规范人事档案信息化建设,有利于人事档案信息的开发与利用。

除了标准之外,通用的人事档案信息管理软件的开发和服务平台的建设也需要在一定范围内展开,以利于该行业、部门内部人事档案信息化管理工作,包括数据的共享、传递,以及局域网内信息的利用等。这也是需要从宏观上需要考虑的事情。从这个方面讲,人事档案信息化管理离不开组织人事部门的统一规划和组织。

当然,关于人事档案信息化建设的内容并不是一蹴而就的,需要今后相当长一段时间内加以完成。现阶段,鉴于我国人事档案信息系统开发缺乏规划性、计划性的事实,有关行业或部门主要领导机构需要加强对于软件开发的管理,尽量开发该行业或部门通用的网络版人事档案管理软件,减少或杜绝重复开发现象,尤其是低水平重复开发现象,从而节约成本,提高共享程度。

通过人事档案信息化建设,从收集到整理和服务,其根本目的在于利用现代化手段,提高认识档案管理效率和人事档案利用效率。尤其是通过实时服务,可以为领导和相关部门提供全方位的人员信息,为综合研究分析本单位人员信息、开展高层次的档案信息服务和人才选拔工作提供帮助。

二、人事档案信息化管理的原则与任务

人事档案信息化为人事档案管理提供了新的途径和方法,有助于提高人事档案管理的效率。然而,信息化过程对人事档案管理也存在着潜在的风险。如何利用现代化的信息技术,扬长避短,这是人事档案管理过程中需要注意的问题。

(一)人事档案信息化管理的原则

"原则"是"观察问题、处理问题的准绳"。人事档案信息化管理原则是指人事档案信息化管理中必须遵守的标准和基本准则,是从人事档案信息化管理实践中提炼出来的。归纳起来,这些原则主要包括如下方面。

1.实用性原则

实用性是指该人事档案信息化是为了解决实际问题,能够在实践中运用并且能够产生积极效果。具体说来,人事档案信息化的实用性既表现在个人方面,也表现在人事档案管理机构方面。个人方面,考虑到人事档案的安全性,哪些档案资料需要上网,何时上网,如何控制服务平台的信息安全,都必须考虑到;考虑到人事档案的隐私权,在人事档案信息化过程中,对于该保密的档案必须保密,尊重和保障人事当事人是隐私权;考虑到人事档案的重要性,对于每个人的信息必须做到准确无误;考虑到人事档案的知情权,信息化的人事档案需要向当事人开放。

机构方面,考虑到人事档案信息化尤其是系统设计的难度,人事档案信息系统设计过程时既要利用IT行业的人才和技术,也需要本行业的积极参与;考虑到本单位的财力与技术基础,人事档案信息化需要量力而行,分步骤实施,将人事档案信息化建设看作是一个长期的过程,逐步建设,持续发展;考虑到人事档案建设的相似性,人事档案管理信息化过程中可以采取合作开发或引进方式,避免走弯路和重复建设。

当然,人事档案信息化必须在实用性的原则上,以科学性为本,结合先进性、前瞻性,不仅将信息化看成是一项长期而艰巨的任务,而且需要实施可持续发展的政策,将人事档案信息化建设成为一项重要的人才信息管理平台。

2.规范性原则

规范性是指人事档案信息化建设所确立的行为标准,以规范当代人事档案信息化行为,指导当代人事档案信息化实践。

以《全国组织干部人事管理信息系统》《信息结构体系》为例,它是为实现干部信息的规范化及全国范围内的信息共享,按照人员管理及机构管理中科学的信息流程制订的,不仅具有较高的标准化、规范化程度,而且具有总揽全局的权威性。因此,各省开发的系统必须建立在该系统要求的《信息结构体系》基础上,否则会造成数据结构混乱,使上下级数据无法沟通与共享。不仅是信息结构体系,系统所涉及的其他应用项目也应当建立在相关的标准之上。

信息化过程中,必然涉及文本、图片等电子文件的格式问题。以文本格式为例,有.txt、.doc、.rtf、.pdf、.html、.xml等多种,按照有关规范,存档的文本格式为.xml、.rtf、.txt 3种形式,为此,其他格式的文本格式需要进行转化。事实上,文本文件、图像文件、扫描文件、声音文件等的采集与管理都应该遵循《电子文件归档与管理规范》(GB/T 18894-2002)所规定的格式,以减少转换与重新制作的难度,这也是人事档案信息化规范性的必然要求。

3.安全性原则

人事档案安全性是为了防止将人事档案信息泄露给无关用户,给用户信息造成不良影响从而采取的安全措施。

人事档案信息的安全性首先指人事档案信息的安全性。人事档案中有些隐私,在信息化过程中需要按照档案公开中公民隐私权保护的相关规定。以公证档案为例,1988年司法部、国家档案局发布的《公证档案管理办法》(〔88〕司发公字第062号)第十七条规定:"凡涉及国家机密和个人隐私的公证密卷档案,以及当事人要求保密的公证档案,一般不得借调和查阅。特殊情况必须查阅的,须经当事人同意后,由公证处报同级司法行政机关批准。"为了保证人事档案的安全性起见,一方面人事档案管理部门需要认真鉴定、审核隐私方面记录的范围,对于那些需要保密的档案进行严格限制。

为了保证人事档案信息的安全性,在人事档案信息化过程中,需要加强对人事档案方面的电子文件的管理,并通过技术手段(如每个人的档案设置一个适度长度的个人密码),以达到保密的目的。

为了保证人事档案信息的安全性,还必须确保网络的安全性。提倡人事档案的开放性并不意味着完全的、无条件地开放人事档案信息,相反,开放是有条件的、有步骤的,这是保证网络化环境人事档案安全性的必然选择。为此,一旦条件成熟,能够建立人事档案专网则是保证人事档案安全的最好选择。在当前条件不允许建立专网的情况下,必须做到人事档案信息管理系统与互联网等公共信息网实行物理隔离的措施,涉密档案信息不得存储在与公共信息网相连的信息设备上,更不能存储在公共信息网的网络存储器上。

4.开放性原则

开放是人事档案信息化管理必须遵守的一条重要原则。建立人事档案信息管理系统,在很大程度上是为了科学管理和优质服务,这决定了人事档案信息开放的必然性。

长期以来,由于传统的人事档案管理的惯性,人们习惯性地认为人事档案属于保密的内容,除了负责收集和保管人事档案的管理者能接触到人事档案外,个人不可能知道自己的档案里有什么样的材料。显然,在当代条件下,人事劳动关系日益从行政隶属关系转变为平等的契约关系,人事档案的保管权、评价权、处置权也逐渐从完全交给用人单位到用人单位与个人共同管理的局面。这种情况下,人事档案的神秘面纱逐渐揭开。人事档案作为当事人个人经历和德、能、勤、绩的客观记录,也逐渐变得公开、透明,信息开放已经成为时代的必然趋势。

需要看到,人事档案开放性也是尊重当事人知情权的必然,既包括能直接识别本人的个人信息资料,如肖像、姓名、身份证等,又包括与其他资料相结合才能识别本人的间接信息资料,如职业、收入、学历、奖惩等。有时候,人事档案管理中知情权与管理的要求存在着冲突,这要求档案管理单位与个人能够正确地处理。对于档案管理单位而言,不能过分强调保密,需要树立人事档案开放意识,只有在一定范围内开放档案,满足公民知情权的需要,才能促进档案的完整、真实和透明。对个人而言,知情也是有限的,不可能享有无限的知情权,这是维护组织机构的利益,只有保障和其他有关人员权益,才能保障人事工作的正常开展。

需要注意的是,人事档案的开放并不意味着人事档案信息对所有人开放。人事档案信息开放是有程度和范围限制的。现阶段,人事档案管理部门适当地向当事人开放一些个人信息还是有必要的。

通过人事档案管理信息服务平台实现人事档案远程化查找和利用,既保证当事人对档案的知情权,也便于当事人利用档案,是人事档案开放的必然趋势。

5.双轨制原则

人事档案信息化过程中,由于电子文件的法律地位和证据作用还没有被普遍地认定,因此,具有重要保存价值的人事档案电子文件(尤其是办公自动化过程中的人事档案方面的、具有永久保存价值的电子文件)必须转化成纸质文件进行归档,以保证其法律地位。这一做法符合《电子文件归档与管理规范》(GB/T 18894-2002)的基本规定:"具有永久保存价值的文本或图形形式的电子文件,如没有纸质等拷贝件,必须制成纸质文件或缩微品等。归档时,应同时保存文件的电子版本、纸质版本或缩微品。"

对于重要的人事档案电子公文,鉴于当代电子信息载体的不稳定性,同一内容的人事档案电子公文往往需要采取两种不同质地存储介质进行存储,且采取异地保存的方法,这是保证人事档案文件长期存取的重要方法。

(二)人事档案信息化管理的任务

结合当前我国人事档案信息化管理的现状,人事档案信息化管理的任务主要包括如下方面。

1.人事档案管理信息系统的建立和完善

有些机构和单位采用独立的人事档案管理信息系统,有些单位采取综合性的管理信息系统,如人力资源管理信息系统,或者将党政干部管理、职工管理、财产管理等结合为一体,形成了不同的人事档案管理信息系统建设风格。采取独立的或者综合性的管理信息系统,应视各个单位的情况而定,关键在于设计该系统或者该部分功能时需要考虑到人事档案管理信息化建设的基本原则,并且在软件或系统设计过程中体现出这些基本原则。

针对目前人事档案系统开发缺乏统一协调的局面,某类人事档案管理部门,或者若干人事档案管理部门联合起来,与IT行业合作,集中开发一套人事档案管理软件,并不断优化和推广,这不仅能够降低重复开发的费用,而且有利于行业标准的执行,有利于数据的交换,减少今后数据异构带来的管理问题,对于推动人事档案管理信息化能起到积极的作用。

2.人事档案管理信息系统数据的录入与管理

根据人事档案管理的有关规定和《电子文件归档与管理规范》(GB/T 18894-2002)的基本规定,对于人事档案基本信息进行系统录入,对于人事档案文件进行系统管理,尤其是归档的电子化的人事档案进行系统整理,这是人事档案管理的基础工作。

人事档案信息系统的管理内容很多。现阶段,尤其是抓紧电子文件的收集和数字化的人事档案的系统整理,加强人事档案资源建设,建立领导干部数据库、职工数据库和特色数据库,全面建设全文数据库与目录数据库,为人事档案管理和利用提供基础。

还应该看到,人事档案信息系统作为证明个人身份与经历的权威的信息数据库,需要与市场经济条件下的个人信用体系联系起来。进入公共信用体系的档案,应以凭证部分和职业生涯、职业能力和信用记录为主要内容。从这个角度看,人事档案管理信息系统的任务之一,是和社会广泛范围内管理信息系统进行有效的衔接,从而为和谐社会的建设和发展服务。

3.人事档案管理信息系统的维护

人事档案信息系统建设过程中,从设计、管理到维护的各个阶段都需要注意到人事档案信息安全,将人事档案信息安全保障体系作为人事档案信息化贯彻始终的关键环节,加强维护人事档案信息安全,尤其是网络信息安全。

(高全胜)

第七节　人事档案的管理方法

尽管人事档案类型多样,但各类人事档案都有共同之处,由此形成了人事档案管理的一般方法。如从档案管理的环节上看,各类人事档案都包含收集、鉴定、整理、管理、保管、提供利用等基本环节,这是人事档案管理方法的共性。

一、人事档案的收集

(一)人事档案收集的概念与地位

所谓人事档案收集工作,就是指人事档案管理部门通过各种渠道,将分散在有关部门所管人员已经形成的符合归档范围的人事档案材料收集起来,汇集成人事档案案卷的工作。

人事档案收集是人事档案部门取得和积累档案的一种手段,在人事档案工作中具有重要的地位与作用。

1.它是人事档案工作的基础

人事档案收集工作可以提供实际的管理对象,只有将人事档案材料完整齐全地收集起来,才能为科学地整理和鉴选等各项业务工作的开展准备了物质条件,打下坚实的基础。如果没有收集工作,人事档案工作将成为无源之水、无米之炊;如果收集工作不扎实,收集到的档案材料残缺不全,或者只收集到一些零散杂乱、价值不大的人事档案材料,人事档案整理和鉴别将会遇到无法克服的困难。可以说,收集工作的质量,制约着各项业务工作的开展和管理水平的提高。

2.它是实现人事档案集中统一管理的基本途径

由于人事档案来源的分散性和形成的零星性,而使用档案又要求相对集中,特别是一个人的材料必须集中一处,不应分散在不同地方,其分散性与集中使用就成为人事档案工作的矛盾之一,必须通过收集来解决这个矛盾。所以说,它是实现人事档案集中统一管理的基本途径。

3.它是人事档案发挥作用的前提

人事档案材料收集得齐全完整、内容充实,能全面真实地反映一个人的历史与现实全貌,做到"档如其人""档即其人",才能使其发挥应有的作用,才能帮助组织人事部门更好地了解人和正确地使用人,才能使贤者在职、能者在位;否则会产生"无档可查"或"查了不能解决问题"的现象,影响对人才的正确评价与使用,甚至导致错用人或埋没人。

(二)人事档案材料的收集范围

人事档案材料的收集必须有明确的范围。每个人在社会实践活动中形成的材料是多方面的,有的属于文书档案范围,有的属于专业档案范围,有的属于人事档案范围。根据各类档案的特点与属性,准确划分各自的收集范围,可以避免错收、漏收,是做好收集工作的先决条件。根据干部人事档案材料收集归档规定的精神,主要涉及以下范围。

1.从内容上看

各类人事档案需要收集的基本材料包括以下内容。

(1)履历、自传或鉴定材料:各种履历表、登记表、本人或组织写的个人经历材料、本人写的自传及各种鉴定表。

(2)政审材料:审查结论、复审结论、甄别平反结论或决定、通知、批复、组织批注意见、带结论性的调查报告、证明材料、本人交代和本人对组织结论签署的意见和对有关问题的主要申诉材料。

(3)纪检案件材料:处分决定、批复、通知、调查报告、复查、甄别、平反决定、本人决定、本人检讨、申诉、本人对处分决定签署的意见的复制件或打印件。

(4)职务任免、调级、出国人员审查材料、任免呈报表、调动登记表、调级审批表、出国人员审查表。

(5)入党入团材料:入党志愿书、入团志愿书、入党申请书、入团申请书(包括自传材料)、转正申请书、入党入团时组织上关于其本人历史和表现,以及家庭主要成员、社会关系情况的调查材料。

(6)司法案件材料:判决书复制件及撤销判决的通知书。

(7)晋升技术职称、学位、学衔审批表及工资、待遇、业务考绩资料:晋升技术职称、学位、学衔审批表、技术人员登记表、考试成绩表、业务自传、技术业务的个人小结,以及组织评定意见、创造发明和技术革新的评价材料、考核登记表、重要论文篇目和著作书目。

(8)奖励材料:授予先进模范称号的决定、通知、批复、授勋审批表、事迹材料。

(9)考核及考察材料:组织正式的考核、考察材料、考核登记表。

(10)招聘、录用、调动、任免、转业、退(离)休、辞职(退)材料:这些活动中形成的各种表格,退休、离休审批表和有关工龄、参加革命工作时间的调查审批材料,本人申请材料。此外,还有其他材料,包括出国(境)材料、各种代表会议代表登记表等材料、毕业生体检表、新录用人员体检表、个人写的思想、工作、学习总结、检查、近期的体检表、残疾登记表、死亡报告表、悼词等。

2.从载体形式上来看

随着多种载体的共存互补,人事档案载体类型越来越多。从现有的载体看,主要包括如下内容。

(1)纸质人事档案载体,即以纸张为载体记录个人信息的档案,这是目前各级各类人事档案管理机构收集和整理的主体。

（2）非纸质人事档案载体,包括记录人事档案或者人事档案信息的光盘(光盘塔)、磁盘、数据磁带等。这类载体主要记录如下两种类型的人事档案:①电子人事文件(档案),即以数字形式记录个人信息的档案。我国人事管理工作信息化的发展以及相关的人事管理信息系统建立之后,生成了不少的电子文件材料,这些材料的数量越来越大。同时,原有移交纸质人事档案也在向移交纸质档案和电子文件的"双轨制"形式过渡,由此,人事档案管理工作必须对电子文件材料进行收集。电子文件的产生和运动规律有其特殊性,其生成归档、保存和维护等一系列活动,与纸质档案有较大的差别,因而必须在新的管理理论指导下做好其收集工作,尤其是应根据《电子文件归档与管理规范》(GB/T 18894—2002)及相关法规的规定,进行合理有效的管理。②声像人事档案,即以声音、形象形式等记录个人信息的档案,具有形意结合、形象逼真,能观其行、闻其声、知其情的特点,既能弥补纸质档案材料上静态了解人才的传统方式的不足,又对更直观、更动态、更全面地了解人才起到一定的作用。

（三）人事档案材料的收集来源

人事档案部门管理的人事档案材料不是自己产生的,也不是档案人员编写的,是人事档案管理部门通过各种渠道收集、积累而成。人事档案材料的收集来源,从产生活动看,主要是学历教育、招聘、录用、任免、调动、转业、考察考核、专业技术职务评聘、党和群众团体组织建设、干部审查、奖惩、工资变动、出国(境)、人员流动、离退休等活动中形成的人事档案材料;从其来源看,有个人形成的,也有组织上形成的;从材料形成过程来看,既有在现实工作中由组织和个人自然形成的,也有组织上为了解个人专门情况而专门布置填写的。弄清人事档案材料的收集来源,是做好收集工作的前提条件。只有掌握了从哪里收集,收集哪些方面的内容,才能在收集工作中心中有数,抓住重点。具体来讲,人事材料的收集来源主要有两大方面。

1.单位形成的人事档案材料

（1）组织、人事、劳动部门:这是形成人事档案材料的主要渠道,由其性质和档案内容决定。组织部门的主要职责之一就是贯彻执行党的干部路线与干部政策,搞好干部管理与培训,合理调整和使用干部,加强领导班子建设和干部队伍建设。人事部门是各级政府和企、事业单位综合管理干部的职能机构,承担人事工作的计划管理、工作人员的考试录用、教育培训、任免调动、工资福利、专业技术职称评聘、离休退休、军转安置、奖励惩戒、考察考核等工作任务。劳动部门是政府综合管理企业劳动工作的职能部门,承担企业劳力管理、工人录用聘用、调配培训、劳动工资、劳动安全、劳动保险和福利、劳动政策的贯彻执行和调查研究等。通过组织、人事、劳动部门收集个人的履历表、简历表、自传材料、考核考绩材料、政审材料、鉴定材料、培训、工资升级、出国、晋升技术职称、调动、任免、离休、退休等方面的材料。各单位组织、人事与劳动部门具体承担本部门或本单位在上述工作活动中形成的人事档案材料。

（2）党、团组织和政府机关:收集个人的入党志愿书、入团志愿书、入党申请书、入团申请书(包括自传材料),转正申请书及入党入团时组织上关于其本人历史和表现,以及家庭主要成员、社会关系情况的调查材料;入党、入团、党内外表彰等方面的材料,以及统一布置填写的各种履历表、自我鉴定、登记表等材料。

（3）纪检、监察、公安、检察院、法院、司法部门:收集个人违犯党纪国法而形成的党内、外处分,取消处分,甄别复查平反决定,判决书复制件及撤销判决的通知书;个人检查及判决书等方面的材料。

（4）人大常委、政协等有关部门:收集人大代表登记表、政协代表登记表等情况。

(5)科技、业务部门:收集反映个人业务能力、技术发明、技术职务评定和技术成果评定的材料,包括评聘专业技术职务(职称)的申报表、评审表、审批表,晋升技术职称、学位、学衔审批表,技术人员登记表,考试成绩表,业务自传,技术业务的个人小结及组织评定意见,创造发明和技术革新的评价材料,考核登记表,重要论文篇目和著作书目等材料。

(6)教育、培训机构:收集个人在校学习时形成的学历、学位、学衔、学习成绩、鉴定、奖励、处分等方面的材料。我国从高中生、中专生、技校学生就开始建立人事档案。大学、党校、技术学院、成人教育、自学考试、培训院校都会形成人事档案,主要包括学生登记表、考生登记表、毕业生登记表、授予学位的材料、培训结业登记表、培训证明等。

(7)部队有关部门和民政部门:收集地方干部兼任部队职务方面的审批材料,复员和转业军人的档案材料。

(8)审计部门(或行政管理部门):收集干部个人任期经济责任审计报告或审计意见等材料。

(9)统战部门:收集干部参加民主党派的有关材料。

(10)卫生部门:收集健康检查和处理工伤事故中形成的有关材料。

此外,还可以通过各种代表大会,收集代表登记表、委员登记表等材料。通过老干部管理部门,收集一些有保存价值的材料。通过个人原工作单位,收集有关文件明确规定的应该归入个人人事档案的材料。

2.个人形成的人事档案材料

主要指人事档案相对人形成的档案。由于个人形成者的主体不同,材料内容也有差别。干部档案中,相对人形成的人事档案材料有自传及属于自传性质的材料、干部履历表、干部登记表、自我鉴定表、干部述职登记表、体格检查表、干部的创造发明、科研成果、著作和论文的目录、入党入团申请书、党员团员登记表等。工人档案中,相对人自己形成的人事档案材料有求职履历材料、招工登记表、体格检查表、职工岗位培训登记表、工会会员登记表、入党入团申请书、党员团员登记表等。学生档案中,相对人自己形成的人事档案材料有学生登记表、毕业生登记表、学习鉴定表、体格检查表、学历(学位)审批表、入党入团申请书、党员团员登记表等。在相对人形成的人事档案材料中,从形成的程序来看,有直接形成和组织审核认可或签署意见才最终形成的区别。相对人直接形成的材料,一般只要符合完整齐全、规范真实、文字清楚、对象明确等归档要求即可归入人事档案。

(四)收集人事档案材料的要求与方法

1.收集人事档案材料的要求

(1)保质保量:人事档案材料的归档范围,要有利于反映人的信息,要有利于领导的选才。

(2)客观公正:人事档案材料收集过程中必须以客观真实、变化发展、全面的思想为指导,符合事实、公正客观、准确无误,以达到信息的真正价值。

(3)主动及时:档案管理人员要明确自己的职责,主动联系,全面地、及时地收集人员的德、能、勤、绩等各方面现实表现的材料,鉴定、清理、充实档案的内容。归档时,注意到材料的准确性、可靠性和典型性。并将新的变化随时记入卡片,为查阅提供迅速、方便的服务,起到"开发人才的参谋部"作用。

(4)安全保密:人事档案材料收集过程中,要注意人事档案材料物质安全和信息内容安全,不丢失损坏,不失密泄密。人事档案材料丢失后很难补救,会造成相对人或某一事件上档案材料的空白,档案发挥作用会受到影响。人事档案信息内容泄密,既违反保守国家机密的原则,又可能侵犯个人的隐私权,对组织和相对人造成不应有的损害。

2.收集人事档案材料的方法

(1)针对性收集:掌握人事档案材料形成的源流和规律,把握收集工作的主动权,有针对性地收集有价值的人事档案材料。

(2)跟踪性收集:跟踪每一个干部或人才的活动及变化情况进行收集。

(3)经常性收集:人事档案的收集工作不是一劳永逸的,也不是突击性的活动,而是贯穿于人事档案工作始终的一项经常性的工作。应了解人事档案材料的形成时间与范围,指导形成单位与个人注重平时的经常性收集,始终保持收集渠道的畅通,促使他们主动做好人事档案材料的积累和归档工作。

(4)集中性收集:一是以时间为界限,实行按月、季、年终为集中收集时间;二是根据各个时期组织、人事部门的中心工作,及时有效地集中收集人事档案材料,如党代会、人代会、政协会议换届、调整领导班子、考核干部、工作调整等活动结束时,就是集中收集人事档案的最佳时机。

(5)内部收集:对本单位组织、人事、劳动工作中形成的人事档案材料的收集。

(6)外部收集:对外单位形成的人事档案材料的收集。主要通过设置联络员、召开联席会议等方式收集。上述方法一般需要结合使用。如针对性与跟踪性相结合、经常性与集中性相结合、内部收集与外部收集相结合。

尤其需要提出的是,随着信息技术的普遍使用,利用网络收集电子人事档案和人事档案信息已经成为人事档案管理一个需要关注的方面。这不仅可以节约大量的人力,而且有助于人事档案信息的整理和提供利用。

(五)人事档案的收集制度

人事档案材料的收集,是一项贯彻始终的经常性工作,不能单纯依靠突击工作,应当建立起必要的收集工作制度。主要包括如下内容。

1.归档(移交)制度

归档(移交)制度是关于将办理完毕的人事档案材料归档移交到人事档案机构或档案专管人员保存的规定。其内容包括归档范围、归档时间、归档要求。归档范围与要求在前面已经讲过,这里主要讲归档时间。根据《干部人事档案材料收集归档规定》的精神,归档时间规定为形成干部人事档案材料的部门,在形成材料的1个月内,按要求将材料送交主管干部人事档案的部门归档。各单位与部门在日常工作活动中形成的,属于人事档案管辖范围的材料,都应当及时地移交给人事档案部门,以使人事档案能够及时地、源源不断地得到补充。如对各级单位的党、团组织、人事与业务部门,应当本着档案工作中分工管理的精神,对现已保管的档案进行检查,发现属于人事档案范围的文件材料,应及时移交给人事档案部门;对于各单位的保卫部门,应当在员工的政治问题得到妥善解决之后,将结论、决定及相关重要材料送交人事档案部门归档;纪律检查和行政监察部门应当将有关人员的奖惩决定及重要材料送人事档案一份以备案。

2.转递制度

主要指对于调动工作离开原单位人员档案转到新单位的规定。原单位的人事档案部门,应及时将本单位调入其他单位工作人员的人事档案材料,转递至新单位的人事档案部门,以防丢失和散乱。

3.清理制度

人事档案部门根据所管档案的情况,定期对人事档案进行清理核对,将所缺材料逐一登记下来,有计划、有步骤地进行收集。

4.催要制度

人事档案部门在日常工作中不能坐等有关部门主动送材料,也不能送多少就收多少,应当经常与有关单位进行联系,主动催促并索要应当归档的人事档案材料。如果有关单位迟迟不交,人事档案部门应当及时发函、打电话或者派人登门索要,一定要注意做到口勤、脚勤、手勤,以防漏下某些材料。

5.及时登记制度

为了避免在收集工作中人事档案材料的遗失和散落,人事档案部门一定要做好档案材料的收集登记制度。就目前情况看,主要存在两种登记制度:一种为收文登记,即将收到的材料在收文登记簿上逐份登记;二是移交清单,由送交单位填写,作为转送或接收的底账,以便检查核对。

6.检查制度

根据所管辖人事档案的数量状况,人事档案管理部门应在每季度、半年或一年对人事档案进行一次检查核对,将那些不符合归档要求的材料,立即退回形成机关或部门重新制作或补办手续;剔出不属人事档案归档范围的材料退回原单位处理。另外,根据人事档案之间的有机联系,如果发现缺少的材料,应当填写补充材料登记表,以便补齐收全。

7.随时补充材料制度

组织、人事及劳资部门为了了解员工各方面的情况,及时补充人事档案的内容,应当根据工作需要和档案材料的短缺情况,不定期地统一布置填写履历表、登记表、自我鉴定、体检表等,以便随时补充人事档案材料,使组织上能比较完整地掌握一个人的情况。在利用信息系统时候,需要将收集到的材料及时补充到系统中,及时更新系统信息,或者一旦系统收到重要的人事档案时,也需要将该电子档案制成纸质硬拷贝保存。这是一个双向的过程,其根本目的是在当前的"双套制"下,系统的信息管理与实体档案管理基本保持同步。

(六)人事档案材料收集与补充的重点

目前新形势下的人事工作需要的是人事档案内容新颖、能够全面地反映个人的现实状况,尤其需要反映业务水平、技术专长、兴趣、工作业绩及个人气质等方面的材料,而当前的人事档案收集工作恰恰不能满足这种需求。要改变这种状况,人事档案部门应当确定当前收集工作的重点,如应重点收集反映业务水平和技术专长、发明创造、科研成果的鉴定、评价、论著目录等材料,反映重大贡献或成就、工作成绩的考察和考核等材料,反映学历和专业培训的材料,出国、任免、调动等方面情况的材料等,都应算作收集的重点。在业绩方面,除了现在已归档的外语水平、科技成果,评审职称形成的业务自传材料,还可建立现实表现专册。专册包括专业人员每年的自我小结和组织上的全面考核,包括工作实绩、科技开发、思想修养等,这样便于在选拔优秀人才时,也注重工作业绩的考核,对人具有现实性的了解。兴趣爱好体现了人的知识的广度和深度。将兴趣融入工作中,可以充分发挥自己的能量。组织部门注意观察和记录人的兴趣爱好,可以全面地考察、认识干部,用人之所长。同时,人与人之间气质的合理配置对事业的发展也有较大影响。现代科学研究认为,人的气质有不同的类别,而不同的岗位需要具有不同气质的人员。了解人的气质有利于人才合理配置。当然,这项工作的收集要有个逐步形成的过程,经过一段时间的接触,多方摸底,才能了解人的气质特点。

二、人事档案的鉴定

(一)人事档案鉴定的概念与作用

1.概念

人事档案的鉴定是指依照一定的原则与规定,对收集起来的人事档案材料进行真伪的鉴别和价值的鉴定,再根据它们的真伪和价值进行取舍,将具有保存价值的材料归入档案、确定保存期限,把不应当归档的材料剔出销毁或转送其他部门予以处理的一项业务工作。收集的材料,必须经过认真的鉴别。属于归档的材料应真实,完整齐全,文字清楚,对象明确,手续完备。需经组织审查盖章或本人签字的,盖章签字后才能归入人事档案。不属于归档范围的材料不得擅自归档。

2.人事档案鉴定工作的作用

(1)人事档案材料的鉴定工作是归档前的最后一次审核。这项工作决定着人事档案文件材料的命运,关系到人事档案质量的优劣和能否正确的发挥作用,是保证人事档案完整、精练、真实、实用的重要手段。

(2)人事档案材料的鉴定工作是人事档案管理工作的首要环节。对于收集起来的杂而乱的人事档案材料进行清理和鉴别,确定和进行取舍,是人事档案系统整理工作的基础和前提。假如略去这一环节,不该归档的没有清理出去,该归档的又没有收进来,就会直接影响后面的诸环节,甚至造成整个工作的全部返工。

(3)人事档案材料的鉴定工作对其他各项业务工作具有积极的促进作用。鉴定工作与其他环节工作有着紧密的联系,通过鉴别工作,可以促使档案人员重视人事档案材料的质量,能发现哪些档案材料不齐全,以便及时收集,同时还可以提高收集工作在来源上的质量,不至于把一些不必要的、没有价值的材料都收集起来。再如鉴别工作的质量高低,直接关系到人事档案保管工作,通过鉴别,把那些不需要归档的材料从档案中剔除出去,减少档案的份数,可以节约馆库面积,有利于保管工作。此外,鉴别工作还可以促进人事档案利用工作的开展。鉴别工作中取舍恰当、合理,就能保证人事档案的真实性和精练性,否则一旦该归档的材料销毁了,就不可复得了,会给党的事业造成不必要的损失。

(4)人事档案材料的鉴定工作是正确贯彻人事政策的一项措施。通过鉴别,将已装入人事档案中的虚假不实材料剔除出去,可以为落实人事政策提供依据、消除隐患,保证党的组织人事路线、方针政策的贯彻执行。

(5)人事档案材料的鉴定工作有利于应对突然事变。突然事变是指战争、水灾、火灾、地震等天灾人祸,往往突发性强,难以预料。如果能对人事档案价值进行区分鉴别,遇到突发事变后,就有利于重要价值档案的抢救与保护,减少不必要的损失;反之,如果不对人事档案进行鉴定,不区分有无价值、不区分价值大小,遇到突然事变后就会束手无策,不能及时抢救珍贵和重要价值的人事档案,造成"玉石俱毁"。

(6)人事档案材料的鉴定工作有利于确定人事档案的保存期限,提高人事档案的质量和利用率,满足社会长远需要。因为人事档案不仅对现在有用,而且对今后还有查考利用价值,通过鉴定,使真正有价值的人事档案保存下来,可以造福子孙后代,让未来的研究者不必花更多的时间和精力去鉴别、挑选、考证有关人物的材料,可以为后人查询历史人物和历史事件提供依据和参考。

(二)人事档案鉴定工作的内容

从总的方面来看人事档案鉴定的内容,主要包括对收集起来的人事档案材料进行真伪的鉴别,将具有保存价值的材料归入档案;制定人事档案价值的鉴定标准,确定人事档案的保管期限;挑出有价值的档案继续保存,剔除无须保存的档案经过批准后销毁;为进行上述一系列工作所作的组织安排。从具体方面来看人事档案鉴定的内容,可分为两大部分,即人事档案真伪的鉴别内容与人事档案价值鉴定的内容。

1.人事档案真伪的鉴别内容

人事档案鉴别工作应当本着"取之有据,弃之有理"的原则来进行,即凡是确定有关材料应当归档就要符合有关规定;凡是确定要剔出处理某些材料,要有正当的理由,尤其是剔出应当销毁的材料,一定要非常谨慎;要严格按照有关政策和规定办事,不该归档的材料,一份也不能归档;应该归档的材料,一份也不能销毁。人事档案鉴别工作的内容范围大致包括以下几个方面。

(1)判断材料是否属于本人:鉴别这个问题的主要方法是辨认姓名的异同。下列3种情况比较容易混淆。①同姓同名:这是最容易混淆也最难发现的一种情况。对这种情况的辨认方法是逐份地核对同姓同名的材料,尤其是核对材料上的籍贯、年龄、家庭出身、本人成分、入党时间、参加工作时间、工资级别等情况是否相同、主要经历是否一致。为了达到互相印证的目的,要尽可能地多核对一些项目,使鉴别结论有可靠的依据和基础。②同姓异名或异姓同名:这是收集人事档案材料时造成的。鉴别时要特别留心材料上的姓名,对那些姓名有某些相同之字的材料,更要提高警惕。如果在鉴别材料时只注意看内容,而不大注意看姓名,就很容易让那些同姓异名或异姓同名的材料蒙混过去。③一人多名:有的人在不同时期有不同的名字,如儿童时期有乳名,上学时有学名,还有的人有字号、笔名、化名、别名等,如果不认真辨认,就很容易使一个人的档案材料身首异地。辨别这种情况的方法有3种:第一,核对后期材料姓名栏内曾用名,是否有与前期原名相同的名字;第二,清查档案内是否有更改姓名的报告和审批材料;第三,将不同姓名的材料内容进行核对,看看每份材料的年龄、籍贯、经历等情况是否相同。

(2)辨认材料的内容和作用:①看内容,即审核材料的内容是否与该人员的问题有关,如政审材料中所反映的内容与该人员的结论是否有内在联系,是不是结论的依据。②看用途,如对于证明材料,要详细审查,看此材料用于证明谁的问题,也就是被证明人是谁,如果被证明人不是该人员,那么这份材料一般也就不是该人员的。该人员所写的证明他人问题的材料,由于它的用途不是证明该人员的,所以不该归入该人员档案中。

(3)判断材料是否属于人事档案:一个人的档案材料包括人事档案内容的材料及非人事档案内容的材料两大部分。在非人事档案材料之中,有的是属于文书、业务考绩、案件等档案内容的材料,有的属于本人保存的材料,有的是应转送有关部门处理的材料,鉴别工作的任务就是将人事档案材料与非人事档案材料严格区分开来,择其前者归档,并将那些非人事档案内容的材料另加处理。常见的人事材料主要是前面讲的一些内容,在此不再赘述。

(4)判断材料是否真实、准确:做人事档案工作必须讲究实事求是,来不得半点虚假和含糊其词,由此要求,人事档案材料所记述的内容必须真实而且准确,不能前后矛盾,模棱两可。在鉴别工作中一旦发现内容不属实、观点不明确、盲词不达意或词义含混的情况,应立即退回原单位重新改正。

要保持人事档案的精练,重份材料或内容重复的材料必须剔除。鉴别的时候,无论是正本还是副本,只需保留一份,多余的可以剔出。如有的人在入党之前写了许多份入党申请书,鉴别时可以只选取其中内容最完整、手续最齐全、字迹最清楚的归入本人档案的正本和副本中。近年来,各级组织人事部门非常重视个人出生日期的鉴别工作,中组部出台了《关于认真做好干部出生日期管理工作的通知》[组通字(2006)41号],要求各级组织人事部门认真做好干部出生日期的管理工作,认真核对干部的出生日期,这也是鉴定工作的一个很重要的方面。

2.人事档案价值鉴定的内容

(1)确定材料是否有保存价值:归档的材料要能反映个人的政治思想、业务能力、工作成绩、专长爱好等方面的情况。

(2)剔除无价值的人事档案材料:对于一些没有价值或价值不大的材料及似是而非、模棱两可、不能说明问题、没有定论、起不了说明作用的旁证材料,不要归档,尤其对内容不真实、不准确甚至诬蔑陷害等材料更不能归入。

(3)判定人事档案价值:根据一定的原则与标准确定什么样的档案需要保存多长时间,如短期、长期、永久,或者定期、永久。

(三)人事档案价值鉴定的方法

人事档案价值鉴定的方法主要以下几种。

1.内容鉴定法

人事档案内容是决定人事档案价值最重要、最核心的要素,也是最重要的方法。因为利用者对档案最普遍、最大量的利用需求,反映在对档案内容的要求上,即人事档案中记载了人们活动的事实、历程、数据、经验、结论等。所以,人事档案内容是人事档案鉴定最重要的方法。在对人事档案价值进行鉴定时,必须分析人事档案内容的重要性与信息量的丰富程度、真实性、独特性、典型性等因素。

2.来源鉴定法

人事档案来源是指人事档案的相对人和形成机构。由于相对人和形成机构在社会生活和国家政务活动中所处的地位、职务、职称等方面的不同,对国家和社会的贡献不同,因而其人事档案的价值也有大小之分和重要程度的区别,所以人事档案来源可以作为其价值鉴定的方法之一。主要从以下几个方面分析。

(1)看成就或贡献:凡是对党和国家或某一地区及某一学科研究做出了贡献的人员,包括发明创造者、新学科的创始人、领导人、某运动的首倡者,发表过重要论文和著作、作品者,以及具有一技之长的人,或者某一著名建筑工程的设计者等做出了各种贡献的人员,死亡之后,他们的档案应当由原管理单位保存若干年以后移交本机关档案部门,随同到期的其他档案移交给同级档案馆长久保存。

(2)看知名度:一个人在国内外、省(市)内外、县(市)内外享有较大的声誉和知名度,其人事档案的价值较大,人事档案管理部门应当对在社会上有一定威望的著名政治家、社会活动家、企业家、民主党派人士、作家、诗人、艺术家、专家、学者、各方面的英雄模范人物及其他社会名流的档案材料重点进行保管。这类人员死亡以后,在原单位保存若干年以后移交本机关档案部门,随同到期的其他档案移交给同级档案馆长久保存。

(3)看影响力:影响力指的是在某一地区有重大影响的人员的影响能力。如各个方面的领袖人物、轰动一时的新闻人物、重大事件或案件的主要涉及者、重要讨论的发起者等,这些人的档案材料在其死亡后由原单位保存若干年以后移交本机关档案部门,随同到期的其他档案向同级档案馆移交并永久保存。

（4）看职务级别：也就是看该人在生前担任过何种职务。一般来说，职务较高的，其人事档案材料的保存价值就较大，保管期限就长一些。如《干部档案工作条例》规定，中央和国务院管理干部死亡后，其干部档案由原管理单位保存5年后，移交中央档案馆永久保存。

（5）看技术职称、学位和学衔：技术职称、学位和学衔是一个人在学术界的地位和专业上的造诣的突出表现。中国科学院院士、中国工程院院士、教授、研究员、高级工程师等，都在某一学术或工程技术领域中做出了一定成就，他们的人事档案材料对生前从事的科学研究、参与的社会实践、发明创造等方面，有准确而又具体的记载，能提供较多的信息，具有历史研究和现实查考意义，档案的价值较大，其人事档案由原单位档案室保存若干年以后，移交档案馆保存。

上述5个方面的来源，不是孤立的，而是互有联系的，在鉴定档案价值时应综合分析研究、准确判断。

3.时间鉴定法

时间鉴定法是指根据人事档案形成时间作为鉴定依据。一般来讲，形成时间越久的人事档案，其保存价值越大。这主要是由于年代越久的档案，留存下来的很少、很珍贵，"物以稀为贵"，所以需要重点保存，这也符合德国档案学家迈斯奈尔"高龄案卷应当受到重视"的鉴定标准。

此外，还有主体鉴定法、效益鉴定法等。主体鉴定法是指在人事档案价值鉴定中，用主体需求程度与要求去评价。由于社会生活的丰富多彩，主体对人事档案的需求比较复杂。一方面，不同学历层次、不同文化素质、不同经历、不同年龄、不同历史条件下的人员，对人事档案会产生不同的要求，因而对人事档案价值的认识也是不同的。另一方面，即使同一主体，在不同时间、不同地点、不同条件下对人事档案的需求也是不同的，那么，对档案价值的认识也是有差异的。因此，在人事档案鉴定工作中也会根据主体的认知程度判断档案价值。效益鉴定法是指根据人事档案发挥的社会效益与经济效益判定档案价值。这两种方法带有很强的主观性，只能作为参考。

（四）人事档案保管期限

1.人事档案保管期限概念及档次

人事档案的价值不是一成不变的，具有一定的时效性。档案的时效性，决定了人事档案的保管期限。人事档案期限可分为永久、长期、短期3种，也可以分为永久与定期2种。

2.人事档案保管期限表

人事档案保管期限表是以表册形式列举档案的来源、内容和形式，并指明其保管期限的一种指导性文件。人事档案保管期限表的作用表现在3个方面：①人事档案鉴定的依据和标准；②可以避免个人认识上的局限性与片面性，保证人事档案鉴定工作的质量和提高鉴定工作的效率；③能够有效地防止任意销毁人事档案的现象发生。

（五）对不在归档范围内材料的处理

对不归档材料的处理主要有下列4种方法。

1.转

凡是经过鉴别，并不属于本人的材料，或者根本不在归档之列的材料，必须剔出，转给有关单位保存或处理。

2.退

对于近期形成的某些档案材料，手续不够完备，或者内容还需要查对核实的，需要提出具体的意见，退回有关单位，等到原单位修改补充后再行交回。如果材料应退回去的，必须经过领导批准退回本人，并办理相应的手续。

3.留

凡是不属于人事档案的范围,但很有保存价值的有关参考资料,经过整理以后,应由组织或人事部门作为业务资料保存。

4.毁

经人事档案部门鉴别后,确实没有保存价值的材料,应当按照有关规定作销毁处理。销毁的材料应当仔细检查,逐份登记,写清销毁理由,经主管领导批准后,才能销毁。

(六)人事档案材料的审核

人事档案材料的审核,是指对已归档和整理过的档案,进行认真细致的审查核定,以确保人事档案材料完整齐全、内容真实可靠、信息准确无误的工作。

1.审核的主要内容

主要审核档案材料中是否齐全完整,是否有缺失、遗漏,有无涂改伪造情况;审核档案材料是否手续完备,填写是否规范;审核档案材料中有无错装、混装的现象,审核档案材料归档整理是否符合要求。

2.审核要求

力求保证人事档案材料齐全完整、真实可靠;对档案中缺少的主要材料应逐一登记、补充收集归档;对人事档案材料中内容不真实的情况,应根据有关政策规定予以确认,确保档案中的信息真实可靠;对人事档案材料中前后不一致的材料,应进行更正。

(七)人事档案的销毁

人事档案的销毁是指对无保存价值的人事档案材料的销毁,是鉴定工作的必然结果。销毁档案,必须有严格的制度,非依规定的批准手续,不得随意销毁。凡是决定销毁的档案,必须详细登记造册,作为领导审核批准及日后查考档案销毁情况的依据。

三、人事档案的整理

人事档案的整理工作,就是依据一定的原则、方法和程序,对收集起来经过鉴别的人事材料,以个人为单位进行归类、排列、组合、编号、登记,使之条理化、系统化和组成有序体系的过程。

(一)人事档案整理工作的内容与范围

1.人事档案整理工作的内容

人事档案整理工作的内容主要包括分类、分本分册、复制、排列、编号、登记目录、技术加工、装订。

2.人事档案整理工作的范围

主要包括以下2个方面。

(1)对新建档案的系统整理:主要指对那些新吸收的人员的档案材料的整理,这部分档案材料原来没有系统整理,或者没有进行有规则地整理,材料零乱、庞杂,整理起来工作量大,比较复杂,而且随着各行业各单位新老人员的交替,这部分档案的整理工作将是连续不断的,因此必须从思想上提高对这一工作的重视程度,将其列入议事日程,及时地做好新吸收人员的人事档案的整理工作,以适应人事工作的需要。

(2)对已整理档案的重新调整:由于人事档案具有动态性的特征,始终处于动态变化之中,因而对于每一个已经整理好的人事档案来说,其整理工作不是一劳永逸的,已整理好的人事档案有时需要增加或剔除一定数量的材料,这就有必要重新整理这部分档案材料,这种整理实际上是一种调整。对于那些零散材料的归档,只需随时补充,不必重新登记目录,只在原有目录上补登即可。

此外,有时根据社会的发展要求,还需对人事档案进行普遍整理。例如,为了落实党的干部政策,需要对过去形成的人事档案进行普遍的整理,清除历次政治运动中不真实的人事档案材料。

(二)人事档案整理工作的基本要求

整理人事档案时,必须按照因"人"立卷、分"类"整理。具体整理过程中,需要做到以下内容。

1.分类准确,编排有序,目录清楚

不同类型的人事档案具有不同的整理要求,但不论是何种人事档案,都需要在科学分类的基础上进行准确整理和编排;同时,随着时间的推移,新的人事档案材料不断加入,这就需要在原有的整理的基础上进行再整理,直到符合当事人最新的、最客观的记录。

2.整理设备齐全,安全可靠

整理人事档案,事先要备齐卷皮、目录纸、衬纸、切纸刀、打孔机、缝纫机等必需的物品和设备;同时,整理人事档案的工作人员,必须努力学习党的干部工作方针、政策和档案工作的专门知识,熟悉整理人事档案的有关规定,掌握整理工作的基本方法和技能,认真负责做好整理工作,使人事档案工作做到安全可靠。

(三)人事档案的正本和副本

1.概念及其差别

根据人事档案管理和利用需要,一个人的全部人事档案材料可分别建立正本和副本。正本和副本都是人事档案材料的内容,但是两者存在不少差别:一是管理范围不同。正本是由全面反映一个人的历史和现实情况的材料构成的;副本是正本的浓缩,是一个人的部分材料,由正本中的部分材料构成,为重份材料或复制件。二是管理单位不同。正本由主管部门保管,副本由主管部门或协管部门保管。军队干部兼任地方职务的,其档案正本由军队保管;地方干部兼任军队职务的,其档案正本由地方保管。正本与副本的建档对象不同,正本是所有员工都必须建立的,副本一般来说是县级及县级以上领导干部等双重管理干部,由于主管与协管单位管人的需要,才建立副本,供协管单位使用,对于一般员工,只需要建立正本即可。三是价值不同。正本是相对人的全部原件材料,具有较高的保存价值,其中双重管理的领导干部的档案,一般都要长久保存。副本是正本主要材料的复制件,一般在相对人死亡后,副本材料经过批准可以销毁,正本则需移交档案馆永久保存。

2.意义

人事档案分建正本和副本,对人事档案管理与利用具有重要的意义。

(1)有利于干部人事档案材料的分级管理:我国现行的人事管理制度,特别是对领导干部的管理,实行的是主管和协管的双重管理体制,即上级主管和本级协管。干部档案为了与干部工作相适应,必须实行分级管理的体制。双重管理人员的干部档案建立正本与副本,正本由上级组织、人事部门保管,副本由本级组织、人事部门保管。可以说,人事档案正本副本制度的建立,不仅有利于干部分级管理,而且可以解决干部主管和协管部门日常利用干部档案的矛盾。

(2)有利于人事档案的保护:对于领导干部,建立正本和副本的"两套制"档案,分别保存在不同的地方,若遇战争、天灾人祸等不可预测的事变,档案不可能全部毁灭,一套损毁了,还有另一套被保存下来继续提供利用。

(3)有利于提供利用:建立正本和副本,可以同时满足主管和协管单位利用档案的要求,大大方便了利用者。可以根据情况提供正本或副本,如果只需要查阅副本时,人事档案人员可以只提供副本,这样既便于保密,又提高了利用效率。

(4)有利于延长档案的寿命:建立正本和副本两套制后,在提供利用时,可尽量使用副本,以减少正本的查阅频率,减少磨损、延长寿命。

(四)人事档案的分类

目前,各类人事档案实体分类体系基本稳定,基本根据《干部档案工作条例》《干部档案整理工作细则》《企业职工档案管理工作规定》的内容分类。人事档案一般分为正本和副本,再对正本和副本进行分类。

1.人事档案正本的分类

主要分为10类。

第一类,履历材料。履历表(书)、简历表,干部、职工、教师、医务人员、军人、学生等各类人员登记表、个人简历材料,更改姓名的材料。

第二类,自传材料。个人自传及属于自传性质的材料。

第三类,鉴定、考核、考察材料。以鉴定为主要内容的各类人员登记表,组织正式出具的鉴定性的干部表现情况材料;作为干部任免、调动依据的正式考察综合材料;考核登记表、干部考核和民主评议的综合材料。

第四类,学历、学位、学绩培训和评聘专业技术职务材料。报考高等学校学生登记表、审查表,毕业登记证,学习(培训结业)成绩表,学历证明材料,选拔留学生审查登记表;专业技术职务任职资格申报表,专业技术职务考绩材料,聘任专业技术职务的审批表,套改和晋升专业技术职务(职称)审批表;干部的创造发明、科研成果、著作及有重大影响的论文(如获奖或在全国性报刊上发表的)等目录。

第五类,政治历史情况的审查材料,包括甄别、复查材料和依据材料,有关党籍、参加工作时间等问题的审查材料。

第六类,参加中国共产党、共青团及民主党派的有关材料。

第七类,奖励材料,包括科学技术和业务奖励、英雄模范先进事迹材料,各种先进人物登记表、先进模范事迹、嘉奖、通报表扬等材料。

第八类,处分材料(包括甄别、复查材料,免于处分的处理意见),干部违犯党纪、政纪、国法的材料,查证核实报告上级批复,本人对处分的意见和检查材料,通报批评材料等。

第九类,录用、任免、聘用、专业、工资、待遇、出国、退(离)休、退职材料及各种代表会代表登记表等材料。

第十类,其他可供组织上参考的材料。人员死亡后,组织上写的悼词,非正常死亡的调查处理材料,最后处理意见,可集中放在第十类里面。

2.人事档案副本的分类

人事档案副本由正本中以下类别主要材料的重复件或复制件构成。

第一类的近期履历材料。

第三类的主要鉴定、干部考核材料。

第四类的学历、学位、评聘专业技术职务的材料。

第五类的政治历史情况的审查结论(包括甄别、复查结论)材料。

第七类的奖励材料。

第八类的处分决定(包括甄别复查结论)材料。

第九类的任免呈报表和工资、待遇的审批材料。

其他类别多余的重要材料,也可归入副本。

(五)人事档案的归类

人事档案材料分为十大类之后,应当把每份材料归入相应的类中去。归类的方法主要有2种。

1.按文件材料的名称归类

凡是文件材料上有准确名称的,就可以按名称归入所属的类别中。如履历表、简历表归入第一类,自传归入第二类,鉴定表归入第三类。

2.按内容归类

对于只看名称而无法确定类目归属的材料,应当根据其内容归入相应的类别。如果材料内容涉及几个类目时,就应当根据主要内容归入相应类目。

(六)人事档案材料的排列与编目

1.人事档案材料的排列

在人事档案归类后,每类中的档案材料应当按一定的顺序排列起来,排列的原则是依据人事档案在了解人、使用人的过程中相互之间固有的联系,必须保持材料本身的系统性、连贯性,以便于使用和不断补充新的档案材料。人事档案的排列顺序有3种。

(1)按问题结合重要程度排列:将该类档案材料按其内容所反映的不同问题分开,同一问题的有关材料,再按重要程度排列。如对于入党、入团材料,先按入党、入团的不同问题分开,入党的材料按入党志愿书、组织转正意见、组织员谈话登记表、入党申请书、入党调查材料这一顺序排列。

(2)按时间顺序排列:依照人事档案形成时间的先后顺序,从远到近,依次排列。采用这种方法,可以比较详细地了解事物的来龙去脉,掌握员工的成长和发展变化情况,同时也有利于新材料的继续补充。运用这种方法排列的有履历类、自传类、鉴定考核类和其他类。

(3)按问题结合时间顺序排列:先将这类材料按其内容反映的不同问题分开,再将同一问题的有关材料按时间顺序排列。这种方法适用于反映职务、工资等方面的材料。排列时先分为职务、职称、出国、工资、离退休、退职等问题,每一问题内按材料形成时间由远到近排列。

2.人事档案的编目

人事档案的编目,是指填写人事档案案卷封面,保管单位内的人事档案目录、件、页号等。

人事档案目录具有重要作用,可以固定案卷内各类档案的分类体系和类内每份材料的排列顺序及其位置,避免次序混乱,巩固整理工作成果。编目是帮助利用者及时准确查阅所需材料的工具,是人事档案材料登记和统计的基本形式,是人事档案管理和控制工具,有助于人事档案的完整与安全。人事档案卷内目录一般应设置类号、文件题名(材料名称)、材料形成时间、份数、页数、备注等著录项目。

(七)人事档案的复制与技术加工

1.人事档案材料的复制

人事档案材料的复制,就是采用复印、摄影、缩微摄影、临摹等方法,制成与档案材料原件内容与外形相一致的复制件的技术。复制的主要作用:一是为了方便利用;二是为了保护档案原件,使其能长期或永久保存,延长档案材料的寿命。

人事档案材料的复制,应该符合一定的要求,忠实于人事档案原件,字迹清晰,手续完备。

人事档案材料的复制范围,主要指建立副本所需的材料,如圆珠笔、铅笔、复写纸书写的材料、字迹不清的材料、利用较频繁的材料。

2.人事档案材料的技术加工

人事档案材料的技术加工,就是为便于装订、保管和利用,延长档案寿命,对于纸张不规则、破损、卷角、折皱的材料,在不损伤档案历史原貌的情况下,对其外形进行一些技术性的处理。

人事档案材料的技术加工的方法,包括档案修裱、档案修复、加边、折叠与剪裁。

3.人事档案材料的装订

人事档案材料的装订,是指将零散的档案材料加工成册。经过装订,能巩固整理工作中分类、排列、技术加工、登记目录等工序的成果。

4.验收

验收是对装订后的人事档案按照一定的标准,全面系统地检验是否合格的一项工作。其方法包括自验、互验、最后验收。

四、人事档案的统计

人事档案的统计是指通过特定的人事档案项目的数量统计,为人事管理部门提供科学参考。利用信息系统,尤其是网络化的人事档案管理信息系统,其中的"移交"或者 Excel 统计功能,可以方便地进行统计。

(一)人事档案管理各环节的数量状况统计

1.人事档案总量统计

(1)外部形式上:正本有多少,副本有多少。

(2)种类上:国家公务员档案有多少,教师档案有多少,科技人员档案有多少,新闻工作者档案有多少,一般职工档案有多少,流动人员档案有多少,军人档案有多少,学生档案有多少,每类还可以往下细分。

(3)保管期限上:永久的有多少,长期的有多少,短期的有多少。

2.人事档案收集情况的统计

人事档案收集情况的统计包括共收集人事档案有多少。其中属于归档的材料有多少,转给有关部门的有多少,销毁的有多少,在材料来源上,各是通过哪些途径收集的,各途径收集的有多少。

3.人事档案整理情况的统计

已经整理和尚未整理的数量有多少。通过整理需要销毁的档案材料有多少,复制的有多少,以及其他整理过程中的具体数字。

4.人事档案保管情况统计

人事档案保管情况统计包括统计档案的流动情况和档案遭受损失的情况。

5.人事档案提供利用工作情况的统计

人事档案提供利用工作情况的统计包括统计查阅人次,有哪几类利用者,在档案室阅览的有多少,外借的有多少。

（二）档案库房和人员情况的统计

1.档案库房设备情况的统计

统计库房设备的个数，其面积有多大，各类设备有多少，设备的保养情况等。

2.人事档案工作人员情况的统计

应定编人数、实定编人数、实有人数、与所管档案数量的比例、工作人员的年龄状况、文化程度、从事此工作的年限、是否受过训练等情况。

五、人事档案保管

人事档案保管是采取一定的制度和物资设备及方法，保存人事档案实体和人事档案信息。

（一）人事档案保管的范围

人事档案保管范围主要分为以下几种情况。

（1）分级管理的人员，其全套人事档案应由主管部门保管，主要协管的部门只保管档案副本，非主要协管和监管的单位不保管人事档案，根据工作需要可以建立卡片。

（2）军队和地方互兼职务的人员，主要职务在军队的，其人事档案则由军队保管；主要职务在地方的，其人事档案则由地方保管。

（3）人员离休、退休和退职后，就地安置的，由原管理单位或工作单位保管；易地安置的，则可以转至负责管理该人员的组织、人事部门保管。

（4）人员被开除公职以后，其档案转至该人员所在地方人事部门或管理部门保管，其中干部必须由当地县或相当县级的人事部门保管。

（5）人员在受刑事处分或劳动教养期间，其档案由原单位保管。刑满释放和解除劳教后，重新安置的，其档案应当转至主管单位保管。

（6）人员出国不归、失踪、逃亡以后，其档案由原主管单位保管。

（二）人事档案的存放与编号方法

人事档案的存放与编号方法主要有以下几种。

1.姓氏编号法

将同姓的人的档案集中在一起，再按照姓氏笔画的多少为序进行编号的方法叫姓氏编号法。具体方法如下。

（1）摘录所保管的一切人事档案中的姓名，将同姓的人的档案集中在一起。

（2）按照姓氏笔画的多少，将集中起来的人事档案由少到多的顺序排列起来。

（3）把同一姓内的姓名再进行排列。先按姓名的第二个字的笔画多少进行排列，如果第二个字的笔画相同，可以继续比较第三个字的笔画多少。

（4）将所排列的姓名顺序编制索引，统一进行编号。

（5）将索引名册的统一编号标注在档案袋上。

（6）按统一编号的次序排列档案，并对照索引名册进行一次全面的清点。

编号时需要注意几个问题：①每一姓的后面要根据档案递增的趋势留下一定数量的空号，以备增加档案之用。②姓名需用统一的规范简化字，不得用同音字代替。③档案的存放位置要经常保持与索引名册相一致。

2.四角号码法

所谓四角号码法就是按照姓名的笔形取其四个角来进行编号的方法。它的优点是比较简便易学,且因为按这种方法是根据姓名的笔形来编号存放的,所以查取时就不必像按姓名笔画顺序编号法和按单位、职务顺序编号法查找那样,一定要通过索引登记来找到档案号再取材料,而是根据姓名的笔形得出档案号直接查取。

人事档案的四角号码编号法,同四角号码字典的编写原理基本相同,只要掌握了四角号码字典的查字方法,再学习人事档案的这种编号法,就比较容易了。但是这种人事档案四角号编号法同四角号编号字典的方法也有某些不同之处。它有自己特殊的规律,所以不能完全等同于四角号码编号法。

3.组织编号法

将人事档案按照该人员所在的组织或单位进行编号存放的方法称为组织编号法。它适用于人事档案数量较少的单位,做起来比较简便。但是它也有一些弊病:一是位置不能固定,一旦该人员调离了该单位,就得改变其人事档案原来的存放位置;二是在档案增多超过了一定的限量时,就会给查找带来困难,因此使用这种方法的档案数量一般不得超过 300 个。

这种编号方法的具体过程是:①将各个组织机构或单位的全部人员的名单进行集中,并按照一定的规律(例如,按照职务、职称、姓氏等)将各个组织的名单进行系统排列。②依据常用名册人员或编制配备表的顺序排列单位次序,并统一编号,登记索引名册。③将索引名册上的统一编号标注在档案袋上,按编号顺序统一存放档案。

此外,还必须注意以下两个问题:①要根据人员增长的趋势预留出一定数量的空号,以备增加档案之用。②各个组织或单位不能分得太细,一般以直属单位为单位,如果有二、三级单位,只能作为直属单位所属的层次,而不能与直属单位并列起来。

4.拼音字母编号法

拼音字母编号法是按照人事档案中姓名的拼音字母的次序排列的编号方法,其基本原理就是"音序检字法",这种方法的优点是比较简便。

拼音字母编号法的排列次序一般有 3 个层次。

(1)先排姓,按姓的拼音字母的顺序排列。

(2)同姓之内,再按其名字的第一个字的拼音字母的次序排列。

(3)如果名字的第一个字母相同,再按这个名字的第二个字的首字母进行排列。

5.职称级别编号法

职称级别编号法是将不同的职称级别和职位高低进行顺序排列,然后依次存放的编号方法。这种编号存放的方法,将高级干部、高级知识分子和其他特殊人员的档案同一般人员的档案区分开来单独存放,便于进行重点保护,特别是发生在突发事件时便于及时转移。这种编号方法的具体操作过程与第三种编号方法基本相同。

(三)人事档案保管设施与要求

根据安全保密、便于查找的原则要求,对人事档案应严密、科学地保管。人事档案部门应建立坚固的、防火、防潮的专用档案库房,配置铁质的档案柜。库房面积每千卷需 2 030 m^2。库房内应设立空调、去湿、灭火等设备;库房的防火、防潮、防蛀、防盗、防光、防高温等设施和安全措施应经常检查;要保持库房的清洁和库内适宜的温、湿度(要求:温度 14～24 ℃,相对湿度 45%～60%);人事档案管理部门,要设置专门的档案查阅室和档案管理人员办公室。档案库房、查档室和档案人员办公室应三室分开。

六、人事档案的转递

由于当前新的劳动管理制度和用工制度的变化,人员的主管单位也不是永远不变的,人事档案管理部门必须随着该人员主管单位的变化及时将其人事档案转至新的主管或协管单位,做到人由哪里管理,档案也就在哪里管理,档案随人走,使人事档案管理的范围与人员管理的范围相一致,这就是人事档案的转递工作。如果人事档案的转递工作做得好,该转的及时送转,就不会造成人员的管理与人事档案的管理相脱节,原管单位有档无人,形成"无头档案",新的主管单位则"有人无档",这就很大程度地影响了人事档案作用的发挥。因此可以说人事档案的转递工作是人事档案管理部门接收档案的一个主要途径,也是一项基础性的工作。

(一)转递工作的基本要求

(1)安全人事档案转递过程中必须注意档案的安全,谨防丢失和泄密现象的发生。转递人事档案,不允许用平信、挂号、包裹等公开邮寄方式,必须经过严格密封以机密件通过机要交通转递或由转出单位选择政治可靠的人员专门递送。人事档案一般不允许本人自己转递。凡是转出的档案要密封且加盖密封章,严格手续,健全制度,保证绝对安全。

(2)必须在确知有关人员新的主管或协管单位之后才能办理人事档案转递手续。依照县及相当于县以上的各级党组织、人事部门可以直接相互转递人事档案的规定,尽量直接把人事档案转递至某人的新的主管单位,不要转递给某人的主管或协管单位的上级机关或下级机关,更不能盲目转递。

(3)及时要求人事档案的转递应随着人员的调动而迅速地转递,避免档案与人员管理脱节和"无人有档""有档无人"现象的发生。《干部档案工作条例》规定:"干部工作调动或职务变动后应及时将档案转给新的主管单位。"根据这一规定,人事档案部门发出调动和任免的通知时,应抄送给人事档案管理部门,以便及时将有关人员的档案转至新的主管部门;如果新的主管部门在这个人报到后仍未收到档案,应向其主管单位催要。

(二)转递工作的方式

人事档案转递工作的方式分为转入和转出 2 种。

1.转入

转入是指某一人员在调到新的主管单位后,该单位的人事档案部门接收其原来单位转来或转送的人事档案材料,这是人员调动过程中一个不可缺少的环节。转入的手续一般规定为如下内容。

(1)审查转递人事档案材料通知单,看其转递理由是否充分,是否符合转递规定。

(2)审查档案材料是否本单位所管的干部或工人的,以防收入同名同姓之人的档案材料。

(3)审查清点档案的数量,看档案材料是否符合档案转递单开列的项目,是否符合转入要求,有无破损。

(4)经上述 3 个步骤后,确认无误,在转递人事档案材料通知单的回执上盖章,并将通知单退回寄出单位,同时将转进档案在登记簿上详细登记。

2.转出

一个人将其人事档案转出的原因不外乎以下几种:此人转单位或跨系统调动;此人的职务或职位(包括提拔和免职、降职)发生变化;此人所在单位撤销或合并了,此人离退休以后易地安置;此人离职、退职或被开除公职;此人因犯罪而劳改,刑满释放后易地安置,或到其他单位工作;此人死亡;外单位要求转递;新近收到的不属于人事档案部门管理的档案材料;经鉴别应当退回形成单位重新加工或补办手续的材料。

转出的方式主要有两种,即零散转出和整批转出。零散转出即指日常工作中经常性的数量并不很大的人事档案材料的转出,这是转出的主要方式,一般通过机要交通来完成。整批转出是指向某个单位或部门同时转出大批人事档案材料,经过交接双方协商,一般由专人或专车取送。

转出的手续。对于零散转出的档案材料必须在转出材料登记簿上登记,注明转出时间、材料名称、数量、转出原因、机要交通发文号或请接收人签字;在档案底册上注销并且详细注明何时何原因转至何处,以及转递的发文号;填写转递人事档案通知单并按发文要求包装、密封,加盖密封章后寄出。对于整批转出的档案材料,其移交手续是首先将人事档案材料全部取出,在转出材料登记簿上进行详细登记,并在底册上注明以后,还要编制移交收据,一式 2 份。收据上应当注明移交原因、移交时间、移交数量、移交单位和经办人等,收据后要附上移交清单,注明移交人姓名、职务、材料名称、数量等栏目,以备查考。

(高全胜)

第八节 人事档案管理对人力资源开发的作用

一、人力资源开发的要性

人力资源是无形资源和有形资源的结合。人力资源的开发是把人的智慧、知识、经验、技能、创造性作为资源加以发掘、培养、发展和利用的一系列活动,主要包括人才的发现、人才的培养、人才的使用、人才的调剂。为什么一些在战争中实物资本遭到巨大破坏的国家如德国、日本,战后能从废墟中奇迹般地迅速恢复和发展起来?为什么一些资源条件很差的国家如新加坡、瑞士同样在经济发展方面取得很大成功?这是由于他们都非常重视人力资源的开发。人力资源开发对现代社会发展起着非常重要的作用:其一,人力资源是创造社会财富的第一位的资源。其二,人力资源的开发对经济增长有重大促进作用,人力资源的开发能促进劳动生产率的提高,人力资源的开发能够促进科学技术水平的提高,人力资源的开发为经济的持续发展创造了有利的环境。其三,竞争的优势归根结底取决于人力资源的优势。

二、人事档案管理对人力资源开发的作用

人事档案是进行人力资源管理的重要依据及手段。合理、高效的人事档案管理能极大地促进人力资源开发。

(一)有利于制订科学、规范、合理的人力资源开发方案

组织内部进行人力资源开发,首先必须制订一个科学、合理的方案。有效的人事档案管理能帮助人力资源管理部门分析组织内人力资源状况是否适应组织变革与发展的要求,从而制订出科学、合理的人力资源开发方案,脱离人事档案而制订的人力资源开发方案,很难保证其科学性、规范性及全面性。

（二）有助于对人力资源进行日常管理

对人力资源进行日常管理是进行人力资源开发的一项很重要的基础性工作，要做到人尽其才，使每个人在各自岗位上发挥最大作用，就必须做到知人善任，对其进行日常管理。不仅要看其现实表现，而且要看他的全部历史及工作情况，这就需要通过查阅、分析其人事档案，对其经历、品德、学识、专长等一贯表现和优缺点进行立体考察。

（三）有助于及时发掘引进人才

及时发掘人才是单位、社会不断取得进步的前提。利用人事档案有助于动态分析员工的人生轨迹，从记载中发现其闪光点，从而预测其发展潜力，及时发现新人，避免压制人才，埋没人才。而在引进人才时，也要利用人事档案，分析组织内部的人才结构，合理引进所需人才。

（四）有助于合理培养人才

合理培养人才是单位、社会不断发展的重要条件。每个单位都要不断培养所需人才，以保证其人力资源在能力结构、年龄结构等方面的平衡。充分利用人事档案，全面把握每个人的素质，并对其做出准确评价，以确定重点培养对象，有利于人才的合理培养。

（五）有助于合理配置人力资源

人力资源的合理配置是单位、社会不断发展的重要保证，只有合理配置人才，使其整体效果达到最优，才能充分发挥人力资源的效力。通过查阅人事档案，可进一步了解每个人的社会关系、岗位经历、专业特长、健康状况等基本信息，根据不同人才的能力和各类人才的不同特点，在单位内部进行合理配置，把人才配置到能充分展现其才华的岗位上，从而最大限度地发挥组织内人力资源的效力。

三、完善人事档案管理工作，发挥其对人力资源开发的作用

在新形势下，人事档案管理工作应不断发展、创新，以充分发挥对人力资源管理和开发的作用。应从以下方面发展、完善人事档案管理工作。

（一）切实加强人事档案的业务管理工作

这是一项基础性工作，只有做好这项工作，将每个人在各个时期各个单位形成的有关经历和德、才、能的材料集中起来形成整体信息，人事档案信息资源才能得到充分开发利用。

1.要按职能特点做好收集工作

在职能部门确定专人制订相应措施，及时将人事变动、晋级、奖惩、任免、教育培训、职称评定、工资等材料，按其形成规律做好收集工作。收集时要力求材料齐全完整。

2.要认真、仔细地做好鉴定工作

对收来的人事材料要进行认真鉴定，剔除无用材料。由于鉴定工作关系到人事档案材料的生死存亡，鉴定时一定要细致，销毁时一定要谨慎。

3.规范地进行归档整理

首先要对人事档案进行明确的分类，然后要对这些材料限期整理、及时归档。

（二）提高人事档案管理的现代化水平

随着现代信息技术、计算机技术、网络技术的发展，传统的人事档案管理逐渐暴露出弊端。建立现代化、高效率的人事档案管理系统已成为非常现实的要求。在做好人事档案管理的基本业务工作基础上，还必须建立人事档案管理系统，进行动态管理，实现个人基本信息的微机检索和联网查询，扩大人事档案信息的内涵。充分利用现代手段，通过人事档案信息资源开发，将人

事档案从实体管理向信息化管理转移。

（三）在做好日常传统的利用工作的基础上，不断创新利用服务方式

人事档案工作的根本目的是提供利用，服务质量的高低，是检验和衡量人事档案工作好坏的基本尺度，要真正把提供优质服务看成是人事档案工作的"生命线"。人事档案利用工作量很大，也十分繁杂，每天都有查阅利用者，所以档案工作人员要在提高服务水平上下功夫，经常进行研讨学习，不断提高自身业务素质，树立服务意识。同时要不断创新利用服务方式，"创新是一个民族进步的灵魂，是一个国家兴旺发达的不竭动力"。由于人事档案具有保密性，所以多年来它的利用一直限定在较小的范围内。在新形势下，人事档案利用服务工作既要严格遵守档案工作的政策法规，又要更新服务观念，变革并积极探索新的服务方式，拓宽服务范围，勇于创新，以适应时代发展的需求。传统人事档案管理强调人事档案的保密性，追溯其历史渊源，有其深刻的社会背景。在越来越强调诚信的现代法制社会里，为适应人才工作的开放性，应当揭去人事档案的神秘面纱，除了牵涉到国家和社会公共利益的少数人的人事档案，大部分人的人事档案应在一定条件下适度开放。在严格规范人事档案管理机构职能和服务行为的前提下，将人事档案使用权限有条件地开放，适当允许有使用权限的用人单位和个人通过网络查询人事档案，充分提高人事档案的利用效益。

（四）健全和完善人事档案制度

制度是做好工作的前提和保证。制度不全，有章不循会造成工作混乱，这点在人事档案工作中尤为重要。人事档案工作是一项头绪多、琐碎繁杂的工作，如果没有一定的制度来制约，就会无章可循，无所适从。应结合人事档案管理工作的实际和社会现实需要，进一步完善各项档案管理制度，并在抓落实上下功夫。对档案材料收集归档和转进转出档案的管理制度要进一步严格要求，严格阻止虚假材料进档。要不断完善人事档案整理工作细则，使档案更加科学、全面、完整，为干部考察任用提供真实、准确、实用的个人信息。要规范人事档案利用制度，使其更好地为人力资源管理服务。

人事档案管理工作大有可为，努力将它做好，一定能为组织内部人力资源管理做出巨大贡献。

（高全胜）

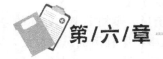

第/六/章

医院病案管理

第一节　病案基础管理

病案基础管理是指病案管理的基本理论、基本技能与操作，虽然是基础性的，但是很重要。病案信息管理的成果往往是建立在这些基础管理之上。

一、患者姓名索引

索引是加速资料检索的方法。通常索引需要将资料归纳成类、列成目录，并按特定的标记和一定顺序排列。病案中包含了很多有关患者、医师和医疗的信息，为了加速查找，都可以制成索引，如患者姓名索引、疾病索引、手术操作索引、医师索引等。

医院的工作是以患者为中心，接待着成千上万的患者。在每位就诊患者建立病案的同时为其建立姓名索引，这就标示着医院与患者建立了医疗关系。患者的姓名索引也就关联着患者和他的病案。任何医院、诊所及初级卫生保健中心都必须建立患者姓名索引，它可以是列表式的、卷宗式的或卡片形式。患者姓名索引是医疗信息系统中最重要的索引，通过它可以链接所有的医疗信息，患者姓名索引是通过识别患者身份来查找病案的，因此被称为患者主索引（patient master index，PMI）。在建立医院电子信息系统时，它将是最基础，也是应当首先考虑建立的索引。有条件的医院，应当使用计算机管理患者姓名索引。

在病案管理过程中，超过一定年限的病案可予以处理甚至销毁。但患者姓名索引不可以也不应该被销毁，它是永久性保存的资料。

（一）患者姓名索引的内容

患者姓名索引中的内容可根据各医院或诊所的需要而设计。通常姓名索引中仅记载那些可以迅速查找某一病案的鉴别性资料。因此没有必要将医疗信息，如疾病诊断及手术操作等内容记录在患者姓名索引上。患者姓名索引的主要内容如下。

（1）患者的姓名（包括曾用名）。

（2）患者的联系地址（包括工作及家庭住址）。

（3）病案号。

（4）患者的身份证号。

(5)患者的出生日期(年、月、日)及年龄(也是鉴别患者可靠的信息)。

(6)国籍、民族、籍贯、职业。

(7)其他有助于鉴别患者身份的唯一性资料,如未成年人父母亲的姓名等。

(8)可附加的资料:住院和初诊科别、出院日期;治疗结果(出院或死亡);国外有些国家还要记录负责医师的姓名及患者母亲的未婚姓名。

由于姓名索引是在患者初次来院时建立的,因此比较费时,有一些资料可以在后期采集。如身份证号,它是鉴别患者最可靠的信息,理论上讲公安部门发出的居民身份证号码不存在重号,如果有可能应该让患者出示身份证,甚至采用二代身份证扫描的办法将照片信息采集下来。

姓名索引的内容也需要更新,如地址、年龄等。

(二)患者姓名索引的作用

1.查找病案

通过患者姓名索引查找病案号是它的基本功能和主要作用。

2.支持医院信息系统主索引

患者姓名索引的内容也是医院信息系统的基本内容,其作用不只限于识别病案,还可以识别患者,联系患者所有的资料。

3.支持患者随诊

在临床研究中,随诊是重要的环节。患者的个人信息和住址使医师可以与患者保持联系,获得患者出院后的信息。

4.支持某些统计研究

可为某一目的的统计提供数据,如人口统计、流行病学统计等。

(三)建立患者姓名索引的流程

1.患者信息的采集

在门诊患者建立病案和住院患者办理住院手续时,应由患者填写身份证明资料,工作人员认真审核,要求每个项目填写完整,正确。

2.核对患者身份证明资料

由病案科工作人员对患者填写的身份证明资料进行查重,以鉴别患者是否建有病案。

3.填写患者姓名索引卡

如果患者以前没建立病案,患者姓名索引中就不会有他(她)的记录,应为其建立患者姓名索引卡(手工操作),并录入到计算机患者姓名索引系统的数据库中。

4.患者姓名索引的保存

使用手工方法建立的患者姓名索引卡,应对患者姓名标注汉语拼音,按拼音顺序排列归入卡片柜内。也可以利用现代化的手段建立计算机患者姓名索引系统数据库,并编排储存。

由于目前不是每个医院都建立了门诊病案,因此凡有门诊信息系统的医院,均应为患者建立磁卡,磁卡的信息可以作为患者姓名索引的共享信息,只需要加入病案号,就可以成为患者姓名索引。

(四)患者姓名索引的排列方法

患者姓名索引的最常见、最有效的编排方式是使用字母顺序进行排列,这在使用英文文字的国家做起来是很容易的。我国使用的是象形方块字,使用字母顺序编排索引是在有了注音字母以后才开始的,在这以前的索引是按方块字的特点采取偏旁部首和数笔画的方法。如字词典的索引、某种情况下人名单公布的顺序等。下面分别按我国及国外的不同的患者姓名索引的排列方法进行介绍。

1.我国的患者姓名索引的排列方法

随着我国文化历史的发展,曾使用过的索引方法有偏旁部首法、笔画法、五笔检字法、四角号码法、罗马拼音法、注音字母法、汉语拼音法、四角号码与汉语拼音合用的编排法等。现常用的主要方法如下。

(1)汉语拼音法:汉语拼音方法在总结了以往各种拼音方案的基础上,吸收了各种方法的优点和精华编排而成。索引的编排皆以汉字的拼音字母(即英文字母)为排列顺序。

姓名索引的编排方法:①用汉语拼音拼写患者的姓名,若为手工操作则在每张姓名索引卡片患者姓名的上方标注汉语拼音。②编排顺序,将拼写好汉语拼音的姓名索引卡按英文字母的顺序排列。计算机患者姓名索引系统应能完成自动排序。排列方法有:A.将拼写相同的姓分别按笔画的多少顺序排列,如 Wang Wang,王(排在前)汪(排在后);Zhang Zhang,张(排在前)章(排在后)。B.按字母顺序排出先后,如张 Zhang、王 Wang、赵 Zhao、李 Li、刘 Liu 的正确排列顺序应为李 Li、刘 Liu、王 Wang、张 Zhang、赵 Zhao。C.拼写相同的姓再按姓名的第 2 个字的字母顺序排列,如 Zhang Hua Zhang Yan Zhang Ying,张华、张艳、张英。D.若姓名的第 2 个字也相同,再按第 3 个字的拼写顺序排列,如 Zhang hua li Zhang hua ping Zhang hua yun,张华利、张华平、张华云。E.不同的名字拼写出的第 1 个字母相同时,应按第 2 个字母排,以此类推。如 Li Xiao yan Li Xiao yang Li Xiao ying Li xiao yun,李小艳、李小阳、李小英、李小云。

设立导卡:导卡用于手工管理患者姓名索引系统,目的便于快速检索姓名索引。导卡可用于每个字母或每个姓的开始,如字母 A、B、C、D……Z 为字头,可设一级导卡;在每个字头的后面又包含很多不同的姓,将这些不同的姓再分别设立二级导卡;必要时还可根据索引的发展情况,在名字中设立三级导卡。

运用标签:当采用手工操作时,由于日积月累使索引卡片被存放于多个抽屉,为便于迅速检索可在每个抽屉的外面粘贴标签,在此注明该抽屉内起始的字母和最后的字母。

操作要求:①工作人员必须掌握正确的汉字读音及熟练掌握汉语拼音的拼写方法。②对多音字的拼写按日常习惯读法固定拼写,并记录备案,以便查询。③认真对待每一个字的读音及拼写,杜绝拼写错误。

(2)四角号码法:四角号码是以中国汉字的笔形,给每一个字形的四个角按规定编号,常规用于辞典索引,便于查找汉字。四角号码克服了对汉字的认识和读音的困难;克服了对汉字用普通话读音的困难。由于有这些特点,为编制姓名索引提供了方便条件,特别是我国南方地区使用四角号码编制姓名索引较为普遍。

(3)汉语拼音与四角号码法合用的编制方法:当单纯使用汉语拼音或四角号码法进行手工排列时,常会出现很多相同的姓名被编排在一起的现象,给检索带来不便,影响检索的速度。汉语拼音与四角号码法合用的编排方法,较好地解决了这一问题。

编制方法:①对汉语拼音的要求,只编姓名中每个字汉语拼音的第一个字母。②对四角号码的要求,只编姓名中每个字上方两角的码或下方两角的码。③在姓名的每个字的上方,同时标出汉语拼音字母和四角号码中的两个码。

排列方法:①姓的排列,首先按姓的第 1 个拼音字母排列,将拼写相同的字母排在一起,字母相同姓不同时按四角号码由小到大的顺序排列;拼写字母不同的姓,按字母的顺序排列。②名字的排列,在拼写字母相同的姓的后面,按第 2 个字的拼音字母顺序排列;如果名字的第 2 个字母也相同,再按第 3 个字母顺序排列;如果名字的字母均相同,按第 2 个字的四角号码顺序排列,若仍相同再按第 3 个字的四角号码顺序排列。③汉语拼音的声调排列,如果姓名 3 个字的汉语拼音及四角号码均相同,可再按汉语拼音的声调符号排列姓名的前后顺序。

导卡的设立:①一级导卡,以汉语拼音的拼写法按英文字母的顺序排列,标出姓的第 1 个字母。②二级导卡,以四角号码的顺序标出字母中的不同的姓。③三级导卡,可根据名字排列的需要设立。

上述姓名索引编排方法中,汉语拼音方法适用于普通话的发音,正确的读音是快速、准确编排和检索姓名索引的保证,有利于用于计算机管理。四角号码方法则适用于我国南方地区的医院手工编排姓名索引,若将此种方法用于计算机管理,在程序编制上较汉语拼音法要复杂。汉语拼音与四角号码法合用编排姓名索引的方法,在手工操作上解决了单独使用某一方法的不足。另外,过去有些医院也曾经使用过五笔检字法、注音字母法作为姓名索引的排列方法。

2.外宾患者姓名索引排列方法

根据国际病案协会(IFHRO)教育委员会编写的病案管理教程,有如下 3 种方法。

(1)字母顺序排列法:患者姓名索引的排列方式同一般词典中的字母排列顺序相同。

(2)语音顺序排列法:语音顺序排列法即按语音发音的顺序排列。采用这一方法排列患者姓名索引,关键在于正确的发音。

(3)语音索引系统:在这个排列系统是将 26 个英文字母除元音字母 a、e、i、o、u 和辅音字母 w、h、y 不编码外,其余的字母中,将 b、c、d、l、m、r 等 6 个字母分别编号为 1、2、3、4、5、6,其他字母作为这 6 个字母的相等字母,然后将患者姓名按照一定的编码规则给予编码后再进行排列。

语音索引系统适用于计算机操作系统运用。

若要将该系统用于汉字的患者姓名索引,应先将姓名拼写出汉语拼音字母,然后再按该系统的编码要求进行编排。

上述 3 种方法适合于负有外宾人员医疗任务的医院使用。

(五)患者姓名索引卡的一般排列规则

1.使用规定

只有被授权的工作人员可以排列和使用患者姓名索引卡,并应定期进行检查,确保其排列的准确性。

2.连续编排

患者姓名索引要连续编排,即不要将其按年度分开。

3.规范检索

在使用患者姓名索引时,最好不要将其从索引存储器中取出,如果必须取出,应有一个不同颜色的替代卡插到原来的位置上,这样便于快速、准确地归档原卡片。

4.核对检查患者姓名索引的初次编排

索引初次编排时,排列人员应将一个不同颜色或稍大于索引卡的卡片作为检查卡放在每一张索引卡片的后面,或将索引卡片竖着排放,待检查员或审查员在核查完每一张姓名索引卡片的正确排列后,再将检查卡取出或将竖着排放的患者姓名索引卡放好。

5.索引卡信息的变更

再次就诊或住院的患者姓名发生变化时,应将患者更改姓名的有效文件归入病案内存档,同时在原患者姓名索引卡上注明更改的姓名并用括号标记;还应按更改的姓名建立一新的姓名索引卡并用括号标明其原名,与原索引卡相互参照,将原卡片记录的内容填入新卡片内;找出病案将原用名括起,写上更改后的姓名,切忌将原用名涂抹掉。

6.掌握索引建立流程

要保证每位患者都有一张姓名索引卡,掌握患者姓名索引建立的流程。

7.查重处理

在排放患者姓名索引时,要注意发现有无重复者,处理重复者的方法是去新留旧,并立即合并。(注意将重复的病案合并)。

患者姓名索引的排列涉及资料的检索,要有极高的准确度,对新来的工作人员必须经过培训、认真考核后,将其安排到排列工作的某一步骤,便于对其操作的核查。

二、病案的编号

病案号是病案的唯一标志。收集患者身份证明资料及分派病案号是对每位就诊或住院的患者做的第一步工作,也是以后获得恰当的患者身份证明资料的唯一途径。病案采取编号管理是对资料进行有效管理的最为简捷的方法。

ID是英文Identity的缩写,是身份标识号码的意思,在医疗信息管理中就是一个序列号,也叫账号。ID是一个编码,而且是唯一用来标识事物身份的编码。针对某个患者,在同一系统中它的ID号是不变的,至于到底用哪个数字来识别该事物,由系统设计者制定的一套规则来确定,这个规则有一定的主观性,比如员工的工号、身份证号、档案号等。

病案号(medical record number,MRN)是根据病案管理的需求,以编码的方式而制定的、有规则的患者身份标识码,是在没有使用计算机以前人工管理病案的标识码。用现在的观点说病案号也是一种ID。

当计算机软件介入到医院门诊管理工作中,使得管理那些流动的、不在医院建立正规病案的门诊患者成为可能,为这些患者分配一个可以唯一识别的ID是非常重要,且必需的。这也就是常说的门诊就诊卡中的患者ID。这时候就出现了两种ID,一种是没有建正规病案的门诊患者的ID,一种是建立了正规病案患者的病案号。很显然建有病案的患者有MRN作为唯一标志,而没有病案号的患者就依靠ID来进行识别。实践经验证明建立了正规病案的患者需以病案号作为唯一识别的标识,若以电子计算机的ID号同时用于识别有无正规病案患者的信息,必将造成医院内医疗信息的混乱。

(一)病案编号系统

1.系列编号

这种方法是患者每住院一次或门诊患者每就诊一次就给一个新号,即每次都将患者作为新患者对待,建立新的患者姓名索引和新的病案,并与该患者以前的病案分别存放。这种方法使患者在医院内可有多份病案。就诊、住院次数越多资料就越分散。这种分割患者医疗信息方法不利于患者的医疗,已造成人力和资源的浪费,很难提供患者完整的医疗资料。

2.单一编号

即患者所有就诊的医疗记录统一集中在一个病案号内管理。采用的方法是在每位患者首次来院就诊时,不管是住院、看急诊或门诊,就要发给一个唯一的识别号,即病案号。

采用这种方法不论患者在门诊、急诊或住院治疗多少次,都用这一个号。这种方法的特点是：每个患者只有一个病案号，一张患者姓名索引卡，患者所有的资料都集中在一份病案内。这些资料可以来源于不同时期、不同诊室和病房。如果不止是一份病案也可以使用单一编号系统将分散放置的病案联系起来，保持患者信息资料的连续性和完整性。

3.系列单一编号

它是系列编号和单一编号的组合。采用的方法是患者每就诊一次或住院一次，都发给一个新号，但每次都将旧号并入新号内，患者的病案都集中在最后，最终患者只有一个号码。

此种方法在归档或查找时，需在消除的原病案号的位置上设一指引卡，以表示病案最终所处的位置，因此患者越是反复就医，病案架上的指引卡也越多，同时患者姓名索引的资料也要不断地修正。用本次就诊以前的病案号查找病案，就要沿着病案架上的指引卡依次查找。这种方法既浪费人力和物资资源，又降低了供应病案的速度。

（二）病案编号的类型

1.直接数字顺序编号

医院的患者流动性大，病案发展迅速，利用数字编号的方法管理大量的病案，比其他方法更简捷，便于病案的归档、排序、检索、信息的加工和整理，以及编制索引。具体方法是按阿拉伯数字的顺序从 0 开始，按时间发展分派号码。系列编号和单一编号系统均采用这种发号方法。

数字编号管理病案的优点是方法简单、便于操作和管理，而且使用广泛，特别是适用于计算机管理。

2.其他编号类型

（1）字母-数字编号：这种方法是将数字与字母结合起来使用。优点是可以用于大容量的编号。如用 AA 99 99 代替 99 99 99。

其缺点如下：①写错或漏写字母，各类医务人员在使用病案号时难免写错或漏写字母。如医师的处方、病案记录、各实验室检查申请单和报告单、各种申请书、护理记录等，需要书写病案号。②常提供错误的病案号码，患者不注意病案号中的字母，往往只记得数字编号，因而提供的病案查找号码常是错误的。

20 世纪 60～70 年代，我国有些医院曾采用此种编号方法。当编号发展到 10 万时，就更换字母，并将此称为"10 万号制法"。其目的是减少号码书写的错误，将号码控制在 5 位数内，但实际上号码加上字母仍为 6 位。由于病案数量发展快，字母更换得频繁，给使用者造成诸多不便。目前我国电讯号码已达11 位数，身份证号更是多达 18 位数。人们在生活中对于 7、8 位数字的运用习以为常。条形码用于病案号管理给管理者带来的实惠，毋庸顾虑号码的差错。

（2）关系编号：关系编号是指其部分或全部号码在某种意义上与患者有关。如采用出生日期8 个数字中的后 6 个数字，再加上表示性别的数字（奇数表示男性，偶数表示女性）、表示地区编码的数字及 2～3 个或更多的数字作为顺序号以区别生日相同者。

例如： 1970　08　30　　1　　　09　　　2
　　　　　年　　月　日　性别　顺序号　地区码

在计算机系统中，除此以外还应有 1～2 个校验值。亦有采用身份证号码作为病案号的。

使用关系编号的优点是：①容易记忆，便于查找。病案号内含一些与患者有关的信息（性别、年龄、出生日期），使患者容易记忆；如果在检索患者姓名索引发生困难时（拼错姓名、同名同性别），根据出生日期或其他相关信息就可以找到病案。②易于鉴别。可以较好地鉴别患者。

使用关系编号的缺点是：①增加记录错误的机会。由于号码较长增加了记录错误的机会，特别是在非自动化系统管理中。②数字的容量有限。因为使用的出生日期的最大数值是31,月份的最大数值是12,只有年的数字是从00~99。③管理不便。如果在建立病案时不知道出生日期,就需要用临时号码代替,一旦知道了生日就要变更号码,给管理带来不便。

(3)社会安全编号:使用社会安全编号主要是在美国。与身份证号码使用相似,所不同的是有些患者可能不只有一个安全号,医院不能控制和核实社会安全号的发放情况,只能使用它,造成号码的不连贯。

(4)家庭编号:其方法是以家庭为单位,一个家庭发给一个号,再加上一些附加数字表示家庭中的每一成员。

例如:家庭号码为7654

附加号码为:01＝家长(户主);02＝配偶;03以后的数字＝孩子或家庭其他成员。

林一枫 01 7654

张士容 02 7654

林 杰 03 7654

林 迎 04 7654

家庭中每一位成员的病案(或称之为健康档案)分别用一个夹子(或袋子)保存,然后将所有的病案以家庭为单位按数字顺序分组排列。

我国以地区开展的社区医疗保健,分片划分管理的各居民点的医疗保健,以街道或里弄门牌号码建档,强调以家庭为单位。家庭编号适用于门诊治疗中心、社区医疗单位及街道保健部门的健康咨询、预防保健等。

此方法的主要缺点是当家庭成员发生变化时,如结婚、离婚、病故等,造成家庭人数和其他数字的变化,特别是要改变患者姓名索引资料。

(5)冠年编号:在数字号码前冠以年号。年与年之间的号码不连贯。

例如:1992年的病案号自92-0001开始编号,任其发展,年终截止。下年度更新年号。1993年的病案号自93-0001开始编号。

此种方法的优点是可以直接从病案编号上获得每年病案发展的情况,但其缺点也是显而易见的。

(三)病案编号的分派

一个好的病案管理系统应能有效地控制病案,从患者入院建立病案时就应对其实行有效的管理,要建立有关的登记、索引和号码的分派等,不要在患者出院后再做这些工作。只有在患者入院时或住院期间做好病案的登记工作,才较易获得完整准确的资料。

号码的分派有两种主要方式。

1.集中分派

通常只有病案科负责分派号码。

如果患者到了登记处(不论是住院还是门诊患者),工作人员就要与病案科联系以得到一个新的号码。

在登记处(或住院处)工作人员将患者的病案号、姓名、性别、出生日期及其他资料登记好后(一式两份),将其中的一份交与(或通过电子手段传送)病案科。

无论是手工操作还是利用电子化设备,号码的分派过程都应进行清晰地记录和控制,保证号码的准确发放,避免号码发放遗漏或重复。

2.分散分派

如有若干个登记处,病案科应将事先确定好的大量供新患者使用的几组号码同时发放到各登记处。每组号码的数量应由每个登记处的工作量而定,这些号码应加以限制并应小心控制,登记处应将每天号码发放的情况反馈给病案科。在每个独立的登记处,当他们的计算机可用于核实患者姓名索引并同时得到下一个病案号时,就可以进行号码的分派。但要注意,如果有很多人负责分派号码,就会增加号码重复使用的可能性,因此应有一套控制措施。

(四)号码分派的控制

不论是集中分派还是分散分派,重要的是要有分派号码的控制方法。可用总登记簿或用计算机系统控制号码的分派。计算机程序上或登记簿上注有全部已分派及待分派的号码,号码分派后就在该号码的后边立即填上患者的姓名,同时记录分派号码的日期。

例如: 号码 姓名 日期 发号部门
207860 刘宇良 2007 年 7 月 12 日 门诊登记处

1.门诊病案号码的控制

(1)专人掌握:应有专人掌握号码的发放,待用的病案应事先做好编号的检查核对。

(2)查重制度:患者新建病案时应坚持执行姓名索引的查重制度,确认未曾建有病案后,再分派病案号。

(3)核对制度:应建立发放病案号的核对检查制度。①每天检查:每天检查病案号发放的登记记录,核对号码分派后的销号情况。②合并重号病案:患者姓名索引归档操作时发现重号病案,应及时合并,保留新的患者姓名索引,消除新号使用旧号,将新号再分配给其他患者使用。

2.住院病案号码的控制

(1)病案科专人掌控:由病案科专人掌握、控制号码的发放。有手工管理和计算机管理两种方法。手工操作时病案科将病案号用列表的形式发出,住院处每收一个患者,必须按列表上的号码以销号的方式(即在已使用的号码上画一横线)分派,并在号码后填注患者姓名。然后将号码列表单反馈于病案科。使用计算机网络系统实现数据共享,计算机会自动控制病案号的发放情况。当接到住院处发出新患者的身份证明资料,经核对后确认发给的新号。

例如:

病案号	患者姓名	病案号	患者姓名
~~263491~~	米定芳	262496	
~~262492~~	卜来柱	262497	
~~262493~~	刘林子	262498	
262494		262499	
262495		262500	

(2)逐一核对病案号:病案科每天将新入院的住院患者应逐一核对,若发现有老病案使用旧病案号,将新病案号再次发给住院处重新使用,并找出老病案送至病房,同时通知病房及住院处更改病案号。

(3)填写病案号码:明确规定医师对有正规病案的患者,在填写入院许可证时必须清楚地填写病案号码。

(4)科室密切合作:住院处要与病案科密切合作,详细询问患者,准确收集患者身份证明资料,认真填写住院登记表。

3.计算机系统的病案号码的控制

使用计算机进行号码的自动分派,要根据基本数字的计算确定一个校验位。校验位检查是检查由于数据字段转录引起的错误或号码在使用中排列错误的一种方法。它包含每个数字在字段中的位置和数量值的信息。

如果转录错误(错误数字)或易位错误(两个数字颠倒)导致计算机结果与校验值不同,它就会显示出错误信息,应随时注意纠正错误。

4.号码的分派时间

病案号码不应提前分派,一定要在患者办理建立病案手续时及第一次办理入院手续时分派。患者入院后有关患者在院所做的记录均以分派的病案号码作识别,确认患者的记录。不应在患者出院后病案科整理出院病案时再分派病案号。

5.号码类型的影响

号码呈现的方式对有效控制号码有一定的影响。一个全数字形(即不加字母等)的号码出现在表格中,可降低错误引用的发生率。

(五)病案管理系统

1.病案集中管理

集中管理是指将患者的住院记录、门诊记录和急诊记录集中在一个病案内保存,用一个编号管理;或将住院记录、门诊记录分别编号,分别归档,但都集中在病案科统一管理。这样的管理方式分为一号集中制、两号集中制、一号分开制和两号分开制。

(1)一号集中制:目的是在医院内最大限度地来保证病案资料的整体性、连续性,全面地搜集有关患者的医疗信息资料。

方法:将住院记录、门诊记录和急诊记录按患者就诊时间顺序集中在一份病案内,即患者凡来医院就诊的记录集中保存在一个编号内,在一处归档,记录完整。这是病案管理工作中最简捷的方法,较其他方法操作简单、可免去一些重复工作、节省资源,利于资料的使用。

(2)两号集中制:即住院记录与门诊记录分别编号,但病案却集中在一种编号内管理,只归档一份病案。这种方法适用于建筑形式集中、门诊与病房连在一起的医院。

其方法:①门诊病案、住院病案各自建立编号系统,两种编号并存,各自发展。②门诊患者如果不住院,其病案资料则永远使用门诊病案号管理。③患者一旦住院则发给住院号,取消门诊病案号,并将门诊病案(含急诊记录)并入住院病案内,永远使用住院病案号管理。④空下来的门诊病案号不再使用,如要重复使用应注意避免出现重号差错。⑤两种编号均由病案科掌握,分发给登记处或门诊挂号处和住院处使用。⑥患者住院时,登记处或住院处须告知患者,将患者挂号证上的门诊病案号改为住院病案号。⑦建立改号目录卡,按门诊病案号排列,作为门诊病案并入住院病案的索引,指引门诊病案转入住院病案号。⑧将患者姓名索引中的门诊病案号更改为住院病案号。

患者手中挂号证的病案号码,须在登记处(住院处)办理住院手续时立即更改。必须提请住院登记处的同志切实做好。

优点:保持了病案的完整性、连续性,门诊与住院病案较易区别,便于存放,有利于科研使用。

缺点:造成了工作的复杂化,容易发生号码混乱,增添了改号手续,但患者住院前门诊病案资料的登记涉及多科室、多种类,不易全部更改,长时间影响病案的查找供应,稍有疏忽即会给今后的工作和患者带来很多不便。

（3）一号分开制：住院病案与门诊病案分别管理，各自排架归档，但却同用一个病案号。

优缺点：方便门诊患者就诊时使用病案，保护住院病案的安全。但科研总结使用病案必须从两方面查找，即门诊病案、住院病案都提供使用。

（4）两号分开制：门诊病案与住院病案分别编号，单独存放、互不关联。虽然分别管理、各自存放，但仍存放在病案科内。门诊病案用于患者在门诊就医使用，住院病案则作为患者住院期间的医疗，以及今后的教学和研究使用。为便于门诊医疗，将复写的出院记录、手术记录置于门诊病案内。

病案采用两号集中制或分开制，从管理学上评价要比一号集中制管理使用更多的资源，投入更多的人力进行重复的工作。分开管理也使得资料分散，不利于医疗、科研使用。书写时也容易将号码混淆，造成工作复杂化。

2.病案分散管理

即患者的病案分散在多个医疗部门，分散于病案科以外如特殊的治疗科室。分散存放在其他部门的病案最好由病案工作人员严格监督及控制。

3.特殊病案的管理

在医院的某些部门中，由于患者的医疗需要，有必要将病案在本部门保留较长一段时间，如进行肾透析、肾移植、放射疗法或化学疗法的病案。

如果将这些特殊的、适当数量的病案暂时放在某一特殊部门，那么就出现了微量或"卫星"病案中心。病案就像存放在病案科一样。作为病案科的工作人员必须知道哪些病案放在"卫星"病案中心。当患者治疗结束或死亡，这些病案就应送回病案科进行归档，而不可无限期地保留下去。

三、病案的归档

对病案不能进行有效的管理必将严重影响诊所或医院内的日常工作。因此病案科的工作职责就是要建立一系列制度和程序以保证病案在医疗、医学法律、统计、教学和研究方面被有效地应用。

对病案科工作的评价是根据他为各部门的服务效率来判断，也就是说当病案需要用于医疗时，应随时可以获得。因此病案科工作的效率及对病案的控制是病案管理中须考虑的两个重要的事情。

（一）病案归档系统的种类

病案的归档就是根据病案的标识（号码）将病案按一定的顺序进行系统性的排列、上架，以便能快速、容易地查阅和检索病案。病案归档系统是病案排列归档的系统性管理方法。

好的归档系统有利于对病案的有效控制，不同规模的医疗机构采用的归档方法亦可不同，实践证明用编号排架归档优于其他方法。我国过去及现今使用的归档方法如下。

1.按姓名排列归档

如果不使用病案编号管理，患者的姓名则是唯一检索病案的依据。可将其按汉语拼音或字母的顺序排列，此种归档方法只适用于病案数量很少或患者流动量非常小的诊所或医务室。

2.按户口集中存放归档

这种方法适用于街道保健机构。其以户口为依据，类似家庭编号，将家庭中的所有成员都分别建立病案，但都集中装在户主的封袋内。归档是按街道、里弄（胡同）、居民住宅楼编成次序，再按门牌号码编序。病案架亦按街道、里弄(胡同)、居民住宅楼作出标记,病案依户主居住的门牌号码存放在病案架上。这样可以掌握每个家庭成员的健康状况,适用于开展社区医疗。

3.按号码排列归档

采用号码归档有多种方法,具体如下。

(1)数字顺序号归档:以数字顺序号排列归档的方法,是直接将病案按数字自然顺序排列归档。采用此方法归档可反映病案建立的时间顺序。

数字顺序号归档法的优点:易于掌握、简单易行,易于从储存架上检索号码连续的病案。

数字顺序号归档法的缺点:①容易出现归档错误。②容易照抄已写错或读错的号码,如将1写成7。③容易将号码上的数字换位,如病案号码是194383,但按193483归档。④由于最大的号码代表的是最新发展的病案,因此就会使大部分近期使用频繁的病案集中在病案库房某一区段归档。⑤由于大部分病案和检验回报单要在同一区域归档,影响对病案人员的归档工作的分派。

(2)尾号归档:为了改进检索和归档的效率,用其他的方法取代了直接顺序归档法。其方法有两种,即尾号和中间号归档法。采用这种方法归档的目的是为了减少和杜绝归档错误,提高归档的速度和准确率。

尾号归档方法:①将6位数的号码分为3部分,第一部分位于号码的右边的最后2个数字,称为一级号(也称为尾号);第二部分位于号码的中间2个数字,称为二级号(也称为中间号);第三部分位于号码的最左边2个数字,称为三级号(也称为查找号)(图6-1)。②在尾号归档中,每一级号都有100个号码,范围从00~99。③归档时将尾号一样的放在一起,再将中间号一样的挑出来,按查找号顺序大小排列。

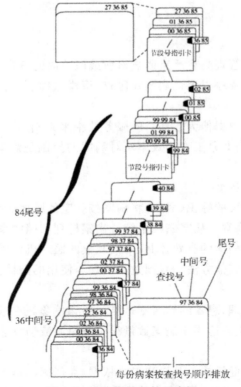

图6-1 病案尾号归档示意图

尾号归档的优点:①病案可均匀地分布在 100 个尾号内。②每 100 个新病案号只有一个病案排列归档在同一个一级号(尾号)中。③免除归档区域内工作人员拥挤的状况。④负责病案归档的工作人员分工明确、责任心强。⑤工作人员的工作量分配较均匀。⑥当加入新病案时,非活动性的病案可以从每一尾号组内取出。⑦使用尾号归档法减少了错放病案的机会。⑧使用尾号归档法提高了归档速度。

注意使用原则:在较大的综合性医院,尾号归档法应与序列号归档法并用。即尾号归档法用于活动性病案,对于被筛选出的不活动病案(置于第二病案库房)采用序列号归档法。

(3)尾号切口病案排列归档法:我国有不少地区和单位的门诊医疗记录采用门诊病案卡片,在归档排列方法上使用了尾号的排列归档管理方法。此种方法适用于门诊患者较多的医院和采用两号分开归档的病案管理,突出优点在于较其他归档方法快速、简便。

(4)中间号归档法:中间号归档法的优点基本与尾号归档法的优点相同。其缺点是学习和掌握此方法难于尾号法。因病案号不是均匀分布,当旧病案抽取出来存入不活动病案库时,病案中就会出现空号现象,如果病案号多于 6 位数,此方法效果并不好。

4.病案号的色标编码归档

色标编码是指在病案夹的边缘使用不同的颜色标志病案号码,以颜色区分号码。这是为使病案人员便于识别病案号,避免出现归档错误。使用色标编码要比按尾号和中间号排列归档病案的方法来说更方便。

(1)国外色标编码法:通常在病案夹的不同位置用 10 种颜色表示 0~9 的数字。一种或两种颜色的色标可用来表示尾号归档中的一级号码。就两种颜色来说,上边的颜色代表一级号的十位数,下面的颜色表示一级号的个位数(表 6-1)。

表 6-1 尾号颜色标志

一位数尾号	颜色标志	二位数尾号	颜色标志
0	紫色	0 0	紫色 紫色
1	黄色	0 1	紫色 黄色
2	深绿	0 2	紫色 深绿
3	浅蓝	0 3	紫色 浅蓝
4	橙色	0 4	紫色 橙色
5	棕色	1 5	黄色 棕色
6	粉色	1 6	黄色 粉色
7	浅绿	2 7	深绿 浅绿
8	深蓝	3 8	浅蓝 深蓝
9	红色	4 9	橙色 红色

色标的使用通常限制在号码的 2~3 位数,使其尽可能简单并维持效果,其目的仅仅是为了避免归档错误。

(2)我国的色标编码法。

彩色色标编码法:①尾号色标编码。用于按尾号方法排列归档病案时,通常在病案夹边缘的不同位置用 10 种颜色分别表示 0~9 的数字,以一种或两种颜色的色标用来表示一级号。就两种颜色来说,上边的颜色代表一级号的十位数字,紧接在下面的颜色表示一级号的个位数字。如

142049 这一号码中,用橙色和红色分别表示一级号中的 4 和 9。②中间号色标编码:如果采用中间号排列归档,其由于一级号在中间,就要用颜色表示在"20"的数字上。一般将色标限制在号码的 2 或 3 位数,使其尽可能地简单并维持其效果,因其最大的目的是避免归档的错误。③顺序号色标编码:将不同的颜色标志固定在病案袋右下角,每 1 000 个号码更换一种颜色。

单色色标编码法包括顺序号单色画线标志。在病案封袋右边的不同位置印以黑线,从上至下分为 7 个档次,每一档次 1 000 份病案,即 1 000 个号码为一档次。当号码发展到第 8 个 1 000 时,黑线的位置又返回到第一档次。

(二)归档系统的转换

当你要改变现在的归档系统时,不要低估了从一种归档系统转换为另一种归档系统工作的复杂性,及所需要的转换时间及准备工作,不论做哪些系统的转换,大量的病案位置的移动和病案的其他方面问题都是必须加以考虑和控制的。下面就顺序号向尾号系统转换作一叙述。

1.转换工作的要求

(1)事先设计转换方案:要考虑病案数量,考虑时间、空间和物资等需求。如对于时间的分析要考虑需要多少天可以完成系统转换,是否可以分段进行,会不会干扰正常工作。对于空间需要则需要计算 100 个尾号归档病案的架位。对于事先需要准备的物品,如病案条形码、色标、病案封面等需要事先准备好。设计方案要经过大家的讨论然后提交上级部门审批。

(2)人员进行培训:归档系统的转换改变了日常习惯的操作方法,必须经过专门的培训才有可能圆满完成转换。培训除理论讲解目的、意义、方法外,还要在模拟现场进行教育。

(3)进行必要的物质准备:库房的空间与充足的病案架是物质保证的前提;根据病案存贮的数量安排好转换的时间,如利用法定的长假,以不影响日间正常工作。

2.转换的步骤

(1)培训工作人员熟练掌握尾号归档法。

(2)调查、计算年病案发展数量,并计算几年内所需病案架之数量,准备足够的病案架;把所有病案架按尾号排列规划。

(3)计算并准备好所需指引卡的规格及数量。

(4)在转换排列过程中,注意找出以往错误归档的病案。归档方法的转换等于将病案进行重新组合,在这一过程中注意纠正过去难以发现归档的差错。

(5)未在架上的病案应填写好示踪卡,指明去向(包括已丢失的病案)。

(6)筛选非活动病案,并按顺序号将不活动病案存入第二病案库。非活动病案在患者就诊时再行转换。

(7)转换过程中还应注意更换已破损的病案封皮(袋)。

(三)归档工作要求

1.归档是一项重要工作

归档时要认真细致、思想集中、看准号码,不要抢时间。

2.防止归档错误

如将号码看颠倒,字形看错,例字形 1、7、9;3、5、8;0、6 等,或将双份病案放入一个位置内。

3.归档工作要坚持核对制

采取归档"留尾制",即不要一次性把病案全部插入,要留一小部分于架外,经核对无误后方可将病案全部推入架内。

4.保持病案排放整齐

归档时应随手将架上的病案排齐。病案排放过紧,应及时移动、调整,保持松紧适度,可防止病案袋破损,提高工作效率。

5.破损病案的修补

对破损的病案袋或病案应在归档前修补好。

四、病案的供应

病案管理的目的在于病案的利用。如果只知道保管病案而不去利用病案,则失去了病案管理的意义。病案室的工作大部分都是为临床和患者的医疗服务,病案管理所做的一切工作都是为了提供服务和资料的利用。病案只有被有效地使用才能产生效益。因而病案供应在病案管理中是一项很重要的工作,病案在为医疗、教学、科研服务的过程中,是一个不可缺少的环节。病案的供应体现着病案的科学管理和病案工作人员辛勤劳动的成果,也是检验病案管理好坏的一个依据。因此可以说,病案供应工作反映着病案管理的整体水平,因此要求病案供应工作人员在工作中必须做到:检索病案动作要快、抽取出的病案要准确,对病案需求者要认真负责、态度好。要求病案供应工作人员要以快、准、好的供应准则,保证病案供应工作的顺利完成。

病案供应工作中包括查找、登记、运送、回收、整理、粘贴、检查、检验回报单和归档等。以上每道工序完成质量的好坏,都影响医疗、教学、科研工作的开展。因此对每个工作环节都要有明确的操作方法和要求。

（一）病案供应工作的原则

(1)在安全、保护隐私、保护医院利益、保护医师知识产权、符合医院规定的的条件下,应尽可能地提供病案服务。

(2)病案只有在医疗或教学使用时可以拿出病案科。建立保存病案的目的主要是为患者的继续医疗,为患者医疗需要病案科必须及时将病案送达临床医师。一份优秀的病案包含了一个典型的病例,是临床示教生动的活教材,必须带出病案科在教学中展示。

(3)所有送出的病案都要有追踪措施,以表明病案的去向。如采用示踪卡、登记本、登记表、条形码计算机示踪系统等方法,建立有效的病案控制方法。

(4)所有借出的病案都要按时收回及时归档,严格病案执行借阅制度。

(5)凡是科研、查询、复印等使用病案,一律在病案科内使用。病案涉及患者的隐私,为保障病案的安全,病案需在病案科内使用。

要建立有效的控制病案的方法,最大限度地做好病案的保管和使用工作。作为病案科的负责人或供应工作的负责人,必须对病案的保管和使用负全责。所有从病案科拿出去的病案,必须了解谁是使用人,在哪里使用,需要使用多长时间。要能够掌握和控制病案的流动情况,每个负责病案供应的工作人员都必须遵守病案供应工作的原则。

（二）病案供应的种类

1.门诊病案供应

门诊是为广大患者进行医疗服务的第一线,也是病案管理服务于临床医疗最主要的工作。门诊病案供应经常是在较为紧张的环境中进行的,这是一件时间要求很强、供应量很大且容易出现差错的工作。它要求工作人员在短时间内,将大量病案分送到各个诊室。因此,工作人员要做到快、准、好地供应病案,就必须按操作规程细心、快速、准确地查找和调运病案,避免因为差错而造成往返调换病案,耽误患者的就诊时间。预约挂号可使门诊病案供应在患者就诊的前一天准备就绪,有较充分的时间做好供应工作。目前我国绝大部分患者还是当日就诊当日挂号,故需要当天查找、使用的病案数量多,时间紧,这是门诊病案供应的特点。

2.急诊病案供应

因为是急诊使用病案,故应安排专人负责查找。急诊病案供应要求查找迅速,送出及时。特别是近期曾就诊者或近期出院的病案,同前一次诊治或处理有密切的联系者,更需要又快又准的输送病案,以免延误病情、耽误抢救的使用。

3.预约门诊的病案供应

门诊预约挂号的病案供应,特点是供应时间较从容,这就要求工作人员更应该认真、细致地核对,确保准确地供应,保证患者按时就诊。采用电脑管理预约患者,可打印出预约就诊清单,病案科根据其清单供应病案,同时可以更清楚、全面地了解掌握预约患者就诊情况。

4.住院病案供应

病案管理工作首要的任务是服务于患者的医疗,患者在办理住院手续时,住院处要立即通知病案科将病案送达患者住院的病室,为医护人员接诊患者、了解病情提供参考。医院要做到一切以患者为中心做好工作,患者一经办理了住院手续,并且确认已有就诊病案,病案管理人员就要及时将病案送至病房,并做好登记。患者一旦出院,应将新旧病案一并收回,并在示踪卡上注明。

有些医院患者入住病房后再由医师到病案科办理借阅手续取得病案,这有悖于保存病案的目的和一切为了患者的服务宗旨。正确的做法应该是,护送人员携带病案陪同患者共同到达病房,并与医护人员做好交接。从医疗安全着眼,此种做法应作为规范医院的工作制度。

5.科研、教学病案的供应

利用病案进行科研总结分析,是对病案资料深入的开发利用。临床教学使用病案示教,丰富了实践教学。一些负有科研、教学任务的较大型的综合医院,医疗、科研、教学任务十分繁重,病案科需要向他们提供大量有价值的病案进行科研总结。历史较长的医院储存的病案多,可提供给科研的病案数量大。一些样本较大的课题参阅病案的人员多,需要病案的数量大且保存时间长,常要重复使用。

由于科研使用病案的特点,使科研、教学使用的病案不同于一般就诊病案的供应。它可以和使用者约定分期分批地提供病案在病案科内使用,并提请爱护和妥善保管病案。不仅要为使用者提供病案服务,还要为其提供使用病案的方便条件;在满足科研教学需要的同时,还要做到不影响患者就诊使用病案。这就需要供应病案的工作人员掌握工作方法,管理者必须对他们的工作提出要求。

6.医疗保险病案的供应

医疗保险在社会的推广普及、病种医疗费用的管理、医院内医疗保险办公室、上级医保部门对医疗费用合理理赔需要核查医疗消耗的费用,则要凭借病案作为医保费用审核的依据,病案科几乎每天都要接待医保人员查阅病案,随着参保人员不断增加,病案科为医疗保险部门提供的病案量不断提升。病案信息管理,投入了国家医疗改革的行列,扩大了病案对外服务的窗口,直接为广大患者服务。

有的地区患者出院后医保中心即将病历从医院拿走,这种做法有碍医疗安全且不合国家法规,一旦出现患者紧急就诊时,如产妇大出血、心脏病等,医院不能立即提供病案,造成医疗事故隐患。医疗保险部门查阅病案也须参照病历复印的有关规定办理借阅手续,病案不得拿出医院。

7.为公检法取证的供应

病案的本身是具有法律意义的文件,它记录了医务人员对疾病的诊治过程。病案中的各种诊疗记录、检验检查的结果,以及患者或家属签字的文件,如住院须知、手术同意书、危重病情通知书等知情同意书。这些有患者或家属签字的文件赋予医院某种权力,它具有法律作用。随着人们法律意识的增强,医疗纠纷、民事诉讼案件的增多,病案作为公检法机关判断案情的证据,医院提供病案资料的频率呈上升趋势。

8.患者复印病案资料的供应

遵照国务院《医疗事故处理条例》及卫生部和国家中医药管理局发布的《医疗机构病历管理规定》,医院应受理有关人员要求对病历内容复印的申请。自 2002 年《医疗事故处理条例》颁发后,病案信息由为医院内部服务逐渐延伸到为社会广泛服务,开拓了病案管理人员的新视野,病案科每天都要接待大量的患者申请复印病历,病案科已成为医院为患者服务的窗口、接待患者服务的前沿,大量查找病案供应复印的需求。

树立以患者为中心建立人性化服务的理念。各医院病案科在完成既定工作任务的同时,积极创造条件增添设备、简化手续,为等候复印的人员设置舒适的环境,在不违背规定的原则下尽量满足患者复印病历的需求。一些单位为减轻患者负担,避免农村乡镇患者复印病历往返奔波,为患者开展病历复印邮寄服务,主动地为医疗保险实施、为国家医疗改革做好服务工作。

(1)根据国家规定允许复印病案的人员:①患者本人或其委托代理人。②死亡患者近亲属或其代理人。③公安、司法部门、劳动保障部门、保险机构。

(2)复印病案时要求提供的证明材料:①申请人为患者本人的,应当提供其有效身份证明(身份证)。②申请人为患者代理人的,应当提供患者及其代理人的有效身份证明(身份证)。③申请人与患者代理关系的法定证明材料。申请人为死亡患者近亲属的,应当提供患者死亡证明及其近亲属的有效身份证明(身份证),以及申请人是死亡患者近亲属的法定证明材料;申请人为死亡患者近亲属代理人的,应当提供患者死亡证明、死亡患者近亲属及其代理人的有效身份证明(身份证)、死亡患者与其近亲属关系的法定证明材料,申请人与死亡患者近亲属代理关系的法定证明材料;申请人为保险机构的,应当提供保险合同复印件,承办人员的有效身份证明(身份证),患者本人或者代理人同意的法定证明材料,患者死亡的,应当提供保险合同复印件,承办人员的有效身份证明(身份证)、死亡患者近亲属或者代理人同意的法定证明材料。合同或者法律另有规定的除外;公安、司法部门因办理案件,需要复印病案资料的,应当提供公安、司法部门采集证据的法定证明及执行公务人员的有效身份证明(工作证)。

(3)病案可供复印的范围:为患者提供复印件主要是根据需求,如报销、医疗目的,一般不需要复印病程等主观资料,但如果患者要求,根据 2010 年 7 月 1 日起施行《中华人民共和国侵权责任法》,也应当提供病案的所有资料。下列资料属于病历的客观资料:①门(急)诊病历;②住院志(即入院记录);③体温单;④医嘱单;⑤检验报告单;⑥医学影像检查资料;⑦特殊检查(治疗)同意书;⑧手术同意书;⑨手术及麻醉记录单;⑩病理报告单;⑪出院记录;⑫护理记录。

在医务人员按规定时限完成病历后,方受理复印病案资料的申请并提供复印。

五、病案的控制和示踪系统

病案流通管理的重要性在于可以保证了解病案的去向,保证病案处于随时可以获得的状态。现在病案的利用是多用户的,病案流通也是多环节的,因此必须制定一些使用规则,同时配有严格、科学的管理手段,才能有效地控制病案,更好地发挥病案的作用。

(一)病案控制系统

1.定义

为保证病案供应的及时性、准确性,应当对病案采取有效的控制措施。措施包括手工填写的示踪卡、计算机示踪系统,以及为保证病案高效、准确的检索及归档的病案号色标编码、病案归档导卡等,这一系列控制病案的方式,统称为病案控制系统。随着信息系统的发展及现代化数字设备的应用,病案示踪系统的手段和工作结构也将随之产生日新月异的变化。

2.病案控制的原则

病案工作人员对所有的病案归档操作及其使用必须加以控制,不论什么原因,凡是从已归档病案架中取出的病案,必须要有追踪。病案离架取走后,必须有记录,如示踪卡或计算机的示踪系统。病案示踪系统的最终目的是提供病案信息为医疗活动和社会实践服务,保证病案信息的完整性、准确性和安全性。掌握每份病案的流动情况是病案信息管理人员重要的职能。

医院或诊所的工作人员使用病案,必须保证病案完好地送回病案科,使用者如果没有事先和病案科联系,并及时改变示踪卡上病案的去向等信息,则不得将病案送到其他任何地方或转给他人,当使用病案的人发生变化时应重新办理借用手续。如果病案被丢失、错放,使用者应负责找回,他们对病案的使用和安全应负有责任。

3.病案控制的规则

在病案控制系统中建立有效的病案管理规则,是衡量病案科管理水平的一个标志,它可以约束使用者,起到帮助管理者对病案管理人员工作的监督和指导作用。

4.病案控制的制度

制度是要求所有病案管理人员共同遵守的规程或行为准则。根据病案管理规则及控制病案的原则,各医院及诊所的病案科必须制定出适用于本单位合理的病案使用制度、病案借阅制度、病案摘阅及复印制度等。

医院的病案委员会应制定有关使用、借阅病案的制度,基本内容应包括:①除为患者医疗使用外,病案不得从病案科取出。②凡是送到诊室或病房的病案必须进行示踪,示踪卡上应显示患者的姓名、病案号、科别、时间、借用医师姓名或病房等有关资料。

(1)每天工作结束时,将所有病案从诊室收回,出院患者的病案应在患者出院后 24 小时内从病房收回。

(2)如有可能,用于科研及其他方面使用病案应在病案科查阅,病案科应尽可能地为使用者提供方便,以保证使用者及时、容易地拿到病案。

(3)病案在病房、门(急)诊科室使用期间,病房、门(急)诊科室护士对病案负管理之责。病案科应建立一定的工作程序,并且使其工作人员能遵循这一程序,保证对进出病案科的病案进行全面控制,不但要考虑到病案在借出病案科以外的登记和追踪,还要记录病案在病案科内部流通的交接信息,然而并非病案管理人员完全力保病案的安全,参与病案流通使用的人员必须建立病案安全的意识,肩负起病案管理的责任,防止病案丢失。

5.病案控制的方式和方法

有效的方式和准确的方法是完善病案控制系统的最主要的也是最后的一环,是病案控制的原则、规则、制度的具体体现和实施。

病案控制方式包括病案使用登记本、手工填写示踪卡、电脑自动示踪系统,病案号的色标编码、病案归档导卡等。

病案控制方法是示踪系统中的具体操作步骤。

病案示踪系统的内容:病案示踪系统记录了病案由产生到使用再到最终封存或销毁的整个活动历程,其结构和流程也是围绕病案的建立、整理、编目、质控、保管和使用来设计,不但要考虑到病案在借出病案科以外的登记和追踪,还要记录病案在病案科内部流通的交接信息。示踪系统设计是为了帮助病案管理员进行借阅登记,快速的查询和定位病案所在的位置,为临床、教学和科研任务提供便捷优质的服务。发展到今天,计算机示踪系统所承载的任务远远超出这一内涵,还包括出院登记、库房管理、中转工作站登记、病案催还等与病案流通相关的功能模块。

首先要了解计算机示踪系统中各个模块的功能和应用,病案流通的主要途径,目前病案的用途主要有:患者门诊就医使用、住院治疗使用、科研和教学、医疗保险、社会保险、医疗纠纷、复印等,除了门诊和住院医疗使用病案以外,其他方式使用病案都需要到窗口办理相应借阅手续,暂且把他们统一归为一类叫科研和其他,于是可以得到以下流程图(图 6-2)。

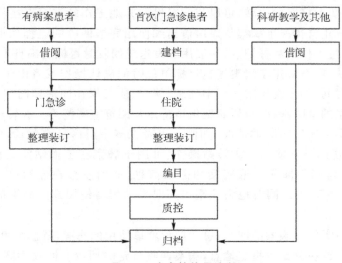

图 6-2　病案的使用流程

(1)权限的控制:病案示踪系统是一部控制病案的管理系统,每一环节的操作都直接影响到病案实体的流通状态,影响病案管理人员对病案去向的判断,因此保证示踪系统信息的准确性是保证系统与病案实体流通状态同步的关键,建立完整和安全的权限管理至关重要。

工作站的权限控制:工作站是一个逻辑上的病案服务台,病案借出病案科后每经过一个工作站,都需要进行交接确认,便于病案管理者随时掌握病案的流动状态,根据病案在工作站间的交接日志,判断病案的流通进程。

用户的权限管理:用户权限的设置,一方面是为了限制未经授权的用户非法使用示踪系统,另一方面可以通过权限的设置很好地进行业务分工,使每个岗位都能各司其职,避免越权和越界的操作产生。

(2)病案需求信息的获取:一般来说,病案科提供专门的服务窗口,凡到窗口即时办理的业务,不需要申请,按规定办理借阅手续即可。而对于门诊就诊和住院治疗使用的病案,病案科依据相应的业务协议主动提供病案服务。因此,在患者挂号和办理住院手续后,病案示踪系统快速、准确地从 HIS 中获取信息,为临床及时提供病案服务。

事实上,通过信息系统传递的需求种类很多,不限于门诊就诊和住院治疗,还有预约的科研病案、工作站提交的需求等,对这些需求的处理也非常重要。不同的需求提供病案的途径也有所区别,因此示踪系统必须自动将需求进行分类,并按照既定的规则顺序打印病案申请单。申请单应该在显著位置上列出病案号和姓名,方便查找人员核对病案,并明确打出使用单位的信息和具体地址。如果示踪系统应用在一家拥有多个病案库房的医院,那么相应的申请应该分别投递到病案所在的库房。除此之外,对申请单进行初步的筛选和过滤也是非常必要的环节,如多科挂号警告、退号退院警告、病案借出警告等,这样可以第一时间为病案查找人员提供一个大概的查找方向,减少无效劳动的产生。

(3)病案借阅登记:病案一旦离开病案架,从库房中取出,为了避免发生丢失,便于随时追踪病案去向,必须进行详细的借阅登记。包括借阅的原因、使用单位、使用人、出库时间、操作人员及使用期限等翔实准确登记。对于科研和其他借阅,就直接与使用人交接,定期催还即可。

(4)工作站交接登记:工作站是病案流通过程中经过的病案服务台,也可能是病案最终送达的护士站和分诊台,负责病案的中转,可以与病案科和其他工作站进行直接沟通,处理与病案输送有关的突发事件。正常情况下病案从库房借出到使用完毕回收的流程如下。①发送确认、回收确认:用于记录经过工作站的标记点,一般用于发送或回收时目标明确且不需要病案停留的确认操作。②收到确认:主要应用于病案送达目标单位时的确认操作或者由于某种原因病案需要在工作站保存一段时间,如出院病案在病案整理、编目、质控操作间滞留时应使用此种操作。另外也适用于预约病案的暂时保存、科研病案保留待用及阅览室阅览等。③转科操作:转科操作适用于多个科室使用同一册病案时的情况,如同一患者在多个门诊科室就诊,病案需要在首诊科室用完后转去第二就诊科室使用。④转站操作:可用于病案在工作站间的传递。⑤病案使用申请:病案申请是一种通知库房调取病案的需求信息,该信息会在库房终端机上显示并打印出来(参见需求信息的获取),同时也为病案出库时自动填写使用部门提供信息支持(参见病案借阅登记)。

(5)病案的回收:①门诊病案的回收,患者门诊就诊使用的病案,就诊结束使用完毕的病案由各科分诊护士集中存放在分诊台指定地点,病案回收员定时回收。回收病案要逐一进行回收确认,全天就诊结束后,末端工作站工作人员要打印出当日未回收病案的催还单,并根据催还单上列出的病案号码到相应科室的分诊台回收剩余的病案。②住院病案的回收,患者住院期间病案要一直保存在相应的病房,直到患者办理出院手续,完成本次住院治疗为止。病案由负责住院病案整理的专人回收,每天早上从 HIS 系统中接收上一工作日出院病案信息,并打印出出院病案回收核对表格,病案回收人员再依照表格上注明的信息到病房回收病案。收回的病案整理室进行收回登记,经整理、装订,送交编目室、质控室、随诊室等,各个工作站之间交接传递一定要进行确认登记。最终一册资料完整和质量合格的病案才会流回病案库房,等待专人入库上架。③科研和其他使用病案的回收,凡是由使用者到病案服务窗口借阅的病案,在使用完成后必须由使用者本人交回病案窗口。对于借出病案科使用的病案,在接近归还期限之前,系统会自动提醒病案管理者及时催还,并根据需要打印出病案催还单,必要时采用电子邮件和短信通知。

(6)病案的入库登记:各个环节回收的病案最终会回到病案库房的综合服务台,上架前要对所有病案进行入库登记,登记内容包括入库人、入库时间、工作站、库房等信息。按规定的顺序排放统一归档上架。

(7)病案的示踪查询:病案的示踪查询实际是示踪系统数据的一个综合展现,它可以把病案的历次使用记录、住院信息及变更记录整合在同一个界面中,让使用者可以随时掌握病案的活动轨迹和当前动向。它的核心功能就是病案的快速定位,无论病案是处在流通环节当中还是保存在库房之内,都可以准确反映病案的当前状态。特别是出现病案丢失情况的时候,示踪查询更是帮助管理者分析和解决问题的得力工具。

　　图 6-3 是从工作中截取的一个真实样例,从图中可以清晰地看出 1641 患者病案的建立时间、使用时间及每次使用的具体流程。目前这个病案就保存在库房当中,如果是借出状态,系统会自动用警告色来加以提醒。如果想了解患者的住院记录,切换一下显示页面就可以了,非常方便快捷。当然这只是个样例,实际应用中不同软件公司会有不同的框架设计和页面风格。

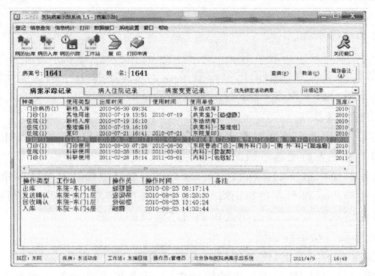

图 6-3　示踪查询

　　(8)统计分析:病案的整体使用情况真实地反映了病案科的运行现状,对病案示踪系统的数据进行科学的挖掘和分析,可以帮助病案管理决策部门发现存在的问题,并以此为据制定管理模式、分配医疗资源、改善服务流程、提高服务质量。①逾期不归病案的统计:逾期不归病案用于统计使用部门拖欠病案的情况,统计结果一方面可以用于督促相关部门及时归还病案和办理续借手续,另一方面也可作为医院绩效考核和职称晋升的参考依据。②入出库情况统计:对入库、出库和工作站流量的统计可以帮助管理者了解各个岗位的工作量,是定岗定编和计算岗位津贴系数的重要依据。③病案借阅情况统计:对不同时期病案借阅情况进行分析,掌握全院、科室及个人借用病案的情况和特点,以便制定有针对性地服务方案,合理安排服务资源。④住院病案回收情况统计:住院病案回收情况的统计可以反映住院医师的病案完成情况,同时也可以反映病案整理员的工作情况,监督住院病案的回收质量。⑤病案库存情况:对病案库存情况进行分析,可以及时了解病案的膨胀进度,根据病案的活动情况,定期转移活动度较低及不活动病案到备份库房,有助于合理安排库房空间。

　　(9)字典维护:一个完善的病案示踪系统需要数据庞大的数据字典支撑,任何一个字典中的数据不准确,都会影响整个系统的稳定运行,因此字典的维护工作相当重要,不但要指定专人进行维护,而且要及时与相关系统保持沟通和同步,制定周密的维护计划。科别字典和医师字典涉及的应用范围广泛,最好与 HIS 系统有统一的维护方案。示踪系统内部字典可以单独维护,例如病案类别字典、病案使用类别字典、库房等。

（二）病案借阅的控制

做好病案借阅的控制是为了达到病案管理的目的，使之能更好地、及时准确地为各方面使用者提供所需要的病案信息，充分体现病案的价值及其信息的实际效益。病案管理最基本的也是最重要的工作之一，就是对病案实施有效地控制，切实掌握每份病案的流动情况。

1.控制借阅病案的方式

如病案需借出病案科使用或病案科内无阅览条件，在病案离开病案科前，必须办理借阅病案的手续，便于病案管理人员掌握和控制病案的流动情况。

（1）病案借调登记本。

（2）计算机自动示踪系统。

（3）示踪卡。

示踪卡通常放于病案所在病案架的原位置或按一定要求集中存放。在任何情况下取用病案，没有示踪卡就不得将病案取走，这是控制病案的最重要的原则。

2.病案借阅的控制方法

（1）病案找出后，借用人必须在示踪卡或登记簿填写各项内容，签署本人姓名。要求字迹清楚、易于辨认。病案管理人员要逐一核对。

（2）填写好的示踪卡可放于病案所在病案架的原位，或集中按病案号顺序排列于卡片盒内。

（3）病案归还后撤出示踪卡或在登记簿注销。检查归还病案的情况，然后归档上架。

（4）对示踪系统定期检查，督促借用人按期归还借阅的病案。

3.病案借阅计算机自动示踪系统

随着现代化信息技术的发展，许多传统的病案管理方法已被现代技术取代，计算机病案示踪系统是利用信息技术的发展、条形码技术的成熟应用，将条形码自动识别技术应用到病案管理过程中的回收、整理、入库、归档、上架、下架、借（调）阅、归还的业务环节中，提高了数据采集和信息处理的速度，保证了运行环节中的准确率，为医院管理者提供翔实、准确、及时的基础数据。该系统建立在条形码技术的基础上，能够准确地对病案进行借出、追踪、归档管理，提供病案去向信息，掌握病案的流向和使用情况，掌握科研病案及再次入院病案的使用情况。使病案示踪系统更快速、简捷、准确地控制病案的流通使用。

操作方法：①每份借出病案科使用的病案，必须将有关信息输入计算机，如果使用了条形码技术，对准条形码扫描必要的信息可自动录入，注意录入借用人的姓名和录入人的标记。②病案归还后扫描条形码便可消除示踪系统中借阅病案的信息。③定期检查借阅病案的情况，督促借用人按期归还借阅的病案。

（三）病案借调（阅）的管理

（1）无论采取何种借调（阅）的方式，均应由病案科专人负责管理。

（2）负责借调（阅）病案的工作人员，应按有关规章制度严格办理借调（阅）手续，并限制一次使用病案的数量，较大量的借调（阅）病案可采取分批供应的办法。

（3）借调（阅）病案的手续，对本院内或院外人员应有区别，便于管理。

（4）示踪卡应按要求存档，定期检查，及时做好归还病案的注销工作。使用自动示踪系统应及时做好有关数据的处理。

（四）病案摘阅的管理

病案的摘阅管理是为病案的使用者提供阅览及摘录有关资料的工作,或进行部分资料的复印。借助于科技手段,目前在病案科做病案摘要的工作几乎被复印所替代,资料复印更能够保持原样,避免摘录的错误。做好这项工作不仅可以为患者在其他医院就医时提供参考资料,以满足患者在其他医院的医疗,亦可为司法等部门提供处理案件的依据。做好病案的摘阅工作可以大大减少病案的流动,同时又能充分发挥病案的作用,提高其资料信息的使用价值。

1.病案可供摘阅的范围

（1）科研方面使用病案及医师撰写论文等。

（2）患者需到其他医疗部门就医的病情摘要。

（3）医疗行政部门对病案的质量检查、医疗情况的调查等。

（4）社会方面的使用。如司法部门、律师事务所、社会福利、医疗保险和其他保险等部门及使用公费医疗的事业单位。

病案科应由专人负责病案的摘阅工作,注意及时提供,并随时将使用完毕的病案归档。病情摘要一般应由指定人员完成,或由经治医师或其他临床医师根据医疗需要摘写。如需将病案送至临床科室去完成,必须做好登记及示踪工作。

2.病案摘阅的制度

（1）凡属摘阅范围使用的病案,一律在病案科内使用,不得携出室外。

（2）院内医务人员阅览病案时应穿工作服或持借阅证,不准带包进入病案科及阅览室。

（3）外单位摘阅病案者,必须持单位正式介绍信,并经医务处、病案科主任批准后方予以接待。需抄写摘要者,经主管人员审阅后盖章有效。

（4）凡到病案科使用病案者,应自觉遵守病案科各项管理规定,不得私自拿取病案。

（5）使用者应对病案的完整、整洁和安全负责,不得私自拆卸、涂改、撕毁、玷污病案,违者应接受批评教育或处罚及连带的法律责任。

（五）病案的其他控制方法

保证任何时候都能得到病案是至关重要的。病案管理人员在浩如烟海的病案中要能够迅速、准确找到需要的病案,除了精于专业理论和技术外,还必须借助各种方式方法。病案归档和检索方法的掌握和运用,是及时检索病案的保证。以病案的编号管理而论,在传统的管理工作中,不断创造了系列编号、中间位编号、尾数编号的管理方法。为了便于检索病案,避免归档排架的差错,又采用号码的颜色标记,有效地控制了病案的归档差错,使病案管理工作日臻完善。其中病案的尾号加颜色标记的归档方法即为成功之例。

除了通过病案号码颜色和排列帮助检索外,病案导卡也是一个重要的控制方法。导卡形状是在卡片的上边或侧面有一块突出的作为书写病案起止号的表头。在其突出的部位标有某一区域内的病案号,通过其指示使病案的归档及检索变得更容易、更迅速。另外当病案需要倒架挪动时,导卡可根据需要随之移动,起到指引病案位置的作用。

1.导卡设置的数量

导卡数量的需求取决于该部分归档病案的厚度及归档的方法。确定导卡的数量可用下列公式计算:

$$导卡的总数＝病案的总数/两导卡之间的病案数$$

2.导卡的质量

导卡应选用韧性很强的材料制作,且最好使用不同于病案的颜色做导卡,使其醒目,在整个归档区域能清楚地看到。

六、病案的保存与保护

(一)病案的保存

病案的储存和保留在病案管理工作中是一个全球性的问题。通常认为,只要医疗、法律、科研和教学需要,病案就应该保存,但由于病案无止境的发展与其储存的空间形成了一对矛盾。

1982年我国卫生部颁发的《全国医院工作条例》规定:"住院病案原则上应永久保存"。1994年卫生部发出第35号令关于《医疗机构管理条例实施细则》中对病案的保留再次作出了明确的规定"医疗机构的门诊病案保存期不得少于15年,住院病案保存期不得少于30年"。2002年卫生部和国家中医药管理局发布的《医疗机构病历管理规定》门(急)诊病历档案的保存时间自患者最后一次就诊之日起不得少于15年。对于住院病案的保存期文件没有明确提出。国外也对病案的保留作出了明确规定,即10~30年。有些国家将儿童病案保留到18岁,再延长保存7年,一般病案保存25年,他们认为超过25年以上的病案一般不再具有实用价值,根据政府规定可以将病案销毁。但国外有许多医院仍然保留着大量的老病案,如澳大利亚的阿夫列德王子医院,1882年以来的病案至今仍然保留着。随着病案在多方面作用的突出,特别是出于对法律作用的考虑,住院病案应永久保存。

作为病案管理部门从积累资料的观点出发,病案保留的时间当然是越久越好。例如,北京协和医院对绒毛膜上皮癌的诊断、治疗取得了突破性的成就,其原因之一就是由于病案科提供了大量可供研究的病案资料。另外,对历史事件如"二七"大罢工及"三·一八"惨案,从保存当年的病案中获取了许多有关罹难革命者的佐证,这些病案成为珍贵的历史资料。又如邱财康、王存柏这一类标志着世界医学进展的病案记录,乃是医学史上的珍贵资料,应当永久保存。一些具有医疗、教学、研究价值的病案,疑难病例、罕见病例及某些伟人的病案应当长久保存。然而所有的病案不一定都具有同等保存的价值。科学技术的发展为病案存储展现了多种介质,如缩微胶片、光盘、磁带、电子计算机、数码网络技术,使得病案资料通过现代信息介质可以长久保存。

国家对病案保存期限有明确的规定,如果病案保存期限超出国家规定范围,其保存期限的制定应根据以下几方面:①病案科所具有的存放空间。②目前病案的年扩展率。③患者再次入院和就诊的类型。④用于科研的病案数量。⑤医学、法律需要的情况。⑥用于制作缩微胶片或光盘存储,及非活动病案储存和病案销毁的费用。

除在本节一开始提到的我国卫生部曾经颁布的相关条例病案按规定保存外,在国际病案协会(IFHRO)编写的教程中还规定:①法律可强制病案保留30年。②有些病案(如新生儿病案、精神患者的病案等)必须要保留更长时间。

(二)活动与不活动病案

国外许多医院将病案区分为活动性与不活动性,分别对待和保存。所有病案的存在都有这样一个循环过程,即病案的建立→活动性病案→使用率低至不活动性病案→永不再使用→被销毁。任何医院,即使有足够的空间储存病案,也应区分活动性与不活动性病案,这样可以减少日常管理,降低工作量,提高归档、检索速度及病案的安全保护等。

通常的做法是首先确定研究活动病案在病案架上的保存时间,这一时间根据各医院病案的使用频率和储存空间自行决定。超过这一时间后的病案将其作为非活动病案放到第二病案库。如果在这期间患者又来就诊，其病案就被看作是"复活的"病案，将病案重新放到活动性病案架上。确定活动与不活动病案、保留时间、销毁及处理形式等问题，这些都必须经过院领导与病案委员会、病案管理人员、临床医务人员共同讨论后决定。

1.活动性病案的确定

确定活动性病案应做好调查研究：①使用病案的人数；②使用病案的目的。

随着时间的推移只有少数病案是属于活动性的，必须有明确的指标来区分活动性与不活动性病案。活动性病案的指标：①患者最后一次来院的日期（年度）；②病案使用的频率，科研使用病案所需的年限；③所有的疾病诊断是作为另一个确定活动性病案的参考指标。

2.不活动性病案的确定

在活动性病案的保存期间内未曾使用的病案。

（1）根据病案号的分派登记，因为所有的病案编号是按时间发放的。

（2）活动年度的标识主要是通过计算机系统，不要在病案封面上以年度做标记，虽然清晰醒目但工作量大。

（三）病案的保存方法

1.过滤法淘汰病案

确定病案在活动性与不活动性病案架上的保存期限后，就要不断地做到活动性病案架上储存都是活动性病案，不活动性病案超过保存期限的通过医院领导及病案委员会决定对其处理的方式。

（1）完整性保留所有病案：这种保留方法必须有足够的空间，国外的某些医院将病案库建在医院以外的其他地方。斯坦福大学医学中心将不活动的病案存放在大学院内，通过院内循环交通车及时传送病案，但无论怎样，由于病案的无止境发展，储存的空间终是个难题。

不活动病案可储存在病案科第二库房（即不活动病案架上）或医院内的其他地方，甚至在医院外租用的储存库房。在医院外储存时，如需病案应有工作人员进行传递。

（2）完整病案储存的优点：①病案以原始形态保存；②易于查阅原始资料；③资料的可用性好。

（3）完整病案储存的缺点：①需要大量费用和空间；②随着时间的流逝，纸张不断磨损破坏、老化而失去利用的价值。

2.选择性保留病案

（1）选择性保留病案：是指将病案中的内容做部分地选择后保留。有选择地保留或压缩病案内容，意味着病案的不同部分有不同的保留标准。①护理记录：可作为非活动性病案储存，在较短的一段时间后可销毁。②急诊病案：如果其不是住院病案的一部分，在存放一个较短的时间后可以从活动病案存放区取出，这比完整性保留病案的存放时间要短些。③患者最基本的资料：应尽可能长时间地保存，甚至永远保存。如患者身份证明资料、住院及出院日期、疾病诊断、手术操作名称、病理报告、出院摘要及随访信件等。

（2）选择性保留病案的优点：①减轻了病案的体积；②缩小了储存空间、降低了储存费用；③仅保存基本资料；④更容易找到有关资料。

（3）选择性保留病案的缺点：①不能使用完整的病案；②需花费一定时间及人力用于挑选保留的资料。

(4)保存部分病案：只保存患者的身份证明资料和摘要，此种方法仍需要少量的存放空间，但可减少病案封皮，将10～20份省略后的病案集中放在一个病案封袋内，并做好标记。

(5)缩微或光盘存储病案：①缩微胶片储存病案。目前我国已有一些医院采用缩微技术储存病案，但并没有规定统一使用缩微技术的要求。有的医院缩微死亡病案，有的医院缩微20年前的病案。总之，采取缩微储存病案必须考虑到制作缩微胶片及从事这项工作的工作人员等方面的费用，并做好缩微前的各项准备工作。②光盘存储病案。

另外，在病案管理中，各种索引和登记，如患者姓名索引、分娩室的登记、出生及死亡登记、各种证件的复印件都应永久保存。其他索引(疾病、手术分类和医师索引)按医院的需要保存。这些索引和登记随着科技的发展越来越多地计算机化了，从储存空间的观点看，虽然解决了储存问题，但必须有特殊的预防性措施，如果使用磁性材料，应保证不被抹掉或失真。

(四)关于病案的销毁

将超过规定期限的病案全部销毁，如保存25～30年的病案。这种销毁是一种彻底的销毁，可能会影响医学、法律和科研方面的需要，因此一定要慎重和有计划地进行。

1.销毁病案的原则

销毁病案一般可分为全册销毁和选择性销毁两类。无论是哪一种销毁，都应持审慎的态度，由病案委员会讨论，医院领导部门作出决定。病案管理人员不得也无权擅自决定销毁病案，对一些有历史价值的病案资料，更应请示有关国家档案管理部门后再作决定。即使是全册销毁，一些相关的记录，如姓名索引记录也应当永久保存。

2.销毁病案的方法

(1)销毁病案之前，应做好规划和测算：①病案库的储存空间，可容纳的病案数量；②病案的年扩展率；③保存病案的年限；④活动与不活动病案的标准。只有那些被认为确实没有保留价值或已采取缩微等其他技术处理过的病案，才可以做最后的销毁工作。

(2)具体销毁方法：在严格监控下送造纸厂再生纸张，纸张病案是可以再生利用的资源。对病案的保密性问题所采取的措施是必需的，进行销毁时，病案科主任应对其监督，使之做到彻底的销毁。国外对病案的销毁要求包括病案封皮一起销毁。

(五)保护病案的意义

病案保护工作是病案管理工作的重要组成部分，是保证病案有效利用的重要措施。病案保护工作的意义在于：在保证病案方便使用的过程中，最大限度的保护病案的完整性，维护其原貌，减少损坏程度，以提高和保障病案的使用价值，便于开发医疗信息资源。

造成病案损坏的原因很多，有病案制成材料本身耐久性的主要因素，还有病案和保存及使用过程中，受到周围环境影响，如光、温度、微生物等危害。因此，了解病案制成材料的损坏原因及规律，正确选择病案使用的纸张和字迹材料，探索保护方法和措施是做好病案保护工作的前提。实行科学的保管方法，防止和减缓病案制成材料的损坏，维护病案的原貌，最大限度地延长病案的使用寿命，维护病案的安全是病案保护工作的任务。

病案是医学科学的珍贵资料，是基础医学和临床医学实践结合的产物，而且每份病案具有唯一性，资料不可再生。对其保护应坚持从防止病案的损坏、延长病案的寿命、维护病案的安全三方面着手。

病案保护的基本要求：①预防为主、防治结合；②加强重点、兼顾一般；③立足长远、保证当前；④艰苦奋斗、勤俭办事。

（六）病案库房的建筑要求

病案库房是病案保护的关键环节,是保护病案的重要基地,也是病案保护工作最基础的物质保障。

1.病案库房的建筑原则

(1)适用是病案库房应遵循的最基本、最重要的原则。具体应体现在能够保障病案长久保存和方便使用这两个基本条件。①能够保障病案长久保存,要做到防火、防热、防潮、防光、防尘、防有害气体、防虫、防高温等。②方便使用:病案的特殊性就在于使用价值。为了方便医务人员及患者的有效利用,在病案库的选址和设计上要注意为使用者提供方便,能够在短时间内提供病案,尤其是当抢救患者急需使用既往病案时,能够准确、及时地提供。

(2)经济:在适用的前提下,兼顾实际的经济能力。根据本地区实际财力,坚持勤俭办事的方针,要把有限的投资更多的用在保护病案的一些基本要求方面,使病案保护条件逐步改善。

(3)美观:病案库房的美观要符合适用和经济的原则,在建筑设计时既要注意建筑的美观,又要注意其特殊性。既要保持与周围建筑的协调,又要体现独自的专业建筑特色。

2.病案库房的设计要求

(1)选址应注意选择地势高及地下水位高、场地干燥、排水通畅、空气流通的位置。不得选在邻近江河湖泊、池塘附近,以防地下水渗透或库房潮湿。

(2)注意防止有害气体和灰尘的污染。要远离工业区和有腐蚀气体的工矿企业,或烟尘污染较重的单位。病案库房要密封,库房内要安装密闭的门窗,阻止灰尘进入库房内。要净化库房周围环境,尤其是对非活动病案库房,更要注意防尘,使病案经常保持整洁。

(3)保证安全,便于使用。应远离油库、加油站等容易引起火灾的地方,应位于医院的中心位置,以方便病案使用及网络化管理。应与病房或生活区分开,以利于防火、防虫。

（七）病案库房的防护措施

1.防火

病案库房主要是保存病案,我国现有的病案99％以上还都是纸质的。因此病案库房的防火工作至关重要,一旦发生火灾后果不堪设想,损失是难以挽回的。因此在病案库的建筑设计中,应把防火放在首位。

(1)库房设计中的防火要求:病案库房建筑的耐火等级为一级以上。(结构为非燃烧体)我国将建筑物的耐火等级分为四级,一级是钢筋混凝土结构或砖墙与钢筋混凝土结构组成的混合结构;二级是钢结构架、钢筋混凝土柱或砖组成的混合结构;三级是木屋顶和砖墙组成的砖木结构;四级是木屋顶、难燃墙体组成的可燃结构。

为了防止失火或抑制火势蔓延,还应设防火墙、防火门等,还要注意病案库房应与周围的建筑之间保持30～35 m的防火间距。

(2)病案库房内外的防火要求:病案库房应建立严格的防火安全制度及应急预案,并有专人做防火安全员;在病案库房内严禁存放易燃、易爆物品;严禁吸烟和使用明火;电源、线路要经常检查维修,工作人员离开库房时要切断电源;库顶应安装避雷装置,防止雷击起火;病案库房应安装火灾报警装置,消防设备要由单位消防员安放在库房的固定位置,任何人员不得随意挪动。防火急救通道不得随意堆放物品,要保持通畅。工作人员定期接受应急的灭火方法培训,会使用灭火器。在火灾报警装置旁明示本单位消防电话及报警电话。

(3)常用的灭火设备:酸碱式灭火器和二氧化碳灭火器。

2.防水与防潮

库房的潮湿及漏水,将对病案的纸张、字迹造成极大的损坏。病案库房的防水、防潮重点应在屋顶、四周墙体、门窗、地面等处,这些地方需要做好保护工作。

(1)屋顶的防水:屋顶的防水措施应根据其构造不同分为两类,一是用于平屋顶的为屋面铺设防水材料,平屋顶采用沥青油毡卷材防水,也就是在屋顶铺设沥青和油毡交替黏合作为防水层。二是用于坡屋顶的,是采用构件防水屋顶。即用构件自身的防水性能,利用屋顶的槽瓦或小青瓦达到防水目的。

(2)库房外墙、门窗的防水、防潮:库房外墙在下雨时被雨水浸湿,并渗透到墙的内面,使库房湿度升高。另外在外墙墙身与库外地面接近部位(勒脚),经常受到房檐滴下的雨水或地面雨雪的浸溅,同时基础墙吸收土壤中的水分也会上升到地面以上的墙身内,造成墙面潮湿,进而影响库内湿度。

(3)库房地面的防水和防潮:库房地面防潮是病案库房建筑中需要重视和解决的问题。在建筑上应采取必要的防护措施。

地下库具有安全、防光、防尘、冬暖夏凉、库房温度比较持恒等特点,但地下库地面和部分墙壁常在地面以下,潮湿是不容忽视的问题,直接影响地下库的使用效果。

3.防尘

灰尘多是一种不规则的固定杂质会磨损污染病案,滋生损毁病案的微生物。为此病案进库前应细致除尘,防止将灰尘带入库内;病案进库后应经常清扫除尘,保持库内清洁卫生;库房要安装密闭门窗,阻止灰尘进入库内;要采取措施改善库区周围的环境,净化库区周围的空气;使用病案要注意防尘,使病案经常处于清洁状态。

4.防虫

害虫对病案的危害是触目惊心的,轻者把纸张蛀成空洞,重者使病案成为碎片,失去使用价值。因此,防虫是病案保护工作的重要任务之一。

目前有记载的档案、图书害虫有30多种。在我国常见的档案害虫有17种。根据现有资料,按分布范围、发现次数及对档案图书的破坏程度,可将这些害虫分为3类,即主要害虫、次要害虫和偶发性害虫。防虫的措施包括以下几个方面。

(1)清洁卫生:保持库内外环境的清洁卫生,以破坏害虫的生存环境,防止害虫的生长和繁殖。建立必要的规章制度,并将库房的卫生工作作为病案管理的日常工作。

(2)建筑防虫:病案库房的建筑、选址要适宜,我国大部分医院病案库房由于存储量大、库房紧张,但是在为病案库房选址时,也要注意对病案的保护。屋顶、地板及墙面如有孔、洞及缝隙时,一定要进行修缮,封死害虫可能钻入的通道,防止害虫飞入。

(3)消毒:病案入库前要检查是否感染害虫,发现害虫,及时消毒,并将感染害虫的病案单独存放、观察,确定已经消灭害虫后,再将病案上架、归档。另外要有计划、有重点、分期、分批的对已入库的病案进行定期检查,以及时发现和破坏害虫稳定的生态环境,抑制其发育和繁殖,减少对病案的损坏。

(4)温度和湿度控制:害虫生长发育的适宜温度一般在22~32 ℃,适宜相对湿度为70%~90%,病案库房的温度应保持在14~20 ℃,相对湿度为45%~60%,当库房温度在20 ℃以下,相对湿度≤65%则可以有限的抑制害虫的生长繁殖,达到预防害虫的目的。预防害虫是病案库房的重要工作,但是一旦发现害虫应找出害虫的来源,采取有效的灭虫措施,以防蔓延。杀虫措施有：①化学杀虫法，即利用化学药品杀虫。②物理杀虫法是利用自然或人为的高温、低温、辐射等物理作用，破坏害虫的生理功能，使其死亡。物理防治法主要有高温杀虫————一般情况下，不宜使用高温杀虫；低温冷冻杀虫————采用低温杀虫，一般在－20 ℃，可以在短时间内杀死各时期害虫。低温杀虫有室外冷冻、冷库冷冻、冰箱冷冻等方法。

5.防光

在纸质病案中，用以记录信息的材料为字迹材料。如墨、墨水、油墨、复写纸、圆珠笔、静电复印件、传真件、打印件等字迹材料。这些字迹在光线的长期照射下会逐渐褪色、消失。

光对病案的危害表现是多方面的，具体如下。

（1）光辐射具有热效应和化学效应影响病案制成材料的耐久性。

（2）光的热效应对磁记录病案的影响很大。

（3）光化学效应对病案纸张材料的危害很大。

（4）光对书写病案使用墨水作用，使病案字迹褪色。

所以病案库房应该注意防止光线过于强烈。

6.防不适宜的温湿度

（1）不适宜温度对病案材料的破坏：高于30 ℃、低于0 ℃的库房温度称为不适宜温度。高于30 ℃，称为高温。低于0 ℃，称为低温。

库房的温度对病案的有效保存影响很大，当库房温度过高时，纸质材料中的水分受热而蒸发，造成脱水，改变纸张的物理性能，使纸张的耐折度降低，脆性增强。高温会使字迹、图像模糊不清；高温还影响胶片的片基与乳剂层分离，影响了影像的清晰度，使胶片粘连在一起。高温可以促使害虫及有害微生物的滋生和繁殖。

库房温度过低会使纸张失去安全水分，发干变脆。胶片中的明胶膜变脆，强度降低。

库房的温度应保持在持恒的标准范围内，如果温度经常波动，会使病案的纸张、胶片、磁盘等随之受到不同温度的影响，出现热胀冷缩，使其稳定性降低，减少各病案制成材料的寿命。当库房温度低于0 ℃时，可采用暖气或空调增温的方法。

（2）不适宜湿度对病案的危害：不适宜湿度是指高于70%、低于35%以下的库房相对湿度。相对湿度高于70%，称为高湿，低于35%，称为低湿。

病案库房的湿度对病案制成材料含水量影响极大。在高湿状态下，纸质病案的含水量增多，会加速纸张纤维素的水解，同时高湿可以使纸张纤维吸水性膨胀，结合力下降，机械强度降低。缩微胶片在高湿状态下造成乳剂层吸水膨胀，出现永久变性，影响影像的清晰度；湿度过高会使耐久性差的纯蓝墨水、红墨水、印台油字迹扩散，严重时字迹模糊；高湿还有利于害虫及有害微生物的生长繁殖。对病案的安全有极大的威胁。

低湿会使纸张水分减少、发干、变脆，造成纸张的强度降低，也能够造成胶片的带基变形，降低柔软性，引起乳剂层脱落。

不适宜温度、湿度对病案的长久保存带来不利的影响，使病案的寿命降低。因此在日常工作中应注意保持恒定的温度、湿度，经常测量库房的空气状态参数，是非常重要的工作。

我国档案库房温度标准为14～24 ℃，相对湿度45%～60%，这项标准的制定考虑了多方面的因素，一方面符合我国地理环境；另外照顾到我国的基本国情和现有的经济条件，同时也兼顾了必须保证工作人员的工作环境，有利于身心健康等多方面的原因。

7.防有害微生物

由于病案在门诊、病房的运行,不可避免地受到细菌、真菌等微生物的危害,另外病案库房的不良环境,也可使细菌滋生。

(1)微生物对病案的危害:微生物可以分解纸张,使纸张强度下降,提高纸张酸度,使纸张变色、变脆,成为碎片,黏结纸张,危害字迹、褪色、润化;在纸张上留下污垢和霉斑,遮盖字迹,损坏纸张。有些有害微生物会分泌毒气,毒害人体;如库房内严重真菌污染,工作人员可引起消化道、呼吸道的真菌感染。对缩微胶片的危害有能够分解胶片明胶中的蛋白质使明胶液化图像模糊,当胶片受到真菌污染后,可覆盖图像。

(2)预防及杀灭有害微生物:①防止交叉感染,病案在门诊、病房使用过程中注意防止细菌、真菌等污染,防止和降低医院感染的措施有力地控制了病案在使用过程中的污染。②控制库房的温度和湿度,微生物按照其对温度的适应状况分为高温性、中温性和低温性3种。一般适宜微生物生长的温度为20～37 ℃,多数真菌发育的最低温度为1～5 ℃,最适宜温度为22～28 ℃,最高可达30～35 ℃。低温能够使微生物的代谢活动受到抑制,但并没有死亡,当温度升高时,可恢复正常生命活动。应控制库房温度在20 ℃以下,可抑制害虫的生长、繁殖。病案库房的相对湿度应在45％～55％,存放缩微胶片的库房相对湿度应在30％～40％。③酸碱度,最适宜细菌生长的 pH 是 6.5～7.5。适应范围3.8～12;最适宜真菌生长的 pH 是 4.0～5.8。适应范围1.5～8.5。强酸强碱都可以杀菌。④保持库房的清洁,定期打扫库房,使库房内设备无尘、无积水,减少真菌污染。病案从病房回收后,不要立即入库,经过检查或消毒后,再归档入库。另外,库房内严禁携带和存放食物。⑤采用安全有效的防霉剂,采用防霉剂的原则是安全、有效、无害。即对病案纸张、字迹无损坏,有较强的抗菌效力及广谱性;不良反应小,对人体无害。常用的防霉剂有香叶醇长效抗霉灵、五氯苯酚钠和3号中药气相防霉剂等。⑥消毒、灭菌,当发现病案已感染有害微生物后,应立即采取灭菌措施。物理无菌方法有冷冻真空干燥灭菌、辐射灭菌(如微波灭菌和 γ 射线灭菌),化学灭菌法有环氧乙烷和甲醛熏蒸灭菌等方法。

在消毒灭菌方法的选择上,应遵循对病案无损坏、环境污染小、对人体无害和灭菌效果好的原则。

(八)对缩微胶片和光盘病案的保护

1.缩微病案的保护

缩微病案的保护与纸质病案一样要注意防水、防火、防尘、防光,温湿度适宜。

(1)缩微病案储存室及阅览室应是独立的房间,室内应设置灭火器材。

(2)储存室要设专人管理,定期抽样检查胶片。

(3)储存室温度18～22 ℃,相对湿度35％～45％。

(4)定期打扫卫生:灰尘对缩微胶片十分有害。

(5)应避免光照胶片。

(6)放置胶片的柜子应选用特制的,胶片柜底部距离地面15 cm。

(7)阅读者最好戴手套或使用小镊子夹取胶片,阅后的胶片及时归还。

2.光盘病案的保护

(1)不能购买价格低廉的光盘片。

(2)盘片不能直接裸露在外,需要有包装盒保护起来。

(3)光盘病案要远离磁场。

（4）光盘要避免光照，因为紫外线可加速盘片染料氧化，影响盘片的质量。

（5）存放环境避免高温，高温会使盘片老化。

（6）注意防潮，光盘会因潮湿变质。

（7）正确拿放，防止盘面硬性划伤、污损，影响使用。

（8）以立式存放病案光盘，长期平放会使光盘变形，读取时会因光盘不平整产生抖动，影响读取。

（9）定期检查光盘，如发现读碟不畅，及时备份。

（九）病案的修复

1.灾后病案的抢救

在病案长期保管和使用过程中，不可避免地受到理化因素和有害生物的影响，或受到自然灾害（如水灾）的危害，使病案受到不同程度的损害，因此病案的抢救和修复工作是病案管理人员的必修课。

2.修复原则

（1）保持病案资料的原貌：病案的使用价值，在于每个数据，每项内容都至关重要，不能更改，在修复过程中注意保护病案的原貌，不能随意涂改、遗漏或造成纸张边角残缺等，以维护病案的法律价值。

（2）使用的修复方法要经过试验：为了避免由于修复方法不当引起的病案损坏，在修复损坏的病案之前要制定修复的方案，并向有经验的同行请教，并经过试验后方能进行实际操作，确有把握后再进行，最好在有经验的专业人员指导下进行。

（3）修复过程中尽可能采用可逆的方法：修复过程中所采用的各种方法及纸张、糨糊、加固材料不应对病案制成材料产生不良反应，并尽可能是可逆的。以便再次修复，有利于延长病案的使用价值。

3.水灾后病案的抢救措施

（1）纸质病案的去污：病案被污染的因素有多方面，如灰尘、墨点及被雨水浸泡后的水渍等，可能影响到病案的整洁，或遮盖字迹影响使用。病案与其他档案的区别在于其体现更多的法律价值。因此，更要注重保护病案的原貌。严禁用刀刮、砂纸打磨、橡皮膏粘贴等去污方法，也不主张使用化学药剂的去污方法，而力求保护病案的原始记录。

水洗去污法：当病案遭受到水灾的危害，被雨水浸泡后，污垢遮盖了字迹或图像时，可用干净的刷子轻轻刷去污泥，如果仍存有水渍，影响字迹的清晰度时，可用清水冲洗污泥，在清除污泥前首先鉴别字迹的耐水性，根据情况分别处理。耐水性好的病案，可将其浸泡在干净水中，并用刷子轻轻刷洗至能够显示出字迹为止，然后换干净水冲洗。如果病案文件纸张强度差，水洗时要在盆内放一托板，把文件放在托板上慢慢刷洗，可避免纸张受到损坏。

病案的去污方法应以保护病案原始记录为唯一的原则，如果使用水洗去污可能泅化字迹，造成更大范围或更严重的字迹褪色时，应放弃去污方法，以保护病案的原貌。

（2）被水淹过的病案应采用干燥的方法：①室内风扇吹干；②远红外线干燥法照射；③利用真空冷冻干燥法；④常压低温干燥法；⑤去湿机减湿干燥法。

（3）缩微胶片的去污：当缩微胶片遭水淹后，应及时进行降温、清洗及坚膜处理。以防产生划痕。具体方法：将胶片放在18℃以下的干净低温水中，用棉球轻轻擦洗胶片上的污泥后，用流动水冲洗、晾干。

如果长时间被水浸泡,胶片上的明胶充分膨胀,把胶片按以上方法处理后,应使用甲醛液进行坚膜处理,然后用流动的清水冲洗 15 分钟,最后,如果是黑白胶片可放入润湿液中 1 分钟后拿出;如果是彩色胶片,放入稳定液中 1～1.5 分钟,随后拿出晾干。

灾后病案的修复是一项细致的工作,要在有充分准备的情况下,有计划、有步骤地谨慎进行,确有把握后再着手修复工作。不要操之过急,贸然行事,以免造成不可避免的损失。

(王冬云)

第二节　病案质量管理

一、病案质量管理概述

病案质量管理是指导和控制与病案质量有关的活动。根据质量管理理论,病案质量管理也存在确定病案质量方针与质量目标,提出各类相关人员对病案质量的职责,开展病案质量策划与质量控制,制定质量保证和持续病案质量改进方案等环节。

病案质量方针应当根据不同的医院实际情况,由病案委员会提出,经医院领导认可。病案的质量方针可以是长期的,也可以是阶段性的。当医院认为自身存在病案书写格式问题时,可能会提出"消灭丙级病案"的质量方针。当病案在医疗、科研、教学的支持方面出问题时,可能会强调"注重病案内涵"的质量方针,而当各方面都达到一定水平时,可能会提出"争取国内一流病案质量"的质量方针。不同的质量方针将是病案质量方向或定位,也为医院病案质量目标提供框架,即病案质量目标可以根据这个框架来设立。病案质量方针也将作为病历书写者的行为准则。

病案质量方针和质量目标不仅应与医院对病案质量发展方向相一致,而且应能体现患者及其他病案用户的需求和期望。质量方针的制订可以原则一些,但目标必须具体,可测量的、可分层的、可实现的。假设某医院提出病案合格率、良好率和优秀率的质量目标时,应根据医院的实际情况,分析存在不合格病案的发生率,发生科室,发生原因,继而引导出质量目标。如手术科室由于工作压力大,医疗风险大,医疗纠纷多,因此质量目标定位上,在某一个阶段中可能会低于其他非手术科室。质量目标的制定通常要高于日常的水准,这样才会有努力的方向。在制订质量目标时,一定要注意一些不切合实际的情况。例如,不能将病案定位于"法律文书"。如果是法律文书,就需要极为严谨的逻辑描述,滴水不漏。而实际上,病历记录最好是医师思维过程的提炼、简化、真实地反映。不同的医师对疾病的认识不同,因此也可以有不同的诊疗意见。这也是医疗行业高风险所在,是客观的。

医疗是群体性参与,病案质量也是群体的综合质量反映。对于不同人员应有不同的职责。医院领导,医院病案委员负有制定方针、目标的责任,医师、护士、医技人员负有写好病历的责任。凡参与病历书写的人员都应当遵循《病历书写基本规范》(下简称规范)的要求,注意完成记录的时限要求,保证书写的整洁性,可辨识性,真实性及合法性。所谓合法性是指记录人的合法性及记录内容修改要按《规范》要求。

涉及住院病历书写质量的主要人员职责如下。

（一）正（副）主任医师

关注住院医师、实习医师的培养，参加查房，同时也对病案书写质量进行评估、监控。

（二）主治医师

主治医师负责病房的日常管理工作，组织会诊、查房及住院病历的质量，重点如下。

（1）病案的完全性检查：保证每一项记录内容都收集到，包括病案首页、入院记录、病程记录、手术记录、出院记录、各类检查化验报告等。

（2）合法性检查：确保各项记录的医师签字，特别是知情同意书的签字。

（3）内涵性检查：保证病案记录不是流水账，能够反映医师对疾病的观察与诊疗过程，反映临床思维过程，反映各级医师查房的意见。

（4）完成出院病案最后的审查及签名。

（三）住院医师

负责病历的日常记录，包括上级医师的查房记录、会诊申请及各项医嘱记录等。同时负责各种化验、检查报告的回收与粘贴。

（四）护士

负责危重患者的护理病历记录、日常医嘱执行记录、体温（血压、脉搏、呼吸）记录等。当医师完成所有记录之后，应交由护士管理，最终转交病案人员。

病案质量控制的目标就是确保病案的书写内容质量及格式能够满足医疗、科研、教学、医疗付费、医院管理及法律、法规等各方面所提出的质量要求，符合病历书写基本规范，是对其适用性、可靠性、安全性、逻辑性、合法性等内容的监控。质量控制的范围涉及病案形成全过程的各个环节，如医疗表格设计过程、病案内容采集过程、病案书写过程等。

二、病案质量管理的任务

病案质量管理是医院质量管理的重要内容，其主要任务是制定管理目标、建立质量标准、完善各项规章制度、进行全员病案质量教育、建立指标体系和评估系统，并且定期评价工作结果，总结、反馈。病案质量管理任务的实施对于促进医院的医疗水平和服务水平有着重要的意义。

（一）制定病案质量目标和质量标准

根据病案工作的性质和规律，制定病案质量管理总体目标，结合每个岗位和每个工作环节制定岗位目标。加强质量意识，充分调动各级医务人员的积极性，有的放矢的为预期达到的理想和方向努力。在此基础上，建立健全病案质量管理体系和安全有效的医疗管理机制，以保障质量目标的实现。推进病案工作向规范化、制度化发展，以保证和巩固基础医疗和护理质量，保证医疗服务的安全性和有效性。

（二）进行全员病案质量教育

为了提高医务人员的质量意识，有组织、有计划、有系统的对参与病案质量的医疗、护理、技术人员进行质量管理相关理论和专业知识的教育和培训。加强医务人员参与质量管理的积极性、主动性和创造性，明确每个工作人员对病案质量所负的责任和义务。注重病案形成全过程的环节质量，自觉地遵守职业道德，各尽其责，使病案整体质量不断提高。

（三）完善各项规章制度

完善的管理制度是确保病案质量控制工作持续、规律开展的根本。因此，要根据医疗、科研、教学需要，要以国家卫生法律、法规为依据，结合病案工作的实际，制定和完善一系列病案管理制度和各级人员岗位责任制。按病案的流程,把各项工作规范到位;按规章制度,把质量管理落实到位。使各级医务人员责、权、利明确,各项工作更加科学、规范。

（四）建立指标体系和评估系统

病案质量监控主要是建立指标体系和评估系统,通过评估,检查是否达到设定的标准。可以促进病案质量控制更加科学、不断完善。不仅能够了解各级医务人员履行各自的职责情况,还需要对质量目标、各项标准和制度进行监测和评价,不断发现问题随时对质量目标、标准和制度进行修改,使质量体系更加完善。

（五）定期总结、反馈

根据不同时期,对质量实施过程中的成绩和问题进行总结、反馈,定期评价工作结果。通过对比分析,找出差距,嘉奖鼓励先进,对存在的问题进行客观分析,总结提高。有利于不断确立新的目标,促进病案质量管理良性循环,保证病案质量控制的效果。

三、病案质量管理的内容

病历书写质量反映着医院的医疗质量与管理质量,是医院重点管理工作。病历书写质量监控是全过程的即时监控与管理,以便及时纠正在诊疗过程中影响患者安全和医疗质量的因素,促进医疗持续改进,为公众提供安全可靠的医疗服务。

（一）病案书写质量管理的目的

1.医疗安全目的

以患者安全为出发点,对诊疗过程中涉及落实医疗安全核心制度的内容进行重点监控,包括首诊负责制度、三级医师查房制度、分级护理制度、疑难病例讨论制度、会诊制度、危重患者抢救制度、术前讨论制度、死亡病例讨论制度、查对制度、病案书写基本规范与管理制度、交接班制度、技术准入制度等,是医疗质量管理的关键环节,在病历中能够真实体现实施过程。

2.法律证据目的

以法律、法规为原则,依法规范医务人员的诊疗行为。如医师行医资质;新技术准入制度;各种特殊检查、治疗、手术知情同意书签署情况及其他需与患者或家属沟通履行告知义务的文件;输血及血制品使用的指征;植入人工器官的管理;毒、麻、精神等药品使用及管理制度等。可以通过病历记录,对以上法规的执行情况进行监控和管理。

3.医学伦理学目的

重视在病历书写中贯穿的医学伦理特点,科学、严谨、规范的书写各项记录有利于规范医疗行为,保护患者安全。医疗中的许多判定往往是医疗技术判断和伦理判断的结合。从具体的病历书写中可以体现医师伦理道德。如在病史采集过程中,临床医师全面和真实地收集与疾病相关的资料,了解病史及疾病演变过程并详细记载;从病情分析记录中反映了医师周密的逻辑思维,体现医疗过程的严谨和规范;治疗中坚持整体优化的原则,选择疗效最优、康复最快、痛苦最小、风险最小、损伤最小、最经济方便的医疗方案;以及知情同意书中对患者的权利尊重等。都是医学伦理的具体实践,也是医学伦理对临床医师的基本要求。是病历质量监控不可忽视的内容。

4.医师培养目的

培养医师临床思维方法。病历真实地记录了医师的临床思维过程。通过病历书写对疾病现象进行综合分析、判断推理,由此认识疾病,判断鉴别,作出决策。如在书写现病史的过程中培养了整理归纳能力和综合分析能力;诊断和鉴别诊断的书写过程,能够培养医师逻辑思维方法,以及对疾病规律的认识,将有助于更客观、更科学的临床决策,提高医疗水平。

（二）病历书写质量管理的内容

病历书写质量管理的范围包括急诊留观病历、门诊病历和住院病历的书写质量。应按照卫生部（卫医政发[2010]11号,2010年1月22日）《病历书写基本规范》对病历书写的客观、真实、准确、及时、完整、规范等方面进行监控。

1.病历组成

住院病历的重点监控内容包括病案首页、入院记录、病程记录、各项特殊检查及特殊治疗的知情同意书、医嘱单、各种检查报告单和出院（死亡）记录等。

（1）住院病案首页:住院病案首页在患者出院前完成,书写质量要求各项内容填写准确、完整、规范,不得有空项或填写不全。病案首页填写各项与病历内容相符合。重点是出院诊断中主要诊断选择的正确性和其他诊断的完整性。

（2）入院记录:入院记录应当于患者入院后24小时内完成。质量监控内容包括:①主诉所述症状（或体征）重点突出、简明扼要。具体部位及时间要准确,能反映出疾病的本质。当有多个症状时,要选择与本次疾病联系最密切的主要症状。②现病史内容要求全面、完整、系统。要科学、客观、准确地采集病史;能够反映本次疾病发生、演变、诊疗过程;重点突出,思路清晰。考察书写病历的医师对病史的了解程度和对该疾病的诊断、鉴别诊断的临床思路。③既往史、个人史、月经史、生育史、家族史简明记录,不要遗漏与患者发病有关联的重要病史及家族史。④体格检查的准确性,阳性体征及有鉴别意义的阴性体征是否遗漏。

（3）病程记录:病程记录按照《病历书写基本规范》的要求完成各项记录。

首次病程记录:首次病程记录即患者入院后的第一次病程记录,病例特点应对主诉及主要的症状、体征及辅助检查结果高度概括,突出特点。提出最可能的诊断、鉴别诊断及根据,要写出疾病的具体特点及鉴别要点,为证实诊断和鉴别诊断还应进行哪些检查及理由。诊疗计划要具体,并体现最优化和个体化治疗方案,各项检查、治疗有针对性。

日常的病程记录:日常的病程记录应简要记录患者病情及诊疗过程,病情变化时应及时记录病情演变的过程,并有分析、判断、处理及结果;重要的治疗应做详细记录,对治疗中改变的药物、治疗方式进行说明。及时记录辅助检查异常（或正常）结果、分析及处理措施。抢救记录应及时记录患者的病情变化情况,抢救时间及措施,参加抢救的医师姓名、上级医师指导意见及患者家属对抢救、治疗的态度及意愿。出院前一天的病程记录,内容包括患者病情变化及上级医师是否同意出院的意见。

上级医师查房记录:上级医师查房记录中的首次查房记录要求上级医师核实下级医师书写的病史有无补充,体征有无新发现;陈述诊断依据和鉴别诊断,提出下一步诊疗计划和具体医嘱;三级医院的查房内容除要求解决疑难问题外,应有教学意识并体现出当前国内外医学发展的新水平。疑难或危重病例应有科主任或主（副主）任医师的查房记录,要记录具体发表意见医师的姓名、专业技术职称及意见,不能笼统地记录全体意见。

会诊记录:会诊记录中申请会诊记录应包括患者病情及诊疗经过,申请会诊理由和目的;会诊记录的意见应具体,针对申请会诊科室要求解决的问题提出诊疗建议,达到会诊目的。

围术期相关记录:①术前小结,重点是术前病情,手术治疗的理由,具体手术指征,拟实施手术名称和方式、拟实施麻醉方式,术中术后可能出现的情况及对策。②术前讨论记录,对术前准备情况、手术指征应具体,有针对性,能够体现最佳治疗方案;在场的各级医师充分发表的意见;

对术中可能出现的意外有防范措施。新开展的手术及大型手术须由科主任或授权的上级医师签名确认。③麻醉记录及麻醉访视记录，麻醉记录重点监控患者生命体征、麻醉前用药、术前诊断、术中诊断、麻醉方式、麻醉期间用药及处理、手术起止时间、麻醉医师签名等记录准确，与手术记录相符合。术前麻醉访视记录重点是麻醉前风险评估、拟实施的麻醉方式、麻醉适应证及麻醉前需要注意的问题、术前麻醉医嘱等。术后麻醉访视记录重点是术后麻醉恢复情况、生命体征及特殊情况如气管插管等记录。④手术记录，应在术后 24 小时内完成，除一般项目外，术前诊断、术中诊断、术中发现、手术名称、术者及助手姓名应逐一填写。详细记录手术时体位、皮肤消毒、铺无菌巾的方法、切口部位、名称及长度、手术步骤；重点记录病变部位及大小、术中病情变化和处理、麻醉种类和反应、术后给予的治疗措施及切除标本送检情况等。⑤手术安全核查记录，对重点核查项目监控，有患者身份、手术部位、手术方式、麻醉和手术风险、手术物品的清点、输血品种和输血量的核对记录。手术医师、麻醉医师和巡回护士的核对、确认和签名。

（4）知情同意书：知情同意书在进行特殊检查、治疗、各类手术（操作）前，应向患者或家属告知该项手术或检查、治疗的风险、替代医疗方案，须签署知情同意书；在患者诊治过程中医师需向患者或家属具体明确地交代病情、诊治情况、使用自费药物等事项，并详细记录，同时记录他们对治疗的意愿。如自动出院、放弃治疗者须有患者或家属签字。各项知情同意书必须有患者或家属及有关医师的签名。

（5）检查报告单：检查报告单应与医嘱、病程相符合。输血前应有乙肝五项、转氨酶、丙肝抗体、梅毒抗体、HIV 各项检查报告单内容齐全，粘贴整齐、排列规范、标记清楚。

（6）医嘱：医嘱内容应当准确、清楚，每项医嘱应当只包含一个内容，并注明下达时间，应当具体到分钟。打印的医嘱单须有医师签名。

（7）出院记录：出院记录应当在患者出院前完成。对患者住院期间的症状、体征及治疗效果等，对遗有伤口、引流或固定的石膏等详细记录。出院医嘱中，继续服用的药物要写清楚，药名、剂量、用法等。出院后复查时间及注意事项要有明确记录。

（8）死亡记录：住院患者抢救无效而死亡者，应当在患者死亡后 24 小时内完成死亡记录。重点监控内容是住院时情况、诊疗经过、病情转危原因及过程、抢救经过、死亡时间、死亡原因及最后诊断。

（9）死亡讨论记录：于患者死亡后 1 周内完成，由科主任或副主任医师以上职称的医师主持，对死亡原因进行分析和讨论。

2.门诊病历质量内容

一般项目填写完整，每页门诊病案记录纸必须有就诊日期、患者姓名、科别和病案号。主诉要求准确、重点突出、简明扼要。初诊病史采集准确、完整，与主诉相符，并有鉴别诊断的内容。复诊病史描述治疗后自觉症状的变化，治疗效果。对于不能确诊的病例，应有鉴别诊断的内容。既往史重点记录与本病诊断相关的既往史及药物过敏史。查体记录具体、确切。确诊及时、正确；处理措施及时、得当。检查、治疗有针对性。注意维护患者的权利（知情权、隐私权）。

3.急诊留观病历质量管理内容

急诊留诊观察病历包括初诊病历记录（门急诊就诊记录）、留诊观察首次病程记录、病程记录、化验结果评估和出科记录等内容。留诊观察首次病程记录内容包括病例特点，诊断和鉴别诊断，一般处理和病情交代。病程记录每 24 小时不得少于两次，急、危、重症随时记录；交接班、转科、转院均应有病程记录。须有患者就诊时间和离开观察室时间，并记录去向。化验结果评估须对检查结果进行分析。出科记录简明记录患者来院时情况,诊疗过程及离开时病情。

(三)临床路径实施中的病案质量管理

临床路径(clinical pathway,CP)是由医师、护士及相关人员组成一组成员,共同对某一特定的诊断或手术作出最适当的有顺序性和时间性的照顾计划,使患者从入院到出院的诊疗按计划进行,从而避免康复的延迟和减少资源的浪费,是一种以循证医学证据和指南为指导来促进治疗组织和疾病管理的方法。临床路径的实施,可以有效地规范医疗行为,保证医疗资源合理及有效使用。在临床路径具体执行中,病历质量监控是不可忽视的,通过病历记录可以监控临床路径的执行内容和流程,分析变异因素,有效论证临床路径实施方案的科学性、规范性和可操作性,使临床路径的方案不断完善。根据临床路径制订方案(医师版表单)所设立的内容,遵循疾病诊疗指南对住院病历质量进行重点监控。

1.进入路径标准

病种的选择是以疾病的诊断、分型和治疗方案为依据进入相应的路径。是否符合入径标准,可以通过入院记录中现病史对主要症状体征的描述,体格检查中所记录的体征、辅助检查的结果是否支持该病种的诊断,上级医师查房对病情的评估等几个方面进行评价。

2.治疗方案及治疗时间

根据病程记录,以日为单位的各种医疗活动多学科记录,观察治疗方法、手术术式、疾病的治疗进度、完成各项检查及治疗项目的时间、流程。治疗措施的及时性、抗生素的使用是否规范。

3.出院标准及治疗效果

检查患者出院前的病程记录和出院记录,根据患者出院前症状、体征及各项检查、化验结果对照诊疗指南制定的评价指标和疗效及临床路径表单(医师版)制定的出院标准。

4.变异因素

对于出现变异而退出路径的病历,应进行重点分析。确定是不是变异,引起变异的原因,同一变异的发生率是多少等。

5.患者安全

在执行临床路径中,患者安全也是病历质量监控的主要目的。治疗过程中其治疗方式对患者的安全是否受到危害,路径的选择对患者是不是最优化的治疗,避免盲目追求入径指标而侵害了患者的利益。

(四)病历质量四级管理

1.一级管理

由科主任、病案委员、主治医师组成一级病案质量监控小组。对住院医师的病案质量实行监控,指导、督促住院医师按标准完成每一份住院病案,是病区主治医师重要的、必须履行的日常工作之一。要做到经常性的自查、自控本科或本病房的病案质量,不断提高各级医师病案质量意识和责任心。科主任或病区主任医师(副主任医师)应检查、审核主治医师对住院医师病案质量控制的结果。"一级质量监控小组"是源头和环节管理最根本、最重要的组织。如果工作人员素质不高,质量意识差,是造不出合格的或优质产品的。所以,最根本的是科室一级病案质量监控。

2.二级管理

医务部是医疗行政管理主要部门,由他们组成一级病案质量监控小组,每月应定期和不定期,定量或不定量地抽检各病区和门诊各科病案。还应参加各病房教学查房,观察主任查房,参加病房重大抢救,疑难病例讨论,新开展的风险手术术前讨论,特殊的检查操作,有医疗缺陷、纠纷、事故及死亡的病案讨论。结合病历书写,严格要求和督促各级医师重视医疗质量,认真写好病案,管理好病案,真正发挥医务部门二级病案质量的监控作用。

3.三级管理

医院病案终末质量监控小组每天检查已出院病历。病案质量监控医师应对每份出院病案进行认真严格的质量检查,定期将检查结果向有关领导及医疗行政管理部门汇报,并向相关科室和个人反馈检查结果。病案科质量监控医师所承担的是日常质量监控工作,是全面的病案质量监控工作。由于每个人都有自己的专业限定,因此在质量监控工作中要经常与临床医师沟通,并经常参加业务学习和培训,坚持临床工作,提高业务水平和知识更新。

4.四级管理

病案质量管理委员会是病案质量管理的最高权威组织,主任委员和副主任委员应定期或不定期,定量或不定量,普查与抽查全院各科病案,审查和评估各科的病案质量,特别是内涵质量。检查可以侧重重大抢救、疑难病案、死亡病案、手术后 10 天之内死亡病案或有缺陷、纠纷、差错、事故的病案。从中吸取教训,总结经验,提高内涵质量。可采取各种方法,最少每个季度应活动一次,每年举办一次病案展览。如有不合格病案或反复书写病案不合格医师,应采取措施,进行病案书写的基本功训练。发挥病案质量管理委员会指导作用,不断提高病案的内涵质量和管理质量。

四、病案信息专业技术环节质量评估及监控指标

病案科工作质量的管理应当有目标,管理有专人,有记录。病案科的岗位设置可多达数十个,每一个岗位都应当有质量目标。下面列举的几个重要项目。

(一)病案号管理要求

病案的建重率是一所医院病案管理水平重要衡量标准,保证患者一人一份病案是必要的,有利于医疗的延续性,统计的准确性。严格控制病案号的分派,杜绝患者重建病案或病案号重复发放,及时合并发现的重号病案是病案管理的重要环节。病案的建重率应当控制在 0.3% 以内。

(二)入院登记工作质量要求

认真准确做好入院登记工作,坚持核对制度,准确书写或计算机输入患者姓名、身份证明资料和病案号,正确率为 100%;患者姓名索引卡的登记应避免一个患者重复建索引卡或一个患者有多个病案号;再次住院患者信息变化时切忌将原信息资料涂掉。保证各项数据的真实、可靠、完整和安全。及时、准确提供查询病案号服务,提供病案号的正确率为 100%。录入计算机的数据应保证其安全性和长期可读性。

(三)出院整理、装订工作质量要求

出院病案按时、完整的收回和签收,依排列程序整理,其 24 小时回收率为 100%;保证各项病案资料的完整及连续。出院病案排序正确率≥98%。出院病案装订正确率为 100%。分科登记及时、准确。

(四)编码工作质量要求

编码员应有国际疾病分类技能认证证书,熟练掌握国际疾病分类 ICD-10 和 ICD-9-CM-3 手术操作分类方法,并对住院病案首页中的各项诊断逐一编码。疾病分类的编码正确率≥95%;手术操作编码正确率≥95%。负责疾病诊断检索工作,做到及时、准确。

（五）归档工作质量要求

坚持核对制度，防止归档错误。保持病案排放整齐，保持松紧适度，防止病案袋或病案纸张破损。病案归档正确率为100％。各项化验报告检查单正确粘贴率100％。

（六）供应工作质量要求

严格遵守病案借阅制度，及时、准确地提供病案，维护患者知情权、隐私权。必须建立示踪系统，借出病案科的病案应按时限收回。

（七）病案示踪系统质量要求

准确、及时、完整地进行病案的出入库登记，准确显示每份病案的动态位置。记录使用病案者的姓名、单位和联系电话及用途。

（八）病案复印工作质量要求

复印手续及复印制度符合《医疗事故处理条例》的要求，复印件字迹清晰。复印记录有登记备案，注意保护患者隐私。

（九）医疗统计工作质量要求

按时完成医疗行政部门管理要求的报表，利用计算机可以完成主要医疗指标的临时报表。每年出版医院统计报表及分析报告。每天向院长及相关职能部门上报统计日报表。出入院报表24小时回收率为100％。病案统计工作计算机应用率为100％。各类医学统计报表准确率为100％。统计人员必须有统计员上岗证。

（十）门诊病案工作主要监控指标

门诊病案在架率（或者可以说明去向）为100％；门诊病案传送时间≤30分钟；送出错误率≤0.3％；当日回收率95％（因故不能回收的病案应能知道去向）；门诊化验检查报告24小时内粘贴率99％（医师写错号、错名且不能当即查明的应限制在≤1％）；门诊化验检查报告粘贴准确率100％；门诊病案出、入库登记错误率≤0.3％；门诊病案借阅归还率100％；门诊患者姓名索引准确率（建立、归档、入机）100％；挂号准确率≥99％；挂号信息（挂号证）传出时间≤10分钟。

五、病案质量管理方法

（一）全面质量管理

全面质量管理（total quality management，TQM）是把组织管理、数理统计、全程追踪和运用现代科学技术方法有机结合起来的一种系统管理。全面质量管理就是对质量形成的全部门、全员和全过程进行有效的系统管理。

1.全面质量管理的指导思想

全面质量管理有一系列科学观点指导质量管理活动，其指导思想是"质量第一，用户至上""一切以预防为主""用数据说话""按 P、D、C、A 循环办事"。

（1）用户至上：也就是强调以用户为中心，为用户服务的思想。其所指的用户是广义的，凡产品、服务的直接受用者或企业内部，下一工序是上一工序的用户。全面质量管理的指导思想也体现在对质量的追求，要求全体员工，尤其是领导层要有强烈的质量意识，并付之于质量形成的全过程。其产品质量与服务质量必须满足用户的要求，质量的评价则以用户的满意程度为标准。它既体现质量管理的全面性、科学性，也体现质量管理的预防性和服务性。

（2）预防为主：强调事先控制，是在质量管理中，重视产品设计，在设计上加以改进，将质量隐患消除在产品形成过程的早期阶段，同时对产品质量信息及时反馈并认真处理。

（3）用数据说话：所体现的是在全面质量管理过程中需要科学的工作作风。对于质量的评价要运用科学的统计方法进行分析，对于影响产品质量的各种因素，系统地收集有关资料，经过分析处理后，得出正确的定性结论，并准确地找出影响产品质量的主要因素。最终，实现对产品质量的控制。

（4）按 P、D、C、A 循环办事：全面质量管理的工作程序，遵循计划阶段（Plan）、执行阶段（Do）、检查阶段（Check）和处理阶段（Action）顺序展开，简称为 PDCA 循环。在保证质量的基础上，按 PDCA 循环模式进行持续改进，是全面质量管理的精髓。通过不断循环上升，使整体质量管理水平不断提高。

2.全面质量管理的基本方法——PDCA 循环法

P、D、C、A 循环最早由美国戴明博士所倡导，故又称"戴明环"，是全面质量工作的基本程序。共分为 4 个阶段，8 个步骤。

（1）第一阶段为计划阶段（Plan）：在制订计划前应认真分析现状，找出存在的质量问题并分析产生质量问题的各种原因或影响因素，从中找出影响质量的主要因素，制订有针对性的计划。此阶段为 4 个步骤：①第一步骤分析现状找出问题；②第二步骤找出造成问题的原因；③第三步骤找出其中的主要原因；④第四步骤针对主要原因，制定措施计划。

（2）第二阶段为执行阶段（Do）：按预定计划和措施具体实施。此阶段为第五步骤，即按措施计划执行。

（3）第三阶段为检查阶段（Check）：把实际工作结果与预期目标对比，检查在执行过程中的落实情况。此阶段为第六步骤，检查计划执行情况。

（4）第四阶段为总结处理阶段（Action）：在此阶段，将执行检查的效果进行标准化处理，完善制度条例，以便巩固。在此循环中出现的特殊情况或问题，将在下一个管理计划中完善。此阶段分为两个步骤：①第七步骤是巩固措施，对检查结果按标准处理，制定制度条例，以便巩固。②第八步骤是对不能做标准化处理的遗留问题，转入下一轮循环；或作标准化动态更新处理。

这四个阶段循环不停地进行下去，称为 PDCA 循环。质量计划工作运用 PDCA 循环法（计划—执行—检查—总结），即计划工作要经过四个阶段为一次循环，然后再向高一步循环，使质量步步提高。

3.全面质量管理在病案质量管理中的应用

在病案质量管理中，"PDCA"循环方法已经得到广泛应用，取得了良好的效果。

（1）第一计划阶段（Plan）：实施病案质量管理首先要制定病案质量管理计划。第一步骤要进行普遍的调查，认真分析现状，找出当前病案质量管理中存在的问题，包括共性问题和个性问题。第二步骤分析产生这些质量问题的各种原因或影响因素。第三步骤从中找出影响病案质量的主要因素。第四步骤针对主要原因，制订有针对性的计划和措施。计划是一种目标和策略，计划包括长期计划，可以是 3 年、5 年；短期计划为月、季度或年计划。病案质量管理计划包括病案质量管理制度、质量管理流程、质量管理标准、质量管理岗位职责等。

（2）第二阶段为执行阶段（Do）：按预定的病案质量管理计划和措施具体实施。此阶段分为两个步骤；第一要建立病案质量控制组织，健全四级质量控制组织，明确各级质量控制组织的分工和职责。第二要进行教育和培训。对全体医务人员进行质量意识的培训，强化医务人员执行计划的自觉性，是提高病案质量保证患者安全的有效措施。

（3）第三阶段为检查阶段（Check）：把实际工作结果与预期目标对比，检查在执行过程中的落实情况是否达到预期目标。在病历质量监控中,注重对各个环节的质量控制。如在围术期的病历检查时,要在患者实施手术前,对术前小结、术前讨论、术前评估及术前与患者或家属的告知谈话记录等内容进行质量控制,确保病历的及时性、准确性和规范性。

(4)第四阶段为总结处理阶段(Action):病案质量管理工作应定期进行总结,将检查的效果进行标准化处理。此阶段分为两个步骤:第一步是对检查结果按标准处理,分析主要存在的缺陷和原因。明确哪些是符合标准的,哪些没有达到质量标准。并分析没有达标的原因和影响程度。哪些是普遍问题,哪些是特殊问题,是人为因素还是系统问题等。第二步是反馈,定期组织召开质量分析例会,将总结的结果及时反馈到相关科室和临床医师中去。使临床医师及时了解实施效果,采取改进措施,并为今后工作提出可行性意见。如果是标准的问题或是流程的问题,可以及时修改,以利于下个循环持续改进。

4.病案质量的全过程管理

病案质量管理在执行"PDCA"循环中重要的是全员参与全过程的管理。全员参与,在病案质量实施的每一环节,都动员每位医务人员的主动参与。包括制定计划,制定目标,制定标准;在检查阶段,尽量有临床医师的参与,了解检查的目的,了解检查的过程,了解检查的结果;在总结阶段要求全员参加,共同发现问题,找出解决问题的方法,不断分析改进,达到提高质量的目的。

全面质量管理要注重环节质量控制,使出现的问题得以及时纠正,尤其是在病历书写的全过程中的各个环节,应加强质量控制,可以及时弥补出现的缺陷和漏洞,对于患者安全和规范化管理,起到促进作用。

(二)6西格玛管理

西格玛原为希腊字母δ,又称为sigma。其含义为"标准偏差",用于度量变异,6西格玛表示某一观察数据距离均数的距离为6倍的标准差。意为"6倍标准差"。6西格玛模式的含义并不简单地是指上述这些内容,而是一整套系统的理论和实践方法。

6西格玛管理于20世纪80年代中期,由美国的摩托罗拉开始推行并获得成功,后来由联合信号和通用电气(GE)实施6西格玛取得巨大成就而受到世界瞩目。中国企业最早导入6西格玛管理于21世纪初。随着全国6西格玛管理的推进及一些企业成功实施6西格玛管理的示范作用,越来越多的国内企业或组织开始借鉴6西格玛管理。目前,6西格玛管理思想在我国医疗机构中得到广泛关注,一些医院在病案质量管理中学习6西格玛管理理念和管理模式,收到很好的效果。

1.管理理念

(1)以患者为关注焦点的病案质量管理原则:这不但是6西格玛管理的基本原则,也是现代管理理论和实践的基本原则。以患者为中心,是医疗工作的重点,在病案质量管理过程中,应充分体现出来。如在确立治疗方案时,应充分了解患者的需求和期望,选择对患者最有利、伤害最小、治疗效果最好的方案,还要在病历中详细记录这个过程;出院记录中应详细记录患者住院期间的治疗方法和疗效,以便患者出院后进一步治疗和康复。

(2)流程管理:病案质量管理中的流程管理是重中之重。6西格玛管理方法的核心是改善组织流程的效果和效率,利用6西格玛优化流程的理念,应用量化的方法,分析流程中影响质量的因素,分清主次,将重点放在对患者、对医院影响最大的问题,找出最关键的因素加以改进。在寻找改进机会的时候,即不要强调面面俱到,更不能只从单个部门的利益出发,必须用系统思维的方法,优先处理影响病案质量的关键问题,不断改善和优化病案质量管理流程。

（3）依据数据决策：用数据说话是6西格玛管理理念的突出特点，在病案质量管理中，通过对病历书写缺陷项目的评价，总结出具体的数据，根据数据作出正确的统计推断，提示在哪些缺陷是关键的质量问题，直接影响到患者安全和医疗质量，是需要改进的重点。数据帮助管理者准确地找到病案质量问题的根本原因，是改进流程的依据。

（4）全员参与：病案质量不是某个医师某个科室或某个部门的工作，病案质量管理的整个流程可涉及医院的大部分科室和多个岗位。因此需要强调团队的合作精神，营造一种和谐、团结的氛围。其中必须有领导的重视，临床医师、护士认真完成每一项操作后认真书写记录，医疗技术科室医师及时完成各项检验报告，病案首页中的各项信息，如患者的一般信息、费用、住院数据需要相关工作人员如实填写及各级质量控制医师的严格审核。这个流程中的每个人都是质量的执行者和质量的控制者，重视发挥每个人的积极性，在全过程中每个人对所承担的环节质量负责，承担责任，推进改革。

（5）持续改进：流程管理不是一步到位的，需要不断地进行循环和发展，病案书写质量管理过程的科学化和流程管理效果的系统评价需要不断探索，不断提高。病案书写质量需要通过不断进行流程改进，达到"零缺陷"的目标。

2.管理模式

西格玛管理模式是系统的解决问题的方法和工具。它主要包含一个流程改进模式，即DMAIC(Define-Measure-Analyzc-Improve-Control)模式，在病案质量管理中采用这五个步骤，促进病案质量的每一个环节不断分析改进，达到提高质量的目的。

（1）定义阶段(Define)：根据定义，设计数据收集表，根据病历书写内容，设计若干项目，如住院病案首页、入院记录、病程记录、围术期记录(可分为麻醉访视记录、术前小结、术前讨论、手术记录)各类知情同意书、上级医师查房记录、会诊记录、出院记录等项目。其中任何一项书写不规范或有质量问题为缺陷点。根据某时间段的病历书写检查情况，找出质量关键点，即对病案质量影响最大的问题，确定改进目标。

（2）统计阶段(Measure 衡量)：根据定义，统计收集表，总结发生缺陷的病历例数和每项内容的缺陷次数及各科室、每位医师出现缺陷病历的频率和项目，并进行统计处理。

（3）分析阶段(Analyzc)：利用统计学工具，对本次质量检查的各个项目进行分析，将结果向相关科室和医师进行反馈。同时，组织相关人员讨论、分析，确定主要存在的问题，找出出现频率最多和对流程影响最大、对患者危害最重的问题是哪些问题，出现缺陷的原因和影响因素、影响程度等。以利于下一步的改进。

（4）改进阶段(Improve)：改进是病案质量管理中最关键的步骤，也是6西格玛的核心管理方法。改进工作也要发挥全员的参与，尤其是出现缺陷较多的环节参与改进，经过以上分析，找出避免缺陷的改进方法，采取有效措施，提高病案质量。

（5）控制阶段(Control)：改进措施提出后，需要发挥各级病案质量管理组织的职责，根据病历质量监控标准，进行质量控制，使改进措施落到实处。主要是一级质量管理，即科室的自查自控作用，使医师在书写病历时就保证病案的质量，做到质量控制始于流程的源头。

（三）"零缺陷"管理

"零缺陷"管理是由著名质量专家 Philip B.Crosby 于 1961 年提出，他指出"零缺陷"是质量绩效的唯一标准。其管理思想内涵是，"第一次就把事情做好"，强调事前预防和过程控制。"零缺陷"管理的工作哲学的四个基本原则是"质量的定义就是符合要求，而不是好""产生质量的系统是预防,而不是检验""工作标准必须是零缺陷,而不是差不多就好""质量是以不符合要求的代价来衡量,而不是指数"。树立以顾客为中心的企业宗旨,零缺陷为核心的企业质量环境。

1."零缺陷"的病案质量管理原则

"零缺陷"作为一种新兴的管理模式,首先用于制造业,逐渐受到更多的管理层的关注,被多个领域所借鉴引用。在我国多家医疗机构用于医疗服务质量的控制和管理。病案质量管理是医疗质量的重要组成部分,"零缺陷"管理模式是病案质量管理的目标,是促进病案管理先进性和科学性的有效途径。

将"质量的定义就是符合要求,而不是好"的原则应用于病案质量管理中,是"以人为本"的体现,要求病历质量形成的各个环节的医务人员以"患者为中心",以保证患者安全为目标规范医疗行为,认真书写病历,使医疗质量符合要求。实施病案质量各个环节的全过程控制,从建立病历、收集患者信息开始,加强缺陷管理,使病历形成的每一基础环节,都要符合质量要求,而不是"差不多"。各环节、各元素向"零缺陷"目标努力。

2.病案质量不能以检查为主要手段

病案质量管理要强化预防意识,"一次就把事情做好",而不是通过病历完成后的检查发现缺陷、修改病历来保证质量。要求医务人员从一开始就本着严肃认真的态度,把工作做得准确无误。不应将人力物力耗费在修改、返工和填补漏项等方面。病历质量管理在医疗质量管理中占有重要的作用,病案质量已经成为医院管理的重点和难点。20世纪50年代以来病案质量管理是将重点放在终末质量监控上,将大量的医疗资源耗费在检查病历、修改病历、补充病历方面,质量管理是被动的和落后的。利用先进的管理模式替代传统的质量控制模式势在必行。实行零缺陷管理方法,病历质量产生的每个环节,每个层面必须建立事先防范和事中修正措施保证差错不延续,并提前消除。病历质量管理中实施的手术安全核查制度,由手术医师、麻醉医师和巡回护士三方在麻醉实施前、手术开始前和患者离开手术室前,共同对患者身份、手术部位、手术方式、麻醉和手术风险、手术使用物品清点等内容进行核对、记录并签字。这项措施有利于保证患者安全,降低手术风险的发生率。

3.病案质量标准与"零缺陷"原则

零缺陷管理的内涵是,通过对生产各环节、各层面的全过程管理,保证各环节、各层面、各要素的缺陷等于"零"。因此,需要在每个环节、每个层面必须建立管理制度和规范,按规定程序实施管理,并将责任落实到位,彻底消除失控的漏洞。病案质量管理要按照"零缺陷"的管理原则建立质量管理体系,以"工作标准必须是零缺陷,而不是差不多就好"为前提。制定可行性强的病历书写规范、病案质量管理标准、质量管理流程、各岗位职责等制度,加大质量控制的有效力度。在病案质量控制中要引导医务人员注重书写质量与标准的符合,而不是合格率。强化全员、全过程的质量意识,使医务人员知晓所执行的内容、标准、范围和完成时限,增强工作的主动性和责任感,改变忽视质量的态度,建立良好的质量环境。

(四)ISO9000相关知识

1.ISO的定义

ISO是国际标准化组织(International Organization for Standardization)的缩写,是一个非政府性的专门国际化标准团体,是联合国经济社会理事会的甲级咨询机构,成立于1947年2月23日,其前身为国家标准化协会国际联合会(ISA)和联合国标准化协会联合会(UNSCC)。我国以中国标准化协会名义正式加入ISO。

2.ISO 族标准

ISO 族标准是 ISO 在 1994 年提出的概念,是指"由 ISO/TC176(国际标准化组织质量管理和质量管理保证技术委员会)制定的所有国际标准"。该标准族可帮助组织实施并有效运行质量管理体系,是质量管理体系通用的要求或指南。它不受具体的行业或经济部门限制,可广泛适用于各种类型和规模的组织,在国内和国际贸易中促进理解和信任。

(1)ISO 族标准的产生和发展:国际标准化组织(ISO)于 1979 年成立了质量管理和质量保证技术委员会(TC176),负责制定质量管理和质量保证标准。1986 年,ISO 发布了 ISO8402《质量—术语》标准,1987 年发布了 ISO9000《质量管理和质量保证标准—选择和使用指南》、ISO9001《质量体系设计开发、生产、安装和服务的质量保证模式》、ISO9002《质量体系—生产和安装的质量保证模式》、ISO9003《质量体系—最终检验和试验的质量保证模式》、ISO9004《质量管理和质量体系要素—指南》等 6 项标准,通称为 ISO9000 系列标准。

(2)2000 版 ISO9000 族标准的内容:2000 版 ISO9000 族标准包括以下一组密切相关的质量管理体系核心标准。

——ISO9000《质量管理体系基础和术语》,表述质量管理体系基础知识,并规定质量管理体系术语。

——ISO9001《质量管理体系要求》,规定质量管理体系,用于证实组织具有提供满足顾客要求和适用法规要求的产品的能力,目的在于增进顾客满意。

——ISO9004《质量管理体系 业绩改进指南》,提供考虑质量管理体系的有效性和效率两方面的指南。该标准的目的是促进组织业绩改进和使其他相关方满意。

——ISO19011《质量和(或)环境管理体系审核指南》,提供审核质量和环境管理体系的指南。

(3)2000 版 ISO9000 族标准的特点:从结构和内容上看,2000 版质量管理体系标准具有以下特点:①标准可适用于所有产品类别、不同规模和各种类型的组织,并可根据实际需要删减某些质量管理体系要求。②采用了以过程为基础的质量管理体系模式,强调了过程的联系和相互作用,逻辑性更强,相关性更好。③强调了质量管理体系是组织其他管理体系的一个组成部分,便于与其他管理体系相容。④更注重质量管理体系的有效性和持续改进,减少了对形成文件的程序的强制性要求。⑤将质量管理体系要求和质量管理体系业绩改进指南这两个标准,作为协调一致的标准使用。

3.ISO9000 族系列标准

ISO9000 族标准是国际标准化组织颁布的在全世界范围内使用的关于质量管理和质量保证方面的系列标准,目前已被 80 多个国家等同采用,该系列标准在全球具有广泛深刻的影响,有人称之为 ISO9000 现象。我国等同采用的国家标准代号为 GB/T19000 标准,该国家标准发布于 1987 年,于 1994 年进行了部分修订。

ISO9000 族标准总结了各工业发达国家在质量管理和质量保证方面的先进经验,其中 ISO9001、ISO9002、ISO9003 标准,是针对企业产品产生的不同过程,制定了 3 种模式化的质量保证要求,作为质量管理体系认证的审核依据。目前,世界上 80 多个国家和地区的认证机构,均采用这 3 个标准进行第三方的质量管理体系认证。

ISO9000 族标准中有关质量体系保证的标准有 3 个(1994 年版本):ISO9001、ISO9002、ISO9003。

(1)ISO9001：是 ISO9000 族质量保证模式标准之一，用于合同环境下的外部质量保证。ISO9001 质量体系标准是设计、开发、生产、安装和服务的质量保证模式。可作为供方质量保证工作的依据，也是评价供方质量体系的依据；可作为企业申请 ISO9000 族质量体系认证的依据；对质量保证的要求最全，要求提供质量体系要素的证据最多；从合同评审开始到最终的售后服务，要求提供全过程严格控制的依据。

(2)ISO9002：是 ISO9000 族质量保证模式之一，用于合同环境下的外部质量保证。是生产和安装的质量保证模式。用于供方保证在生产和安装阶段符合规定要求的情况；对质量保证的要求较全，是最常用的一种质量保证要求；除对设计和售后服务不要求提供证据外，要求对生产过程进行最大限度的控制，以确保产品的质量。

(3)ISO9003：是 ISO9000 族质量保证模式之一，用于合同环境下的外部质量保证。可作为供方质量保证工作的依据，也是评价供方质量体系的依据；是最终检验和试验的质量保证模式，用于供方只保证在最终检验和试验阶段符合规定要求的情况；对质量保证的要求较少，仅要求证实供方的质量体系中具有一个完整的检验系统，能切实把好质量检验关；通常适用于较简单的产品。

六、电子病历质量管理

(一)电子病历书写要求

基本要求：电子病历的书写应当客观、真实、规范、完整，电子病历的书写应当符合国家病历书写基本规范对纸张与格式的要求；医疗机构应建立统一的书写格式包括纸张规格和页面设置，完成时限与卫生部《病历书写基本规范》要求保持一致。可以使用经过职能部门审核的病历书写模板，理想的模板应该是结构化或半结构化的，避免出现错误信息；同一患者的一般信息可自动生成或复制，复制内容必须校对；不同患者之间的资料不可复制。电子病历的纸质版本内各种资料（包括各种检验、检查报告单）须有医师或技师签名。

(二)电子病历修改

1.修改基本要求

(1)医务人员应按照卫生行政部门赋予的权限修改电子病历。

(2)修改时必须保持原病历版式和内容。

(3)病历文本中显示标记元素和所修改的内容。

(4)电子病历修改时必须标记准确的时间。

2.修改签字

(1)电子病历修改后需经修改者签字后方可生效（电子签名正式实施前系统自动生成签名并不可修改）。

(2)对电子病历当事人提供的客观病历资料进行修改时，必须经电子病历当事人认可，并经签字后生效。签字应采用法律认可的形式。

(三)电子病历质量控制

1.质量监控方式

电子病历质量控制包括对网上病历信息和打印的纸质病历实施的质量控制。病历质量检查工作应采取终末质量监控和环节质量监控相结合的方式，实现实时控制质量，做到问题早发现、早纠正。

2.质量监控重点

(1)应将环节质量监控作为主要手段,尽可能应用病历质量监控软件来实施。

(2)应将危重死亡病历、复杂疑难病历、纠纷病历、节假日病历、新上岗医师病历等作为质量控制重点,实施专题抽查,重点突出。

(3)应将病历书写的客观性、完整性、及时性、准确性、一致性及内涵质量作为监测内容,防止电子病历实施后出现新的病历质量问题。

3.质量监控标准

(1)电子病历质量控制依据卫生部《电子病历基本规范》及有关病历书写的要求进行,网上电子病历和打印纸质病历等同标准,且同一患者的纸质与电子病历内容必须一致。

(2)环节电子病历质量监控发现问题后及时纠正,终末电子病历质量监控须评定病历质量等级。

(3)医疗机构应对电子病历质量控制结果实施严格奖惩。

七、病案质量管理的发展趋势

病历书写质量有永恒的目标,就是要满足医疗、科研、教学的工作需求,同时还有明显的时代特征,不同的时期对病历书写还有特殊的需求。现阶段及未来的一段时期,电子病历、病种付费、临床路径、新的《病历书写基本规范》和《电子病历基本规范(试行)》《中华人民共和国侵权责任法》将会对病案书写产生相当的影响,对病案质量管理也必将产生巨大的导向性作用。

(一)《病历书写基本规范》对病案质量管理的影响

2010年3月1日生效的《病历书写基本规范》是医师书写病历的主要依据,病案质量管理也主要以此为管理策划的基础。管理策划应当考虑如下方面的问题。

(1)如何获得客观、真实、准确、及时、完整、规范的病历资料。

(2)如何保证医师在限定的时间内完成相关的病历记录。

(3)如何保证病历记录的合法性。

(4)如何保证病历内涵质量。

在《病历书写基本规范》中,对上述问题都有明确的答案,但在实际工作中需要合理化的工作流程,以避免以下低级错误的发生,如漏记录某项内容,某个检查报告没有贴入病历中,医师没有签名,患者没有在知情同意书上签字等。

保证病历内涵质量是长期的工作任务,一般写病历的都是低年资的住院医师,需要不断地培训、讲座、指导、反馈,才能有保证持续的质量改进。病历书写质量也是医师个人综合能力的体现,在严格的管理下,可以保证病历的完整性和避免低级错误的发生。但要写出内容翔实的病历记录,必须对疾病有较高的认识和理解,否则即使上级医师的会诊意见也不能够很好地整理、体现。

《病历书写基本规范》为病历书写提供了指导性的意见,其中明确要对危重患者写护理记录,一般患者需要做常规的生命指征记录,这样既可避免医护记录不一致,减少医疗纠纷,也可以体现将时间还给护士,将护士还给患者的精神。

(二)《电子病历基本规范(试行)》对病案质量管理的影响

2010年3月1日生效的《电子病历基本规范(试行)》也会对病案质量管理产生影响,电子病历是阻挡不住的潮流,电子化的病案质量管理也是管理者面临的重大挑战。目前存在的问题主要有 3 个方面。

1.病历模板

病历模板破坏了传统的医师培养方式,培养年轻医师的传统方式是从写病历开始,从问病史开始。当医师发现一个临床症状时,以此为核心进行分析,这样养成了临床正确思维。电子病历使医师有了方便的工具,常常采用典型的模板拷贝病历,而患者的病情不是一成不变,它是千变万化的,失去临床思维培养的过程,存在医疗安全的隐患。

2.病历拷贝

计算机的优势之一是拷贝,避免重复的工作。但这些优点被医师不正确地使用,常常发生将张三的病情拷贝到李四的身上,存在严重的医疗安全隐患和法律纠纷隐患,同时病历反映的是千人一面,文字记录千篇一律,难以达到记录的真实,失去了研究、教学的价值。

3.病历签字

具有法律认可的电子签名是合法的电子病历,但目前绝大多数医院采用的不是这种模式。因此,病历签字是一个问题,特别是医嘱和知情同意书。医嘱常常是一个医师从入院到出院都是一个医师的名字,执行医嘱人也存在相同的问题,执行时间也可能不是实际时间。

电子病案质量管理要认真地研究上述问题,处理好。电子病历的结构化也是一个应当研究的问题,结构化可以保证资料的收集完整性,但不是所有的内容都适合结构化,这样会僵化资料收集的内容。

(三)《中华人民共和国侵权责任法》对病案质量管理的影响

2010 年 7 月 1 日生效的《中华人民共和国侵权责任法》也涉及了病案,但更多的是从法律的层面考虑患者对病案的法律权利,它影响到病案管理方式更多一些。如果能够执行好《病历书写基本规范》和《电子病历基本规范(试行)》,病案也就能作为很好的法律证据。《侵权责任法》规定,"需要施行手术、特殊检查、特殊治疗的,医务人员应当及时向患者说明医疗风险、替代医疗方案等情况,取得其书面同意"。医师在书写病历时往往只注意记录向患者告知治疗可能出现的风险,忽略或没有把替代医疗的方案向患者交代或未做病历记录。造成医疗安全隐患,一旦出现纠纷可以推定医疗有过错。

(四)卫生部《112 病种临床路径》对病案质量管理的影响

卫生部医政司 2009 年 12 月发布的 22 个专业 112 个病种临床路径对病案质量有重大的影响,临床路径是今后必须关注的方向。临床路径虽然目前在我国仍处于试点应用的状态,但临床路径的实施将会改变医疗行为、护理行为、病历书写行为,甚至临床路径的病历记录可能会成为病种付费和医患纠纷处理的依据。

临床路径由于规定了程序的流程,病历书写也就会围绕着流程,再按传统的方式去记录。在质量管理过程中,可以"天"为单位来检查记录的内容。

疾病能否进入路径,必须要有充分的记录,有充分的依据。疾病的轻微变异,不产生严重的并发症,不影响住院天数或增加较多的医疗费用的,可以不影响路径。当疾病有较严重的并发症时,将会"跳出"临床路径,这些病历资料中必须有充分的记录。这也是病案质量管理的重点。

(五)医院评审标准对病案质量管理的影响

医院评审工作仍是卫生部的重要工作之一,各省都有与之配套的医院评审细则。这些标准和细则对病历书写影响甚大。必须认真研究和执行。病案科质量评估主要有如下几个方面。

1.病历(案)管理符合《医疗事故处理条例》《病历书写基本规范》和《医疗机构病历管理规定》

等有关法规、规范

(1)按照《医疗机构病历管理规定》等有关法规、规范的要求,设置病案科,由具备专门资质的人员负责病案质量管理与持续改进工作。①由从事病案管理5年以上,高级以上职称的人员负责管理。②非专业的人员<30%。

(2)病案科配置应与医院等级相一致的设施、设备与人员梯队。

(3)制定病案管理、使用等方面的制度、规范、流程等执行文件。并对相关人员进行培训与教育。

2.按规定为门诊、急诊、住院患者书写就诊记录,按规定保存病历资料,保证可获得性,为每一位来院就诊的患者书写门诊、急诊或住院病历记录

(1)住院患者的姓名索引,必须包含的项目包括姓名、性别、出生日期(或年龄)。应尽可能使用二代身份证采集身份证号、住址甚至照片信息。除患者个人的基本信息外,还应当包括联系人、电话、住院科室等详细信息。

(2)为每一位门诊、急诊患者建立就诊记录,保存留观病历:①门诊、急诊患者的就诊病历记录,至少还包括患者姓名、就诊日期、科别、就诊过程与处置等。如果有医师工作站,则应包括药方及检查化验报告。②急诊病房的病历按照住院病历规定执行。

(3)为每一位住院患者建立并保存病案:病案应有一个科学的编号体系。每一位患者的医疗记录应当通过一个病案的编号获得所有的历史诊疗记录。

病案内容包括:①病案首页;②入院记录;③住院记录,包括主诉、病史(现病史、既往史、个人史、家族史、月经史及婚育史)、体格检查、实验室检查、诊疗计划、初步诊断、拟诊讨论;④病程记录(按照日期排放,先后顺序排列)包括首次病程记录、日常病程记录、阶段小结、抢救记录、会诊记录、转科记录、转入记录、交接班记录、术前讨论与术前小结、麻醉记录、手术记录、术后病程记录、出院记录(或死亡记录)、死亡讨论记录;⑤辅助检查:特殊检查记录、常规化验检查登记表、各种检查报告、病理检查报告;⑥体温单、护理记录;⑦医嘱单包括长期医嘱、临时医嘱;⑧各种手术及操作知情同意书;⑨随诊患者回复信件及记录。

(4)每一页记录纸都有可以确认患者的ID信息:①执行一本通的城市,医疗机构门诊病案记录纸上每次就诊应有医疗机构名称、患者姓名。②保存门诊病案的医疗机构的每张病案纸上,应记录患者姓名、病案号。③住院病案的每页纸上应有患者姓名、病案号,有的记录还应有科室、病房、床号。

(5)住院患者病案首页应有主管医师的签字,应列出患者所有与本次诊疗相关的诊断与手术操作名称。①住院患者病案首页应由具有主治医师或以上职称的病房主管医师的审核签字。②主要诊断与主要手术操作选择应符合卫生部与国际疾病分类规定的要求。③病案首页疾病和手术编码采用国际疾病分类ICD-10第2版和ICD-9-CM-3的2008版。④列于病案首页的每一疾病诊断都应在病程记录及用药获得支持。⑤病程记录或检查化验报告所获得的诊断应当在病案首页中体现。⑥病案首页可以包括7个疾病诊断和5个手术操作名称。

(6)病程记录及时、完整、准确,符合卫生部《病历书写基本规范》。①记录的及时性:入院记录24小时内完成,入院当天出院患者的出入院记录要在24小时内完成。首次病程记录在患者入院后8小时内完成。主治医师查房应在患者入院后48小时内完成。出院记录或死亡记录应在出院或死亡后24小时内完成。及时记录各种检查、操作,包括其过程及结果。手术记录在术后6个小时内必须完成。及时填报各种传染病报告及肿瘤报告。对病危者应当根据病情变化

随时书写病程记录,每天至少 1 次,记录时间应当具体到分钟。对病重患者,至少 2 天记录 1 次病程记录。对病情稳定的患者,至少 3 天记录 1 次病程记录。对病情稳定的慢性病患者,至少 5 天记录 1 次病程记录。②记录的合法性:书写过程中出现错字时,可在错字上用双线标注,不得采用刮、粘、涂等方法掩盖或去除原来的字迹;每项记录必须有记录的日期、记录者(签)署名。③记录的完整性:下列内容如果有,则不能缺项、漏项。④病案首页、入院记录(入出院记录)、住院记录(住院病案)、病程记录、辅助检查、特殊检查、常规化验检查登记表、各种化验报告、病理检查报告、体温单、医嘱单、各种手术及操作知情同意书、随诊患者回复信件及记录。

(7)每次记录都有记录时间及具有执业医师资格的医师签名。

(8)所有的医疗操作均有第一术者的签名。①手术记录或操作记录原则上应由第一手术者或操作者书写。②如有特殊情况可由第一助手书写,但要求必须有第一手术者或操作者审阅签名。

(9)避免产生全部模版式的电子病历记录。①病程记录不能完全使用表格。一些规范的检查或操作一定要预留可供描述记录的空间。②规范的检查或操作可以有关键词提示。

(10)所有有创检查及治疗记录应有相应的患者同意签名记录。

(11)保持病案的可获得性。①有方法控制每份病案的去向,如有病案示踪系统。如果病案因某种原因拿出病案科,当需要时,应能及时通知使用者送回。②病案如果没有其他替代品,如影像、缩影,则病案不能打包存放或远距离存放(委托存放)。

3.保护病案及信息的安全性,防止丢失、损毁、篡改、非法借阅、使用和患者隐私的泄露

(1)医院有保护病案及信息的安全相关制度与使用的程序,有应急预案。

(2)病案科应有防火、防尘、防高温、防湿、防蛀措施。

(3)配置必要的适用的消防器材。

(4)安全防护区域有指定专人负责。

(5)有主管的职能部门(医务处保卫科)监管。

4.有病历书写质量的评估机制,定期提供质量评估报告

(1)医院有《病历书写基本规范》的实施文件,发至每一位医师。

(2)医师上岗前必须经病历书写基本规范培训,考核合格后方可上岗。

(3)医院将住院病历书写作为临床医师"三基"训练主要内容之一。

(4)由具备副主任医师资格的病历质控人员,根据"住院病历质量监控评价标准"定期与不定期进行评价运行住院病历与出院病历的质量。①医院将规定的"病历质量监控评价标准"文件,发至每一位医师,并有培训。②定期与不定期进行评价运行住院病历与出院病历的质量。③将住院病历的质量监控与评价结果,及时通报科室与医师本人,有持续改进的记录。④将住院病历的质量监控与评价结果用于考核临床医师技能与职称晋升的客观标准之一。

5.采用疾病分类 ICD-10 与手术操作分类 ICD-9-CM-3

对出院病案进行分类编码,建立科学的病案库管理体系,包括病案编号及示踪系统,出院病案信息的查询系统。

(1)采用国际疾病分类 ICD-10 与手术操作分类 ICD-9-CM-3 对出院病案进行分类编码。

(2)建立出院病案信息的查询系统。

（3）根据病案首页内容的任意项目,单一条件查询住院患者的病案信息。

（4）根据病案首页内容的两个或两个以上的项目,复合查询住院的病案信息。

6.严格执行借阅、复印或复制病历资料制度

（1）为医院医务人员及管理人员提供病案服务:①病案服务能力不应当低于当年出院的病案人数。②除特殊情况且医院有明文规定者外,病案应当在病案科内阅览。③每份病案的借阅应当记录借阅人、时间、目的。

（2）为患者及其代理人提供病案复印服务:①记录与核查患者复印病案申请的相关信息准确无误。②按卫生行政部门规定的范围复印患者的病历。③有保护患者隐私的措施与流程。

（3）为公、检、法机构的人员提供病案信息查询服务。留存复印申请记录和复印内容记录及证件复印件、单位介绍信。

（4）为医疗保险机构提供病案查询与复印服务:①记录与核查患者复印病案申请的相关信息准确无误。②按卫生行政部门规定的范围复印患者的病历。③有保护患者隐私的措施与流程。

7.推进电子病历,电子病历符合《电子病历基本规范》

（1）医院有电子病历系统建设的计划与方案,在院长主持下,有具体措施、有信息需求分析文件,有主持部门与协调机制。

（2）电子病历系统应符合卫生部《病历书写基本规范》与《电子病历基本规范（试行）》要求。

（3）还应包含以下内容:①本标准第四节"建立医疗质量控制、安全管理信息数据库,为制订质量管理持续改进的目标与评价改进的效果提供依据"的基本要求。②本标准第六节第五款"建立医院运行基本统计指标数据库,保障信息准确、可追溯"的基本信息。③本标准第七节中所列出的基本信息。

（4）由文字处理软件编辑、打印的病历文档,病历记录全部内容、格式、时间、签名均以纸版记录为准,而非模版拷贝生成的病历记录。①医院对由文字处理软件编辑、打印的病历文档有明确的规定。②医院对禁止使用"模版拷贝复制病历记录"有明确的规定。③病历记录全部内容、格式、时间、均以签名后的纸版记录为准与存档。④符合卫生部《病历书写基本规范》的实施要求,有质控管理。

今后病案质量管理的发展趋势除因目标变化而产生质量监控内容变化外,在病案质量管理的方法学上,也会有新的变化。病案质量管理将不仅是传统的病案质量审查法,将会引入一些新的管理方法,如同行医师病案记录自我审查法,科研病案审查法,临床路径病案审查法。

同行医师病案记录自我审查就是根据医师预先设定的标准,通过病案人员的审查,将所发现的内容汇总、上报,然后医师们再根据实际的情况作出判断。例如,通常肺炎患者不需要做CT检查,医师可以将CT检查作为病案审查的内容。当报告有CT检查的肺炎病例时,同行医师可以调阅病案,如果发现经治医师开出的CT检查是合理的,就通过。如果不合理的,再帮助该医师认识不合理的原因,从而达到持续质量改进的目的,这个目的不仅是病历书写,而且是医疗质量的改进。

科研病案审查法是根据医师科研所需要收集的关键信息,对病案进行回顾性的审查。从而发现病历记录的缺陷。根据循证医学来设定检查内容也属于科研病案审查法范围。

临床路径病案审查法则根据临床路径所设定的医疗活动来检查病案的记录内容及质量。

（岳仁英）

第三节　病例分型质量管理

一、病例分型质量控制

（一）质量控制概念

在医疗工作中，人是质量形成的主体。对质量的控制，实质是对人的控制。因此，在医疗质量管理工作中，始终贯穿对人的行为管理，但又不能像工厂里对每道工序实行质量控制那样去进行管理。

1.控制的定义

在《控制论》中，控制的定义是：为了改善某个或某些受控对象的功能和发展，需要获得并使用信息，以这种信息为基础而选出的并加于该对象上的作用，就叫作控制。控制就是通过反馈调节，掌握事物发展的趋势，使其不超过预定的范围。近代管理学家一般把管理职能划分为计划、组织、控制、协调、激励。即对执行计划情况进行跟踪、监督、检查，如发现有偏离计划目标情况，及时分析，采取措施，进行调控，以确保目标的实现。

2.控制系统由控制主体和控制对象组成

前者称施控系统，由它决定控制活动的目的，并向控制对象提供条件和发出控制信息；后者称受控系统，它是直接实现控制活动目的的部分，并向施控系统发出反馈信息。

3.控制方法与要素

控制方法包括前馈控制、反馈控制、现场控制、实时控制。控制基本要素包括明确的标准、及时收集执行计划过程中的反馈信息、有纠偏的可靠措施。

4.控制的过程

控制的过程包括3个阶段，即第一阶段为制定标准，实施标准化管理。其标准包括目标、计划、方针、政策、指标、定额、条令条例、规章制度、操作规程等；第二阶段为通过各种方法与途径获得的反馈信息并同标准加以对照；第三阶段为根据对照的结果，对偏差进行纠正并采取补救措施。

5.医疗质量控制的特点是"双向作用"因素反馈控制

当医疗质量要素作用于患者机体的时候，一般会产生有利于患者或不利于患者的两种结果，这就是医院医疗服务工作的"双向作用"。医疗质量控制概念就是最大限度地限制和阻断医疗服务措施对患者的不利作用，充分发挥和强化医疗服务措施对患者有利的作用。承认"双向作用"因素客观存在是为了加强质量控制。

（二）病例分型前馈控制

1.基本概念

前馈控制系统理论在医疗质量管理中的作用非常重要。它是改变传统医疗质量管理思维方式的可借鉴的方法。前馈控制特点是预防为主。前馈控制的目的是要保持系统原有状态，或要把系统的状态引到一种新的预期状态。前馈控制不像反馈控制那样去纠正偏差。前馈控制行为的基本观点是面向未来、预防为主和事先工作。它通过控制影响因素而不是控制结果来实现其效果,因而克服了反馈控制中那种因时间差而必然带来损失的缺点,使控制成为主动积极并且有效的。

前馈控制三要素:施控主体、受控个体、传递者(即由作用者传递到受作用者的环境及介质)三要素组成。

前馈系统要求在控制系统发生偏差之前,根据信息和预测,建立健全包括3个系统在内的质控系统,即质控标准体系、评估体系和质控措施。

前馈控制系统模式是经过对系统分析,确定重要的输出变量,定期估计实际输入的数据与计划输入的数据之间的偏差,评价其对预期成果的影响,采取措施解决问题。

2.前馈控制功能

前馈控制主要功能是保证系统稳态信息与预测。对系统控制,是为了保证系统在各种变化着的条件下完成某种有目标的行动。在医疗工作中,许多偏差一旦出现,其后果不但严重,而且难以补救。前馈控制功能比反馈控制功能更理想,因为前馈控制能克服反馈控制中因时间差而带来损失的缺点,使控制成为主动、积极和有效的控制。控制是在不断运动、变化、发展过程中实现的。当控制所要达到的是某种稳态时,这种稳态在本质上是一种动态平衡。

3.信息是前馈控制的基础

良好的预测源于信息的准确、及时。要使所收到的信息与原来所发生的事物相一致,就要抗干扰,对失真加以控制。所以,前馈控制必须要进行信息处理。

4.前馈控制的方法与内容

(1)前馈控制的基本思路。①指导思想:树立预防为主的思想,把质控措施运用在发生偏差之前,保证系统在各种变化着的条件下,实现优质的目标。②明确目标:医疗质量控制目标为医疗效果好、住院时间短、医疗安全、医疗费用少、医疗方便舒适等5个方面。③拟定范围:前馈控制范围包括医疗服务活动的全过程及各个环节,不论系统大小均能构成PDCA循环,纳入前馈控制范畴。

(2)前馈控制的基本程序。①获取信息:全面获取前馈质控信息,注意其传送和转换规律,并对信息的规律进行定量处理。②搞好预测:运用及时准确的前馈质控信息,对系统目标各要素进行全面筛检,依主次排列有效措施。③实施措施:对医疗质量管理系统各要素实施有效干预,引导整个系统的行为,并通过控制影响因素来实现其效果。

(3)评估内容。①诊疗方法:检查诊疗计划、抢救预案和治疗方案;疾病诊断治疗“金标准”的选用是否得当。②诊疗过程指标:三日确诊率,术前待床日,治愈日与出院日间隔时间,同类手术同等病情的技术操作时间,科间会诊,执行医嘱。③医疗安全:临床用药合理,有监测,处方调配准确,各项技术操作规范,各种药敏试验及记录准确,消毒隔离制度落实,消毒液浓度监测合格,紫外线灯强度测量合格,“三房七室”物体表面及空气细菌数含量符合标准,无菌消毒器械监测合格,术前麻醉师查房。④医疗费用:预算,质量成本,按项目收费,符合物价标准。

(4)主要措施:组织机构符合要求;质量管理教育计划落实好;医疗工作制度健全落实,如三级检诊制度、术前讨论制度、三查七对制度、值班制度;医疗工作区清洁有序;有事故预防措施和工作计划;开展医疗技术评价,杜绝应用疗效不确切的技术;对药品和卫生材料质量严格把关;医疗器械和设备纳入社会规范化管理;医疗执业资格审定,持证上岗。

（三）病例分型反馈控制

1.病例分型反馈控制方法

病例分型反馈控制是病例分型管理的基本方法。第一步是病例质量信息的搜集和加工整理；第二步是将有关信息有目的地提供给管理对象，与预期目标作对照；第三步是为纠偏提出新的目标和要求。如出院病例质量情况的反馈，可通报各型病例所占比例和医疗单位技术投入情况。结合费用病例分型分析医疗转归情况，进一步说明治愈率的高低与病例诊疗质量水平的相关性。结合病例优良率和未达标病例情况，说明病例诊疗质量，并进一步分析其中存在的问题。结合费用超标病例情况，具体分析超标项目及分析超标的主要原因，制定改进措施。通过病例质量信息的反馈，管理者要明确主控目标和管理方向，医务人员明确了自己工作状况、技术水平状况及努力方向，鼓励先进，鞭策后进，调动全员工作积极性。

2.病例分型静态管理

实施病例分型静态管理是病例分型反馈控制管理的基础。主要依据出院患者的病案首页藩息，对出院病例进行综合分析判断分型，侧重于医院终末质量评价或将评价结果提供上级卫生机关进行医院宏观质量管理，其基本条件是：病案管理规范有序、病案首页填写正规并录入计算机、医疗机构有计算机局域网络、医务处或质控办定期进行医疗质量分析讲评。

（四）病例分型现场控制

1.现场控制内容

现场控制即监测在院患者的医疗过程或正在进行的、动态的工作信息，通过标准对照，发现偏差，及时采取措施进行纠正。病例分型现场控制的主要内容：对 A 型病例重点控制住院日；对 B 型病例重点控制治疗措施和效果；对 C 型病例重点控制检诊措施和疗效；对 D 型病例重点控制病情的转化和救治效果。围绕这些重点控制内容，进行现场检查，或有目的地组织抽查。

2.现场控制方法

现场控制以临床管理者为主。其方法可结合上级医师查房、感染控制科的现场检查、质控科的病历抽查、院长查房、院内和院际专家会诊、手术前的讨论、死亡病例讨论等来实施。要注意现场控制的时效性，如手术病例要注重在术前和术后的控制；复杂危重 D 型病例应加强抢救前后质量控制；对复杂疑难的C 型病例应加强会诊前后的质量控制等。在现场检查、抽测时一般不要当着患者或其他无关人员，讲述管控要点，尤其是针对很具体的问题，应该只与受控对象本人交换意见。不越俎代庖，要注意调动管控对象直接管理者的工作积极性。管理者和检控人员要熟悉和了解各项规章制度，及时发现问题，并把问题控制在苗头状态。

3.病例分型质控点

（1）病例分型质控点包括：分型准确；病历首页项目填写正规，无漏项；病案书写格式正确，字迹清楚；诊断无遗漏，鉴别诊断依据充分；危重疑难患者有可行的诊疗抢救计划；查体认真，病史记录翔实，记录药敏史；按规定时间完成入院记录、首次病程录；病程记录及时，检查项目齐全、有分析；按时完成三级检诊；主任查房记录完整，执行指示无误；交接班或住院 1 个月有小结；病情变化有分析，医疗处理正确及时；抢救及时无误，上级医师在场；操作严谨、正规、层次清楚，有术前小结；大中型手术前有讨论，符合适应证；有合理的治疗膳食；治疗护理工作无差错；死亡原因明确，分析讨论认真；有院内感染已上报，或本例无继发感染；有侵袭性操作已做必要检验；医嘱符合常规，抗生素应用合理；患者对医疗护理工作满意。

（2）病例分型质控点评价方法：按质控点项目由经治医师、上级医师、机关三级检查。达到质控点的在质控单上划"√",未达质控点的划"×"。AB型病例控制基点13项,每少1项,缺陷评定降1级;CD型病例控制基点16项,每少1项,缺陷评定降1级;抽查、互查与自查结果不符合,每1项从总分中扣1分。病例控制点的检查方式,其优点是便于实施和医师操作,采取提示性自控方式,医师比较容易接受。缺点是必须将质控单输入计算机,给管理工作带来一些麻烦,也容易使评价滞后,不能达到预期目标。随着计算机技术的普及和应用,这一方法有了很大改进,已被计算机网络化管理替代。

4.病例讨论与病案书写质量现场控制

(1)病例讨论现场控制:病例讨论是临床医疗工作中经常进行的一项医疗质量评价工作,如术前病例讨论、疑难危重病例讨论等。通常由科主任主持,全科医务人员参加。有时由医院主管医疗工作的领导主持,全院医务人员参加。这些病例讨论对研究手术治疗方案、明确诊断、总结经验、提高临床医师诊疗技术水平是很重要的。适时组织各种形式的病例讨论,对提高病例诊疗质量至关重要。医疗规章制度对病例讨论有明确规定,如临床没有明确诊断的病例,要及时组织会诊和病例讨论。病例分型管理要求凡是复杂疑难和危重病例(CD型)都必须组织病例讨论。要组织好病例讨论,一是要做好准备,除急诊病例外,会前要将患者病情摘要提前发给参会人员,要求参会人员准备发言提纲。二是主持人要注意引导与会人员围绕讨论的主题,各抒己见,及时归纳总结。主持人的总结发言既要吸纳参会人员的正确意见,又要进行中肯的分析。三是要通过讨论决定实施方案。

(2)病案书写质量现场控制:病案是记录患者治疗经过的档案。它不仅能反映医院的基础医疗质量,也能反映医师的基本素质和能力。由于病案是临床科学研究和鉴定医疗纠纷、事故的重要资料,各医院都非常重视病案的书写质量。目前,医院病案质量管理存在管理时效差、工作效率低,标准难统一等问题。如果患者出院了,即便通过检查发现了病案书写问题,再退回科室进行任何修改,也没有实际意义。

为了改进病历质量管理方法,有的医院实行了病案质量现场三级监控制度。这是一种以医师自我监控为主、上级医师查房审核把关为辅、机关值班人员抽查督促的现场管理方法。强化医师的病案质量意识,提高自控能力、强化责任心,加强对进修轮转人员带教、指导;把病案质量管理重点由终末提前到对在院病历的严格管理。

(五)病例分型实时控制

1.病例分型实时控制概念

所谓病例实时控制是指利用信息反馈系统,对患者住院过程中诊疗、消费情况进行跟踪、预测。引导并提示医师密切关注病情,依据病例分型质量费用参考值,及时修订诊疗计划,使患者得到妥善处理。

2.病例分型实时控制方法

(1)对住院患者诊疗全过程的信息进行随时收集、综合分析、及时反馈。

(2)依据医师每天采集的患者信息,由计算机按"四型三线"分型法,对每个病例进行分型,及时提供给医师参考。

(3)住院期间变更的分型结果,保留记录,以便医师日后参考分析,总结经验,规范诊疗行为。

(4)依据住院病例诊断、分型及日均费用,提示医疗费、药费、检查费、治疗费标准参考值,引导医师采取适宜技术并及时修订诊疗计划。

(5)依据每个住院病例的诊断和病情变化,提示标准住院日参考值,引导医师提高工作效率。

（6）患者病情变化应处于医院各级医师的密切观察之中，引导各级医师提高三级检诊质量。

（7）各级医师的诊疗工作质量处于各级管理人员密切关注之下，引导各级管理人员及时采取质控措施，提高管理效能。

3.病例分型实时控制条件

实施病例分型实时控制，既要求医务人员和各级管理者更新观念，改变传统的工作模式；同时，又要求医疗机构建立计算机网络化管理系统，健全医师工作站。

（1）领导重视是医院信息网络建设的关键。

（2）医院要建立计算机网络化管理系统。没有计算机网络基础设施，就不可能实施病例实时控制。

（3）保持医师工作站和护士工作站的正常运转。

（4）建立电子病历，病历首页由医师在工作站及时填写。

（5）医师诊断要按国际疾病编码统一规范。我国实行国际疾病编码已有多年，但普及工作仍很不到位，有的单位由病案员填写。因此，医师仍不熟悉编码库使用方法。如果诊断名称不规范，尤其错别字很多，计算机就很难为医师提供帮助。

（6）医师要适应新的工作程序，要改变传统的工作模式。医师必须及时填写病历首页，不能等到患者出院时再填写。

（7）实行病例分型管理，需要医务人员积极配合。

（8）应用病例分型管理软件。

（9）建立新的质量管理组织和实行新的质控程序。

（10）20个以上终端站点的医院要配置专门服务器。

4.病例分型动态管理工作流程

病例分型动态管理是病例分型质量管理的高级阶段。主要根据病例在院过程中病情的动态变化，进行实时分型。侧重用于指导和规范医疗行为，加强医疗质量环节管理。其基本条件是医院建立了计算机网络化管理系统，建立了医师工作站，医师按 ICD-9（或 ICD-10）规范诊断描述。医师对患者的诊疗描述及

计算机判别分型所需指标，除了从入院病例患者登记系统采集外，还要从医嘱和手术登记系统采集。医院信息系统（HIS）的数据库能够随时汇总、结算、登录患者信息，可以实现当日或前一日有关信息的实时提示。系统程序每天清晨 3～4 点自动到 HIS 网络服务器中读取数据，然后进行分析判定，早晨 8 点向医师工作站提示住院患者的病例分型和各项费用发生情况，并依据系统提供的参考数据和上限控制值作出分析和提示。如果患者住院期间发生病情变化，有关记录被汇总到服务器中，病例分型可提示患者病情变化情况，并提示医师应进行总结分析、吸取经验。如果经过治疗，病情趋于好转，分型不会改变。因为医疗消费参照的标准，是以患者住院期间主病和消费最高的分型标准额度进行评估的。实时跟踪提示管理，可由计算机替代管理专家完成住院病例质量费用监控管理任务，能提供查询患者的信息，分析医师的行为，进行综合判断。系统提供的有关病种病例分型的各项医疗费用标准、参考数据和上限控制值，可提示医师根据患者病情变化修改诊疗方案。目前，国内数家医院已开始启用病例分型实时控制管理，取得了很好的管理效果。

二、病例分型质量引导

医院管理者要学会用现代化的管理理念,充分发挥医务人员的知识潜能和无限的创造力。这是知识经济时代对管理者的素质和职责提出的新的更高的标准和要求。

（一）引导新理念

21 世纪的管理方式＝对人的管理（引导）＋数字化管理（激励）。

病例分型质量管理提出了引导与控制相结合的管理方式。相对于过去的环节质量管理和终末质量管理,它赋予了新的管理思想和管理方式。

计算机对医师的提示作为引导和计算机对管理人员的提示作为控制,这种应用计算机技术和先进的管理思想开发的管理软件,已经在医院质量管理和费用控制方面发挥了以往难以达到的管理效能。

医院管理者掌握全院的动态和各科室的情况,如全院患者、重危患者、医疗费用、病种费用等,只需要打开计算机,一切都一目了然。院长可以集中更多的精力,对这些数据进行综合分析,审慎科学地作出新的决策。机关质控人员不用每天跑上跑下忙于检查、画表、计算、写简报,可以有更多的时间进行以患者为中心的调查研究,改进服务措施,满足患者需求。科主任可以用更多的精力研究重危患者的治疗方案。医师打开计算机,查看患者的信息,可以随意查阅病情分型、诊断、病种住院日、医疗费、药费、检查费、治疗费的标准值及上限值,甚至诊疗计划是否需要重新修订也有提示。医师可以用更多的时间来观察病情变化,研究治疗方案,与患者加强交流。

（二）病例分型质量引导方法

1.引导方法

提高群体质量意识;对发现的质量问题要进行筛选;评价不必面面俱到,要有侧重点;不要批评,要提醒;要准确找到出现问题的原因;改变查病历的目的,不是找问题,主要了解写病历的人;领导抽阅病历,比巡视还重要;试用换位的方法理解别人;用排序表述医师的工作数质量;尽量采用计算机管理技术。

2.控制方法

质量控制的方法很多,如果尝试一下提出的几点小经验,也许会产生更好的效果:生动的有实例的质量教育;找出带有倾向性的问题;对主要问题要力求引起重视;抓住了苗头,可以防患于未然;批评和处罚是管理不到位的结果,其责任在领导;找到了原因,就找出了控制的方法;要了解医师,看他如何与患者交流;巡视让医师看见你,查病历使你看到医师;当医师知道院长可能查阅病历时,他会用病历来展示自己;用对比分析的方法,剔除你已经得到答案的问题;不必试图找到典型,想办法调动大多数人的积极性;用计算机当帮手,相信自己的调查,不在别人的汇报上做文章。

（三）病例分型的病情提示作用

病例分型质量管理可以直接或间接地提示医师注意病情的变化。其提示方式:一是在强化病例分型质量管理后,在医师思维分析中形成病例病情划分基本概念的提示;二是在计算机搜集住院病例的信息并进行综合分析后,对医师进行病例分型的实时提示。如果医师认为计算机提示结果与患者实际情况存在差异,应立即对医疗措施进行检讨和修正。如果病情由重变轻,计算机并不会转变对重病的提示。但医师可以通过提示,与临床情况对比,考虑病例病情好转后,应该如何调整恢复期治疗的各种医疗措施,这对适时降低医疗成本有帮助和指导意义。

（四）病例分型质量费用超限原因提示

（1）住院日超限原因（可以多项选择）：①发生医院感染；②出现并发症；③治疗效果不佳；④病情加重；⑤患者或家属要求；⑥等待手术时间长；⑦等待检查项目或结果；⑧其他原因。

（2）医疗费超限原因（可多项选择）：①发生医院感染；②出现并发症；③应用进口药品；④病情加重；⑤有重复检查项目；⑥采用新的治疗方法；⑦采用介入治疗；⑧应用进口消耗器材；⑨住院时间长；⑩在 ICU 或 CCU 病房超过 1 周。

（3）药费超限原因（可多项选择）：①抗生素超过 3 种以上；②一线抗生素耐药；③应用合资和进口药品；④出院带药超过 1 周量；⑤用自费药；⑥未做细菌药敏试验；⑦应用贵重药品；⑧有每次用量超过百元的药品；⑨用白蛋白等血液制品；⑩其他原因。

（4）检查费超限原因（可多项选择）：①CT 检查 2 次以上；②同部位彩超 2 次以上；③有超过500 元/次的检查项目；④有重复做 5 次以上的检查项目；⑤因病情需要做特殊检查；⑥用进口仪器设备检查；⑦血生化检查超过 3 次；⑧进行床旁监护；⑨其他原因；

（5）治疗费超限原因（可多项选择）：①发生医院内感染；②出现并发症；③采用新的治疗技术手段；④做血液透析治疗；⑤做脏器或骨髓移植手术；⑥输血超过 400 mL；⑦消耗性器材或一次性物品较多；⑧手术超过 3 次；⑨采用介入治疗；⑩住在 ICU 或 CCU 病房。

（五）病例分型质量引导管理实例

病例分型实时控制系统，为医师诊疗提供帮助，引导提示方法如下。

（1）根据医师对患者的主要诊断及该病例的分型，提示患者住院当天医疗费发生额及药费、治疗费、检查费发生额；同时提示标准值和上限指标，如果某项费用已经超过上限，即予以提示。

（2）根据上限住院日预测患者在治疗方案不变的情况下，各项费用是否会超限，并予以提示。

（3）根据各型病例临床诊疗环节，对应该注意的问题进行提示。

（4）对各项费用超限原因进行提示分析。

费用预测：按住院日上限值测算，该病例医疗费、检查费将会超限，需根据患者的病情，及时调整诊疗计划。预测提示：目前该病例分型是复杂疑难型，请注意以下几点。医师是否向上级报告患者情况；三级检诊是否完成；该患者是否需要会诊；注意按常规要求下医嘱；检查护理等级是否需要修改；需要做的检查项目做了没有；注意患者饮食；请拟订诊疗计划并提请主治医师审签。

费用预测：按住院日上限值测算，该病例医疗费、药费、检查费将会超限，需根据患者的病情，及时调整诊疗计划。预测提示：目前该病例分型是单纯普通型，如果认为不妥，可检查是否正确填写首页入院情况；诊断有无遗漏；护理等级是否符合病情需要；确实不需要紧急处理。

费用预测：按住院日上限值测算，该病例医疗费、检查费将会超限，需根据患者的病情，及时调整诊疗计划。预测提示：目前该病例分型是复杂疑难型，应注意以下几点。医师是否向上级报告患者情况；三级检诊是否完成；该患者是否需要会诊；注意按常规要求下医嘱；检查护理等级是否需要修改；需要做的检查项目做了没有；写术前小结并与患者家属谈话；提交术前讨论申请；注意患者饮食；拟订诊疗计划并提交主治医师审签。

费用预测：按住院日上限值测算，该病例医疗费、药费、检查费将会超限，需根据患者的病情，及时调整诊疗计划。预测提示：目前该病例分型是单纯急症型，如果您认为不妥，可检查：正确填写病案首页入院情况；诊断有无遗漏；对患者采取的紧急处理措施是否记入病程。

费用预测:按住院日上限值测算,该病例治疗费将会超限,需根据患者的病情及时调整诊疗计划。预测提示:请注意该病例分型是复杂危重型,提请您注意以下几点。患者住院 24 小时内是否请上级医师会诊;主任查房记录是否完成;上级医师的指示是否落实;制订抢救计划并交上级医师审签;是否下一级或特级护理;是否向患者家属交代了病情;是否下达病危通知;是否要将患者转入监护病房;如有出血倾向请及时查血型;各项抢救措施都准备好;注意患者的血压、呼吸、脉搏及生命体征。

三、病例分型质量评价

(一)病例分型系统结构

病例分型系统结构评价体系的发展,经历了一个从单纯到复合、从片面到全面、从复杂到简明的不断完善的过程。它结合各种先进的管理方法和手段设立医疗质量评价指标体系,对加强医院质量管理、促进医院技术建设有十分重要的意义。

(1)病例分型管理系统结构。该结构分为 3 个层次:一是全部住院病例按住院时的病情分型;二是对各型病例实行质量、效率、费用指标控制限管理;三是以病例单元为基础对全部住院病例实行质量、效率、效益综合评价。

(2)病例分型系统结构项目内容。病例质量和效率指标包括初确诊符合率、三日确诊率、治愈率、好转率、病种病例分型住院日标准范围;病例费用成本指标包括:病种病例分型药费参考值和上限值、病种病例分型医疗费标准值和上限值。

(3)对医疗费用的控制方法有两种。一是通过与同病种同型病例医疗费和药费上限值比较是否超限,计算机提示出超限病例的病案号、分型、诊断、转归及医师姓名;二是通过单元病例综合质量评分,提示病例质量费用控制情况,对医疗费用的评价纳入缺陷管理。

(4)由于每个住院病例均进行质量费用评定,因此对医师、科室及医院病例质量都可进行分解评价和综合评定,有利于医院实行层级科学管理。

(二)病例分型质量评价条件与依据

病例分型质量评价是以病例单元为质量评价基础的。病例单元质量的组合,构成了医疗单位的质量,如每个医师诊治的病例质量综合起来分析,就体现了医师的医疗工作质量;每个科室出院病例的质量综合评价结果就体现了科室的医疗工作质量;全院某个时间段出院病例的综合质量评价结果就是全院病例医疗质量的体现。

1.病例单元质量评定的概念

对每个病例进行全过程的医疗质量监控,即为病例单元质量评定。病例单元质量评定是医疗质量评价的基础。但在实际工作中要真正实现医疗质量新概念所要求的规范化的病例单元质量评定,其难度是很大的。对每一个住院病例进行质量检评,需要实现计算机网络化管理。目前,有些医院聘请高年资医师,对出院病历进行逐项检查,发现出院病例诊断、治疗过程中的一些问题,采取扣分的方法,对病历书写质量作出评定,这对促进医师提高诊疗质量是有积极意义的。但这种方法不能替代真正意义的病例单元质量评定。

2.病例分型质量评定的基本条件

(1)科学进行病例分型:病例病情的复杂性对病例的转归、医疗消耗成本的核算、技术投入的评估影响很大。所以对病例的病情要进行科学划分,这是病例分型管理中病例质量单元评价的第一步,也是非常重要的一步。

（2）要筛选评价项目：围绕病例单元质量，需要评价的内容很多。比如病情的评价、治疗质量的评价、治疗效果的评价、医疗效率的评价、质量影响因素的评价、技术效益比的评价、综合质量的评价等等。如何从不同的角度来评价病例质量，综合反映出医疗提供者或医疗单位的整体医疗质量，这是科学筛选评价项目的目的。这些项目既要避免单项指标评价的片面性，又要避免面面俱到缺乏综合可比性。因此，病例单元质量评价指标的筛选很重要。

（3）构建评价模型：要实现管理目标，就要建立质量评价体系。从评价病例单元质量入手，设计和构建病例分型的评价体系，既要充分体现了病例单元质量的管理特点，又要突出了评价管理对象的主要目的。这就是构建病例质量评价模型的基本原则。

（4）建立评价标准：标准是衡量质量的尺度。制定病例分型质量评价标准既有利于受控对象参照执行和行为纠偏，又有利于管理者对既定目标的偏离度进行校正。标准要切合实际，定标准也不能一劳永逸，要不断地根据实际情况进行修正，保证标准的先进性、科学性和可参照性。

（5）完善基础设施：病例分型质量评价要尽可能地建立在计算机网络化管理的基础环境中，这样才能使大量的病例信息被充分利用，使病例质量更客观、充实地加以体现。在网络环境中还可以实现病例质量的实时控制和管理评价，这是提高病例质量管理水平的重要步骤和基础条件。网络环境还可以使复杂的资料搜集和统计分析工作变得简单易行。它不仅大大减轻了管理工作的负担，而且还提高了管理功效。

3.病例分型质量评价的依据

（1）依据上级对医院质量考评的要求：卫生行政管理部门明确了的病例医疗质量检查考评的指标，医院要对指标数据的实行性进行认真的把关，并将这些指标的采集、评价列为医院经常讲评的内容，力争达标。

（2）依据医院制定的明确的质量管理目标：如果医院病例质量目标已经确定，要围绕目标选择病例质量评价指标。首先要考虑数据采集的方式，如果医院实现计算机联网，就要尽量从网上下载指标数据，避免手工统计可能出现的误差。如果医院没有实现计算机联网，应该选择基础资料来源比较可靠的指标。另外，选择指标时要注意指标的导向性和相互制约性。比如选择床位使用率，同时要选择床位周转次数；选择了床位周转次数，要注意选择住院患者危重病例率；选择了危重病例率，还要选择抢救成功率等等。如果不注意选用指标的导向和相互制约作用，可能会误导科室片面追求某项指标。

（3）依据医院亟须解决的病例质量问题：医院在某个时期可能存在一些带有倾向性的病例医疗质量问题，如压床患者多，就要强调床位周转次数；如果医院外科病房待手术时间长，就要把手术待床日作为重点考评指标等。但选择指标不宜频繁更换，最短不要少于1年。因为频繁的更换指标会使医务人员的指标意识淡漠，同时也不能有效地发挥指标的管理导向作用。

（三）病例分型质量评价原则

1.设定评价指标原则

（1）科学：每一项指标的设立都应建立在充分调研基础上，并对调研的数据进行周密、细致的统计分析，使指标具有较强的科学性。

（2）灵敏：指标的评价效果要灵敏。指标值应有一定的波动范围。如果一个指标值在各医疗单位无论医疗工作好坏，它的变化都不大，则该指标在评价中所起的作用就很小。

（3）实用：指标在实际应用中应力求简明，可操作性强。

（4）独立：选入指标体系的各项指标的含义和用途相互不能代替。要选择反映信息含量大、最能恰当地反映目标工作特点和完成程度的指标,使选入指标体系的各项指标都具有相对独立的信息。

(5)慎重:选择评价指标要十分慎重。因为,卫生行政管理部门组织检查、评比和医院评审,一般都用各项指标来作为衡量各医院医疗工作质量的尺度。医院也将各项指标值与目标考评、奖金发放、评选先进进行挂钩,使指标的导向性增强。

2.质量评价原则

病例分型质量评价原则是实行自我规范管理原则和数据评价原则,即将病例单元的质量信息经过搜集和数据加工处理,反馈给受控对象,由受控对象进行自我规范管理。病例分型管理数据评价与传统指标评价的不同点在于,前者是以病例单元为质量单元,后者是以项目为质量单元。前者评价的结果更有说服力,后者评价结果相对比较笼统。

(四)病例分型质量评价标准

1.病例分型质量评价标准值设立原则

在以往的医疗质量评价指标体系中,对各指标均明确规定有相应的标准值,这在理论上对加强医疗安全、提高医疗质量有较好的促进作用。但由于医疗单位客观环境条件差异较大,往往使指标的标准值不能适用于某些医院。因此,有人认为:对指标不设标准值,以各指标值的最小值、最大值、均数或百分位数作为参照值,用收容病例病情危重率校正系数进行校正后,对各医院的医疗终末质量进行对比或排序,该参照值随时间的推移和各医院医疗终末质量的变化而相应变动。这比常年不变的标准值,更适合于医疗单位质量管理实践。

2.病例质量评价指标筛选方法

(1)专家评估法。

(2)基本统计量法:通过对各指标一些基本统计量来判定指标是否有评价的意义及区别能力。

(3)聚类分析法:在指标分类的基础上,从每一类具有相近性质的多个指标中选择典型指标,以典型指标来替代原来的多个指标,可以减少评价指标间重复信息及其对医疗质量评价的影响。

(4)主成分分析法:从指标的代表性角度挑选指标。即将原来众多相关的指标,转化为少数相互独立的因子(即主成分),并保留大部分信息的方法。主成分分析的主导思想与聚类分析法基本一致,都是为了达到既减少评价指标的数目,又尽量不损失或少损失原指标所含信息。它们的区别在于聚类分析是通过典型指标来代替同类其他指标,而主成分分析是通过合成新的综合指标(即主成分)来代替原先多个指标。

(5)"变异系数"(CV)法:变异系数法是从指标的敏感性角度挑选指标。指标的 CV 太小,用于评价时区别力就差;CV 太大,意味着∑极端值存在。因此,在子系统中挑选介于 CV 最小与最大之间的指标作为评价指标。

3.病例分型医疗质量指标项目的确立

医疗机构对社会人群提供医疗服务的总体质量指标包括医疗技术质量的医疗统计指标;医疗服务工作效率的统计指标;医疗费用合理性的医疗经济指标;反映整体服务质量的满意度指标。医院常用的医疗质量指标包括终末质量指标和环节质量指标。

(1)环节质量指标(16 项):三级规范化查房率、新入院患者医疗文书及时完成率、死亡病例7 天内讨论率、医院感染发生率、大型择期手术术前讨论率、麻醉医师术前术后访视率、会诊及时率、主刀(一助)医师术前谈话率、输血及特殊诊疗告知率、报病危后主任医师(含科主任)24 小时内查房率、特护和一级护理重症监护合格率、急救物品完好率、消毒隔离合格率、医护基本技能考核合格率、疑难病例讨论率、择期手术术前小结率、辅诊报告及时率。

（2）终末质量指标（55项）：收容人数、门诊总人数、急诊总人数、治愈率、急诊抢救脱险率、无菌手术切口甲级愈合率、同种疾病7天内重复住院率、24小时内重复手术率、出院患者对医护质量平均满意度、危重病例构成比、手术台周转次数、临床确诊与病理诊断符合率、门诊诊断与出院诊断符合率、放射诊断与术后诊断符合率、入院7天确诊率、住院患者平均确诊天数、住院患者门诊待诊率、治愈好转率、住院患者抢救成功率、治疗者平均住院天数、手术并发症发生率、无菌手术切口感染率、甲级病案率、医疗事故起数、尸检率、专家门诊就诊人次数、急诊手术人次数、每百床日手术人数、手术室医护人员与手术次数比、门诊医护人员与门诊患者人数比、急诊医护人员与急诊患者人数比、门诊手术人次数、择期手术后7天内死亡率、住院患者死亡率、住院产妇死亡率、住院活产新生儿死亡率、重症监护、特护、一级护理患者占住院患者比例、医疗保险住院患者药品费用占医疗费用构成比、医疗保险住院患者人均费用、住院患者药费占医疗费用构成比、住院患者治疗费占医疗费用构成比、住院患者检查费占医疗费用构成比、处方合格率、医院感染漏报率、年投诉发生次数、年信访发生次数、信访及时处置率、年信访反映问题次数占出院人数百分比、多环节责任事故发生数、人均护理处置人数、护理事故差错、入院后压疮发生数。

4.病例分型质量分级标准

应用病例分型质量特性包罗模型评价法的公式计算病例质量，并以P值作为表达，病例质量的分级标准如下："优级"为代用值96以上；"良级"为代用值90～95.9；"中级"（达标）为代用值77～89.9；"低级"为代用值60～76.9；"劣级"为代用值60以下；"事故"为代用值0。

$$病例优良率＝（优级＋良级）病例数/总病例数×100％$$

$$中级病例率＝中级病例/病例总数×100％$$

中级可以用"达标"，劣级可以用"未达标"替代。

5.病例分型费用参考值设定

（1）病例质量费用参考值调整的原则：用数据引导是病例分型管理的原则。医疗机构可以参照本单位的历史数据，经过适当调整，作为病例质量费用参考值。①依据当地卫生管理部门颁布的"总量控制，结构调整"目标值。②依据当地经济增长率综合指数。③依据本单位前3年年度平均增长率。④依据病种费用实际发生值的偏态情况和价格增长因素。⑤依照医院等级评审标准内提出的各项指标值。

（2）医疗费用参考值：①医药总费用参考值为上年同型病例医药费用中位数乘以调节系数；医药总费用上限值为同型病例上四分位数乘以调节系数；医药总费用下限值为同型病例下四分位数乘以调节系数。②药费参考值为上年同型病例药费中位数乘以调节系数；药费上限值为同型病例药费上四分位数乘以调节系数；药费下限值为同型病例药费下四分位数乘以调节系数。③检查费参考值为上年同型病例检查费中位数乘以调节系数；检查费上限值为同型病例检查费上四分位数乘以调节系数；检查费下限值为同型病例检查费下四分位数乘以调节系数。④治疗费参考值为上年同型病例治疗费中位数乘以调节系数；治疗费上限值为同型病例治疗费上四分位数乘以调节系数；治疗费下限值为同型病例治疗费下四分位数乘以调节系数。

6.住院日参考值

住院日参考值为上年同型病例住院日中位数值；住院日上限值为同型病例上四分位数值；住

院日下限值为同型病例下四分位数值。住院日参考值不能应用调节系数。同病种同型病例的数据积累越多,住院日指标的参考价值越高,其数据稳定性越好。

(张 郁)

第四节 病案统计管理

一、医院统计工作的特点和任务

统计是认识社会的重要手段,是对国民经济和社会发展实行监督和管理的有效工具。统计是国家实行科学决策和科学管理的一项重要基础工作,是党、政府和人民认识国情国力、制定计划的重要依据,在宏观调控与微观管理中具有非常重要的作用。

1983年12月国家公布了《中华人民共和国统计法》,1984年国务院发布了《关于加强统计工作的决定》和《统计法实施细则》,1996年5月国家又公布了第八届全国人民代表大会常务委员会第十九次会议通过的《中华人民共和国统计法》(修改)。经国务院批准,国家统计局于2000年6月发布修改后的《中华人民共和国统计法实施细则》。统计工作随着法制化进程的加快而得到加强,医院统计也得到各级政府组织的重视和发展。医院统计已经成为科学管理医院的一项非常重要基础工作。无论是对医疗卫生工作的宏观调控与监督,还是对医院运行管理都具有非常重要的作用。

(一)医院统计工作的特点

医院主要是应用高科技为患者提供医疗服务,但在医疗服务过程中还需建立后勤保障和对患者的生活服务,所以医院统计具有以下特点。

1.综合性

医院是一个复杂的综合体,从活动类型上看有医疗活动、科研活动和教学活动等,其中每一项活动又是多方面或多专业不同活动的联合体。如医疗活动,它既涉及临床医疗护理,还涉及辅助诊断、辅助实验和其他辅助医疗,甚至可以包含为此类活动提供的各种支持系统及为医疗对象建立的各类生活服务体系。由医院这个复杂综合体决定的医院统计综合性,需要医院统计以医疗卫生服务活动为中心,利用综合统计指标体系全面、系统地描述和评价医院活动各方面和全过程。

2.多维性

医疗过程中参与者专业多、学科多,医疗对象病种多、差异大,医疗活动与一般社会经济活动有特别明显的差别,生活的、社会的和心理的特性非常明显。医院的多结构、多功能决定了医院统计信息多样性、多变性,统计信息的处理呈现较为复杂的多维性。

3.专业性

医疗服务相比较其他社会服务活动,在技术追求上是最高的,表现为最大限度地利用最新科技成果于医疗服务过程之中。做好医院统计工作,统计人员必须具备多学科的知识,如统计学、临床医学、医院管理学、医学信息学及计算机知识。医疗卫生服务活动关系到就诊者的健康和生命,医院统计涉及医学各专业领域,因而,必须懂得科学的统计处理方法和技术,才能使医疗卫生服务活动得以科学的描述、分析和评价。

4.客观性

医院统计的主要信息来自医疗文件,尤其是病案资料和临床、医技科室的各种记录,它们是每一个实际医疗过程中发生情况的客观记录。一方面医院统计就是将各个不同个体进行统计综合,反映医院各方面实际运行情况;另一方面是要从大量差异资料中分析研究医疗活动客观规律,反映医疗活动的变化趋势。

(二)医院统计的任务

医院统计是医院科学管理的重要工具,它为各级行政管理部门、医院领导和职能部门从事组织计划、协调、指挥、监控和决策提供重要的统计依据。《中华人民共和国统计法》第二条明确指出:"统计的基本任务是对国民经济和社会发展情况进行统计调查、统计分析,提供统计资料和统计咨询意见,实行统计监督。"

医院统计是医院信息管理的重要组成部分,医院的各项发展战略和规划离不开统计信息的支撑,医院统计在医院管理工作中起着重要的作用,医院统计的主要任务应当包括以下内容。

1.建立和完善基层统计、登记制度,积极收集各项统计资料

基层统计、登记制度是医院统计的基础,是医院统计信息的源头和质量保证。及时、全面、系统地收集医院各项业务活动信息是医院统计的基本任务,进行统计学加工、整理是医院统计不可缺少的基本环节,医院统计就是要将大量产生于医疗业务活动过程的各种信息标准化、系统化。如疾病诊断和手术操作名称按国家统一标准进行分类(ICD-10,ICD-9-CM-3)。

2.执行各级行政部门规定的统计报告制度,如实报送各种形式的统计资料

各级卫生行政部门需要掌握医疗服务和卫生资源利用情况,了解医疗服务的社会效益和经济效益,需要科学的统计数据和统计分析资料作为制定卫生服务政策的依据。医院统计必须严格执行国家和各级卫生行政部门制定的卫生统计工作制度和卫生统计报表制度,按照规定的统计要求、统计口径和报告形式,及时、准确报送各类统计资料。

3.为医院管理服务,及时反馈医院各项业务工作情况

医院管理所需要的统计信息是多方面的,通过统计指标可以反映医疗、护理、设备、人员等各方面工作状况,反映医疗质量和工作效率,提出影响医疗、护理质量和医疗制度的执行情况的因素。应当充分发挥医院统计在日常管理中的作用,改善医疗服务工作,提高医院管理水平。医院管理所需要的统计信息也是多层次的,医院管理结构的层次性决定了医院统计信息的层次性,医院统计既要反映医院整体运行状况的统计信息,也要反映各部门、各科室运行状况的统计信息,需要为部门或科室管理提供科学完整的统计信息。

4.为临床医疗工作提供统计服务,适时提供医疗活动状况或变化的统计分析

随着我国国际疾病分类和手术操作分类工作的不断发展,特别是近年来单病种管理及临床路径工作推广,临床医疗信息统计分析工作被越来越多的有识之士关注。临床医疗信息的统计分析不仅可以综合反映医疗活动的质量和效率,同时对于促进医疗过程的优化,提高医疗服务的综合质量有非常重要的意义。统计部门除了日常收集相关临床医疗信息外,应当重视病案信息的深度开发,使蕴藏在病案中的大量有用信息发挥作用。

5.为教学科研工作服务

运用统计理论和方法,观察和研究人群中各类疾病的发生、发展、变化及分布规律,为教学和科研工作提供统计信息。

6.加强统计资料管理,确保资料安全、有序和完整

建立统计资料档案,如统计台账、统计年鉴、统计汇编,保证医院统计资料科学合理使用。建立统计资料保管制度,保证统计资料安全,杜绝统计资料霉损或丢失。

二、医院统计工作的职责、范围、要求

改革开放以来,医院统计工作由封闭型转向开放型,由单一的统计职能逐步发展为统计与管理相结合的综合职能。医院统计工作职责、任务和工作范围有了极大的拓展和延伸,医院统计工作涉及医疗、教学、科研、人力、财力、物力,其信息采集与报告内容覆盖面之广,信息传递流量之大是前所未有的。因此,一定规模的医院均设立了独立的统计部门(或病案统计科),专门负责医院统计的开展和管理。

（一）医院统计工作职责

医院统计机构设置与人员编制原则上应以统计工作任务的需要来确定。卫生部 1999 年发布的《全国卫生统计工作管理办法》第二章第十二条规定:县及县以上医院设立统计机构,充实专职统计人员。乡(镇)卫生院配备与本单位统计任务相适应的统计人员。

1.医院统计机构职责

负责执行本单位综合统计职能,其主要职责包括以下内容。

（1）执行《中华人民共和国统计法》《中华人民共和国统计法实施细则》,以及其他各级政府有关统计工作的规定。

（2）执行上级卫生行政部门制定的卫生统计工作规章和卫生统计报表制度,及时、准确地填报国家和上级卫生行政部门颁发的统计调查表,收集、整理、提供统计资料。

（3）按照上级卫生行政部门的有关规定,建立健全本单位统计工作制度;协调、管理和监督本单位其他科(室)的统计工作。

（4）组织和管理本单位的统计调查、各项基本统计资料和数据库;对本单位的计划执行、业务开展和管理工作等情况进行统计分析,实行统计服务、统计咨询和统计监督;检查、监督医院各科室做好各项原始记录登记和统计报告。

（5）定期做好历史资料和年度资料的整理、积累和汇编工作,建立统计资料档案制度。

（6）积极参加和协助当地病案统计学会开展各项统计业务活动。

2.医院统计人员职责

（1）认真执行国家的宪法、法律、法令和行政法规,遵守《中华人民共和国统计法》及其实施细则,执行上级卫生行政部门制定的卫生统计工作制度和卫生统计报表制度。

（2）自觉遵守统计职业道德,深入调查研究,坚持实事求是,如实反映情况,反对弄虚作假,同一切违法行为作斗争。

（3）履行统计工作责任,按规定时间上报国家法定的卫生统计报表。积极开展统计分析和预测,准确及时完成病案统计工作任务,充分发挥统计的服务和监督作用。定期向医院领导及各职能科室提供有关的医疗统计信息,资源共享,充分发挥统计监督职能。

（4）坚持民主集中制,服从组织领导,密切联系群众,虚心听取群众和有关方面的意见和建议,全心全意为人民服务。

（5）树立全局观念,团结协作,不断改进工作,讲究效益,提高工作效率。

（6）热爱病案统计工作,钻研统计业务,更新知识,不断提高专业知识水平和业务技能。

（7）严格遵守统计资料保密制度。

3.医院统计制度

医院统计包括医院统计学和医院统计工作。医院统计学是卫生统计学的一个重要分支，它是运用统计学的原理和方法，研究收集、整理、分析医院各方面工作的数量与质量资料的应用性科学。医院统计工作是指对反映医院各方面工作数量和质量的原始资料或信息，进行收集、整理、分析和反馈等一系列工作的全过程。医院统计在整个卫生统计中是比较完善和健全的，为了适应医疗制度的改革，根据《国家卫生统计调查制度》的要求，目前医院统计工作正在逐步走向综合统计，其工作范围已经扩大到涵盖医院各部门的综合统计信息。

为了保证完成各项统计工作任务，医院必须建立严格的统计工作制度。医院除贯彻执行上级规定的各项统计制度外，应当根据本院实际情况和需要，制定医院统计工作制度。主要包括原始记录制度、资料整理核对制度、报表制度、保密制度等。

（1）原始记录制度：原始记录是通过一定的表格形式对医疗业务活动的数量表现所做的最初记录，它是明确各种责任的书面证明。1954年中央卫生部规定医院统计的三大基本原始记录为《门诊工作日志》《病室工作日志》《出院卡片》。随着科学技术的发展，各种原始记录的存在形式和登记内容不断改进。原始记录是统计工作的基础和起点，是收集统计资料最基本的形式，是统计报表的质量依据。原始记录具有内容广泛、时间连续、项目具体的特点。

原始登记制度包括门诊统计登记制度、住院统计登记制度、医技科室统计登记制度、差错事故登记和报告制度等。门诊统计登记制度包括"门诊挂号日报表""门诊医师工作日志""急诊科（观察室）日报表""门诊病历""门诊手术登记"等。住院统计登记制度包括"住院患者登记""病室工作日志""住院病历""出院卡""住院患者手术登记"等。医技科室统计登记制度包括检验、放射、病理等医技科室工作登记和医技科室统计报告制度等。此外，还应建立差错事故登记和报告制度、科研项目和医学论文登记制度、设备财产登记制度和物资材料登记制度等。

（2）资料整理核对制度：完整、准确、及时地收集整理和核对全院各科室的原始记录、统计资料是医院统计的基础工作。各科室应有专人（或兼职）负责本科室工作信息统计报告工作，在全院形成一个完整的医院统计信息网络，所有统计、登记项目必须按规定及时报送医院统计部门。

医院应当实现统计信息计算机网络管理，促成统计信息共享。原始统计资料逐项检查核对，按医院病案统计信息管理规定和医院医疗信息管理系统的要求进行分类、整理、核对和计算机系统录入。同时，还应对由病案统计信息系统自动采集于其他相关计算机系统数据进行必要的核对和确认，保证各种共享信息口径一致、内容准确。

（3）报表制度：统计报表是国家定期取得统计资料的一种重要调查方式，由行政主管部门制定，政府统计机关批准，其报表的右上角标明法定标识，包括表号、制表机关、批准（备案）机关、批准（备案）文号、有效期截止时间。法定报表具有固定格式和内容，统计指标解释和计算公式的表格，按时间要求分为定期报表和不定期报表，按载体不同分为纸质报表和电子报表，统计报告的形式，要求随信息管理技术进步而不断更新。定期报表按时间分类：日报表、旬报表、月报表、季报表、（半）年报表；按内容分类：医院基本情况年报表（机构、人员、床位数）、医院业务工作质量报表、住院疾病分类等。不定期报表包括内部报表和临时性报表，如病种费用调查表等。

报送上级卫生行政部门的法定报表应由填表人核对签章、统计负责人审核签章、医院主管领导（或部门）复审，然后加盖医院法人印章和单位公章后报送。

（4）保密制度：①医院统计信息的报告和发布应严格执行规定程序，任何单位和个人不得擅自获取或发布医院统计信息;②病案统计人员不得泄露本院住院患者隐私或其他个人信息;③任何人不得因私查找住院患者的各种信息资料;④医院各科室和个人不得索取与其业务无关的统计资料;⑤社会团体、新闻单位的统计调查应严格执行卫生管理部门相关规定,并需经医院主管部门核准。

(5)其他相关制度:医院统计工作除上述制度外,应根据医院统计工作情况和要求健全相适应的制度。如医院统计资料汇编制度,统计资料管理制度,病案管理制度等。

(二)医院统计工作范围

医院统计工作范围涉及医疗业务工作的多个方面,其基本内容应由医院的性质、任务、规模、科室设置和发展水平而决定。就一般综合性医院而言,它既要满足国家各级行政管理部门获取统计信息的需要,又要满足本医院各级管理对医院统计信息的需要。医院统计主要包括医院管理统计和医疗业务统计。医院管理统计包括人员统计、设备统计、资源消耗统计、经济统计和教学科研统计等。医疗业务统计包括门急诊统计、住院工作统计、医技科室统计、预防保健统计等。医疗业务统计是医院统计的中心工作,反映医院主要工作负荷、医疗质量和工作效率,患者疾病分类或分布等。医疗业务统计指标主要来源于病案首页的内容,一般与诊治患者的疾病和治疗过程有关,包括门诊、急诊和住院患者的医疗信息,习惯上将这些来源于医疗活动数据称作病案统计指标。通过病案统计指标反映出医院收治患者的诊断、治疗和费用等信息,可以为医院的科学管理和决策服务,为医院管理者掌握业务工作情况、加强管理、指导工作、制定和检查计划执行情况提供统计依据。本部分仅对涉及医疗业务方面的病案统计内容加以介绍。

(三)医院统计基本要求

2010年上半年,各级政府统计主管部门先后下发文件,重申有关统计工作规定,保证统计数据真实性。国家统计局、监察部、司法部将联合部署以"严肃查处统计违法违纪行为,处理一批顶风作假的责任人,坚决遏制在统计上弄虚作假的现象,进一步净化统计工作环境"为目的的全国统计执法大检查,检查重点包括5个方面:一是是否存在未经法定程序审批擅自统计调查;二是在数据报送是否存在提供不真实或者不完整的统计资料及迟报、拒报统计资料问题;三是检查统计机构、统计人员是否存在伪造、篡改统计资料的问题;四是是否存在随意发布统计数据,不使用法定数据的问题;五是是否对本地方、本部门、本单位发生的严重统计违法行为失察的问题。它从另一个侧面反映国家对统计工作提出的总体要求,医院统计必须做到真实性、及时性、针对性的三性要求。

1.真实性

统计信息是各级领导总结工作、研究问题、制定政策的重要依据,是管理、监督各项活动的重要手段。统计的生命在于真实性,统计工作者必须坚持实事求是的原则,通过科学手段获取准确可靠信息,如实反映客观事实。使管理者能够正确把握客观形势,做出正确的决策。

(1)严格执行各项统计法规。坚持和发扬实事求是的优良作风,确保统计信息质量是衡量统计工作水平的主要标志。《统计法》从法律最高层面给合理、有效和科学组织统计工作提供保证,统计的一切步骤必须按照《统计法》和《统计法实施细则》等法律规范进行。统计信息失真,已经不仅仅存在于工作能力和方法的不当,更多的是来自对各种荣誉不切实际的追求,是统计领域的严重违法乱纪行为。

(2)形成一套科学的工作程序。制定科学的工作程序,使统计工作制度化、规范化、标准化和科学化是保证统计信息准确性的有效前提。日常工作制度化,统计行为规范化,统计口径标准化,统计手段科学化,是医院统计建设的基本内容。各级统计机构应当识大体、顾大局,通过准确的统计信息,反映真实客观事实,提出有效统计建议,获得满意的管理成果。

(3)抓基础、重落实。医疗信息源于各个医疗过程和医疗活动之中,临床医疗信息的产生、描述和记录的真实、准确,决定了医院统计信息质量。因此,医院应当重视医疗活动过程管理,强调医疗质量和结果,也应当重视各类医疗文件的记录质量;应当重视医院统计工作,更应当抓病历书写和其他原始医疗记录质量;需要对医院病案统计人员进行医院统计规范、标准培训,也需要强化在各类医务人员中间宣传。国际疾病分类工作在我国已经开展了 20 余年,临床诊断的不规范、不准确等影响疾病分类质量提高的状况依然存在,它是医院统计基础培训不足,落实尚不到位的一个事例。

保证统计信息的真实性,主观上要有严肃的法律意识,客观上具备严谨务实的工作作风和业务能力,过程中有严格的工作程序和科学的技术方法。

2.及时性

医院统计的及时性主要指两个方面,一是应当按照各级行政管理部门和医院的规定,按时提供预定的统计报表和有关资料;二是针对医院管理过程中特定情况或主管部门特定要求,适时提供有价值的医院统计信息和分析报告。

(1)做好常规统计,"储备"有价值的统计资料。医院统计信息涉及多方面、多层次,分布面广量大。日常管理需要的统计信息多为时间、内容和格式相对明确,通过一定的渠道提供给有关部门和领导。同时,医院统计还需要做好大量的常规统计准备,科学的整理、储备有价值的医院信息。避免需要时因缺乏原始资料无从下手,或在时间上和质量上不能得到保证。聪明的医院统计者往往会在常规基础统计上下足工夫,积累大量的有价值统计信息,借助于计算机系统实现统计信息储备全面、完整和有序。

(2)加强继续教育,提高业务水平。医院统计人员除了具备统计基础知识和工作责任心外,还需要学习临床医学知识,了解有关学科发展的基本状况,研究认识医疗活动特点。使得统计工作在医学技术不断更新的环境中,及时掌握并收集与之对应的各种医疗信息,反映医疗工作进展的实际情况。

(3)改进手段,掌握技术。传统医院统计借助于简单的工具和纸质表格来完成数据计算和传递,长期处于高压力、低效率的工作局面。伴随着计算机和网络技术的发展,医院统计手段已经完成了质的飞跃。网络条件下医院统计信息传递速度加快,信息流量增大,信息的逻辑审核和整理简化等,为医院统计信息及时性创造了有利条件,它需要统计人员不断学习和掌握相关的计算机网络应用技术来实现。

3.针对性

医院改革不断深入,不同时期医院工作目标和管理要求随之变化,医院统计服务的内容、形式和方法应当有所发展。医院统计必须为医疗工作服务,为医院改革和发展服务,为管理部门发现问题和解决问题服务,有针对性地进行统计调查和统计分析,提出针对实际需要的各种统计信息。

(1)认清形势,把握方向。医院统计信息必须具有现实意义,统计人员需要分析国家和主管部门关于医疗卫生工作的方针政策和工作规划;掌握医院管理面临的主要任务和中心问题;关注医疗活动过程中的普遍需要和发展方向。只有这样,才能使统计工作具有明确的针对性,提出符合各方面需要的统计数据、报表、分析和指导意见。

（2）重视调查研究，完善统计网络。没有调查就没有发言权，除目标明确的一般统计调查外，医院统计人员还应当适时了解医院统计网络的建设和发展变化，协调医院纵、横两个方面统计工作的沟通与配合。主动了解院内各部门、各科室统计工作现状，解决基层工作存在的问题或困难，提高基础信息质量。

（3）扩大统计服务功能，应对多样化需要。医院统计信息的针对性要求，并非指一切工作由各方面已经明确的实际需求所决定。应当充分利用现有的技术条件，丰富医院统计所掌握的信息资源，积极应对那些可以预见或可能发生的对统计信息的需要。统计服务也可以变被动为主动，科学地采集，合理地储存，以备不时之需。

医院统计工作的"三性"要求互为补充、互为制约、缺一不可。信息不准，误导使用；信息过时，忙而无用；信息不对，无法使用。

此外，医院统计从不同侧面可以提出更多的不同要求。

三、医院统计指标的收集和整理

医院统计是一个由感性认识到理性认识的过程，一个完整的统计过程一般分为统计设计、收集资料（统计调查）、整理资料和统计分析4个阶段，它们之间紧密联系。其中，收集资料和整理资料是日常医院统计工作中两个最基本的、最繁重的阶段。

（一）收集资料

统计资料的收集也就是具体统计调查的实施过程，是根据医院统计的任务和目的，运用科学的调查方法，有组织地收集资料的过程。医院各科室应有专人负责本科室相关统计信息的统计登记工作，并按规定程序报送医院综合统计部门，完整、准确、及时地收集全院各科室的原始登记和统计资料是医院统计工作的基础。

医院统计信息的需求是多方面的，常见的有国家法定的有关卫生工作报表，如医院工作报表、传染病报表、职业病报表等，这些报表是由国家相关部门统一设计，要求有关医疗卫生机构定期逐级上报，提供居民健康状况和医疗卫生工作的主要数据，作为制定医疗卫生工作计划与措施、检查与总结的依据。现阶段医院统计资料收集主要方式有按设定的格式和要求，通过相关计算机系统自动采集或生成统计资料；按照规定格式和要求，由相关科室指定人员通过网络系统完成的统计资料；以传统方式获取的各种原始资料。无论何种方式获取医院统计信息，都应特别注意资料的"口径"和指标的定义。由于计算机和网络系统的广泛应用，加之医院统计研究的问题越来越复杂，涉及的指标越来越多，获取的统计信息越来越庞大浩瀚，因此建立好医院统计数据库显得越来越重要。医院统计工作中需要收集的原始资料主要类型有病案、各种统计报表和专题调查资料等。

1.病案

病案包括门诊病案和住院病案，是医院统计最重要的原始资料。病案是医疗工作的重要记录，患者就诊和接受治疗的详细记录及各项检查报告，病案中的数据真实可靠，特别是历年病案资料的积累，可以为医院统计提供有价值的信息。医院目前使用的病案首页格式是由卫生部统一制定，很多项目是为了满足医院统计信息要求设定。

2.统计报表

由医院各临床科室和医技科室建立，满足医院统计需要的基层原始报表。应当采取措施保证获得的原始报表准确无误，如制定统一的数据采集标准和临床记录，报表要做到规范、准确、及时和完整。保证基础数据的质量,要提高各级医疗卫生工作人员的认识和责任感,重视对漏报、重报和错报的检查,坚决制止伪造和篡改资料。

3.专题调查资料

专题调查资料是为了完成特定任务而专门组织的统计调查。专题调查可以区分为定期调查和不定期调查,调查方法可以区分为全面调查、抽样调查、重点调查和典型调查等。

收集资料时,应当认真审查原始资料是否符合规定的要求,做到内容正确、项目完整、登记及时。原始资料的残缺不全或不正确,就会给统计整理及统计分析造成困难,有些资料缺陷甚至是无法弥补。

(1)准确性:原始资料要严格按照规定格式和要求做好登记,不能各行其是,更不能弄虚作假。原始资料的准确性就是要使统计资料能够正确反映客观事实。

(2)完整性:凡是统计设计方案中要求收集的资料,必须完整无缺地进行收集,不遗漏、重复或缺项。

(3)及时性:登记和报告要及时、不得延误,充分反映在特定时间、地点和条件下的实际情况。

(二)整理资料

整理资料是指对收集到的原始资料去伪存真、归类整理汇总的过程。人们习惯于将去伪存真的方法称作数据净化,即对原始资料进行检查、核对、纠错和改正。数据检查有逻辑检查和统计检查,即根据一般逻辑关系、常识和专业背景知识,对各项统计资料进行检查和核对。如孕产妇的年龄分组、性别,某些疾病通常发病年龄等,可以很容易借助计算机系统观察它们的极端结果来发现问题。统计检查可以利用数据间的关联性实现,如对某项特殊医学检查工作量与项目收入同时进行,比单独核对该项目工作量的准确性更为有效。统计整理是根据统计设计方案的研究目的,对统计调查阶段收集的原始资料按照一定标准进行科学的分组和汇总,使之条理化、系统化,将反映各单位个别特征的资料转化为反映总体及各组数量特征的综合资料的工作过程。因此,统计资料整理应以计算机整理为主要手段,一方面对系统获取的各种资料进行必要的审核和补充;另一方面将收集的原始统计资料审核、分类后,逐项录入医院病案统计系统。

原始资料只能表明各调查对象某一方面具体情况,是事物错综纷乱的表面现象,事物的某个侧面。只有经过科学的统计整理,才能得出正确的分析结论。统计资料整理的内容主要包括审核、分组和汇总。

原始资料审核主要包括资料的准确性、完整性和及时性等方面内容。病案统计资料的整理,必须有严密的审核程序和严格的检查制度。

1.准确性审查

主要通过逻辑检查和计算检查两种方法进行。逻辑检查主要审核原始资料是否合理,有无相互矛盾或不符合实际的内容,如疾病诊断与患者的年龄、性别有无矛盾,诊断与疗效是否合理等。计算检查是复核统计表中的各项数据有无错误,各项指标的统计口径、计算方法和计量单位是否正确,各种报表的平衡关系是否正确等。

2.完整性审查

要求总体中每个被调查单位的资料必须齐全,不得重复和遗漏。

3.及时性审查

及时性审查是检查原始资料是否符合调查的规定时间,统计报表的报送是否及时等。

统计分组是根据资料特征和研究目的,将调查总体按照事物的某一标志划分为若干个组成部分的一种统计方法。

(1)按资料类型分组包括计数资料、等级资料和计量资料。计数资料是将观察对象按不同标志分组后,清点各组例数所得到的定性资料,在比较时一般要计算相对数,如出院患者的病死率,某项检查的阳性率等。等级资料又称半计量资料,是将观察对象按某种属性进行分组所得到的各组观察例数,如对出院患者按治疗效果或病情严重程度进行分组。计量资料是指用度量衡或仪器测量所得到的有计量单位的资料,如身高、体重、血压、出院患者住院天数和住院费用等,在比较时一般应计算平均数,如出院者平均住院日,每门诊人次平均费用等。

(2)按标志的多少分组包括简单分组和复合分组。简单分组是将研究对象按一个标志进行分组,如将出院患者按性别分组或按科别分组等。复合分组是将研究对象按两个或两个以上标志进行分组,如将出院患者按病种和年龄两个标志进行分组。此外,根据需求还可按发病时间、地点对流行病或地方病进行分组。

统计汇总是按预先设计好的汇总方案,对分组资料进行综合叠加得出各调查单位的分组数据和总体数据的过程。统计汇总的方法主要有手工汇总和计算机汇总两大类。目前县及县以上医院基本实现电子计算机统计汇总。

四、病案统计指标的计算和公式

医院统计指标和统计指标体系经历了相当长的发展阶段,经过了具体的单项指标、复合指标到指标体系等阶段,至今仍然在不断完善之中。病案中蕴藏着丰富的统计信息,运用现代化计算机技术可以从病案中提取大量的统计指标和统计指标体系,用以反映医疗质量管理的信息。病案统计指标很多,理论上讲可数以万计,这里仅对门诊统计、住院统计、急救医疗统计、医疗质量统计、医技统计、手术统计和疾病分类统计等方面的重要指标加以叙述。

(一)门诊统计指标

门诊统计是指收集与门诊医疗服务有关的数据资料并进行整理分析,反映门诊医疗服务的数量和质量,为加强门诊科学管理提供依据的活动。门诊是医院工作的第一线,所以来医院就诊的患者无论是否需要住院,都要经过门诊就医,所以做好门诊统计对于加强医院管理有其重要的意义。

1.绝对指标

(1)门诊总诊疗人次:指报告期内所有诊疗工作的总人次数。

(2)门诊人次:指报告期内患者来院挂号后,由医师诊断或处理的诊疗人次数,按实际挂号数统计,同一患者一次就诊多次挂号者,应按实际诊疗次数统计。门诊人次数包括初诊和复诊人次,孕期和产后检查人次,预约手术、局部健康检查人次。

初诊和复诊:初诊分为院初诊和病初诊。院初诊是指患者首次来本院就诊的人数,以后再来本院就为复诊。会诊:指患者挂了某科号,由这个科的医师诊病后不能确诊的或者诊断不清楚,由本科医师邀请另一科医师会诊,然后患者仍按这个科进行处置者。转科:指本院某科转入本科的人数。转诊:指经医师首诊治疗后由于病情需要应转往其他医疗机构诊治的患者数,每一转诊患者应计算一个门诊人数。

(3)急诊人次:指报告期内在急诊室和急诊时间内诊疗的急症人次数,不包括正常门诊时间内非急诊科室诊治的急诊患者。急诊人次应按实际挂号数统计。

(4)其他人次:指报告期内初诊,下地段,赴家庭病床,到工厂、农村、工地、会议、集体活动等外出诊疗人次数和健康咨询指导人次数。

门诊统计指标之间的关系:门诊总诊疗人次＝门诊人次＋急诊人次＋其他人次。

(5)观察收容患者数:指报告期内离开观察室的患者数。

(6)观察室死亡人数:指报告期内观察室患者经抢救无效死亡的人数。

(7)健康检查人数:指报告期内在医院内或医院外对非住院患者进行全身健康检查的人次数。

2.相对指标和平均指标

(1)平均每日门(急)诊人次:指报告期内平均每天门诊人次和急诊人次数的算术平均数。计算公式为:

$$平均每日门诊人次=\frac{报告期内门诊人次数}{同期工作日数}$$

$$平均每日急诊人次=\frac{报告期内急诊人次}{同期日历数}$$

(2)门诊人次分科构成比:指报告期内各科门诊人次数占同期全院门诊人次数的比重。计算公式为:

$$门诊人次分科构成比=\frac{报告期内某科门诊人次数}{同期内全院门诊人次数}\times100\%$$

(3)每名医师每小时平均门诊人次数:指报告期内平均每名医师每小时诊疗的门诊人次数,该指标反映门诊医师的负荷强度,可以为配备门诊医护人员提供依据。计算公式为:

$$每名门诊医师平均每小时诊疗人数=\frac{报告期内门诊人次数}{同期门诊医师工作总时数}$$

门诊医师工作总时数是指一定时期内所有门诊医师实际工作的小时数之和。

(4)每名医师每日平均门(急)诊人次数:指报告期内每名医师每天平均负担的门诊、急诊人次数,该指标反映每名医师平均每天的工作量。计算公式为:

$$每名医师每日平均门(急)诊人次数=\frac{报告期内门(急)诊人次数}{同期日平均门(急)诊医师数}$$

(5)门诊住院率:指报告期内收治的住院患者数占同期门(急)诊诊疗人次数的百分率。计算公式为:

$$门(急)诊住院率=\frac{报告期内门(急)诊住院人数}{同期内门(急)诊人次数}\times100\%$$

(6)门(急)诊转诊率:指报告期内转往其他医院治疗的门诊、急诊人次占同期门诊、急诊人次的百分率。计算公式为:

$$门(急)诊转诊率=\frac{报告期内门(急)诊转诊人次数}{同期内门(急)诊人次数}\times100\%$$

(7)门诊诊疗人次计划完成百分比:指报告期内实际门诊人次占同期计划(定额)门诊人次的百分比。该指标主要用来检查、监督计划执行情况,可用于考核全院或各科的月、季度、年度门诊人次的计划完成情况,该指标可以分科计算。计算公式为:

$$门诊人次计划完成百分率=\frac{报告期内实际门诊人次数}{同期计划门诊人次数}\times100\%$$

(二)住院统计指标

1.统计内容

统计包括住院患者动态统计,治疗效果统计,病床使用统计,患者诊断、抢救、手术统计及疾病统计等。

(1)住院患者动态统计指标:住院人数是医院住院工作的主要指标之一,它是反映医院规模和满足居民住院需求程度的总量指标。期初原有人数:又称期初留院人数,指报告期初实有住院人数。该统计指标的统计起讫时间:①日报按日历日数划分,以 0 时为界限;②月报、季报或年报从开始之日的 0 时起,至每个月、季或年最后 1 天的 24 时止。期末实有人数:又称期末留院人数,指报告期末(日、月、季、年报)最后一天 24 时的实有住院人数。期内入院人数:指报告期内经过门诊或急诊医师签发住院证,并为办理入院手续的住院人数。期内出院人数:指报告期内已经办理出院手续,或虽未办理出院手续但实际已经离开医院的人数,包括死亡人数。院内转科人数:指报告期内院内科室之间或病区之间的转入、转出人数,反映住院者在科室之间或者病区之间的变动情况。转院人数:指报告期内因医疗设备、技术条件、患者病情及其他原因转往其他医院治疗的患者数。

住院人数动态统计指标之间的关系:①全院,期初原有人数+期内入院人数-期内出院人数=期末实有人数;②分科,期初原有人数+期内入院人数+他科转入人数-期内出院人数-转往他科人数=期末实有人数;③本期期初原有人数=上期期末实有人数。

(2)治疗效果统计指标:指出院患者经过住院诊疗后的转归情况。分为治、好转、未愈和死亡人数,用以反映医院的住院医疗质量的高低。治愈人数:指报告期内疾病经治疗后,疾病症状消失、功能完全恢复的患者数。好转人数:指报告期内疾病经治疗后,疾病缓解或控制,功能有所恢复但未达到临床治愈标准的患者数。未愈人数:指报告期内病情无变化或恶化的患者数。死亡人数:指报告期内住院患者中的死亡人数。出院人数中"其他":医院常用统计指标中疗效为其他的不以"住院患者"统计,包括在出院人数中。即出院人数=出院患者数+其他出院数。疾病分类报表的指标解释中,疗效为其他的出院人数包括未治疗的患者和"非患者"两部分。未治患者:指患者来院的主要目的因某种情况而未进行处理。非患者的概念指正常产、人工流产及 ICD-10 中分类于 Z00~Z99 的几部分出院人数,疗效归类于其他。

治疗效果统计指标之间的关系:①出院人数=出院患者数+其他人数;②出院患者数=治愈人数+好转人数+未愈人数+死亡人数。

(3)病床使用统计指标:①编制床位数指经上级卫生行政部门根据医院规模、医护人员编制,在《医疗机构执业许可证》中核定和批准的正规病床数。②期末使用床位数指报告期内固定实有床位数,包括正规病床、简易床、监护床、抢救床、正在消毒修理床、因病房扩建或大修而停用的病床数;不包括观察床、检查床、治疗床、抢救床、血液透析床、患者家属的陪护床、新生儿床、接产室的待产床和接产床,临时加床和库存床等。③标准床位数指报告期内平均每床建筑面积和使用面积达到《医疗机构管理条例》配套文件——《医疗机构基本标准》规定面积的床位数。④扶贫床位数指报告期内开设的济困病床数和惠民病床数。⑤实际开放总床位数指报告期内医院各科每日夜晚 12 时实际开放病床数的总和,不论该床是否被患者占用,都应计算在内。⑥实际占用总床位数指报告期内医院各科每日夜晚 12 时实际占用病床数的总和,即各科每晚 12 时的住院患者总数。⑦出院者占用总床日数指报告期内出院者住院天数的总和。

2.住院相对指标和平均指标

(1)住院患者动态统计指标。

平均每日入院人数:指报告期内住院病房每天收治入院患者数的算术平均数。计算公式为:

$$平均每日入院人数=\frac{报告期内入院人数}{同期日历日数}$$

平均每日住院人数:指报告期内住院病房每天24时住院人数的算术平均数,该指标可以补充说明病床利用率。计算公式为:

$$平均每日住院人数=\frac{报告期内实际占用总床日数}{同期日历日数}$$

住院患者转院率:指报告期内转往其他医院的患者数占同期出院人数的百分率。计算公式为:

$$住院患者转院率=\frac{报告期内转往其他医院的患者数}{同期出院人数}\times100\%$$

(2)治疗效果统计指标。

治愈率:指报告期内出院人数中治愈人数和其他人数所占的百分率。计算公式为:

$$治愈率=\frac{报告期内治愈人数}{同期出院患者数}\times100\%$$

好转率:指报告期内出院人数中好转人数所占的百分率。计算公式为:

$$好转率=\frac{报告期内好转人数}{同期出院患者数}\times100\%$$

治疗有效率:指报告期内出院患者数中治愈人数、好转人数所占的百分率,可反映对疾病治疗的有效程度。计算公式为:

$$治疗有效率=\frac{报告期内(治愈人数+好转人数)}{同期出院患者数}\times100\%$$

未愈率:指报告期内出院患者数中未愈人数所占的百分率。计算公式为:

$$未愈率=\frac{报告期内未愈人数}{同期出院患者数}\times100\%$$

病死率:指报告期内出院人数中死亡人数所占的百分率。计算公式为:

$$病死率=\frac{报告期内死亡人数}{同期出院患者数}\times100\%$$

(3)病床使用统计指标。

平均开放病床数:指报告期内平均每天开放的病床数,反映医院实有病床数的开放程度。计算公式为:

$$平均开放病床数=\frac{报告期内实际开放总床日数}{同期日历日数}(张)$$

平均病床工作日:指报告期内平均每天病床的工作天数,该指标反映病床工作的负荷水平。计算公式为:

$$平均病床工作日=\frac{报告期内实际占用总床日数}{同期平均开放病床数}(天)$$

病床使用率:指报告期内实际占用病床数与同期实际开放总床日数的百分率,该指标反映病床的利用情况。计算公式为:

$$病床利用率 = \frac{报告期内实际占用总床日数}{同期实际开放总床日数} \times 100\%$$

医院分级管理标准值:一级医院≥60%、二级医院85%~90%、三级医院85%~93%。

平均病床周转次数:指平均每张病床在报告期内周转的次数。计算公式为:

$$平均病床周转次数 = \frac{报告期内出院人数}{同期平均开放病床数}(次)$$

对于医院的某科室而言,转出人数相当于该科的出院人数,所以该指标分科计算公式为:

$$某科平均病床周转次数 = \frac{报告期内(某科出院人数 + 转往他科人数)}{同期该科平均开放病床数}(次)$$

医院分级管理标准值:一级医院≥32次/年、二级医院≥20次/年、三级医院≥17次/年

出院者平均住院日:指一定时间内每个出院者平均住院的天数。计算公式为:

$$住院者平均住院日 = \frac{报告期内出院者占用总床日数}{同期出院人数}(天)$$

3.急救医疗统计指标

(1)急诊统计指标:急诊患者资料的来源包括急诊患者就诊登记簿、急诊观察室工作交班簿、抢救登记簿、留诊观察卡片和急诊病历等。急诊统计指标包括以下内容。

日平均急诊人次数:指报告期内平均每天急诊人次的算术平均数,反映医院急诊工作的负荷水平。计算公式为:

$$日平均急诊人次 = \frac{报告期内急诊人次数}{同期日历日数}$$

急诊率:指报告期内急诊人次占门诊和急诊人次总数的百分率。计算公式为:

$$急诊率 = \frac{报告期内急诊人次}{同期(门诊人次 + 急诊人次)} \times 100\%$$

急诊住院率:指报告期内通过急诊入院的患者数占急诊人次百分率。计算公式为:

$$急诊住院率 = \frac{报告期内通过急诊入院患者数}{同期急诊人次数} \times 100\%$$

日平均留诊观察人数:指报告期内平均每天留诊观察患者的算数平均数。计算公式为:

$$日平均留诊观察诊人次 = \frac{报告期每天 24 时观察室留观患者总数}{同期日历日数}$$

留诊观察病死率:指报告期内留诊观察患者中死亡人数所占百分率。计算公式为:

$$留诊观察病死率 = \frac{报告期内留察死亡人数}{同期留观患者总人数} \times 100\%$$

留诊观察住院率:指报告期内留诊观察患者中收入住院人数占留诊观察患者总数的百分率。计算公式为:

$$留诊观察住院率 = \frac{报告期内收入住院的留察患者数}{同期留察患者总数} \times 100\%$$

(2)危重患者抢救统计指标:危重患者抢救统计是为了解医护人员抢救是否及时,诊断、抢救技术是否正确,同时了解危重患者的疾病构成的活动。危重患者抢救统计指标主要包括如下内容。

抢救次数:指对具有生命危险(生命体征不平衡)患者救治的次数。

抢救成功次数:指危重患者经过抢救后,治愈、好转或病情得到缓解的次数,如果患者有数次

抢救,最后一次抢救失败而死亡,则前几次抢救为抢救成功次数,最后一次抢救为失败次数。

急诊危重患者抢救成功率:指报告期内急诊危重患者抢救成功次数占同期急诊危重患者抢救次数的百分率。计算公式为:

$$急诊危重患者抢救成功率=\frac{报告期内急诊危重患者抢救成功次数}{同期急诊危重患者抢救次数}\times100\%$$

急诊病死率:指报告期内急诊患者中死亡人数所占的百分率。计算公式为:

$$急诊病死率=\frac{报告期内急诊死亡人数}{同期急诊患者总人数}\times100\%$$

住院危重患者抢救成功率:指报告期内住院危重患者抢救成功的次数所占同期危重患者抢救总次数的百分率,该指标是反映医院抢救工作质量的重要指标。医院分级管理标准值:二、三级医院≥84%。计算公式为:

$$住院危重患者抢救成功率=\frac{报告期内住院危重患者抢救成功次数}{同期住院为危重患者抢救次数}\times100\%$$

出院患者抢救率:指报告期内出院人数中经过抢救的患者数所占的百分率。计算公式为:

$$住院患者抢救率=\frac{报告期内抢救危重患者数}{同期出院人数}\times100\%$$

急救物品完好率:指报告期内急救物品合格件数占同期检查急救物品总数的百分率。医院分级管理标准值:一、二、三级医院均为100%。计算公式为:

$$急救物品完好率=\frac{报告期内急救物品合格件数}{同期检查急救物品总件数}\times100\%$$

(三)医疗质量统计指标

1.诊断质量统计指标

诊断是指医师根据患者的病情结合检查结果进行的综合分析,对患者所患疾病的原因、部位、性质、损害程度等做出的结论。诊断一般分为一级诊断、二级诊断、三级诊断和四级诊断。

(1)诊断质量统计的绝对指标:其中包括符合人数、不符合人数和疑诊人数。

(2)门诊诊断与出院诊断符合率:指报告期内门诊诊断与出院患者主要诊断相符合的人数,所占由门诊入院并做出明确诊断的出院患者数的百分率。医院分级管理标准值:二级医院≥90%。计算公式为

$$门诊诊断与出院诊断负荷率=\frac{报告期内门诊诊断与出院诊断符合人数}{同期由门诊入院并已做出明确诊断的出院患者数}\times100\%$$

(3)门诊疑诊率:指报告期内门诊未做出肯定诊断的人数占到门诊入院并做出明确诊断的出院患者的百分率。计算公式为:

$$门诊疑诊率=\frac{报告期内由门诊入院并未做出肯定诊断的人数}{同期由门诊入院并已做出明确诊断的出院患者数}\times100\%$$

(4)门诊新病例三次确诊率:指报告期内在门诊就诊三次内确诊的新病例数占同期门诊新病例总数的百分率。计算公式为:

$$门诊新病例3次确诊率=\frac{报告期内门诊3次内确诊的新病例数}{同期门诊新病例总数}\times100\%$$

(5)入院诊断与出院诊断符合率:指报告期内入院诊断与出院诊断符合的人数所占同期出院患者中有明确诊断人数的百分率。医院分级管理标准值:一级医院≥85%、二级医院≥90%、三

级医院≥95％。计算公式为：

$$入院诊断与出院诊断符合率=\frac{报告期内入院诊断与出院诊断符合人数}{同期(出院人数-疑诊人数)}\times100\%$$

(6)临床诊断与病理诊断符合率:指报告期内临床诊断与病理(尸检)诊断符合的例数占同期病理诊断总例数的百分率,该指标是评价临床诊断质量的重要标准。计算公式为：

$$临床与病理诊断符合率=\frac{报告期内临床诊断与病理诊断符合例数}{同期病理诊断总例数}\times100\%$$

(7)误诊率:指报告期内在临床诊断为某病的病例中,病理诊断否定为某病的病例数所占的百分率。计算公式为：

$$误诊率=\frac{临床误诊例数}{临床诊断与病理诊断符合例数+临床误诊例数}\times100\%$$

(8)漏诊率:指报告期内在临床诊断中未诊断为某病,而在病历检查中被发现为某病的病例数所占临床诊断与病历诊断符合例数,以及漏诊数的总病例的百分率。计算公式为：

$$漏诊率=\frac{临床漏诊例数}{临床诊断与病理诊断符合例数+临床漏诊例数}\times100\%$$

(9)手术前诊断与手术后诊断符合率:指报告期内出院患者手术前、后诊断符合人数占同期出院患者中手术患者数的百分率。计算公式为：

$$手术前诊断与手术后诊断符合率=\frac{报告期内出院患者手术前后诊断符合人数}{同期出院患者中手术总人数}\times100\%$$

(10)入院3日确诊率:指报告期内入院3日内得到确诊的出院患者数占同期出院患者数的百分率。计算公式为：

$$入院3日确诊率=\frac{报告期内出院患者中入院后3日确诊人数}{同期出院患者数}\times100\%$$

2.治疗质量统计指标

治疗质量统计指标除治愈率、好转率、病死率外,还包括麻醉死亡率、手术死亡率、产妇死亡率、新生儿死亡率、治愈患者平均住院天数等。

3.护理质量统计指标

(1)合格率:检查合格例数占检查总例数的百分率。包括:护理技术操作合格率,特护、一级护理合格率,基础护理合格率,5种护理表格书写合格率等。计算公式为：

$$合格率=\frac{检查合格例数}{检查总例数}\times100\%$$

(2)肌内注射化脓率:指报告期内肌内注射化脓人次数占同期肌内注射总人次数的百分率。计算公式为：

$$肌内注射化脓率=\frac{报告期内肌内注射化脓人次数}{同期肌内注射总人次数}\times100\%$$

(3)陪伴率:指报告期内住院患者陪伴床日数占同期实际占用总床日数的百分率。计算公式为：

$$陪伴率=\frac{报告期内陪伴床日数}{同期实际占用总床日数}\times100\%$$

护理质量指标还包括压疮发生率、输液(输血)反应发生率、急救药品完好率、常规器械消毒灭菌合格率等。

4.医疗差错、事故统计指标

（1）医疗差错：指由于医务人员责任心不强，违反医疗技术操作规程而造成诊断、治疗和护理上的错误，给患者增加了痛苦和经济损失，但尚无不良后果，不构成医疗事故者。

（2）医疗事故：指医疗机构及其医务人员在医疗活动中，违反医疗卫生管理法律、行政法规、部门规章和诊疗护理规范、常规，其过失造成患者人身损害的事故。

（3）医疗差错、事故统计指标：医疗差错、事故发生率：指报告期内医疗差错、事故发生次数占同期住院人数的百分率。计算公式为：

$$医疗差错、事故发生率=\frac{报告期内医疗差错、事故发生次数}{童趣住院总人数}\times100\%$$

其中分母住院总人数的统计口径是指初期原有人数与报告期内入院人数之和。

5.医院感染统计指标

（1）医院感染：指住院患者在医院范围内获得的感染，包括在住院期间发生的感染及在医院内获得而出院后发生的感染，但不包括入院前已开始或入院时已处于潜伏期的感染。

（2）医院感染发病率：指报告期内医院感染新发病例数占同期住院总人数的百分率。计算公式为：

$$医院感染发病率=\frac{报告期内医院感染新发病例数}{同期住院总人数}\times100\%$$

（四）手术统计指标

1.门诊手术率

门诊手术率指报告期内门诊手术人次数占同期门诊手术科室诊疗人次数的百分率。计算公式为：

$$门诊手术率=\frac{报告期内门诊手术人次数}{同期手术科室门诊人次数}\times100\%$$

2.住院手术率

住院手术率指报告期内住院手术人数占同期住院手术科室出院人数的百分率。计算公式为：

$$住院手术率=\frac{报告期内住院手术人数}{同期手术科室出院人数}\times100\%$$

3.单病种术后10日内死亡率

单病种术后10日内死亡率指报告期内某病种手术后10日内死亡人数占同期该病种手术人数的百分率。计算公式为：

$$单病种术后10日内死亡率=\frac{报告期内某病种手术后10日内死亡人数}{同期某病种手术患者数}\times100\%$$

4.无菌手术切口甲级愈合率

无菌手术切口甲级愈合率指报告期内无菌手术切口甲级愈合的例数占同期无菌手术总例数的百分率，该指标用于反映无菌手术的效果。计算公式为：

$$无菌手术切口甲级愈合率=\frac{报告期内无菌手术切口甲级愈合的例数}{同期无菌手术总例数}\times100\%$$

5.无菌手术切口感染率

无菌手术切口感染率指报告期内无菌手术切口丙级愈合的例数占同期无菌手术总例数的百分率,该指标用于反映无菌手术的质量。计算公式为:

$$无菌手术切口感染率 = \frac{报告期内无菌手术切口丙级愈合的例数}{同期无菌手术总例数} \times 100\%$$

6.手术并发症率

手术并发症率指报告期内发生手术并发症例数占同期手术总例数的百分率。计算公式为:

$$手术后并发症率 = \frac{报告期内发生手术并发症例数}{同期手术总例数} \times 100\%$$

7.麻醉死亡率

麻醉死亡率指报告期内直接因麻醉死亡的人数占同期接受麻醉人数的百分率。计算公式为:

$$麻醉死亡率 = \frac{报告期内直接因麻醉死亡的人数}{同期接受麻醉人数} \times 100\%$$

(五)医技统计指标

1.药剂科和检验科常用统计指标

(1)处方书写合格率:指报告期内在随机抽查的处方中合格处方占抽查处方总数的百分率。计算公式为:

$$处方书写合格率 = \frac{抽查的处方的合格张数}{抽查处方总张数} \times 100\%$$

(2)门诊平均每日检查件数:指报告期内检验科平均每天门诊检验标本的件数。计算公式为:

$$门诊平均每日检查件数 = \frac{报告期内门诊检验总件数}{同期实际工作日数}$$

(3)输血反应率:指报告期内发生输血反应的人次数占同期输血总人次数的百分率。计算公式为:

$$输血反应率 = \frac{报告期内发生输血反应的人次数}{同期输血总人次数} \times 100\%(100‰)$$

2.医学影像常用统计指标

医学影像是应用电子计算机显示人体内部正常、病变组织或器官的图像,使医师能利用这种图像进行诊断处理。医学影像常用统计指标及其计算公式如下。

(1)检查阳性率:指报告期内经仪器检查发现阳性结果的病例数占同期检查病例总数的百分率。计算公式为:

$$检查阳性率 = \frac{报告发生阳性结果的病例数}{同期接受检查的病例总数} \times 100\%$$

(2)X线甲级片率:指报告期内X线摄片甲级片数占同期X线摄片总数的百分率。计算公式为:

$$X线甲级片率 = 报告期内X线甲级片数/同期X线总数 \times 100\%$$

3.核医学诊疗常用统计指标

核医学是应用开放性放射性核元素进行疾病诊断和治疗的一种方法。

(1)平均每人每日核医学诊疗人次数:指报告期内核医学工作人员每人每日平均诊疗人次数。该指标反映核医学工作人员负荷程度。计算公式为:

$$平均每人每日核医学诊疗人次数 = \frac{报告期内核医学诊疗总人次数}{同期核医学诊疗人员工作总天数}$$

(2)核医学治疗有效率:指报告期内经过核医学治疗有效的患者数占同期核医学治疗患者总数的百分率。计算公式为:

$$核医学治疗有效率 = \frac{报告期内经过核医学治疗有效的患者数}{同期核医学治疗总人数} \times 100\%$$

4.功能检查及内镜检查常用统计指标

功能检查及内镜检查常用统计内容包括心功能图检查人数、心导管检查人数、超声心动图检查人数、肺功能检查人次数、内镜检查人次数等。

(1)平均每人每日功能检查人次数:指报告期内功能检查及内镜检查工作人员每人每日平均诊疗的工作量。计算公式为:

$$平均每人每日功能检查人次数 = \frac{报告期内功能检查总人次数}{同期检查人员工作总天数}$$

(2)功能检查符合率:指报告期内功能检查诊断与最终诊断符合的例数占同期功能检查总例数的百分率。计算公式为:

$$功能检查符合率 = \frac{报告期内功能检查诊断与最终诊断符合的例数}{同期功能检查总例数} \times 100\%$$

(3)阳性检查率:指报告期内接受功能检查患者中发现病理改变的例数占同期功能检查总例数的百分率。计算公式为:

$$阳性检查率 = \frac{报告期内接受功能检查患者中发现病理改变的例数}{同期功能检查总例数} \times 100\%$$

5.病理科常用统计指标

(1)病理工作统计的内容:活体组织检查人次数、尸体解剖人数、其他病理检查人次数、诊断报告平均发出时间、病理切片甲级片率等。

(2)病理工作常用统计指标:常用统计指标有尸检率。尸检率是指报告期内尸检例数占同期死亡人数的百分率。计算公式为:

$$尸检率 = \frac{报告期内尸检例数}{同期死亡人数} \times 100\%$$

6.理疗、体疗、康复医学常用统计指标

理疗、体疗是物理诊断和物理治疗的简称,是应用自然物理因子和人工物理因子作用于机体,以达到治疗、诊断和预防疾病的目的。康复医学是以伤残者为对象,以理疗和体疗的方式为主治疗疾病,从而消除或减轻患者功能上的障碍。理疗工作常用统计指标有以下几种。

(1)理疗有效率:指报告期内某种疾病经过理疗有效的例数占同期该疾病理疗总例数的百分率。计算公式为:

$$理疗有效率 = \frac{报告期内某种疾病经过理疗有效的例数}{同期该疾病理疗总例数} \times 100\%$$

(2)功能改善率:指报告期内经康复治疗功能改善的人数占同期康复治疗总人数的百分率。计算公式为:

$$功能改善率 = \frac{报告期内经康复治疗功能改善的人数}{同期康复治疗总人数} \times 100\%$$

7.消毒器材供应常用统计指标

消毒器材供应常用统计内容包括供应的各种消毒的注射器、静脉输液瓶、穿刺针及不同型号的针头的数量,供应的各种消毒敷料和物品的数量。常用的统计指标有以几种。

(1)热原反应率:指报告期内经验证由于输液器引起热原反应的例数占同期输液总例数的百分率。计算公式为:

$$热原反应率 = \frac{报告期内经验证由于输液器引起热原反应的例数}{同期输液总例数} \times 100\%$$

(2)常规器械消毒合格率:指报告期内在随机抽查的消毒器械中,合格件数占总抽查件数的百分率。计算公式为:

$$常规器械消毒合格率 = \frac{抽查合格件数}{抽查件数} \times 100\%$$

(六)疾病统计指标

1.反映疾病发病患病水平的指标

(1)某病发病率:指报告期内新发生某种疾病的病例数占可能发生该种疾病的单位人群的比率,表示某种疾病发生的频率和强度。计算公式为:

$$某病发病率 = \frac{某时期发生某疾病的新病例数}{该时期可能发生该疾病的平均人口数} \times K$$

式中 K:比例基数,可选 100%、1 000‰,10 000/万,100 000/10 万等。

(2)某病患病率:指某一人群在某一时间点单位人群患某种疾病的例数占该时间点接受检查人的总人数的比率。计算公式为:

$$某病患病率 = \frac{受检查时点发现某疾病病例数}{该时间点受检总人数} \times K$$

2.反映疾病威胁人民生命严重程度的指标

(1)某病死亡率:指报告期内单位人群中因某病而死亡的频率。计算公式为:

$$某病死亡率 = \frac{报告期内因某病死亡的人数}{同期平均人口数} \times K$$

(2)某病病死率:指报告期内某病患者中因该病死亡的比率。计算公式为:

$$某病病死率 = \frac{报告期内因某病死亡人数}{同期某病患病人数} \times 100\%(1\,000‰)$$

3.反映疾病对劳动生产力影响程度的指标

(1)因病(伤)缺勤率:指报告期内职工因病(伤)缺勤日数占职工应出勤总日数的百分率。计算公式为:

$$因病(伤)缺勤率 = \frac{报告期内因病(伤)缺勤日数}{同期应出勤总日数} \times 100\%$$

(2)平均每例病伤缺勤日数:指报告期内每一个因病(伤)缺勤事例的平均缺勤日数。计算公式为:

$$平均每例病(伤)缺勤日数 = \frac{报告期内因病(伤)缺勤日数}{同期因病(伤)缺勤总例数}$$

（3）病（伤）缺勤占总缺勤的百分比：指报告期内因病（伤）缺勤占总缺勤的百分率。计算公式为：

$$病（伤）缺勤占总缺勤的百分比＝\frac{报告期内病（伤）缺勤总日数}{同期总缺勤日数}\times100\%$$

4.反映疾病防治效果的指标

主要为生存率。生存率是患者能活到某时点的生存概率。计算公式为：

$$N\,年生存率＝\frac{N\,年末存活病例数}{随访满\,N\,年的病例数}\times100\%$$

五、统计资料的利用及分析

（一）概述

病案统计工作就是对病案中有关资料分类加工、定量分析。在现代医院管理中，病案统计资料在医院经营管理、监督和评价医疗服务质量、处理医疗纠纷和法律案件、疾病预防和控制、医疗政策的制定调整、临床医教研等方面发挥着日益重要的作用。当前，如何管理和开发利用病案统计资料是病案工作面临的新课题。

1.统计资料的分析

分析统计资料是统计工作的重要一步，其任务是应用唯物辩证的观点和方法，结合专业知识，对经整理得到的资料加以研究，做出合乎客观事实的分析，揭露事物的矛盾，发现问题，找出规律，提出符合实际情况的意见。统计人员可从以下几个方面开展统计分析。

（1）调查分析各项事物之间相互联系、相互依存、相互影响和相互制约的关系，掌握事物的发展规律，争取工作的主动权：如分析外科工作状况，应考虑外科门诊情况、外科病房床位数量及其使用情况、手术室的设备条件、外科医师的技术能力和协调情况，其他医技科室的技术力量和设备条件等。对于外科工作的各个环节及存在的问题，均需通过统计分析，发现问题，找出解决问题的方法，达到预期的效果。

（2）调查分析事物内部构成：如通过掌握门诊各科诊疗人次数构成，各科医师的工作量，分析门诊各科的工作状况，有利于解决门诊"三长一短"的矛盾；从医院各类工作人员的构成，分析各类人员结构是否合理等。

（3）调查分析事物的均值：平均值是一组变量的代表值，反映事物的集中趋势和平均水平。在进行均值分析时，应注意资料的同质性和可比性，若将不同质的事物混在一起，将会得出错误的结论。

（4）调查分析事物的发展动态：通过密切注意事物的运动变化，观察各个不同时期的统计指标值，清楚地了解不同时期医院医疗服务的规模、水平和效率。特别是两个事物的对比，往往在个别对比时，看不出问题，而只有通过较长期的观察，才能较容易地得出正确的结论。

（5）调查分析计划指标执行情况：以统计数据为依据制定计划指标之后，又要用统计分析手段定期检查和监督计划执行情况，协助医院领导及时调整人力、物力，动员一切有利因素促进计划指标的实现。

（6）统计指标的综合分析：使用多项统计指标，从相关的几个方面，综合分析事物的总体情况。如在研究医院业务收入和医疗费用问题时，需要把经济管理与医疗服务的社会效益结合起来进行分析，决不能仅考虑经济指标而忽略医疗服务量和医疗质量指标。只有综合分析医院工作的经济效益和社会效益,才能真正为医院深化改革,加强科学管理和提高医疗服务水平提供有效的依据。

2.统计信息的应用

医院统计工作要为医院领导做好参谋,为医院领导决策提供科学的依据,同时还要为全院各科室服务,将经过统计处理后的信息,及时反馈给医院基层各科室,充分发挥医院统计工作的监督指导作用。应用和反馈统计信息的常见形式有以下几种。

(1)定期分析:按照《医院统计报告制度》的规定,统计人员在定期向领导提交常规报表之后,还应提交统计分析报告。要将《医院统计分析报告》尽快送交全院职能科(室)以上的领导参阅,使他们及时了解医院工作动态,研究解决工作中的问题。

(2)专题分析:针对医院管理中较为突出的问题,深入各部门调查,正确选择其中的主要矛盾进行集中分析,并提出解决矛盾的建议和方法。

(3)统计简报:根据全院人员和医疗工作中发生的重要情况,进行不定期的统计分析。统计简报的时间性强、发布面广,因此要求文字简洁、印发迅速,同时又要注意内容及其影响。

(4)统计年报汇编:将医院各方面的全年统计数据汇编在一起,综合反映医院的医疗服务情况。年汇编每年1次,坚持积累下去,既有现实参考意义,又是历史统计资料。汇编不能仅有统计表格和数据,还应该附有适当的统计图和文字分析,做到图文并茂。

(二)医院工作的单指标分析

1.医疗工作质量分析

医疗工作质量分析主要是对医疗质量的分析。评定医院医疗质量的主要依据有诊断是否正确、迅速、全面;治疗是否有效、及时、彻底;有无给伤患者增加不必要的痛苦和损害等。

(1)诊断质量的分析:诊断质量的高低,是反映医院医疗水平、医疗质量的一个重要方面。一般说临床初诊与临床确诊符合率、临床诊断与尸检诊断符合率、手术前后诊断符合率、患者入院到确诊的平均时间等可以反映出诊断质量情况。前三者是反映诊断是否正确,而后者则是反映诊断是否迅速的问题。至于诊断是否全面,是指对一个患者全身的主要、次要疾病是否能够全面查出。如果只检出次要疾病而遗漏了主要疾病,那就不是不全面的问题,而是诊断错误。

临床初诊与临床确诊符合率:它反映医院对患者入院时的初步诊断水平,也就是经治医师的诊断技术水平。

临床诊断与病理诊断符合率和临床诊断与尸检诊断符合率:它们是判定临床诊断有无错误最可靠的、最公正的依据。因此,医院应尽可能提高尸检率,以促进诊断质量的提高。

手术前后诊断符合率:外科经手术治疗的病例,一般都能在手术后得到肯定的诊断,因此这一指标是判断外科诊断质量的重要依据。为了分析对各类疾病的诊断质量,可以进行分病种计算手术前后诊断符合率。

患者入院到确诊的平均天数:是反映确诊是否及时的一种指标。它不但可以显示经治医师和上级医师的工作情况,而且还可反映医技科室的配合工作情况。此种指标不需对全部患者都做,而只对某几种主要病种进行统计分析即可。

在运用上述指标进行诊断质量分析时,应注意下列几点:①由于任何一个指标只能反映一个方面的问题,所以必须将几个指标综合应用;②在分析指标时,不能只着眼符合率的高低,还要注意不符合的情况,以便找出诊断质量不高的原因,寻求提高诊断质量的办法;③不但要进行总体分析,还要对各类不同疾病分别进行分析。既要分析大量常见的疾病,又要分析少见的疾病。同时也要把一组病例和个案结合起来进行分析,凡是尸检诊断与临床诊断不符的病例,都要进行个案分析;④凡是初诊待查的病例和确诊时排除疾病,可列为疑诊例数或无对照例数。待查数多,就表示初诊质量低;而在确诊时排除疾病越多,也反映初诊水平不高,同时也反映对入院的控制不严或条件过宽。

(2)治疗质量的分析:治疗质量的高低,主要表现在治疗是否有效、及时和彻底3个方面。一般地说,反映治疗质量情况的指标有治愈率、死亡率、同一疾病反复住院率、抢救危重患者成功率等。

治愈率:治愈率的高低是反映治疗质量的重要方面。但是只看医院总的治愈率高低,往往不易看出治疗质量的真实情况。这是因为收容对象的情况不同(病种、病情、年龄、职业等),对治愈率的高低有很大影响。因此,必须进一步进行主要疾病的治愈率分析,而这种治愈率就比总治愈率更容易显示治疗结果的真实情况,也易于进行医院之间的对比。

病死率:病死率的高低,可以从反面反映治疗质量情况。但它也受着收容对象情况的极大影响,如教学医院和城市医院,由于收容疑难和急诊患者多,其死亡率必然较高;相反,某些医院专收慢性病,甚至全年不发生1例死亡。所以,只做总的病死率分析,不能对医疗质量做出直接判断,还必须从多方面做具体分析,包括死亡原因、年龄与死亡的关系、死亡的时间性、治疗的及时性、病情状况、来院前的治疗质量等情况。

同一疾病反复住院率:同一疾病反复住院率的高低,是反映治疗是否有效和彻底的依据之一。在分析反复住院率时,必须对每种疾病分别进行,因为有些疾病目前由于医疗条件限制,无法控制其反复发作的规律,如溃疡病、慢性肝炎等。在分析时,还要注意两次住院的间隔时间,间隔越近,对评定治疗质量意义越大;间隔越远,干扰的因素越多,也就越不容易说明前次治疗质量是否有问题。另外还要注意到,对于因另一疾病或客观原因未治而出院又二次住院的患者,都应分别统计分析,不列入反复住院统计之内,不能一概都归于前次治疗质量不高所致。

抢救重危患者成功率:这一指标说明抢救重危患者中成功例数所占的比例。运用这一指标时必须明确"危重患者"的含义和抢救成功的标准。

在运用上述指标进行治疗质量分析时,应注意下列问题:①对"治愈"的概念要正确掌握。对每一种疾病都应定出一个明确的指标,要求所有医师都按统一的标准判定。如果标准经常变换,则统计的数值就失去对比价值。②治疗质量(治愈率、病死率)出现升高或降低,都要具体分析,以便进一步找出原因。因为任何统计指标的变化,如果没有充分具体的理由去论证,就不能得出提高或降低的结论。

(3)给患者增加痛苦和损害的分析:医疗的目的是减少痛苦,治好疾病,如果在治疗过程中给患者增加了不应有的痛苦和损害,显然是医疗质量不高的表现(当然程度和性质各有不同)。因此,分析这方面情况,也可作为评定医疗质量的依据之一。如果仅用医疗事故发生情况来说明这一问题,还不够全面。因为在医疗过程中有些问题(如无菌切口感染、术后并发症、院内感染、输血输液反应等)虽然不一定是医疗事故,但却给患者增加不应有的痛苦,所以也是医疗质量不高的反映。因此,以采用医疗事故发生数、无菌手术初期愈合率、无菌手术化脓率、院内感染率或次数、术后并发症发生率、输血输液反应率等多个指标进行分析较为恰当。

2.医院工作效率分析

运用统计指标来分析和评定医院工作效率(即多、少和快、慢),可以了解医院人员、设备、技术、物资的利用及潜力的情况,反映医院管理方面的成效和问题,对改进医院管理有重要意义。

反映医院工作效率的内容多,牵涉面广,诸如医院各类人员比例、人数与工作量是否适应,床位利用是否充分,重要医疗设备的使用是否合理等。而床位的利用情况,则是反映医院工作效率的重要指标。

(1)关于床位利用情况分析:"床位"是医院用以收容患者的基本装备单位,也是医院工作规模的计算单位,确定医院的人员编制、划拨卫生费、分配设备和物资等的重要依据。反映床位利用情况的指标主要有以下几种。

平均病床工作日:是平均每张床位一定时期内(通常为1年)的工作天数,反映床位的使用情况。由于修理、消毒或其他原因,每张病床不可能每天都在使用,即平均病床工作日1年达不到365日。在平时正常情况下,一般以340日为标准时间较为恰当(这是就整个医院而言,各科有差别)。如果超过340天,说明床位负担过重,会给医院管理和医疗质量带来不利影响;如果病床工作日过少,则说明病床空闲。

实际床位使用率:它反映平均每天使用床位与实有床位的比例情况。使用率高,表示病床得到充分使用;反之,则说明病床空闲较多。床位使用率一般为90%~93%,超过93%则说明病床负担过重。

床位周转次数:床位周转次数是衡量医院床位周转速度快慢的指标。平均床位工作日和床位使用率,只能说明床位的一般工作负荷状况,还不能表示床位的工作效率情况。分析病床工作效率时,应注意在一定时间内,周转次数多即周转速度快、病床利用情况好、患者平均住院天数少。

床位周转间隔:从一个患者出院到下个患者入院的间隔天数,按每张床计算出的数值。周围间隔短,表示病床空的天数少。如病床工作负荷过重,床位使用率过高,周转速度过快,周转间隔过短,就会使病房无法达到卫生处置的要求,从而影响医院管理和医疗质量。

手术前平均占用病床日:它反映术前诊断、术前准备、手术室规模及管理。此项指标可分病种统计。

平均住院日:该指标是近年甚为引人关注的一项指标。1993年6月卫生部专门就"以缩短平均住院日为突破口,深化医院改革"问题召集国内一些大医院进行探讨,认为以缩短住院日为突破口,走质量效益型道路是当前医院深化改革的重要任务之一。目前,缩短住院日的潜力是很大的,是开发病床资源的一种重要手段。通过对住院日的深入分析,查找影响住院日各个环节的因素,在保证医疗质量的前提下,缩短平均住院日,不仅能节省床位投资,使现有的卫生资源得到充分有效的利用,使医院的技术优势得到充分发挥,为医院增加了收益,而且对缓解大城市看病难、住院难的矛盾起到重要的作用,产生巨大的社会效益。

上述指标既有区别,又相互联系、相互制约。平均床位工作日与实际床位使用率两项指标形式不同,前者用平均数表示,后者用百分数表示,但本质一样,都是反映床位负荷。它受床位周转次数、周转间隔时间的制约。在正常情况下,床位每周转1次,就会出现一定的周转间隔,周转次数少,周转间隔长,出现空床的机会就多,影响平均床位工作天数减少,床位使用率就低。但有些患者长期住院占用床位,虽然周转次数少,平均床位工作天数、床位使用率不会降低,周转与出院者平均住院天数成反比。

(2)工作量及其比例情况分析:医疗工作量的计量单位主要为病种数、住院人次数、门诊人次数。通过分析病种、住院、门诊和医疗技术科室等方面工作量及其比例情况,反映医院人力、物力和技术效果是否得到正常发挥。工作量越大,表示完成的任务越多;治疗的疑难病种越多,表示发挥技术的效能越高。

住院工作量及其比例情况分析：包括住院人数、各科住院人次数构成比、住院疾病分类及其构成比。住院人数说明医院是否正常地完成收容任务。正常收容人数＝实有床位数×正常床位使用率×正常床位周转次数。如果实际住院人数等于或高于正常收容人数，说明已完成或超额完成收容任务；如果低于正常收容人数，应找出具体原因。住院疾病分类及其构成比，可以反映医院是否发挥了正常技术效能。所谓发挥正常技术效能，系指收治的病种及其数量同医院的技术水平相适应，保证急需和必要住院的患者得到及时住院等。一个技术条件好的医院，如果收容了很多一般慢性患者和轻症患者，占用了大量的床位，就使较好的技术条件不能得到充分发挥。

门诊工作量及其比例情况分析：包括门诊人次数及各科构成比，门诊疾病分类及其构成比。卫生部规定城市综合医院床位数与门诊人数比为1：3，超过这一比例，说明门诊工作负荷过重，给门诊管理和门诊质量带来不利影响。

医疗技术科室工作量及其构成比分析：主要是各医技科室工作量及其内部构成比（如手术室手术次数及大、中、小手术构成比；药剂科的处方数及其中西药处方构成比等），同临床科室工作量之比（如门诊透视率、门诊处方率、门诊检验率等）。

医疗仪器工作量：包括仪器使用率、仪器的工作日和展开率。

3.医院各类人员数量及其比例情况分析

主要通过下列指标来分析，医院工作人员数及各类人员数量构成比，医护人员数分别与床位数、门诊日均人次数、住院人数比，工作人员出勤率和病、事、产假率。工作人员人均工作量。医师可按每名住院医师负担的床位数、门诊医师每小时门诊人次数计算；病房护士按负责的床位数计算；医技科室按每人负担的床位数计算，也可分别按每人每天的处方数、检验件数、透视人次数、理疗人次数等来计算。

（三）医院工作效益的综合评价

医院是一个多因素相互联系、相互作用的复杂系统。单一统计指标只反映某一局部的数量特征，而不能全面概括整体的综合状况。为了获得对整体的、全面的认识，必须构建一套科学、合理的综合评价指标体系，以保证对医院工作认识的全面性、客观性。

进行工作效益的综合评价，就是利用对医院工作评价指标体系的建立和测量，构造综合评价模型，求得综合评价价值，最后进行比较和排序的统计分析的过程。通过综合评价，可对医院某一方面工作的数量特征有一综合认识，还可对不同医院、不同工作内容之间的综合评价结果进行比较和排序。用统计指标评价医院的工作虽是事后的检查和评价，但它能起到信息反馈和质量控制的作用，符合现代化医院管理的思想。由于评价时主要是根据各指标值的高低为依据，因此，原始数据的真实与准确是做好评价工作的前提条件。

（任时茜）

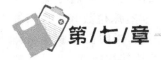

第七章

医院感染管理

第一节 手 卫 生

洗手作为一种简单而经济的操作方法,在控制医源性感染和耐药性细菌方面起着重要的作用。保持良好卫生习惯,避免经手造成环境、医疗器具、患者用品等污染,防止直接或间接造成患者或医护人员的感染,是提高医疗质量、保障患者和医护人员安全等工作的一项重要内容。

一、手卫生的定义

手卫生为医护人员洗手、卫生手消毒和外科手消毒的总称。

（一）洗手

医护人员用肥皂（皂液）和流动水洗手,去除手部皮肤污垢、碎屑和部分致病菌的过程。

（二）卫生手消毒

医护人员用速干手消毒剂揉搓双手,以减少手部暂居菌的过程。

（三）外科手消毒

外科手术前医护人员用肥皂（皂液）和流动水洗手,再用手消毒剂清除或者杀灭手部暂居菌和减少常居菌的过程。使用的手消毒剂可具有持续抗菌活性。

二、洗手与卫生手消毒设施

（1）设置流动水洗手设施。

（2）手术部、产房、导管室、层流洁净病房、骨髓移植病房、器官移植病房、重症监护病房、新生儿室、母婴室、血液透析病房、烧伤病房、感染疾病科、口腔科、消毒供应中心等重点部门应配备非接触式洗手设施。有条件的医疗机构在诊疗区域均宜配备非接触式洗手设施。

（3）应配备清洁剂,宜为一次性包装。重复使用的容器应每周清洁与消毒。

（4）应配备干手物品或者设施,避免二次污染。

（5）应配备合格的速干手消毒剂,并符合下列要求:①应符合国家有关规定。②宜使用一次性包装。③医护人员对选用的手消毒剂应有良好的接受性,手消毒剂无异味、无刺激性等。④易挥发的醇类产品开瓶后使用有效期不超过 30 天;不易挥发的产品开瓶后使用有效期不超过

60 天。

（6）手卫生设施的设置位置应方便医护人员、患者和陪护人员使用,应有醒目、正确的手卫生标识,包括洗手流程图或洗手图示等。

三、手卫生应遵循的原则

（一）基本要求

（1）手部指甲长度不应超过指尖。

（2）手部不应戴戒指等装饰物。

（3）手部不应戴人工指甲、涂抹指甲油等指甲装饰物。

（二）洗手、卫生手消毒应遵循的原则

（1）当手部有血液或其他体液等肉眼可见的污染时,应用肥皂（皂液）和流动水洗手。

（2）手部没有肉眼可见污染时,宜使用速干手消毒剂消毒双手代替洗手。

（3）接触患者的血液、体液、分泌物、排泄物及被传染性致病微生物污染的物品后,或直接为传染病患者进行检查、治疗、护理或处理传染患者污物之后,应先洗手,然后进行卫生手消毒。

四、洗手指征

（1）直接接触每个患者前后,从同一患者身体的污染部位移动到清洁部位时。

（2）接触患者黏膜、破损皮肤或伤口前后,接触患者的血液、体液、分泌物、排泄物、伤口敷料等之后。

（3）穿脱隔离衣前后,摘手套后。

（4）进行无菌操作、接触清洁、无菌物品之前。

（5）接触患者周围环境及物品后。

（6）处理药物或配餐前。

五、洗手方法

（1）在流动水下,使双手充分淋湿。

（2）取适量肥皂（皂液）,均匀涂抹至整个手掌、手背、手指和指缝。

（3）认真揉搓双手至少 15 秒,应注意清洗双手所有皮肤,包括指背、指尖和指缝,按六步洗手步骤认真揉搓,具体揉搓步骤如下（图 7-1）:①掌心相对,手指并拢,相互揉搓。②手心对手背沿指缝相互揉搓,交换进行。③掌心相对,双手交叉指缝相互揉搓。④弯曲手指使关节在另一手掌心旋转揉搓,交换进行。⑤右手握住左手大拇指旋转揉搓,交换进行。⑥将 5 个手指尖并拢放在另一手掌心旋转揉搓,交换进行。

（4）在流动水下彻底冲净双手,擦干,取适量护手液护肤。

（5）如为手拧式水龙头,则应采用防止手部再污染的方法关闭水龙头。

六、卫生手消毒方法

医护人员卫生手消毒应遵循以下方法。

（1）取适量的速干手消毒剂于掌心。

（2）严格按照六步洗手法的揉搓步骤进行揉搓,作用时间 1 分钟。

(3)揉搓时保证手消毒剂完全覆盖手部皮肤,直至手部干燥。

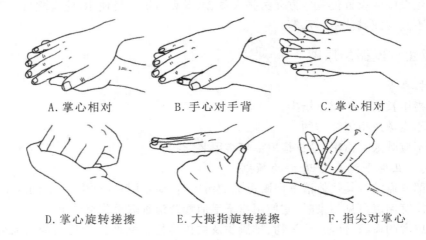

A.掌心相对　　　　B.手心对手背　　　　C.掌心相对

D.掌心旋转搓擦　　E.大拇指旋转搓擦　　F.指尖对掌心

图 7-1　六步洗手步骤

七、外科手消毒方法

应遵循先洗手后消毒的原则,不同患者手术之间、手套破损或手被污染时、术中更换手术衣时应重新进行外科手消毒。方法如下。

(1)修剪指甲,挫平甲缘,清除指甲下的污垢。

(2)流动水下冲洗双手、前臂和上臂下 1/3。

(3)取适量的皂液或其他清洗剂按六步洗手法清洗双手、前臂和上臂下 1/3,用无菌巾擦干。

(4)取适量的手消毒剂按六步洗手法揉搓双手、前臂和上臂下 1/3,至消毒剂干燥。

（袁魁远）

第二节　医疗用品管理

一、概念

(1)清洁:去除物体表面的有机物、无机物和可见污染物的过程。

(2)清洗:去除诊疗器械、器具和物品上污物的全过程,流程包括冲洗、洗涤、漂洗和终末漂洗。

(3)消毒:清除或杀灭传播媒介上病原微生物,使其达到无害化的处理。

(4)灭菌:杀灭或清除医疗器械、器具和物品上一切微生物的处理。

二、消毒灭菌作用水平及方法

根据消毒因子的适当剂量(浓度)或强度和作用时间对微生物的杀灭能力,可将其分为 4 个作用水平的消毒方法。

（一）灭菌法

可杀灭一切微生物（包括细菌芽孢）达到灭菌保证水平的方法。耐高温、耐湿的物品和器材首选高压蒸汽灭菌法或干热灭菌。怕热、忌湿物品和器材，应选择低温灭菌法消毒灭菌。

（二）高水平消毒

杀灭一切细菌繁殖体包括分枝杆菌、病毒、真菌及其孢子和绝大多数细菌芽孢，达到高水平消毒的方法。

物理方法：热力、电离辐射、微波、紫外线等。

化学方法：含氯消毒剂、戊二醛、过氧乙酸、臭氧、过氧化氢等。

（三）中水平消毒

杀灭除细菌芽孢以外的各种病原微生物，包括分枝杆菌，达到消毒要求的方法。

物理方法：超声波。

化学方法：碘类、醇类、酚类。

（四）低水平消毒

能杀灭细菌繁殖体（分枝杆菌除外）和亲脂病毒，达到消毒要求的方法。

物理方法：通风换气、冲洗。

化学方法：单链季铵盐类（苯扎溴铵等）、双胍类、中草药消毒剂及金属离子消毒剂等。

三、医疗用品危险度分类及管理

根据物品污染后导致感染的风险高低及在患者使用之前的消毒和灭菌要求而进行医疗物品危险度分类。

（一）高度危险性物品

进入人体无菌组织、器官、脉管系统，或有无菌体液从中流过的物品或接触破损皮肤、破损黏膜的物品。如手术器材、穿刺针、腹腔镜、心脏导管、植入物、活检钳、输液（血）器材、注射药物和液体、透析器、血制品、导尿管、膀胱镜等采用灭菌方法，达到灭菌水平。

（二）中度危险性物品

与完整黏膜相接触，而不进入人体无菌组织、器官和血流，也不接触破损皮肤、破损黏膜的物品。如呼吸机管道、胃肠道内镜、麻醉机管道、肛门直肠压力测量导管等。可选用中水平消毒法。但消毒要求并不相同，如气管镜、喉镜、口表、肛表、压舌板等必须达到高水平消毒。

（三）低度危险性物品

与完整皮肤接触而不与黏膜接触的器材。如毛巾、脸盆、便器、痰盂（杯）、地面；餐具、茶具；墙面、床旁桌、病床及围栏、床面、被褥；听诊器、血压计袖带等。可用低水平消毒法或只作一般清洁处理，仅在特殊情况下，才需做特殊的消毒要求。

四、无菌物品管理和使用要求

（一）无菌物品管理要求

(1)无菌物品存放间应保持环境清洁，有独立的储备空间，温度≤24 ℃，相对湿度≤70％。

(2)无菌物品应分类放置，固定位置，标识清楚。

(3)无菌物品存放柜应距地面高度≥20 cm，距离墙≥5 cm，距离天花板≥50 cm。

(4)接触无菌物品前应洗手或手消毒。

(5)无菌物品存放有效期:储存环境的室温低于 24 ℃,且湿度低于 70% 时,使用纺织品包装的无菌物品有效期宜为 14 天,未达到此标准时,有效期宜为 7 天。医用一次性纸袋包装的无菌物品,有效期宜为 1 个月;使用一次性医用皱纹纸、一次性纸塑袋、医用无纺布、硬质容器包装的无菌物品,有效期宜为 6 个月。

(6)无菌物品应遵循先进先出的使用原则。

(二)无菌物品使用要求

(1)无菌物品按灭菌日期依次放入专柜,过期应重新进入标准清洗、消毒、灭菌程序。

(2)无菌物品必须一人一用一灭菌。

(3)无菌持物钳在干燥的无菌持物钳罐内保存,每 4 小时更换 1 次,或采用一次性单包装镊子备用;无菌干燥敷料罐、无菌治疗巾包、器械盒开启后应注明开启时间,并在 24 小时内更换,进行消毒灭菌。如内置消毒液的无菌敷料罐(乙醇棉球、碘伏棉球)应每周消毒 2 次。

(4)抽吸的药液(放置在无菌环境下)及配制好的静脉输注用无菌液体,超过 2 小时后不得使用。启封抽吸的各种溶媒超过 24 小时不得使用,宜采用小包装。

(5)一次性小包装的皮肤消毒剂应注明开启日期或失效日期,有效期 1 周,使用后立即加盖,保持密闭;重复使用的盛放消毒剂的容器,应每周清洁、消毒 1 次,并达到相应的消毒与灭菌水平。对于性能不稳定的消毒剂如含氯消毒剂,配制后使用时间不应超过 24 小时。

(6)无菌棉签宜使用小包装。打开小包装后注明开启时间,不得超过 4 小时。

(7)任何种类的无菌物品及化学消毒剂均在有效期内使用。

(8)一次性物品必须一次性使用,不得复用。

五、重复使用后的诊疗器械、器具及物品处理管理要求

(1)病房使用后的器械、器具及物品不得在病区内清点。无明显污染的器械、器具及物品直接置于封闭的容器中,对沾染血液、脓液及污染严重的器械,使用者立即进行初步冲洗处理并密闭放置。不能及时回收者应采用多酶或保湿清洗液(按厂家说明书要求配制)喷洒在器械表面并放置密闭容器中,防止干燥,由消毒供应中心集中回收处理。

(2)被朊病毒、气性坏疽、破伤风及突发原因不明的传染病病原体污染的可重复使用的诊疗器械、器具和物品,应使用双层黄色医疗废物包装袋封闭包装并标明感染性疾病的名称,由消毒供应中心单独回收处理。原因不明的传染病病原体污染的手术器械、器具与物品其消毒的原则为:在传播途径不明时,应按照多种传播途径,确定消毒的范围和物品;按病原体所属类别中抵抗力最强的微生物,确定消毒的剂量(可按杀灭芽孢的剂量或浓度确定,如含有效氯 2 000~5 000 mg/L 的消毒液浸泡 30 分钟可杀灭细菌芽孢);医护人员做好职业防护。

(3)氧气吸入装置及湿化瓶处置:①湿化液应采用新制备的冷开水/新制备的蒸馏水,24 小时更换 1 次,储存容器每周消毒 1 次。②采用鼻导管持续吸氧患者应每日更换鼻导管 1 次,鼻塞导管吸氧患者每 3 天更换 1 次。③非一次性湿化瓶清洗干净后,首选湿热消毒或采用含有效氯 500 mg/L 的消毒液浸泡 30 分钟,用新制备的白开水或无菌水冲净晾干备用,每周消毒 2 次。如停止吸氧时应及时消毒,干燥保存。一次性湿化瓶每 3 天更换 1 次并注明更换时间。④连续使用面罩吸氧,吸氧面罩每日更换 1 次。

(4)超声雾化器具处置:面罩与螺纹管一人一用一消毒,用后清洗干净,首选湿热消毒,化学消毒可选含有效氯 500 mg/L 的消毒液浸泡 30 分钟(感染患者应采用含有效氯 1 000 mg/L

的消毒液），清水洗净晾干，清洁保存备用；或使用75％乙醇作用5分钟，晾干清洁保存备用。氧气雾化器药杯专人专用，用后清洗干净，干燥保存。

（5）简易呼吸器用后处理：简易呼吸器使用后可放至盒内，送消毒供应中心处理。无条件者可在病房处置室处理，其方法如下：操作者戴一次性手套在流动水下冲洗分泌物，松解各部件，并充分浸泡于含有效氯500～1 000 mg/L的消毒液中30分钟，取出后在流动水下反复冲洗；储氧袋采用含有效氯500～1 000 mg/L的消毒液擦拭消毒，然后在流动水下冲净，各部件均干燥后保存于清洁盒内。

（6）吸引器瓶用后处理：用后冲洗干净，浸泡于含有效氯500～1 000 mg/L的消毒液中30分钟，取出后在流动水下反复冲洗，干燥备用。

（7）体温计消毒及检查方法：体温计应一人一用，用后消毒。凡接触黏膜的口表、肛表应采用高水平消毒，用后浸泡于含有效氯1 000～1 500 mg/L的消毒液中30分钟，取出后在流动水下反复冲洗，干燥备用；腋下使用的体温计只接触皮肤可采用中水平消毒，用后完全浸泡于75％乙醇中30分钟，取出后干燥备用。乙醇应每周更换1次，容器每周清洁、消毒1次。

在使用新的体温计前及每周消毒体温计后，应校对其准确性，其方法为将全部体温计甩至35 ℃以下，于同一时间放入已测好的35～40 ℃以下的水中，3分钟后取出检视，凡误差在0.2 ℃以上或玻璃管有裂痕者，不能再使用；合格的体温计干燥后放入容器内备用。体温计数量较多时应分批次检查，保证检查的准确性。

（8）止血带应保持洁净，每日用后集中清洁处置，干燥保存。隔离患者必须专用，每次用后采用含有效氯1 000 mg/L的消毒液浸泡30分钟后用清水冲净晾干，干燥保存。

（9）接触完整皮肤的医疗器械、器具及物品，如听诊器、监护仪导联、血压计袖带等，应保持清洁，被污染时应及时清洁与消毒。隔离患者必须专用，出院或转科后采用含有效氯1 000 mg/L的消毒液浸泡30分钟，清水洗后晾干。

（10）治疗车上物品应摆放有序，上层放置清洁与无菌物品，下层放置使用后物品；治疗车应配备速干手消毒剂，每天进行清洁与消毒，遇污染随时进行清洁与消毒。

（11）床单位的消毒要求：①患者住院期间地面及床单位的床体、床旁桌、床旁椅（凳）等表面无明显污染时，每日采用湿式清洁；当受到血液、体液等明显污染时，先用吸湿材料去除可见污染物，再清洁和消毒。出院时进行终末消毒，消毒方法采用含有效氯500 mg/L的消毒液或季铵盐类物体表面消毒剂擦拭，并用床单位消毒器进行消毒。感染高风险的部门，如重症监护病房、新生儿室、血液净化病房、产房、手术部等，地面与物体表面应保持清洁、干燥，每天进行消毒，遇明显污染物时随时去污、清洁与消毒。地面采用含有效氯500 mg/L的消毒液擦拭，作用30分钟。物体表面消毒方法和地面或采用1 000～2 000 mg/L季铵盐类消毒液擦拭。使用清洁或消毒布巾擦拭时，不同患者床单位的物品之间应更换布巾。各种擦拭布巾应分区域使用，用后统一清洗消毒，干燥备用。②患者的床上用品如床单、被套、枕套等，应一人一更换；住院时间超过1周时应每周更换；遇污染时及时更换。更换后的用品应及时清洗与消毒。③床单位使用的被芯、枕芯、床垫、床褥等每年定期清洗与消毒；遇污染及时更换，清洗与消毒。④病床隔帘根据使用频率每3～6个月清洗消毒1次，遇污染及时清洗消毒。

（12）患者生活卫生用品清洁与消毒：生活卫生用品如毛巾、面盆、痰盂（杯）、便器、餐饮具等，应保持清洁，个人专用，定期消毒；患者出院、转院或死亡后应对其使用过的生活卫生用品进行终末消毒。有条件的病区污染间可配置便器清洗消毒器。

（袁魁远）

第三节　医院环境管理

医院环境卫生管理是医院管理的重要部分,其作用是减少或控制污染源的扩散,保障医院患者、工作人员、社会人群免受有害因素的侵袭和影响,保证医院安全。

一、医院环境感染危险度分类及管理

医院内部环境感染危险度分区,应依据是否有患者存在及是否存在潜在的被患者血液、体液、分泌物、排泄物等污染的可能而进行划分,并针对不同环境感染危险度采取相应的环境清洁卫生等级管理。一般按风险等级划分为低度风险区域、中度风险区域和高度风险区域。不同风险区域相应等级的环境清洁与消毒管理具体要求如下。

（一）低度风险区域

1.环境清洁等级分类

清洁级。

2.定义及范围

基本没有患者或患者只作短暂停留的区域。患者血液、排泄物、分泌物等体液对环境或物表的污染主要以点污染为主。如行政管理部门、图书馆、会议室、病案室等。

3.方式

湿式卫生。

4.频率

1～2次/天。

5.标准

要求达到区域内环境干净、干燥、无尘、无污垢、无碎屑、无异味等。

（二）中度风险区域

1.环境清洁等级分类

卫生级。

2.定义及范围

有普通患者居住,患者体液、血液、分泌物、排泄物对环境表面存在潜在污染可能性的区域。如普通住院患者、门诊科室、功能检查室等。

3.方式

湿式卫生,可采用清洁剂辅助清洁。

4.频率

2次/天。

5.标准

要求达到区域内环境表面菌落总数≤10 CFU/cm²,或自然菌减少一个对数值以上。

(三)高度风险区域

1.环境清洁等级分类

消毒级。

2.定义及范围

有感染或定植患者居住的区域及高度易感患者采取保护性隔离措施的区域,如感染性疾病病房、手术室、产房、重症监护病房、器官移植病房、烧伤科病房、新生儿病房、导管室、腔镜室、血液透析室及普通病房的隔离病房等。

3.方式

湿式卫生,可采用清洁剂辅助清洁;高频接触的环境表面,实施中、低水平消毒。

4.频率

≥2次/天。

5.标准

要求达到区域内环境表面菌落总数Ⅰ、Ⅱ类环境≤5 CFU/cm²,Ⅲ、Ⅳ、类环境≤10 CFU/cm²。

二、医院治疗环境类别及管理

医院治疗环境分为4个类别,对不同类别的治疗环境应制订相应的管理方法及卫生学标准,以达到医院感染控制管理的要求。

(一)Ⅰ类环境管理要求

1.Ⅰ类环境

采用空气洁净技术的诊疗场所,分洁净手术部和其他洁净场所。

2.Ⅰ类环境卫生标准

空气平均菌落数空气采样器法检测≤150 CFU/m³,平板暴露法检测≤4 CFU/(Ⅲ·30分钟),物体表面平均菌落数≤5 CFU/cm²。

3.Ⅰ类环境的空气消毒方法

采用空气净化技术,把手术环境空气中的微生物粒子及微粒总量降到允许水平,达到Ⅳ级及以上洁净度要求。

(二)Ⅱ类环境管理要求

1.Ⅱ类环境

Ⅱ类环境包括非洁净手术室,产房,导管室,血液病病区、烧伤病区等保护性隔离病区,重症监护病区,新生儿室等。

2.Ⅱ类环境卫生标准

要求空气平均菌落数≤4 CFU/(Ⅲ·15分钟),物体表面平均菌落数≤5 CFU/cm²。

3.Ⅱ类环境的空气消毒方法

室内应定时清洁、通风换气,必要时可采用下述空气消毒方法。

(1)循环风紫外线空气消毒器:适用于有人状态下室内空气的消毒。这种消毒器由高强度紫外线灯和过滤系统组成,可有效地杀灭进入消毒器空气中的微生物,并有效地滤除空气中的尘埃粒子。使用方法应遵循产品的使用说明,在规定的空间内正确安装使用。消毒时应关闭门窗,进风口、出风口不应有物品覆盖或遮挡。

(2)静电吸附式空气消毒器:适用于有人状态下室内空气的净化。这类消毒器采用静电吸附和过滤材料,消除空气中的尘埃和微生物。使用方法应遵循产品的使用说明,在规定的空间内正确安装使用。消毒时应关闭门窗,进风口、出风口不应有物品覆盖或遮挡,消毒器的循环风量(m^3/h)要大于房间体积的 8 倍以上。

(3)紫外线空气消毒:适用于无人状态下的室内空气消毒。紫外线灯采用悬吊式或移动式直接照射。安装时紫外线灯(30 W 紫外线灯,在 1 m 处的强调应>70 $\mu W/cm^2$)应≥1.5 W/m^3,照射时间≥30 分钟,室内温度<20 ℃或>40 ℃时,或相对湿度>60%时,应适当延长照射时间。应保持紫外线灯表面清洁,每周用 75%(体积比)的乙醇纱布擦拭 1 次,发现灯管表面有灰尘、油污应及时清除。

(4)化学消毒方法:①超低容量喷雾法适用于无人状态下的室内空气消毒。将消毒液雾化成 20 μm 以下的微小粒子,在空气中均匀喷雾,使之与空气中微生物颗粒充分接触,以杀灭空气中微生物。采用 3%过氧化氢、5 000 mg/L 过氧乙酸、500 mg/L 二氧化氯等消毒液,按照 20～30 mL/m^3 的用量加入电动超低容量喷雾器中,接通电源,即可进行喷雾消毒。消毒前关好门窗,喷雾时按先上后下、先左后右、由里向外,先表面后空间,循序渐进的顺序依次均匀喷雾。作用时间:过氧化氢、二氧化氯为 30～60 分钟,过氧乙酸为 60 分钟。消毒完毕,打开门窗彻底通风。喷雾时消毒人员应做好个人防护,佩戴防护手套、口罩,必要时戴防毒面具,穿防护服。喷雾前应将室内易腐蚀的仪器设备,如监护仪、显示器等物品盖好。②熏蒸法适用于无人状态下的室内空气消毒。利用化学消毒剂具有的挥发性,在一定空间内通过加热或其他方法使其挥发达到空气消毒。采用 0.5%～1%(5 000～10 000 mg/L)过氧乙酸水溶液(1 g/m^3)或二氧化氯(10～20 mg/m^3)加热蒸发或加激活剂;或采用臭氧(20 mg/m^3)熏蒸消毒。消毒剂用量、消毒时间、操作方法和注意事项等应遵循产品的使用说明。消毒前应关闭门窗,消毒完毕,打开门窗彻底通风。消毒时房间内温度和湿度应适宜,盛放消毒液的容器应耐腐蚀,大小适宜。

(三)Ⅲ类环境管理要求

1.Ⅲ类环境

Ⅲ类环境包括母婴同室,消毒供应中心的检查包装灭菌区和无菌物品存放区,血液透析中心(室),其他普通住院病区等。

2.Ⅲ类环境卫生标准

要求空气平均菌落数≤4 CFU/(皿·5分钟),物体表面平均菌落数≤10 CFU/cm^2。

3.Ⅲ类环境的空气消毒方法

室内应定时清洁、通风换气,必要时可采用上述空气消毒方法。

(四)Ⅳ类环境管理要求

1.Ⅳ类环境

Ⅳ类环境包括普通门(急)诊及其检查、治疗室,感染性疾病科门诊和病区。感染性疾病科的设置要相对独立,内部结构做到布局合理,分区清楚,便于患者就诊,并符合医院感染预防与控制要求。二级综合医院感染性疾病科门诊应设置独立的挂号收费室、呼吸道(发热)和肠道疾病患者的各自候诊区和诊室、治疗室、隔离观察室、检验室、放射检查室、药房(或药柜)、专用卫生间;三级综合医院感染性疾病科门诊还应设置处置室和抢救室等。感染性疾病科门诊应配备必要的医疗、防护设备和设施。设有感染性疾病病房的,其建筑规范、医疗设备和设施应符合国家有关规定。

2.Ⅳ类环境卫生标准

要求空气平均菌落数≤4 CFU/(皿·5分钟),物体表面平均菌落数≤10 CFU/cm^2。

3.Ⅳ类环境的空气消毒方法

加强环境的卫生清洁和通风换气,必要时可采用上述空气消毒方法。呼吸道传染病患者所处场所宜采用负压隔离病房。条件受限制的医院可采用通风包括自然通风和机械通风,宜采用机械排风。或选用安装空气净化消毒装置的集中空调通风系统。

三、医院环境感染与控制管理要求

医院环境、物体表面污染已成为各种病原体储存的空间。人们可以通过诊疗、生活接触等方式成为感染的传播来源,因此,医院环境、物体表面的清洁与消毒应作为医院感染预防与控制的重要环节。地面和物体表面应保持清洁,当遇到明显污染时,应及时进行消毒处理,所用消毒剂应符合国家相关要求。

(一)地面的清洁与消毒

地面无明显污染时,采用湿式清洁。当地面受到患者血液、体液等明显污染时,先用吸湿材料去除可见的污染物,再清洁和消毒。

(二)物体表面的清洁与消毒

室内用品如桌、椅、床旁桌等的表面无明显污染时,采用湿式清洁。当地面受到明显污染时,先用吸湿材料去除可见的污染物,然后再清洁和消毒。

(1)环境物体表面根据手的接触频率分为手低频率接触表面和手高频率接触表面。对于高频率接触的物体表面如门把手、床栏、床旁桌椅、遥控器、设备开关、调节按钮和卫生间的环境表面等,应更加频繁地进行清洁与消毒。对高频接触、易污染、难清洁与消毒的表面,可采取屏障保护措施,如使用塑料薄膜、铝箔等覆盖物,并实行一用一更换。邻近患者诊疗区域手高频接触的物体表面,建议采用目测法、化学法(荧光标记法、荧光粉剂法、ATP法)、微生物法等清洁质量监测方法,确保环境控制持续有效。

(2)实施环境表面清洁单元化,指在终末及日常清洁时,以邻近患者区域内所有高频接触的环境物体表面作为独立区域进行清洁,要求湿式打扫避免扬尘,擦拭物体表面的布巾不同患者之间和洁污区域之间应更换,擦拭地面的地巾不同病房及区域之间应更换。用后集中清洗、消毒、干燥保存。清洁剂/消毒剂应按单元使用,现用现配,使用后立即更换。对于接触隔离的患者,宜每一位患者为清洁单元,若接触隔离预防的患者处于同一病区,视该病区为清洁单元。

推荐使用一次性消毒湿巾,避免交叉传播。一次性使用消毒湿巾用后按医疗废物处置。

(3)清洁病房或诊疗区域时,应有序进行,由上而下,由里到外,由轻度污染到重度污染;有多名患者共同居住的病房。应遵循清洁单元化操作。

(4)环境物体表面如有少量血液、体液、分泌物、排泄物等感染性物质小范围污染时,应立即进行清洁和消毒处理,避免污染物因干燥而凝固在物体表面而形成生物膜。如污染量较大时,应使用吸湿材料进行清理后,再行清洁与消毒,以此减少清洁过程被感染的危险,使用后按医疗废物处置。

(5)医疗设备表面清洁与消毒:是指各种医疗仪器、设备,如血液净化机、X线机、仪器车和牙科治疗椅等的手柄、监护仪、呼吸机、麻醉机、血压计袖带、听诊器等物体表面,这些仪器通常直接或间接地与健康完整的皮肤相接触,因此属于低度危险性物品,使用后立即清洁或低水平消毒。接触隔离患者的低度危险设备宜专人专用。

(6)使用中的新生儿床和保温箱内表面,日常清洁应以清水为主,不应使用任何消毒剂。若需进行终末消毒后应用清水彻底冲净,干燥备用。

(7)患者出院、转出、死亡后,应对环境、物体表面实施终末清洁与消毒,彻底清除传染性病原体,如多重耐药菌。

(8)不要使用高水平消毒剂或灭菌剂对环境进行消毒,不得在患者诊疗区域采用消毒剂进行环境喷雾消毒。

(三)感染高风险的部门其地面和物体表面的清洁与消毒

感染高风险的部门如手术部、产房、导管室、洁净病房、骨髓移植病房、器官移植病房、重症监护病房、新生儿室、血液透析病房、烧伤病房、感染疾病科、口腔科、检验科等病房与部门的地面与物体表面,应保持清洁、干燥,每天进行消毒,遇明显污染时去污、清洁与消毒。地面消毒采用含有效氯 500 mg/L 的消毒液擦拭,作用 30 分钟。物体表面消毒方法同地面或采用 1 000～2 000 mg/L 季铵盐消毒液擦拭。

避免在重点区域如烧伤病房、手术部、重症监护室和实验室等使用地垫,以防发生血液、体液等污染,不宜清洁与消毒。

(四)清洁工具的消毒

应分区使用,实行颜色标记。擦拭布巾用后清洗干净,在含有效氯 250 mg/L 的消毒液(或其他有效消毒液)中浸泡 30 分钟,冲净消毒液,干燥备用。地巾用后清洗干净,在含有效氯 500 mg/L 的消毒液中浸泡 30 分钟,冲净消毒液,干燥备用。或采用自动清洗与消毒,将使用后的布巾、地巾等物品放入清洗机内,按照清洗器产品的使用说明进行清洗与消毒,一般程序包括水洗、洗涤剂洗、清洗、消毒、烘干,取出备用。

(袁魁远)

第四节　医院卫生学监测

一、环境卫生学监测时间

Ⅰ、Ⅱ类环境区域每月 1 次,Ⅲ类环境区域每季度 1 次,但Ⅲ类环境区域中的普通住院病区不做常规监测。当怀疑医院感染暴发与空气、物体表面、医护人员手、消毒剂等污染有关时,应对空气、物体表面、医护人员手、消毒剂等进行监测,并针对目标微生物进行检测。

手术部空气卫生学效果监测:每季度抽测≥25%;采用洁净技术净化手术部,不同净化级别手术间,每月抽测,每季度抽测总数≥25%;并保证每一手术间及洁净辅助用房每年至少监测1 次。手术人员手卫生效果监测:每月抽测人数应不少于日平均手术量医护人员总数的 1/10。

二、采样和监测原则

(1)采样后应尽快对样品进行相应指标的检测,送检时间不得超过 4 小时;若样品保存于0～4 ℃时,送检时间不得超过 24 小时。

(2)监测结果如不符合卫生学标准,应查找原因,重新消毒后采样复验,直到达到卫生学标准。

(3)若在疑似暴发流行时,则尽可能对未消毒处理的现场进行采样,并增加采样点。

三、环境卫生学监测方法

（一）空气微生物污染检查方法

1.采样时间

Ⅰ类环境在洁净系统自净后与从事医疗活动前采样；Ⅱ、Ⅲ、Ⅳ类环境在消毒或规定的通风换气后与从事医疗活动前采样。采样前关闭门窗，在无人走动的情况下，静止10分钟后进行采样。

2.检测方法

（1）Ⅰ类环境可选择平板暴露法和/或空气采样器法。空气采样器法可选择六级撞击式空气采样器或其他经验证的空气采样器。检测时将采样器置于室内中央0.8~1.5 m高度，按采样器使用说明书操作，每次采样时间不应超过30分钟。房间>10 m²者，每增加10 m²增设一个采样点。

（2）Ⅱ、Ⅲ、Ⅳ类环境采用平板暴露法：室内面积≤30 m²，设内、中、外对角线3点，内、外点的布点位置应距墙壁1 m处；室内面积>30 m²，设4角及中央5点，4角的布点位置应距墙壁1 m处（图7-2，图7-3）；将普通营养琼脂平皿（θ90 mm）放置各采样点，采样高度为距地面0.8~1.5 m；采样时将平皿盖打开，扣放于平皿旁，暴露规定时间（Ⅱ类环境暴露15分钟，Ⅲ、Ⅳ类环境暴露5分钟）后盖上平皿盖及时送检。

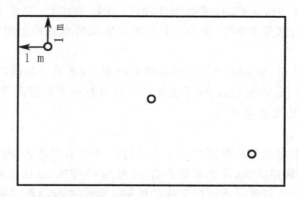

图7-2 Ⅱ、Ⅲ、Ⅳ类环境面积≤30 m²:3 点

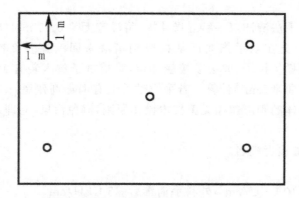

图7-3 Ⅱ、Ⅲ、Ⅳ类环境面积>30 m²:5 点

（3）用记号笔在平皿底部记录所在采样点的位置。

3.化验单填写要求

应注明采样时间、标本名称、地点、暴露时间。

（二）物体表面微生物污染检查方法

1.采样时间

潜在污染区、污染区消毒后采样。清洁区根据现场情况确定。

2.采样面积

被采表面<100 cm²，取全部表面；被采表面≥100 cm²，取 100 cm²。

3.采样方法

用 5 cm×5 cm 灭菌规格板放在被检物体表面，用浸有无菌 0.03 mol/L 磷酸盐缓冲液或生理盐水采样液的棉拭子一支，在规格板内横竖往返各涂抹 5 次，并随之转动棉拭子，连续采样 1～4 个规格板面积，剪去手接触部分，将棉拭子投入装有 10 mL 采样液的试管中送检。门把手等小型物体则采用棉拭子直接涂抹物体采样。若采样物体表面有消毒剂残留时，采样液应含相应中和剂。

4.采样内容

应根据科室工作特点，重点监测与患者皮肤、黏膜密切接触易造成医院感染的医疗、护理用品，如治疗台、雾化器、氧气湿化瓶、呼吸机用具、治疗用水、体温计、新生儿保温箱、奶瓶、新生儿磅秤、眼科受水器、病床、床旁桌椅等，原则上是根据科室的特点选择监测对象。

5.化验单填写要求

应注明采样时间、地点、被采样物品的名称及采样面积（被采样品面积不足 4 个规格板，可采 1～3 个规格板，但应注明采样面积，以便于微生物室计算物体表面菌落数）。

（三）医护人员手卫生检查方法

1.采样时间

应在手卫生后，接触患者或从事医疗活动前采样。每月对手术部，每季度对产房、导管介入室、层流洁净病房、骨髓移植病房、器官移植病房、重症监护病房、新生儿室、母婴室、血液透析病房、烧伤病房、感染疾病科、口腔科等部门工作的医护人员手进行消毒效果的监测；当怀疑医院感染暴发与医护人员手卫生有关时，应及时进行监测，并进行相应致病性微生物的检测。

2.采样方法

被检者采用六步洗手法清洁双手后五指并拢，将浸有无菌 0.03 mol/L 磷酸盐缓冲液或生理盐水采样液的棉拭子一支在双手指曲面从指跟到指端来回涂擦各 2 次（一只手涂擦面积约 30 cm²），并随之转动采样棉拭子，剪去手接触部位，将棉拭子放入装有 10 mL 采样液的试管内送检。采样面积按平方厘米（cm²）计算。若采样时手上有消毒剂残留，采样液应含相应中和剂。如使用棉拭子与试管一体的则应遵循无菌技术操作原则，避免污染，立即送检。

3.化验单填写

应注明采样时间、被检者姓名。

4.卫生学监测标准

洗手及手消毒后≤10 CFU/cm²，外科手消毒后≤5 CFU/cm²。

四、紫外线灯监测

（一）监测方法

1.紫外线辐射强度监测

新灯管功率为 30 W、40 W 时辐射强度必须≥90 μW/cm²，每年监测 1 次；辐射强度 80～89 μW/cm²，每半年监测 1 次；辐射强度 70～79 μW/cm²，每季度监测 1 次；当辐射强度＜70 μW/cm²，应更换紫外线灯管。

2.紫外线灯时间监测

使用紫外线进行空气消毒时，如没有紫外线辐射强度监测设备，应登记每支紫外线灯的起始及累计使用时间，超过时限（累计 1 000 小时）应及时更换。

（二）注意事项

（1）紫外线灯管的购置应符合国家规范要求。

（2）应保持紫外线灯管表面的清洁，每周及监测前用 75％乙醇擦拭灯管。

（3）紫外线辐射强度监测应由专人进行。紫外线辐照计应在计量部门检定的有效期内使用；紫外线监测指示卡应取得国家卫生行政部门的许可批件，并在产品有效期内使用。

（4）每次监测后记录监测时间及强度。

（5）更换紫外线灯管应记录更换时间。

（袁魁远）

第五节　医院隔离技术

一、概念

（一）隔离

采用各种方法、技术，防止病原体从患者及携带者传播给他人的措施。

（二）标准预防

针对医院所有患者和医护人员采取的一组预防感染措施，包括手卫生，根据预期可能的暴露选用手套、隔离衣、口罩、护目镜或防护面罩，以及安全注射，也包括穿戴合适的防护用品处理患者环境中污染的物品与医疗器械。标准预防是基于患者的血液、体液、分泌物（不包括汗液）、排泄物、非完整皮肤和黏膜均可能含有感染性因子的原则。

（三）个人防护用品

用于保护医护人员避免接触感染性因子的各种屏障用品，包括医用外科口罩、手套、护目镜、防护面罩、防水围裙、隔离衣、防护服、防水胶鞋、呼吸保护器等。

二、不同传播途径疾病的隔离与预防

（一）隔离原则

（1）在标准预防的基础上，医院应根据疾病的传播途径（接触传播、飞沫传播、空气传播和其他途径传播),依据《医院隔离技术规范》采取相应传播途径的隔离与预防措施。

(2)隔离病室应有正确、醒目的隔离标识,并限制人员的出入。黄色为空气隔离,粉色为飞沫隔离,蓝色为接触隔离。

(3)传染病患者或可疑传染病患者应安置在单人隔离房间。受条件限制的医院,同种病原体感染的患者可安置于一室。

(4)隔离患者的物品应专人专用,定期清洁与消毒。日常工作随时做好消毒,患者出院、转院和死亡后应进行终末消毒。

(5)接触隔离患者的工作人员应按照隔离要求穿戴相应的隔离防护用品,如穿隔离衣、戴医用外科口罩、手套等,并进行手消毒。

(二)接触传播疾病的隔离与预防

经直接或间接接触传播疾病如消化道感染、多重耐药菌感染、皮肤感染等患者,在标准预防的基础上,还应采用接触传播的隔离与预防措施。

1.患者的隔离

应限制患者的活动范围,减少转运。如需要转运时,应采取有效措施,减少对其他患者、医护人员和环境表面的污染。

2.医护人员的防护

(1)接触隔离患者的血液、体液、分泌物、排泄物等物质时,应戴手套;离开隔离病室前,接触污染物品后应摘除手套,洗手和/或手消毒。手上有伤口时应戴双层手套。

(2)进入隔离病室,从事可能污染工作服的操作时,应穿隔离衣;离开病室前,脱下隔离衣,按要求悬挂,每天更换清洗与消毒,或使用一次性隔离衣,用后按医疗废物管理要求进行处置。接触甲类传染病应按要求穿防护服,离开病室前,脱去防护服,应确保工作服及皮肤不接触污染的环境表面,脱去的防护服应按医疗废物管理要求进行处置。

(三)空气传播的隔离与预防

接触经空气传播的疾病,如开放性肺结核、麻疹、水痘、流行性出血热等,在标准预防的基础上,还应采用空气传播的隔离与预防。

1.患者的隔离

(1)疑似或确诊患者宜安置在负压病房中。疑似患者应单人间安置,确诊同种病原体感染的患者可安置在同一病室,床间距不<1.2 m。

(2)当患者病情允许时,应戴医用外科口罩,定期更换,其活动宜限制在隔离病室内。

(3)应严格空气消毒。

(4)无条件收治时,应尽快转送至有条件收治经空气传播疾病的医疗机构。暂不能转出的患者,应安置在通风良好的临时留观室或空气隔离病室。

2.患者的转运

(1)应制订经空气传播疾病患者院内转运与院外转运的制度与流程。

(2)转运时工作人员应做好经空气传播疾病的个人防护,转运中避免进行产生气溶胶的操作。患者病情容许时应戴医用外科口罩。

(3)转运过程中若使用车辆,应通风良好,有条件的医院可采用负压转运车。转运完成后,及时对转运车进行终末消毒。

3.医护人员的防护

(1)应严格按照区域流程,在不同的区域,穿戴不同的防护用品,离开时按要求摘脱,并正确处理使用后物品。

(2)进入确诊或可疑传染病患者房间时,应戴帽子、医用防护口罩;进行可能产生喷溅的诊疗操作时,应戴护目镜或防护面罩,穿防护服,当接触患者及其血液、体液、分泌物、排泄物等物质时应戴手套。

(四)飞沫传播的隔离与预防

接触经飞沫传播的疾病,如开放性肺结核、麻疹、手足口病、百日咳、白喉、流行性感冒(H1N1、H2N3 等)、病毒性腮腺炎、流行性脑脊髓膜炎、炭疽、肺鼠疫、猩红热、脊髓灰质炎等,在标准预防的基础上,还应采用飞沫传播的隔离预防。

1.患者的隔离

(1)患者应安置在单人隔离房间,当条件受限时同种病原体感染的患者可安置于一室,床间距应≥1.1 m。

(2)患者病情允许时,应戴外科口罩,并定期更换。应限制患者的活动范围。

(3)患者之间、患者与探视者之间相隔距离在 1 m 以上,探视者应戴外科口罩。

(4)加强通风,或进行空气消毒。

(5)应减少转运,无条件收治时应尽快转送至有条件收治呼吸道传染病的医疗机构进行收治,并注意转运过程中医护人员的防护。

2.医护人员的防护

(1)应严格按照区域流程,在不同的区域,穿戴不同的防护用品,离开时按要求摘脱,并正确处理使用后物品。

(2)与患者近距离(1 m 以内)接触,应戴帽子、医用防护口罩;进行可能产生喷溅的诊疗操作时,应戴护目镜或防护面罩,穿防护服;当接触患者及其血液、体液、分泌物、排泄物等物质时应戴手套。

(五)其他传播途径疾病的隔离与预防

应根据疾病的特性,采取相应的隔离与防护措施。

1.患者的隔离

(1)将患者安置于有效通风的隔离病房或隔离区域内,必要时置于负压病房隔离。

(2)严格限制探视者,如需探视,探视者应正确穿戴个人防护用品,并遵守手卫生规定。

(3)限制患者活动范围,离开隔离病房或隔离区域时,应戴外科口罩。

(4)应减少转运,当需要转运时,医护人员应注意防护。

2.医护人员防护

(1)医护人员应经过专门的培训,掌握正确的防护技术,方可进入隔离病区工作。

(2)应严格按防护规定着装。不同区域应穿不同服装,且服装颜色应有区别或有明显标识。

(3)隔离区工作的医护人员应每日监测体温两次,体温超过 37.5 ℃ 及时就诊。

(4)医护人员应严格执行区域划分的流程,按程序做好个人防护,方可进入病区,下班前应沐浴、更衣后,方可离开隔离区。

(袁魁远)

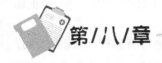

第 / 八 / 章

医 院 会 计

第一节 医院会计的概述

会计是一种经济管理活动,是因经济管理的客观需要而产生,并随着经济管理活动的发展而发展。它通过记录、计算,准确地反映和监督经济活动过程中的各种资源消耗和经营成果是会计的基本职能。会计的核算和监督是以货币为主要计量单位,以真实、合法的会计凭证为依据,具有连续性、系统性、全面性和综合性等特点。

一、会计的产生

在人类社会的生产活动中,人们一方面要创造物质财富,另一方面又要发生劳动消耗。自然人们会很关心耗费带来的成果,力求以尽可能少的劳动消耗,取得尽可能多的成果。这样就需要采取一定的方法对劳动耗费和所取得的成果进行观察、计量、记录和比较。随着生产活动的日益复杂,单凭头脑记忆已不能完成这项工作,于是就产生了原始的计量、记录行为。远在原始社会末期,我国就出现了"结绳记事""刻木记日"等原始的记录计算方法。

随着社会生产力的发展,一方面人类的生产活动出现了剩余产品;另一方面随着文字、数字和货币的出现,对生产活动的记录、计算过程也越来越复杂和专业化,于是会计活动从生产活动中逐渐独立出来,并成为一项专门的技术性工作。可以说,一定数量的剩余产品及文字、数字和货币的出现是会计产生的重要前提。

纵观古今中外和会计的发展历史可以得出以下结论。

第一,会计是适应社会生产的需要而产生的。社会存在和发展的基础是生产,而生产离不开管理,管理离不开会计。社会越进步,现代化程度越高,会计越重要。

第二,会计本身有一个不断发展、变化、提高和完善的过程。会计的发展取决于生产力水平的提高和社会制度的变革。而不同历史阶段促进会计发展的共同性因素,则是经济资源的有限性和人类对资源利用效益最大化的追求。

第三,从会计方法的发展演变来看,会计记账方法的演变过程可以概括为:叙述性记录—单式记账法—复式记账法。

二、医院会计的概念

"会计"一词从字面上解释,"会"是聚合的意思,"计"是计算的意思。清代学者焦循所著《孟子正义》一书解释道:"零星算之为计,总合算之为会。"其意思是说,岁末的全年总合计算及日常的零星计算,合起来即"会计"。虽然这种简单的字面解释无法表述会计的全部内容,但仍然概括了会计核算方面的基本特征。

会计的历史源远流长,现在人们所说的会计,是指以货币为主要计量单位,以凭证为依据,采用专门的方法,对会计主体的经济活动进行全面、综合、连续、系统的核算与监督,向有关方面提供会计信息,参与经济管理,旨在提高经济效益的一种管理活动。

(一)会计的分类

会计可以按照不同的标准进行分类,按照核算与监督的对象及内容不同,会计可以分为企业会计和预算会计。

1.企业会计

企业会计是以货币为主要计量单位,连续、系统、全面地核算与监督各类企业资金活动过程及结果的专业会计,是企业经营管理的一个重要组成部分,是一个经济信息系统。企业会计是核算与监督社会再生产过程中属于生产流通、电子商务、广告传媒等领域中的各类企业经营活动和经营结果的会计体系。企业会计包括工业企业会计、商业企业会计,交通运输企业会计、农业企业会计、旅游饮食服务企业会计、邮电通讯企业会计、施工企业会计、房地产企业会计、金融企业会计、电影新闻出版企业会计、对外经济合作企业会计等。

2.预算会计

预算会计是以货币为主要计量单位,连续、系统、全面地核算与监督各级事业单位、行政单位和财政机关预算资金活动过程及结果的专业会计,是国家预算管理的重要组成部分。预算会计是以预算管理为中心的宏观管理信息系统和管理手段,是核算与监督事业单位、行政单位预算收支和中央及地方各级政府财政总预算执行情况的会计体系。预算会计包括事业单位会计、行政单位会计和财政总预算会计等。

事业单位、行政单位和财政机关同属于非物质生产部门。其业务及资金活动过程与企业相比有较大差别。它们组织及使用的资金基本上属于社会再生产过程中分配领域的国家预算资金。因此,在会计分类上把这部分单位的会计统称为预算会计。又因为事业单位、行政单位和财政机关的业务活动与执行预算的任务不同,其会计核算的对象与具体内容也存在相应差别,故将其会计分别称为事业单位会计、行政单位会计和财政总预算会计,前两者又统称为单位预算会计。

(二)医院会计的概念

医院是以向人们提供医疗护理服务为主要工作内容的医疗机构,根据不同的标准,医院有不同的分类,本书中所指的医院是指公立医院。2010年财政部颁布的《医院财务制度》(财社〔2010〕306号)和《基层医疗卫生机构财务制度》(财社〔2010〕307号)(以下简称新财务制度)对公立医院的范围给出了明确的界定:公立医院(以下简称医院)包括综合医院、中医院、专科医院、门诊部(所)、疗养院等,不包括城市社区卫生服务中心(站)、乡镇卫生院等基层医疗卫生机构。基层医疗卫生机构的范围包括政府举办的独立核算的城市社区卫生服务中心(站)、乡镇卫生院等基层医疗卫生机构。基层医疗卫生机构主要负责提供疾病预防控制等公共卫生服务及基本医疗服务、诊疗常见病、多发病,而公立医院主要承担危重急症和疑难病症救治、科研、教学等多方面的职能。

医院是实行差额预算的卫生事业单位,医院会计制度是我国预算会计体系的重要组成部分。新财务制度第九条规定:国家对医院实行"核定收支、定项补助、超支不补、结余按规定使用"的预算管理办法。地方可结合本地实际,对有条件的医院开展"核定收支、以收抵支、超收上缴、差额补助、奖惩分明"等多种管理办法的试点。

根据会计核算、监督对象和适用范围的相关规定,医院会计属于预算会计范畴。医院会计是以货币为主要计量单位,对医院资金运动的过程及结果进行连续、系统、完整地反映和监督,向与医院有经济利益关系的各方提供所需要的会计信息、为医院内部管理者进行运营决策、编制预算及评价考核工作业绩提供重要依据的一项经济管理活动。

三、医院会计核算的对象

医院会计核算的对象是医院资金的运动。研究会计核算的对象可以使管理者对医院会计所要反映和监督的内容进行总体的了解。在各个医院里,资金运动的具体过程总是表现为各种各样众多的业务活动。医院的业务活动主要包括医疗、科研、教学,以及其他与之相关的其他活动。

为了提供医疗服务,医院需要消耗各种资源。为了取得这些资源医院就需要不断地筹集和投放资金(医院取得的补偿主要包括国家财政补助、向患者收费或医疗保险机构付费等)。将货币资金转化为各项资产,如购买药品、卫生材料、各种医疗设备等。在提供医疗服务的过程中,医院要发生各种材料的消耗,设备的磨损,同时也要发生工资的支付和其他费用的支出。这些耗费,即为物化价值和劳动价值转化为医疗劳务价值的过程。在这个过程中,医院既取得有关收入,又发生各种相关费用。医院在持续运营的过程中,收入与费用相抵后的结余即为医院的经营成果。此外,在购买物资和取得补偿的过程中,医院还会与患者、医疗保险机构、政府部门及相关单位形成各种应收应付等经济行为。

此外,医院开展的科研和教学活动也要发生资金的筹集、投放和消耗等经济行为。由此可见医院开展的医疗服务、科研和教学等活动,实际上就是一个资金运动的过程,医院会计就是要对这些经济活动进行准确地核算,从而提供完整真实的有关医院财政补助预算收支执行情况、资产负债等财务状况,以及收入、成本费用等运营成果的信息,以满足会计信息使用者的需要。医院资金运动的简化过程如图 8-1 所示。

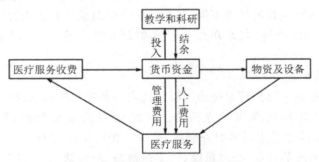

图 8-1　医院资金运动过程图

四、医院会计的职能

会计职能是指会计在企业、事业单位经济活动中所具有的对财产物资和业务收支活动进行管理方面的功能,即会计能干什么。医院会计的职能,与企业会计职能保持一致,具有反映和监督职能。

(一)反映职能

医院会计的反映职能是指会计通过确认、计量、记录、报告从数量上综合反映医院的经济活动情况,为医院的经济管理提供可靠的经济信息的功能。如对医院在开展医疗服务活动中,业务收入的取得,费用的控制,结余的计算等进行全面核算,并以会计报表或其他形式向信息使用者报告经济信息。这种反映的职能是医院会计的首要职能,也是医院会计工作的基础。其表现主要是对经济活动进行记录、计算、分类、汇总,并将经济活动的各项内容转换为会计信息,转换为能在会计报告中概括并综合反映医院财务活动状况的会计信息。

医院会计反映职能的主要特点有:①会计主要是从数量方面反映各单位的经济活动,从而为经济管理提供数据资料;②会计是对医院经济活动进行全过程的反映,即会计不仅反映过去,还要预测未来经济活动,为医院管理者进行管理经营决策服务;③会计反映具有完整性、连续性和系统性。

(二)监督职能

医院会计的监督职能是指按照经济管理的一般规律,根据政策、法律和规章制度的要求,运用会计对经济活动、单位预算执行情况反映的价值指标,按照一定的目标和要求,指导和调节经济活动的功能。与其他会计一样,会计监督是在会计反映基础上进行的,主要特点有:①会计监督主要是利用价值指标进行货币监督;②会计监督包括事前、事中和事后监督;③医院会计监督的职能也在医院会计核算的全过程中,严格按照法律、法规、预算的要求行事。医院会计与企业会计相比,由于具有使用预算资金的特征,监督的地位更为重要,其会计监督又表现为对医院会计核算过程的监督。因此,医院会计担负着会计管理的重任,它既为医院经济管理提供信息资料,又直接履行管理的职能。

反映和监督是医院会计的两个基本职能,两者之间密切联系相辅相成。反映是会计监督的基础,没有核算所提供的各种信息,监督就失去了依据;而监督又是会计核算质量的保证,只有核算,没有监督,就难以保证核算所提供信息的真实性和可靠性。在实际工作中反映和监督往往是结合在一起进行的。

会计的职能除了核算和监督两个基本职能外,还有参与经济预测、经济决策及经济活动分析等职能。

（翟　波）

第二节　医院会计的特点

医院具有公益性质,资金流量大,业务活动复杂,社会关注度较高等特点,属于国家部门预算的组成单位,其在会计主体、会计对象、会计目标等方面既有与企业、一般事业单位的相似之处,又有区别于企业、一般事业单位的明显特点，主要表现如下。

一、医院会计实行基金制会计原则

基金是指为了某种目的而设立的具有一定数量的资金。医院的资金要依据国家有关法规，以提供社会医疗服务保障为目的，必须按照规定的资金用途使用。会计核算要反映各项基金按预期目的使用的结果。

二、医院会计应遵循国家有关预算的执行规定

医院新财务制度明确规定："医院所有收支应全部纳入预算管理"，"医院要实行全面预算管理，建立健全预算管理制度，包括预算编制、审批、执行、调整、决算、分析和考核等制度"。

三、会计核算不仅要以收支结余核算为中心，同时也要求进行成本核算

回归公益性是医改对公立医院的基本定位。公立医院要具有公益性质，就要坚持以患者为中心，以服务质量为核心，但同时医院又是一个独立核算的经济组织，具有资金规模大、业务活动复杂、需要持续运营和发展等特点。医院会计核算不仅要以收支结余核算为中心，同时也要求进行成本核算。新财务制度对医院的成本核算提出了新的要求，新财务制度第二十九条规定："根据核算对象的不同，成本核算可分为科室成本核算、医疗服务项目成本核算、病种成本核算、床日和诊次成本核算。成本核算一般应以科室、诊次和床日为核算对象，三级医院及其他有条件的医院还应以医疗服务项目、病种等为核算对象进行成本核算。在以上述核算对象为基础进行成本核算的同时，开展医疗全成本核算的地方或医院，应将财政项目补助支出所形成的固定资产折旧、无形资产摊销纳入成本核算范围；开展医院全成本核算的地方或医院，还应在医疗成本核算的基础上，将科教项目支出形成的固定资产折旧、无形资产摊销纳入成本核算范围。"

四、医院会计核算基础具有特殊性

新会计制度第一部分第三条规定："医院会计采用权责发生制基础"。

一般而言，企业会计核算的对象是经营资金，以权责发生制为基础；政府及非营利组织会计核算的对象是预算资金，以收付实现制为基础。由于医院的资金来源既有预算资金，又有经营资金，为了更准确地反映医院的收支及财产状况，医院会计核算时，采用权责发生制，按照应收应付进行会计确认，组织会计核算。但对于少量特殊的业务，如预算资金、科教资金等采用特殊的确认基础。

从总体上看，公立医院确认各项业务收入，应当以权责发生制为基础。而财政补助收入和科教项目收入则以收付实现制为补充。由于基层医疗卫生机构的特殊性，基层卫生机构会计制度第一部分第四条规定，基层卫生机构会计核算实行收付实现制。因此，医院会计核算的基础属于特殊的权责发生制。

五、对某些会计事项进行了特殊的限定和处理

(一)严格限制医院对外投资的范围

新财务制度对医院的对外投资进行了严格限制，规定医院可以在保证正常运转和事业发展的前提下，投资范围仅限于对医疗服务相关领域，且除允许进行购买国家债券等投资外，不允许

从事股票、期货、基金、企业债券等对外投资。因此,医院存在对外投资和投资收益的核算,但其核算内容相对企业而言要少得多。

(二)长期股权投资在持有期间采用成本法进行核算

新财务制度将对外投资按照投资回收期的长短分为长期投资和短期投资,对投资收益的确认仍然沿袭了《事业单位会计准则》的做法,虽然要求在新旧制度衔接时对长期债权投资进行追溯调整并补计长期债权利息,但对长期股权投资并未要求按权益法在会计期末以被投资单位的账面净资产价值与所占股份比例计算调整长期股权投资的账面价值,即仍然采用成本法进行核算。

(三)区分不同资金来源进行会计处理

设置待冲基金科目,对财政补助及科教项目资金形成的固定资产折旧等不计入医疗成本。待冲基金是指医院使用财政补助、科教项目收入购建固定资产、无形资产或购买药品、卫生材料等物资所形成的,留待计提资产折旧、摊销或领用发出库存物资时予以冲减的基金。

待冲基金反映国家财政对医院的投入程度,以及非财政部门或单位对医院科研、教学的支持程度。引入待冲基金,并在计提资产折旧、摊销时予以冲减,一方面有助于科学地核算医疗成本,为制定医疗服务价格提供更为合理的依据;另一方面可以更好地体现医疗成本与医疗收入之间的配比关系,更好地体现医院的补偿机制;此外还可以实现财政补助收支、科研教学项目收支按照收付实现制基础核算,从而满足相关预算管理、项目管理的要求。

(四)医院原则上不得借入非流动负债

新财务制度第六十一条规定:"医院原则上不得借入非流动负债,确需借入或融资租赁的,应按规定报主管部门(或举办单位)会同有关部门审批,并原则上由政府负责偿还。"

(翟　波)

第三节　医院会计核算的基本前提和一般原则

医院会计核算是在一定的前提条件和原则基础上进行的。会计前提是对会计资料的记录、计算、归集、分配和报告进行处理和运用的假设前提和制约条件,如果离开了这些前提及制约条件,会计核算的各种数据便无从产生,也无从解释或运用。同样,医院会计核算的一般原则,是对会计工作及由此产生的会计信息的基本要求,是我国会计核算工作应当遵循的基础性规范。

一、医院会计核算的基本前提

会计核算的基本前提,也称会计假设,它是人们对那些未经确认或无法正面论证的经济事物和会计现象,根据客观的正常情况或趋势所作的合乎事理的推断。医院会计核算的基本前提包括会计主体、持续经营、会计分期、货币计量。

(一)会计主体

会计主体是会计工作为其服务的特定单位和组织,指医院会计确认、计量和报告的空间范围,明确会计主体是组织会计核算的首要前提。

一般来说,凡有经济业务的任何特定的独立实体,如需独立核算盈亏或经营成果及编制独立的会计报表,就可以构成一个会计主体。在会计主体假设前提下,医院会计核算应当以医院自身发生的各项经济业务为对象,记录和反映其自身的各项经济活动。

需要特别指出的是,会计主体与法律主体并不是等同的概念,所有的会计主体不一定都是法律主体,但所有的法律主体都应该是会计主体。例如,一家医院拥有若干分院,为了全面反映各分院的财务状况与经营成果,可以将各分院作为一个会计主体开展会计核算,但分院却不是法律主体。

区别一所医院或医疗机构是否是一个会计主体,主要包括 3 个方面:①是否拥有独立的资金;②是否进行独立的经济活动;③是否实行独立的会计报告。

凡同时符合以上 3 个条件的经济组织,即为一个独立的会计主体。

(二)持续经营

持续经营是指在正常情况下,医院将按照既定的经营方针和预定的经营目标一直无限期的运营下去,而不会存在破产和停业清算的情况。它是会计假设中一个极为重要的内容。有了持续经营的前提,医院在会计信息的收集和处理上所使用的会计处理方法才能保持稳定,会计记录和会计报表才能真实可靠。会计核算上所使用的一系列会计处理方法都是建立在持续经营的前提基础上的。

持续经营假设为许多资产计量和费用分配奠定了理论基础,如在持续经营的前提下,医院可以正常使用它所拥有的资产,偿还正常的债务、进行会计记录、按照成本记账、确定折旧方法计提折旧等。同时也为确定各种费用分配方法提供了依据,也建立起了会计确认和计量的原则。如固定资产价值在取得时按成本入账,折旧按使用年限或按工作量分期摊销;无形资产的摊销;预提和待摊费用的分配;资产、负债划分为流动和长期;收益确定和费用分配的应计原则等,都必须在这一前提下才有意义。

但是在市场经济条件下,由于价值规律和竞争而产生优胜劣汰,医院也无法违背这一规律。医院的关、停、并、转,使正常的经营活动无法维持,即持续经营前提已不能成立,建立在此前提之下的各种会计准则将不再适用,而只能用另外一种特殊的会计准则进行会计处理。如对破产清算的单位,历史成本原则已不适用,必须用清算价格来确定其财产价值,其会计处理也就应当遵循清算会计的相关规定。

《事业单位会计准则》中对事业单位持续经营前提规定为:会计核算应当以事业单位各项业务活动持续正常地进行为前提。医院的会计核算也应遵循这一会计假设。

(三)会计分期

会计分期是指人为地把持续不断的医院业务运营活动,划分为一个首尾相接、等间距离的会计期间,以便分期地确定费用、收入和经营成果或收支结余,分期地确定各期初期末的资产、负债和净资产的数量,进行结账和编制会计报表,及时有效地向有关方面提供财务状况和财务成果的会计信息。

有了会计分期,才产生了本期与非本期的区别;有了本期和非本期的区别,才产生了权责发生制和收付实现制;有了会计分期,也就有了预收、预付、应收、应付、预提、待摊等一些特殊的会计方法。由此可见,会计分期规定了会计核算的时间范围,是适时总结业务活动或预算执行情况的重要前提条件之一。只有规定固定的会计期间,才能把各期的财务成果进行比较。我国事业会计准则规定,事业单位会计采用"公历制",即每年 1 月 1 日至 12 月 31 日为一个会计年度,中间还可分为季度和月份,均按公历制计算。

根据世界各国对预算年度的规定不同,会计年度采用的形式有:公历制(即每年 1 月 1 日起至本年 12 月 31 日止),如中国、德国、匈牙利、波兰、瑞士、朝鲜等国;四月制(即每年 4 月 1 日起至次年 3 月 31 日止),如英国、加拿大、印度、日本、新加坡等国;七月制(即每年 7 月 1 日起至次年 6 月 30 日止),如瑞典、澳大利亚等国;十月制(即每年 10 月 1 日起至次年 9 月 30 日止),如美国、缅甸、泰国、斯里兰卡等国。

《事业单位会计准则》对会计分期前提的规定是:会计核算应当划分会计期间、分期结算账目和编制会计报表。会计期间分为年度、季度和月份,会计年度、季度和月份的起讫日期采用公历日期。会计期间的划分为财务报告期间和截止日的确定提供了基础,《医院会计制度》规定医院财务报告分为中期财务报告和年度财务报告,以短于一个完整的会计年度的期间(如季度、月度)编制的财务报告为中期财务报告,年度财务报告则是以整个会计年度为基础编制的财务报告。

(四)货币计量

货币计量又称货币计量单位,是指会计主体的业务管理活动及其结果,必须以货币作为计量尺度予以综合反映。会计核算必须选择货币作为会计核算上的计量单位,并以货币形式反映单位的生产、经营的全过程,从而使会计核算的对象统一表现为货币运动,全面反映医院的财务状况和经营成果。由此可见,会计计量之所以以货币为统一计量单位,主要是因为货币是现代经济中一切有价物的共同尺度,是商品交换的媒介物,是债权债务清算的手段。

会计综合反映医院的资产、负债、净资产、收入和费用等方面的信息,货币是最理想的计量单位,其他如实物、劳务计量尺度都不具有这种功能。

货币计价前提包括 3 个方面的内容。

(1)货币计量单位是会计计量的基本计量单位,其他单位是辅助的。

(2)在多种货币同时存在的条件下,或某些业务是用外币折算时,需要确定一种货币为记账本位币,我国会计准则规定以人民币为记账本位币。

(3)货币计量单位是借助价格来完成的,如某些经济业务没有客观形成的市场价格作为计量依据时,应选择合理的评估方法来完成计量工作。

《事业单位会计准则》中对事业单位货币计价前提的规定是:会计核算以人民币为记账本位币。发生外币收支的,应当折算为人民币核算。

应当注意的是,货币计量前提是以币值的相对稳定为基础的,在恶性通货膨胀或物价急剧变化的情况下,就需要采用特殊的会计准则来进行处理,如通货膨胀会计。货币计量假设是一种币值不变的会计假设,是指在正常的会计处理过程中,不考虑币值变动的影响,即假定货币价值稳定不变。币值不变假设是历史成本原则的理论基础。假定货币稳定保证了不同时期的会计信息具有可比性。

在医院会计核算中遵循了上述 4 项基本假设,在会计报表中无须说明;若有违背,则应作为重大事项的揭示予以说明和反映。

上述会计核算的四项基本假设,具有相互依存、相互补充的关系。会计主体确立了会计核算的空间范围,持续经营与会计分期确立了会计核算的时间长度,而货币计量则为会计核算提供了必要手段。没有会计主体,就不会有持续经营;没有持续经营,就不会有会计分期;没有货币计量,就不会有现代会计。

二、医院会计核算的一般原则

医院会计核算的一般原则是指对医院会计核算进行指导的基础性规范,是对会计工作及由此产生的会计信息的基本要求,会计核算的一般原则包括三个方面的内容:一是衡量会计信息质量的会计原则,主要有真实性原则、相关性原则、可比性原则、一致性原则、及时性和明晰性原则等;二是确认和计量方面的会计原则,主要有权责发生制原则、配比原则、专款专用原则、历史成本原则、划分收益性支出和资本性支出的原则等;三是修正会计原则,主要有谨慎性原则、重要性原则和实质重于形式原则。

(一)衡量会计信息质量的会计原则

1.真实性原则

真实性原则是指医院会计核算应以实际发生的经济业务和以合法的凭证为依据,进行会计计量、编报财务报告,客观真实地反映医院的财务收支状况及其结果。按照这个要求,会计核算的对象应该是医院实际已经发生的经济业务,并有合法的凭证作为依据,利用符合经济业务特点的方法或标准进行核算。

会计信息的真实性,是保证医院会计核算质量的首要条件,真实性原则要求会计处理必须做到内容真实确切、数字准确无误、项目全面完整、手续齐全完备、资料及时可靠。

2.相关性原则

相关性原则又称有用性原则,是指医院会计核算所提供的会计信息应当符合国家宏观经济管理的要求,满足利益相关各方的需要,即预算管理和有关各方了解医院财务状况及收支情况的需要,满足医院内部加强管理的需要。会计信息相关性,是随着医院的内外环境的变化而变化的。在计划经济时期,医院的会计工作和会计信息主要是为满足国家对其直接管理而服务的,其信息的主要内容是资金的收、付、存的基本内容。随着社会主义市场经济等外部形势的变化,医院的会计信息也必须随之变动。医院的资产、负债和净资产及其变化情况,已成为最为有用的经济信息,成为加强医院内部、外部管理的必需。因此,医院必须按相关性原则进行会计处理,并提供有用的会计信息。

如果会计信息提供以后,没有满足会计信息使用者的需要,对会计信息使用者的决策没有什么作用,就不具有相关性。

3.可比性原则

可比性原则又称统一性原则,是指医院会计核算应当按照统一规定的会计处理方法进行,同行业不同单位会计指标应当口径一致,相互可比。这条原则要求的内容:一是会计处理在同一行业内、医院之间应采取统一的方式和方法,统一按行业会计制度进行;二是同一医院在不同地点、不同时间发生的相同类型的经济业务,应采用统一的方式、方法处理,以保证医院内部各类业务事项的可比性。会计信息的可比性是提高会计信息可利用程度的一个很重要的内容。

4.一致性原则

一致性原则是指医院各个会计期间共同所用的会计处理方法、程序和依据应当前后一致,不得随意变更。如确有必要变更,应当将变更的情况、原因和对医院财务收支结果的影响在财务报告中说明。在会计核算中,某些业务往往存在着多种核算方法可供选择使用,如材料的计价方法、累计折旧、坏账准备的计提方法及收支结余确定方法等。为了保证会计报表前后期有关数据的可比性,防止因会计方法变更影响会计数据的客观性,会计处理方法必须前后各期保持一致。

5.及时性原则

及时性原则是指对医院的各项经济业务应当及时进行会计核算。及时性内容包括两个方面：一是医院的会计处理应当及时，即会计事项的账务处理应当在当期内进行，不能延至下一会计期间或提前至上一会计期间；二是会计报表应在会计期间结束后，按规定日期呈报给上级主管部门、财政部门、出资者及其各方利益关系人，不得影响有关各方使用报表。及时性原则是保证会计信息使用者及时利用会计信息的必要条件，但医院不得为满足及时性原则而提前结账和赶制会计报表，否则将违背真实性原则。

6.明晰性原则

明晰性原则又称清晰性原则，可理解性和可辨认性原则，是指医院会计记录和会计报告应当清晰明了，便于理解和运用。提供会计信息的目的在于使用，要使用会计信息就必须理解、明了会计信息所说明的问题。因此，要求医院所提供的会计信息简明、易懂、明了地反映医院的财务状况和业务运营成果。明晰性原则是对会计技术提出的质量要求。

（二）确认和计量方面的会计原则

1.权责发生制原则

权责发生制原则又称应计制或应计基础、应收应付制，是指医院会计以收入和支出（费用）是否已经发生为标准来确认本期收入与支出（费用）的处理方式，即以收付应归属期间为标准，确定本期收入和支出（费用）的处理方法，其主要内容为凡是当期已经实现的收入和已经发生应当在本期负担的费用，无论款项是否收付，都应当作为本期的收入和支出（费用）处理；凡是不属于本期的收入和支出（费用），即使款项已经在本期收付，也不应作为本期的收入和支出（费用）入账。权责发生制是对收入、支出（费用）确定和计价的一般原则，也是一种记账基础。

与权责发生制相对应的原则为收付实现制，又称现金制。收付实现制，是指以货币资金的实收实付为基础来确认收入和支出（费用）的处理方式。凡是在本期实际收到的款项，或在本期实际支出的款项，无论该项收入、支出（费用）发生在什么时间，是否应归本期，都作为本期的收入和支出（费用）处理。

在医院会计实务中，其交易或者事项的发生时间与相关货币收支时间有时并不完全一致，如某些款项已经收到，但医疗服务并未提供，或者某款项已支付，但却并非本期经营活动所发生的，因此为了更加真实地反映特定会计期间的财务状况，按照《医院会计制度》（财会[2010]27号）（以下简称新会计制度）规定："医院会计采用权责发生制基础"。

医院会计采用权责发生制基础可以合理确定各期结余或亏损，加强经济管理，提高资金使用效益。此外，我国预算会计（含行政单位会计、事业单位会计除经营业务外）要求采用收付实现制，因此医院取得的财政补助收入、科教项目收入，以及相应发生的财政项目补助支出、科教项目支出应采用收付实现制进行核算。以拨款的方式从财政部门、主管部门或举办单位取得的经费来源，不需要偿还，但要对支出情况进行严格的考核和监督，保证预算资金的安全。

因此，医院确认各项业务收入，应当以权责发生制为基础；财政补助收入和科教项目收入以收付实现制为补充。

2.配比原则

配比原则又称收入与费用相配比原则，是指医院的支出（费用）与取得的收入应当相互配比，以求得合理的结余。配比原则包括三个方面的内容：一是收入必须与取得时付出的成本、费用相配比，这样才能确定取得的某类收入是否可抵偿其耗费；二是某一部门的收入必须与该部门的成本、费用相配比,它可以衡量和考核某一部门的业绩;三是某个会计期间的收入必须与该期间的耗费相配比,即本会计期间内的总收入应与总的成本、费用相配比,从而确定出本期医院的结余情况。

根据收入与成本、支出(费用)之间的关系,配比的方式有直接配比、间接配比和期间配比三种。凡是与各项收入有直接联系的费用、支出,如材料费、人工费,都可以作为直接配比的项目直接处理;对与收入没有直接联系的间接费用,则按一定的标准分摊,确定为某类收入的费用;对会计期间发生的管理费用,则应采用期间配比的方式,作为期间费用直接列入当期的支出。医院会计的配比原则与权责发生制的应用是相互联系的,即会计基础采用权责发生制的单位,支出与相关的收入应当相互配比。在配比原则下,将会发生待摊费用和预提费用等核算内容。

根据配比原则,当医院医疗收入已经实现时,某些资产已被消耗(如药品和卫生材料),以及劳务已经提供(如提供诊察服务),对于已被耗用的这些资产和劳务的成本,应当在确认有关收入的期间确认为费用。医院的各项费用中,医疗业务成本与医疗收入的实现直接相联系,两者的确认应符合配比原则,在某个会计期间确认医疗收入时,应当同时确认与之相关的医疗业务成本。

3.专款专用原则

专款专用原则是指对指定用途的资金,应按规定的用途使用,并单独反映。由于国家对事业单位有专项补助经费,因此这一原则是事业单位会计特有的准则,它只存在于事业单位(包括医院)会计中,而不存在于企业与行政单位会计中。在资金投入主体较多,投入项目较多的医院,必须按资金取得时规定的不同用途使用资金,专款专用并专设账户。会计核算和报表都应单独反映其取得、使用情况,从而保证专用资金的使用效果。例如,医院会计中的财政补助收入、科教项目收入、财政项目补助支出、科教项目支出等会计科目,以及财政补助收支情况表等均是该项原则的具体体现。

4.历史成本原则

历史成本原则又称实际成本计价原则、原始成本原则,是指医院的各项财产物资应当按照取得或购建时的实际价值核算,除国家另有规定者外,一律不得自行调整其账面价值。由于历史成本具有客观性,是交易过程形成的成本,没有随意性;同时,历史成本资料容易取得,历史成本反映财产物资取得时的价值,既有案可查,前后又具有可比性,同时又能反映物价波动情况。

5.划分收益性支出和资本性支出的原则

收益性支出是指该项支出发生是为了取得本期收益,即仅与本期收益的取得有关;资本性支出是指该支出的发生不仅与本期收入的取得有关,而且与其他会计期间的收入有关,或者主要是为以后各会计期间的收入取得所发生的支出。

划分收益性支出和资本性支出,主要目的是为了正确计算医院各个会计期间的结余和亏损。对于以权责发生制为基础确认的费用,如医疗业务成本、管理费用等,应当合理划分应当计入当期费用的支出和应当予以资本化的支出。根据划分应计入当期费用的支出和应予以资本化的支出原则,如果某项支出的效益涵盖几个会计期间,该项支出应予以资本化,如以自筹资金购买固定资产的支出,不能作为当期的费用;如果某项支出的效益仅涉及一个会计期间,则应当确认为当期费用。

(三)修正会计原则

1.谨慎性原则

谨慎性原则又称为稳健性,是指医院对交易或者事项进行会计处理时应当保持应有的谨慎,不应当高估资产或者收益、低估负债或者费用。谨慎性要求医院在面临风险或者不确定性时,应当保持应有的谨慎性,充分估计各种风险和损失,避免医院在发生风险时正常运营受到严重影响。

2.重要性原则

该原则就是在会计核算过程中对交易或事项应当区别其重要程度,采用不同的核算方式。对资产、负债、净资产等有较大影响,并进而影响财务会计报告使用者据以作出合理判断的重要会计事项,必须按照规定的会计方法和程序进行处理,并在财务会计报告中予以充分、准确地披露;对于次要的会计事项,在不影响会计信息真实性和不至于误导财务会计报告使用者作出正确判断的前提下,可适当简化处理。实行重要性原则,对次要经济业务作适当的简化核算工作,可使会计资料和会计报表突出重点地反映医院的经营情况和财务状况。

区别重要和次要的依据,主要是从考核分析和预测决策的要求来考虑的,也是会计核算本身进行成本/效益权衡的体现。这里需要强调的是,对于某一会计事项是否重要,除了严格参照有关的会计法规的规定之外,更重要的是依赖于会计人员结合本单位具体情况所作出的专业判断。

3.实质重于形式原则

该原则是指医院应当按照交易或事项的经济实质进行会计核算,而不应当仅仅按照它们的法律形式作为会计核算的依据。

在会计核算过程中,可能会碰到一些经济实质与法律形式不吻合的业务或事项,如融资租入的固定资产,在租期未满之前,从法律形式上讲,所有权并没有转移给承租人,但是从经济实质上讲,与该项固定资产相关的收益和风险已经转移给承租人,承租人实际上也能行使对该项固定资产的控制权,因此承租人应该将其视同自有的固定资产,一并计提折旧和大修理费用。

遵循实质重于形式原则,在进行会计核算时,会计人员应当根据经济业务的实质来选择会计方法,而不是拘泥于经济业务的法律形式。遵循该原则体现了对经济实质的尊重,能够保证会计核算信息与客观经济事实相符。

(翟　波)

第四节　会计核算方法

会计核算方法是会计方法中的最基本部分,是所有企业、事业单位共同适用的会计方法,也是初学者必须首先掌握的会计方法。

一、会计核算方法简介

会计核算方法是指对会计核算对象的经济活动进行全面、系统、连续地反映和监督所采用的一套专门方法。这些方法包括设置账户、复式记账、填制和审核凭证、登记账簿、成本计算、财产清查和编制财务报表等。

(一)设置账户

设置账户是对会计要素的具体内容进行分类反映的一种方法。设置账户就是对会计要素根据一定的规律设置不同的分类科目。会计要素的内容是复杂多样的,只有通过设置账户,对它们进行分类反映,才能取得所需要的财务信息。设置账户是会计核算的基础,也是会计核算的起点。

（二）复式记账

复式记账是会计记账的一种方法,是相对单式记账而言的。其特点是对每项经济业务都要按相等的金额在两个或两个以上的有关账户中同时进行登记。采用复式记账,既可以全面反映会计要素的增减变化情况,也便于检查账户记录的正确性,因而它是科学的记账方法。

（三）填制和审核凭证

会计凭证是记录经济业务,明确经济责任,作为记账依据的书面证明。企事业单位的资金运动是由不同项目具体的经济业务所构成的,会计对于资金运动的反映和监督,也必须通过对每一项经济业务的反映和监督来进行。因此,在经济业务发生时,就需要用适当的方法来审核经济业务是否合法,是否符合财经制度的规定,是否执行了财经纪律。同时,要把已经发生的经济业务正确无误地记录下来,必须要有确凿的根据。为了满足以上要求,会计工作就采用了填制和审核凭证这一专门的方法。通过会计凭证的填制和审核,可以对企业、事业单位的经济活动实行经常的、有效的会计监督,而且还可以为账簿的记录提供可靠的依据,以保证会计资料的真实性。填制和审核凭证是保证经济业务真实性、合法性和会计记录正确性的一种方法。

（四）登记账簿

账簿是记录经济业务的簿籍,开设账簿要根据会计制度统一规定的账户名称（会计科目）,而登记账簿则必须以会计凭证为依据,运用复式记账的方法,全面、连续、系统地在账簿中记录所发生的经济业务。

（五）成本计算

成本计算是对医院各项业务活动中发生的各种费用,按照一定对象和标准进行归集和分配,以计算确定各成本对象的成本。成本计算是为了进一步开展成本分析和决策。

（六）财产清查

财产清查是对实物、现金进行实地盘点,对银行存款和应收、应付账款进行核对,以确定各种财产的实有数,查明财产是否账实相符的一种方法。定期进行财产清查对保护医院财产安全完整和财务信息质量都有重要意义。

（七）编制财务报表

财务报表是以日常核算资料为主要依据,以货币为主要计量单位,以经济指标为主要内容,集中反映医院一定会计期间的财务状况和经营成果的正式文件。编制财务报表向有关方面提供财务信息,是会计反映职能的集中体现。编制财务报表是会计核算的终点。

二、会计核算方法之间的关系

上述各种会计方法是一个完整体系。在实际工作中,必须彼此联系、相互配合地加以运用。一般来说,在经济业务发生后都要填制凭证,根据审核无误的凭证,按照规定的账户,用复式记账的方法在各种账簿中进行登记,并对各个经营过程中发生的费用进行成本计算。在一定时期以后,通过财产清查将财产物资实际结存数额与账簿的记录加以核对,在账实相符的基础上编制各种会计报表,然后对各种会计资料进行必要的分析和检查。但必须指出,以上各种会计方法,在实际工作中并不是完全按照固定的顺序来运用的,它们之间往往会交叉使用。例如,在填制凭证时,必须考虑到账户设置的要求和运用复式记账的方法;又如在登记账簿时,要考虑到编制会计报表的要求;再如,在编制会计报表时,也要利用复式记账的原理来进行试算平衡。不论在什么情况下,会计的各种专门方法都必须相互配合地加以运用,缺少了任何一种方法,都不可能全面地完成会计的任务。这是在运用会计的各种专门方法时必须充分加以注意的。

上述各种核算方法之间的相互关系,按照会计核算工作程序,可用图 8-2 表示。

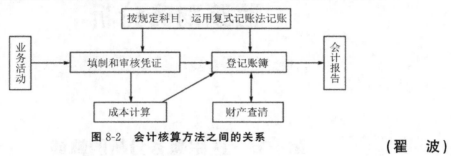

图 8-2　会计核算方法之间的关系

（翟　波）

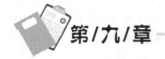

医院财务分析

第一节 医院财务分析的概述

一、财务分析的含义

财务分析是以经营单位财务报告等会计资料为基础,采用一定的技术方法,对经营单位的财务状况和经营成果进行评价和剖析的一项财务活动,以反映经营单位在运营过程中的利弊得失、财务状况和发展趋势。《医院财务制度》第六十九条规定:医院应通过相关指标对医院财务状况进行分析。财务分析以医院财务报告反映的财务指标为主要依据,为改进医院的管理工作和优化经济决策提供重要的财务信息。其目的是帮助医院管理者查找经营过程中的利弊,了解并掌握医院的财务状况及其发展趋势,进而将重要的财务信息应用到医院财务管理工作和经济决策过程中去。

二、财务分析的作用和主体

(一)财务分析的意义和作用

1.财务分析是评价财务状况,衡量经营业绩的重要依据

医院在持续经营中,经营业绩及财务成果都将以不同的指标表现出来,评价这种业绩指标和成果指标的前提就是对这些指标开展分析,通过对医院财务报表等核算资料进行分析,可以较为准确地了解与掌握医院所具备的偿债能力、营运能力、盈利能力和发展能力。便于经营管理者及其报表使用者了解医院的财务状况和经营成果,并通过分析将影响财务状况和经营成果的主客观因素区分开来,以划清经济责任,从而对医院经营做出较为客观的综合评价。

2.财务分析是实现理财目标和经营目标的重要手段

财务指标的分析,既能揭示成绩也能揭示矛盾和问题,通过对财务指标的分析,医院管理者可以清晰查明各项财务指标的优劣,从而找出经营管理和财务管理中的薄弱环节,并分析其原因,以便及时采取措施,重点改进,引导和促进医院采用合理的融资方式,开展理财活动,提高资金的使用效率。

3.财务分析有利于投资者和债权人做出正确的投资决策

投资者和债权人是医院经济资源的提供者,他们十分关心医院的财务经营状况。投资者关注资金使用效果及保值增值能力,债权人关注资金的偿债能力及风险等情况。通过财务分析,便于投资者和债权人更加深入地了解医院的财务状况、经营成果和现金流量等情况,从而把握医院的收益水平和财务风险水平,为进行投资、融资决策提供依据。

4.有利于加强管理,规范财务行为,提高资金使用效率

医院管理者通过对单位财务预算执行情况的分析,可以找出工作中的差距,总结预算执行中的经验教训,促进单位加强预算管理,保证单位预算的完成。通过对单位资源消耗的分析,促使单位充分挖掘内部潜力,积极增收节支,提高资金使用的社会效益和经济效益。通过对单位内部财务规范性的分析,促进医院不断完善内部财务管理办法,规范财务行为。

5.财务分析有利于医院加强和改善内部管理

医院的会计报表只能概括地反映出医院过去的财务状况和经营成果。只有通过财务分析,才能正确评价医院的财务状况和经营成果,揭示医院在提供服务的过程及其管理中存在的问题,总结经验教训,为制订医院发展计划和财务决策提供重要依据,以促进医院管理者不断改进工作,提高管理水平。

6.开展财务分析有利于国家进行宏观经济管理和调控

新医改背景下,财政成为医院投资的主体。卫生行政管理部门通过对医院财务报表等会计信息进行汇总分析,可以了解和掌握公立医院整体运行情况,制定正确、合理、有效的管理方法和调控措施,促进医疗机构认真贯彻执行医改路线、方针和政策,保证医疗机构的公益性发展。

(二)财务分析的主体

从信息使用的角度来看,不同利益主体对财务报告的分析目的有所不同。

1.投资者

投资人和经营单位的所有者高度关心资本的保值增值状况。投资者分析的重点是医院的收益能力、发展能力和业绩综合分析评价。通过对医院进行财务分析,可以了解资金的使用状况和资金回报的基本趋势。

2.医院债权人

债权人(金融机构)对其投资的安全性高度重视。最关注的目标是经营单位是否有足够的支付能力,偿还本息的可靠性与及时性及破产财务的追债能力,重点是偿债能力、收益能力和产生现金能力。

3.医院管理者

对经营单位理财的各个方面,包括营运能力、偿债能力、盈利能力及对社会贡献能力的全部信息予以详尽的了解和掌握,并要综合分析医院的经营情况。

4.政府管理机构

政府对国家投资的单位进行财务分析,除关注投资所产生的经济效益外,还要关心投资的社会效益。因此,政府考核拨款单位经营理财状况,不仅需要了解其资金占用的使用效率,而且还要借助财务分析,检查拨款单位是否存在违法违纪、浪费国家财产的问题。最后通过综合分析,对医院发展及对社会的贡献程度进行分析考察。因此,政府其关注目标在于医院的收入能力,资产使用效率、社会贡献能力等。

三、卫生机构财务分析的基本内容

根据 2012 年出台的《医院财务制度》规定,财务分析的主要内容包括预算管理分析、结余和风险管理分析、资产营运能力分析、成本管理分析、收支结构分析和发展能力分析。

(一)预算管理分析

预算管理分析是通过预算收入执行率、预算支出执行率、财政专项拨款执行率等指标反映医院的预算执行情况。预算执行率反映医院预算管理水平;财政专项拨款执行率反映医院财政项目补助支出执行进度。

(二)结余和风险管理分析

结余和风险管理分析是通过业务收支结余率、资产负债率、流动比率等指标反映医院的获得经济收益和抵抗财务风险的能力。业务收支结余率反映医院除来源于财政项目收支和科教项目收支之外的收支结余水平,能够体现医院财务状况、医院医疗支出的节约程度及医院管理水平;资产负债率反映医院的资产中借债筹资的比重,衡量医院利用负债进行营运的能力;流动比率衡量医院流动资产在短期负债到期以前可以变为现金、用于偿还债务的能力。

(三)资产运营分析

资产运营分析是通过总资产周转率、应收账款周转天数、存货周转率等指标反映医院的资产管理效率。

总资产周转率反映医院运营能力。平均总资产是指医院期初和期末总资产的平均值。应收账款周转天数反映医院应收账款流动速度。存货周转率反映医院向患者提供的药品、卫生材料、其他材料等的流动速度,以及存货资金占用是否合理。平均存货是指医院期初和期末存货的平均值。一年日历数(360 天)与存货周转率的比值为存货周转天数。

(四)成本管理分析

成本管理分析是通过门诊收入成本率、住院收入成本率、百元收入药品、卫生材料消耗等指标反映医院提供医疗服务过程中的成本管理水平。

(五)收支结构分析

收支结构分析是通过人员经费支出率、公用经费支出比率、管理费用率、药品、卫生材料支出率、药品收入占医疗收入比重等指标反映医院重要的收支项目的结构比,从而认识局部与整体的关系和影响,发现存在问题的收支项目,揭示进一步分析的方向。

(六)发展能力分析

发展能力分析是通过总资产增长率、净资产增长率、固定资产净值率等指标反映医院的资产及净资产的发展潜力及固定资产的新旧程度。

总资产增长率从资产总量方面反映医院的发展能力;净资产增长率反映医院净资产的增值情况和发展能力;固定资产净值率反映医院固定资产的新旧程度。

四、医院财务分析的基本步骤

财务分析的过程一般按照以下几个步骤进行。

(一)明确分析目的

如何进行财务分析,首先取决于分析的目的是什么。医院开展财务分析的根本目标是保证医院可持续发展。具体目标是在医疗市场逐步完善发展的情况下,医院财务分析必须经常为医院决策服务。医院管理者通过经常性的分析来对医院医疗服务和理财等各方面工作进行评价，以洞察医院医疗服务中的风险性、资产运用中的安全性和效益性，把握医院的发展趋势，为医院医疗服务决策和控制提供依据。

（二）收集所需要的资料

一般来讲，财务报告是财务分析的主要资料来源，根据不同的分析目的，也要收集其他资料。如本单位历年的经营状况、人员构成、市场前景等。

（三）选择分析方法

分析方法服从于分析目的，应当根据不同的分析目的，采取不同的分析方法。例如，对未来发展趋势的预测，一般需要用回归分析法；对流动性的分析，需要用比率分析法；对计划执行情况的分析，需要用因素分析法等。

（四）进行分析计算

根据所掌握的数据资料和分析目的，采用一定的方法，特别是采用一定的指标，进行计算。如分析医院流动性时，就应计算其流动比率、速动比率等指标；分析其盈利能力时，就要计算其净资产收益率等。

（五）撰写分析报告

在撰写分析报告时，对分析过程，所采用的分析方法，分析依据做出明确清晰的说明和解释，对分析结果作出总结和概括，同时还应当对分析资料、分析方法的局限性做出说明。

五、医院财务分析指标体系

财务分析指标就是财务状况的概念和数值，即卫生财务活动的投入与产出在一定时间、地点或条件下的比较关系。财务指标体系取决于分析的目的。尽管不同利益主体进行财务分析有着各自不同的侧重点，但综合各方面对信息的需求，根据《医院财务制度》的规定，财务分析主要包含以下五个方面，各方之间相互依存，相互作用，相辅相成，形成财务分析的指标体系。

（一）预算管理指标

预算管理指标主要反映医院预算执行情况和财政专项拨款执行，它反映出医院预算管理水平和财政项目补助支出执行进度。预算执行情况包括预算收入和支出两个方面。主要指标包括预算收入执行率、预算支出执行率、财政专项拨款执行率。该指标越大，说明预算管理水平越高。反之，预算管理水平越低。该指标是医院管理者必须关注的指标之一。

$$预算收入执行率 = \frac{本期实际收入总额}{本期预算收入总额} \times 100\%$$

$$预算支出执行率 = \frac{本期实际支出总额}{本期预算支出总额} \times 100\%$$

$$财政专项拨款执行率 = \frac{本期财政项目补助实际支出}{本期财政项目支出补助收入} \times 100\%$$

（二）财务风险管理指标

医院在运行过程中，必然产生财务分析，反映财务分析的主要指标为偿债能力指标，它是指资产的变现能力，是衡量医院支付债务能力的重要指标。财务风险管理指标也是反映医院偿债能力的指标，偿债能力是财务目标实现的稳健保证。财务风险管理指标主要指标包括资产负债率、流动负债、速动负债等。该指标是债权人最关注的指标。

（三）资产运营能力指标

运营能力分析主要是反映医院资本利用情况和效果，反映医院的营利能力和盈利水平，掌握医院的营利情况。营运能力是财务目标实现的物质基础。资产运营能力指标主要包括总资产周转率、应收医疗款周转天数、存货周转天数等。该指标是医院管理者、投资人、债权人最关注的指标。

（四）收支结构指标

收支结构主要反映医院各项收入构成和各项支出的构成情况，反映各种来源渠道对医院的支持力度，医院使用资金的合理性。收支结构指标主要包括药品收入占医疗收入比重，人员经费支出、公用经费支出、管理费用支出占总支出的比例等。该指标是医院管理者、投资人、债权人最关注的指标。

（五）发展能力分析

反映医院的发展潜力，是评价医院发展潜力和趋势的重要指标。发展能力分析主要包括总资产增长率、净资产增长率、业务收支结余增长率等。该指标是医院管理者、政府管理机构、债权人最关注的指标。

（六）成本管理与分析指标

新出台的会计制度对医院成本核算做了重要的修改和完善，因此，适应医院发展的需要，开展医院成本管理分析，反映医院成本变化的指标也是财务分析中的主要指标之一。该指标是医院管理者、政府管理部门最关注的指标。

成本管理分析是通过门诊收入成本率、住院收入成本率、百元收入药品、卫生材料消耗等指标反映医院提供医疗服务过程中的成本管理水平。

$$每门诊人次收入 = \frac{门诊收入}{门诊人次}$$

$$每门诊人次支出 = \frac{门诊支出}{门诊人次}$$

$$门诊收入成本率 = \frac{每门诊人次支出}{每门诊人次收入} \times 100\%$$

$$每住院人次收入 = \frac{住院收入}{出院人次}$$

$$每住院人次支出 = \frac{住院支出}{出院人次}$$

$$住院收入成本率 = \frac{每住院人次支出}{每住院人次收入} \times 100\%$$

$$百元收入药品、卫生材料消耗 = \frac{药品、卫生材料消耗}{医疗收入 + 其他收入} \times 100\%$$

门诊收入成本率反映医院每门诊收入耗费的成本水平；住院收入成本率反映医院每住院患者收入耗费的成本水平；百元收入药品、卫生材料消耗反映医院的药品、卫生材料消耗程度，以及医院药品、卫生材料的管理水平。

（翟　波）

第二节　财务分析的方法

财务分析是一项技术性很强的工作,其重点在于选择合适的方法并进行计算与分析。开展财务分析,需要运用一定的方法。通常使用的财务分析方法包括比较分析法、趋势分析法、比率分析法、因素分析法、本量利分析等。

一、比较分析法

比较分析法是将两个或两个以上相关指标(可比指标)进行对比,测算出相互间的差异,从中进行分析比较,找出产生差异主要原因的一种分析方法。比较分析法是实际工作中最常用的一种方法。主要包括 4 个方面。

(1)用本期的实际指标与本期计划指标比较,用以说明本期计划的完成情况和完成进度情况,并为进一步分析产生差异的原因指明方向。

(2)用本期的实际指标与上期实际指标比较,用以了解指标的发展变化情况,预计发展变化的规律和趋势,评价本期与上期财务管理状况的优劣。

(3)用本单位的实际指标与本地区的先进水平进行比较,用以说明单位的差距与不足,促进单位进一步提高财务管理水平。

(4)用本单位的实际指标与其他地区同类机构相同指标进行比较,以说明地域差异。

采用比较分析法时,应注意指标的统一性和可比性。进行对比的各项指标,在经济内容,计算方法等方面,应具有可比的共同基础。如果相比较的指标之间存在不可比因素,应先按照统一的口径进行调整,然后再进行比较。

二、趋势分析法

趋势分析法是通过比较医院连续几期的会计报表或财务指标,来分析财务指标的变化情况,并以此预测医院未来发展趋势的一种分析方法。采用这种方法可以从医院的财务账款和经营成果的发展变化中寻求其变动的原因、性质、速度等,并以此来判断医院未来的发展趋势。

(一)定基分析法

定基分析法是指连续在几期的会计数据中,以某期为固定时期(一般为第一期),指数定为100,分别计算其他各期对固定基期的变动情况,以判断其发展趋势。其中,要分析的时期称为报告期,要对比的时期称为基期。采用定基指标分析时,可以将报告期与基期进行直接对比,便于挖掘潜力,改进工作方法。定基分析法具体公式如下:

$$定基发展速度 = \frac{报告期金额}{基期金额} \times 100\%$$

$$定基增长速度 = 定基发展速度 - 1$$

表 9-1 是某医院 2009—2011 年连续三年的资产负债表,以 2009 年为基期举例,计算定基百分比,并进行简要分析(单位:万元)。

表 9-1　资产负债表

项目	2009 年	2010 年	2011 年	定基百分比(%)		环比百分比(%)	
				2010 年	2011 年	2010 年	2011 年
流动资产	1 430	2 700	4 080	188.8	285.3	188.8	151.1
速动资产	1 000	2 100	3 400	210.0	340.0	210.0	161.9
其中:应收账款	3 500	2 600	1 700	74.3	48.6	74.3	65.4
存货	130	190	300	146.2	230.8	146.2	157.9
长期资产	5 400	5 660	5 900	104.8	109.3	104.8	104.2
固定资产	40	50	120	125.0	300.0	125.0	240.0
资产总计	10 500	11 200	12 100	106.7	115.2	106.7	108.0
流动负债	2 500	2 800	3 000	112.0	120.0	112.0	107.1
非流动负债	2 000	2 178	2 378	108.9	118.9	108.9	109.2
净资产	2 000	2 222	2 722	111.1	136.1	111.1	122.5
负债与净资产合计	10 500	11 200	12 100	106.7	115.2	106.7	108.0

从表 9-1 的数据中可以做出简要分析如下:①总资产稳定增长;②速动资产增长很快,是总资产增长的主要原因;③存货连续上升且幅度很大,说明在促销上成效不显著;④固定资产稳定增长;⑤负债逐年增加,是医院筹措资金的主要来源;⑥净资产增长较快,内部筹资已经成为单位资金筹资的一个主要来源。

由此可见,该经营单位总资产稳定增长,资金筹集方式除增加负债以外,还应努力从内部进行筹措。医院存货占用水平增加,说明在促销上还需要努力。速动资产增长很快,尤其在 2010 年,注意加强了应收账款管理问题。

(二)环比分析法

环比分析法是指在连续几期的会计数据中,每一期分别与上期进行对比,分析计算各期的变动情况,以判断发展趋势,采用环比指标分析,可以看出指标的连续变化趋势。环比分析法具体公式如下:

$$环比发展速度 = \frac{报告期金额}{上期金额} \times 100\%$$

$$环比增长速度 = 环比发展速度 - 1$$

2010 年、2011 年环比发展速度如表 9-1 所示。根据数据计算结果分析:净资产,总资产略有增加。但是总资产增加,主要是由于固定资产增加和存货增长较快,其他各项指标环比均下降,表明该医院 2011 年发展略逊于 2010 年,需要进一步寻找原因,及时加以改进。

(三)在运用趋势分析法时应注意的问题

1.选择合适的基期

基期必须具有代表性、正常性和可比性;当出现重大政策、措施出台以后,应该根据措施出台的年份来调整基期。如医改启动的 2009 年,《医院财务制度》实施的 2012 年等。

2.趋势分析法所需要的期数

从理论上讲,趋势分析法应在三期以上。一般而言,选择的期数越多,分析结果的准确性越高;从实际工作来看,应该不少于五期左右。

3.分析过程应排除不可比因素

趋势分析法所采用的指标一般是不同时间的同一个指标。但要注意在指标计算口径上力求一致,当会计政策、财务制度等变化时,应对相关因素作适当的调整,并注意偶然事件的影响。例如,某三级医院分析业务收入发展趋势时,其中 2003 年的业务收入呈现明显的下降趋势,这不一定是医院自身的经营问题,而是有可能受到当年 SARS 的影响。又如分析 2007 年到 2012 年某三级医院医疗收入时,要注意医疗收入这个指标口径的变化。2012 年以前,医疗收入仅包括门诊收入和住院收入,不包括药品收入(含门诊和住院),而 2012 年,随着《医院会计制度》和《医院财务制度》的修订,医疗收入的口径发生了变化。医疗收入不仅包括医疗服务收入(门诊和住院),还包括药品收入(含门诊和住院)。因此,首先要将医疗收入的口径进行调整,让其口径一致,然后才能够采用趋势分析法进行分析。

三、结构分析法

结构分析是指某一类财务项目的数据在全部财务项目中所占的百分比。例如,将医院的总收入作为总体,计算财政补助收入占总收入的比重,可以反映政府对医院的支持程度。将总收入中分别计算出医疗服务收入和药品收入所占的比重,可以反映出药品在医疗收入中的作用。这是一种非常简单但很实用的方法,也是一种便于掌握的分析方法。但是在分析中要注意总体和部分之间的构成关系。

(一)筹资结构

筹资结构是指某类筹资形式或渠道所筹集的资金在所筹全部资金中的比重。筹资结构又可以细分为自有资金和借入资金类型结构。筹资结构的计算公式为:

$$某类(种)筹资形式(渠道)所占比重 = \frac{某类筹资形式所筹资金}{全部筹资总额} \times 100\%$$

(二)资产结构

资产结构是指单位某类资产在资产总额中所占的比重。分析资产占用的合理性和有效性。计算公式为:

$$某类(项)资产所占比重 = \frac{某类资产金额}{资产总额} \times 100\%$$

(三)负债结构

负债包括流动负债和非流动负债,流动负债和非流动负债占负债总额的比重称为负债结构。由于流动负债要求在一年之内偿还,如果流动负债所占比例较高,说明单位的还款压力比较大;如果流动负债比例较小,说明单位还款压力不大,可以通过医疗活动增加收入以偿还负债。计算公式为:

$$某类负债所占比重 = \frac{某类负债金额}{负债总额} \times 100\%$$

(四)收入结构

收入结构是指各个不同项目的收入额占全部收入的比重。计算公式为:

$$某类(项)收入所占比重 = \frac{某类收入金额}{收入总额} \times 100\%$$

如药品收入占医疗收入比重 = 药品收入/医疗收入 × 100%

该指标反映医院药品收入占医疗收入的比重,反映出医院对药品收入的依赖程度,从另一个侧面也反映出就诊者的医疗费用情况。例如,本年财政补助收入占总收入(医疗收入＋财政补助收入)的比例反映出政府对公立医疗机构的支持力度;药品收入(门诊药品收入＋住院药品收入)占医疗收入的比例反映出药品在医疗服务中所占的比例大小。

(五)支出结构

支出结构是指各个不同项目(类别)的支出占全部支出的比重。按照修订的《医院财务制度》的规定,按性质分类,医院的支出包括人员经费、卫生材料费、药品费、固定资产折旧费、无形资产摊销费、提取医疗风险基金和其他费用。按功能分类,医院的支出包括医疗业务支出、管理费用支出、其他支出等具体的项目。计算公式为:

$$某类(项)支出所占比重 = \frac{某类支出金额}{支出总额} \times 100\%$$

以下为不同经费支出的计算公式:

$$人员经费支出比率 = \frac{人员经费}{医疗支出＋管理费用＋其他支出} \times 100\%$$

$$公用经费支出比率 = \frac{公用经费}{医疗支出＋管理费用＋其他支出} \times 100\%$$

$$管理费用率 = \frac{管理费用}{医疗支出＋管理费用＋其他支出} \times 100\%$$

$$药品、卫生材料支出率 = \frac{药品支出＋卫生材料支出}{医疗支出＋管理费用＋其他支出} \times 100\%$$

人员经费支出反映医院人员配备的合理性和薪酬水平高低;公用经费支出比率反映医院公用经费支出占业务支出的比重;管理费用率反映医院管理效率;药品、卫生材料支出率反映医院药品、卫生材料在医疗业务活动中的耗费情况。

四、因素分析法

因素分析法是依据分析指标与其影响因素之间的关系,从数量上来确定几种相互联系的因素对分析对象影响程度的一种分析方法。一项指标的变动一般来讲受到多种因素的影响,因素分析法就是研究各项因素变动对指标影响程度的大小,以便了解原因,分清责任,评价医院的经营工作;同时,也可以通过因素分析,找出问题之所在,抓住主要矛盾,有的放矢地解决问题。

根据最新颁布的《医院会计制度》中会计科目设计计算药品收入时,需要将门诊收入和住院收入下的三级科目药品收入加和计算,才能够准确确定药品收入金额。

(一)因素分析法的种类

常见的因素分析法包括连环替代法和差额分析法。

1.连环替代法

这是最基本的因素分析方法。它是根据财务指标与其影响因素的依存关系,从数值上测定各因素对分析指标差异影响程度的方法。连环替代法是利用各个因素的实际数与计划数的连环替代来计算各因素的影响程度。

连环替代法的计算步骤包括:①比较分析财务指标的实际数和计划数,确定分析对象;②确定影响分析对象变动的各项因素;③对影响这项经济指标的各项因素进行分析,决定每一项因素的排列顺序;④逐项进行连环替代,计算替代结果;⑤比较各因素的替代结果,确定各因素对分析指标的影响程度;⑥对各项因素影响程度验证,检验分析结果。

假定某一财务指标 S 受 a、b、c 3 个因素的影响,且 S＝a×b×c。其实际数指标与计划数指标分别为:

实际数:$S_n = a_n \times b_n \times c_n$

计划数:$S_0 = a_0 \times b_0 \times c_0$

实际数与计划数的总差异 $S(S_n - S_0)$ 同时受 a、b、c 3 个因素的影响。

计划数指标 $S_0 = a_0 \times b_0 \times c_0$ ①

第一次替代 $S_1 = a_1 \times b_0 \times c_0$ ②

第二次替代 $S_2 = a_1 \times b_1 \times c_0$ ③

……

第 n 次替代 $S_n = a_n \times b_n \times c_n$ ④

②式－①式:$S_1 - S_0, = (a_1 - a_0) \times b_0 \times c_0$,即 a 因素变动对 S 的影响

③式－②式:$S_2 - S_1, = a_1 \times (b_1 - b_0) \times c_0$,即 b 因素变动对 S 的影响

④式－③式:$S_n - S_2, = a_n \times b_n \times (c_n - c_0)$ 即 c 因素变动对 S 的影响

将这 3 个因素各自的影响程度相加,即为总差异($S_n - S_0$)。

某医院青霉素销售情况如下,2010 年销售收入比 2009 年减少了 6 520 元,为什么?采用因素分析法开展分析,如表 9-2 所示。

表 9-2　青霉素销售情况统计表

指标	2009 年	2010 年
销售数量(盒)	50 000	55 000
进价(元)	1.00	0.80
加价率(%)	5.0	4.5
销售收入(元)	52 500	45 980

药品销售收入计算公式:药品销售收入＝数量×进价×(1＋加价率),具体步骤如下:

第一步,2009 年销售收入＝50 000×1.00×(1＋5%)＝52 500①

第二步,逐项替代:

替换数量因素:＝55 000×1.00×(1＋5%)＝57 750②

数量因素影响＝②－①＝5 250

替换价格因素＝55 000×0.80×(1＋5%)＝46 200③

价格因素影响＝③－②＝－11550

替换加价率因素＝55 000×0.80×(1＋4.5%)＝45 980④

加价率因素的影响＝④－③＝－220

第三步,验证各个因素共同影响,2010 年的销售收入总的下降了 6 520 元(5 250－11 550－220)。

结论:由于数量的增加,使药品销售额增加了 5 250 元,但是由于价格的下降,使药品销售额下降11 550 元,由于加价率下降,使得销售额下降了 220 元。3 个因素综合作用的结果,药品销售额总的变动下降 6 520 元。

2.差额分析法

差额分析法是利用各个因素的实际数与计划数的差额来计算各因素对指标变动的影响程度来计算对财务指标影响程度,它实际上是连环替代法的简化形式,在实际工作中一般都采用这种

因素分析法。其基本要点是用某项因素的实际数与计划数的差额,乘以因素关系之中列在该因素前各个因素的实际数和列在计划数因素后的各因素的基数,所得出的结果就是该因素变动对分析指标的影响程度。

以某单位为例,甲产品的计划产量 100 件,计划单位耗用量 50 kg,每千克材料计划价格 8 元;该产品实际产量 120 件,实际单位耗用量 49 kg,每千克材料实际价格 7 元。要求采用因素分析法和差额分析法对材料费用差异进行分析。

材料费用=产品产量×单位耗用量×材料单价

计划材料费用=100×50×8=40 000(元)①

实际材料费用=120×49×7=41 160(元)

两者相差:41 160−40 000=1 160(元)

第一次替代:120×50×8=48 000(元)②

第二次替代:120×49×8=47 040(元)③

第三次替代:120×49×7=41 160(元)④

②−①=48 000−40 000=8 000(元),说明由于产量增加,使材料费用增加了 8 000 元;③−②=47 040−48 000=−960(元),说明由于单耗下降,使材料费用减少了 960 元;④−③=41 160−47 040=−5 880(元),说明由于单价下降,使材料费用减少了 5 880 元;三个因素共同影响额为:8 000+(−960)+(−5 880)=1 160(元)。

根据上例资料,运用差额分析法计算分析如下:由于产量变动对材料费用的影响:(120−100)×50×8=8 000(元);由于单耗变动对材料费用的影响:120×(49−50)×8=−960(元);由于单价变动对材料费用的影响:120×49×(7−8)=−5 880(元)。

三个因素共同影响:8 000−960−5 880=1 160(元)

(二)因素分析中应注意的问题

因素分析法既可以全面分析各个因素对某项经济指标的影响,又可以单独分析某个因素对某一经济指标的影响。在财务分析中应用较为广泛。但在应用因素分析法中,应注意以下几个问题。

1.因素的关联性

因素的关联性即被分解的各个因素必须与总体指标存在着因果关系,客观上构成指标差异的制约因素。

2.计算结果的假定性

采用因素分析法计算某个因素变动的影响程度时,需假定其他因素不变,并且需假定前面的因素已变动,而后面因素未变动。连环替代顺序不同将导致计算分析结果不同,为此,财务人员在开展分析时应力求这种假定是合乎逻辑的,是具有实际经济意义的。应按照事物的发展规律和各因素的相互依存关系合理排列各因素的顺序。

3.因素替代的顺序性

替代因素时,必须遵循各因素的主次依存关系,排列成一定的顺序并依次替代,不可颠倒,否则会得出不同的结果。确定各因素排列顺序的一般原则是:先数量因素后质量因素;先实物因素后价格因素;先主要因素后次要因素。

4.顺序替代的连环性

因素分析法所确定的每一因素变动对总指标的影响,都是在前一次计算的基础上进行的,并采取连环比较的形式确定所有因素变化影响结果。因为只有保持计算过程的连环性,才能使各个因素影响数之和等于分析指标变动的差异,以全面说明分析指标变动的原因。

五、本量利分析

"本量利"分析即成本-数量-利润分析,又称收支平衡分析、盈亏平衡点分析、保本分析等。对于一个经营实体来讲,获得利润是其经营的主要动力。为了取得一定数量的利润,就要对影响利润的有关因素进行分析和研究。在价格一定情况下,影响利润的因素有两个:成本和数量。这种研究成本、数量和利润之间关系的方法,称为"本量利分析"。这是财务分析的主要方法之一。

医院在开展医疗服务的过程中,通过医疗业务活动会取得一定的收入,同时也要消耗一定的卫生资源。为了医院的维持和发展,医院也必须使所消耗的卫生资源得到应有的补偿,从而取得一定的结余。影响结余的因素有两个:卫生服务成本和卫生服务的数量,因此,也可以采用本量利分析的方法。

本量利分析的核心是假定在收费单价和费用耗用水平不变的条件下,研究结余与服务数量的关系。本量利方法的应用有4个假设和限制:①总成本划分为变动成本和固定成本;②单价、单位变动成本和固定成本总额不变;③在相关范围内,总收入和总成本都是线性的;④数量是影响成本的唯一因素。

(一)成本的分类

成本的分类有很多种,在进行收支平衡分析中,首先按其成本性态将成本进行划分。所谓成本性态,是指成本总额与业务量之间的依存关系。按成本性态不同,成本可分为固定成本、变动成本和混合成本三大类。

1.变动成本

变动成本是指在特定的业务量范围内其总额随医疗服务业务量变动而正比例变动的成本。比如提供医疗服务的直接人员工资、直接材料耗费等。这类成本直接受业务量的影响,两者保持正比例关系,比例系数稳定。这个比例系数就是单位业务量的变动成本,即单位变动成本。

2.固定成本

固定成本是指在特定的业务量范围内不受医疗服务业务量变动影响,一定期间的总额能保持相对稳定的成本。如固定月工资、固定资产折旧、取暖费、财产保险费等。

3.混合成本

混合成本是介于固定成本和变动成本之间,其总额既随业务量变动又不成正比例的那部分成本。即同时兼有变动成本和固定成本两种不同性质的成本项目。

(二)混合成本的分解方法

在医院管理中,为了便于制订计划和控制经济活动,必须把全部成本划分为变动成本和固定成本两类。因此,对混合成本需要采用适当的方法,将其中变动和固定的两部分成本分解出来,并分别计入变动成本和固定成本中去。分解混合成本主要包括两种方法。

1.高低点法

高低点是指有效范围内,分别确定出高点的业务量和成本,低点的业务量和成本,求出其差额,然后以成本的差额除以业务量的差额,求出单位变动成本,再求出其中的固定成本数。

以某医院为例,其患者住院的天数,高点为10天,低点为5天;水电费高点1 000元,低点为700元,则住院天数的差额为5天,水电费的差额为300元。每一住院天数的单位变动成本为:

$$单位变动成本 = \frac{高低点成本差额}{高低点业务量差额} = \frac{300}{5} = 60 \ 元$$

按低点条件分解：

变动成本 ＝ 低点业务量×单位变动成本 ＝ 5×60 ＝ 300 元

固定成本 ＝ 低点混合成本－低点变动成本 ＝ 700－300 ＝ 400 元

按高点条件分解：

变动成本 ＝ 10×60 ＝ 600（元）

固定成本 ＝ 1 000－600 ＝ 400（元）

通过以上计算，求出混合成本分解后的固定成本是 400 元，其余部分为变动成本 600 元。

2.最小二乘方法

利用最小二乘法的公式，将某项混合成本分解为变动成本和固定成本。

设：混合成本为 Y，业务量为 X，分解后固定成本为 a，单位变动成本为 b。在不同业务量条件下，全部混合成本 Y 为：

Y ＝ a＋bX

待定常数 a 和 b 为：a ＝ Y－bX

$$b = \frac{\sum(XY) - (\sum X)(\sum Y)}{\sum X^2 - (\sum X)^2}$$

变动成本和固定成本的划分是相对的，有一定程度的假定性，不绝对准确。因此，在一定业务量范围内，如混合成本的数量不大，为了简化手续，根据成本的具体内容，可以全部视为固定成本或变动成本，不进行分解。在实际工作中采用哪种方法进行混合成本的分解，取决于成本本身的性质和所掌握的材料。一般来讲，最小二乘法比较精确，但要求数据质量较高。在工作中，高低点法应用更多一些。

（三）本量利计算方法

当成本归并为固定成本和变动成本两大类后，就可以进行本量利分析了。

开展本量利分析时，首先要计算单位产品的边际贡献。

单位产品边际贡献 ＝ 单价－单位变动成本。

边际贡献首先用于支付固定成本，如果不够支付固定成本，医院将出现亏损。当服务量增加时，所产生的边际贡献也逐步用来支付固定成本，直到所有的固定成本都已付清。当边际贡献正好等于固定成本的时候，它的利润为零。这一点称为盈亏平衡点。

1.基本的边际贡献方程式

结余 ＝ 业务收入－成本

　　　＝ 业务收入－（变动成本＋固定成本）

　　　＝（业务收入－变动成本）－固定成本

　　　＝ 边际贡献－固定成本

　　　＝（业务量×单位收费水平－业务量×单位变动成本）－固定成本

　　　＝ 业务量×（单位收费水平－单位变动成本）－固定成本

　　　＝ 业务量×单位边际贡献－固定成本

2.边际贡献率方程式

$$边际贡献率 = \frac{边际贡献}{业务收入}$$

边际贡献＝业务收入×边际贡献率

所以:结余＝边际贡献－固定成本

　　　　　＝业务收入×边际贡献率－固定成本

3.盈亏临界点分析

$$盈亏临界点业务量＝\frac{固定成本}{单位收费水平－单位变动成本}$$

$$盈亏临界点业务收入额＝\frac{固定成本}{边际贡献率}$$

盈亏临界点分析如图 9-1 所示。

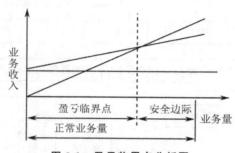

图 9-1　盈亏临界点分析图

安全边际是指正常业务额超过盈亏临界点业务额的差额。安全边际率即安全边际与正常业务额的比值。安全边际率越大,发生亏损的可能性越小。

安全边际＝正常业务收入额－盈亏临界点业务收入额

$$安全边际率＝\frac{安全边际}{正常业务收入额}×100\%$$

（翟　波）

第三节　综合分析与评价

单纯的财务分析法无法揭示各种财务指标之间存在的内在关系,不能全面地评价医院的总体财务状况及经营成果。而只有将各种财务比率指标结合起来,进行系统的、综合的分析,才能指出有关指标之间的内在联系,才能对医院的财务状况做出全面的、合理的评价,这就是综合财务分析。企业中常用的综合财务分析方法包括杜邦财务分析体系和沃尔比重评分法。这两种方法值得医院管理者开展财务分析时引用。

一、杜邦财务分析体系

(一)杜邦财务分析的含义

杜邦财务分析体系是常用的综合财务分析的方法。杜邦财务分析是利用几种主要的财务比率之间的关系来综合地分析医院财务状况的一种分析方法。由于这种方法是由美国杜邦公司创造并首先采用的,故称杜邦财务分析。

杜邦分析法是一种用来评价公司赢利能力和股东权益回报水平,从财务角度评价企业绩效的一种经典方法。其基本思想是将企业净资产收益率逐级分解为多项财务比率乘积,这样有助于深入分析比较企业经营业绩。杜邦分析一般用杜邦系统图来表示(图9-2)。

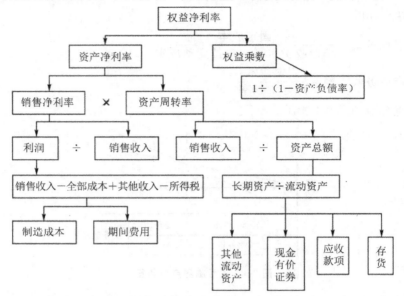

图 9-2　杜邦财务分析图

杜邦财务分析是将净资产收益率作为一个综合性指标来反映企业的经营状况。净资产收益率可以分解为三部分:利润率、总资产周转率和财务杠杆。

$$净资产收益率 = \frac{净收益}{总权益}$$

$$= \frac{净收益}{总资产} \times \frac{总资产}{总权益}$$

$$= \frac{净收益}{销售收入} \times \frac{销售收入}{总资产} \times \frac{总资产}{总权益}$$

$$= \frac{利润}{销售收入} \times \frac{销售收入}{总资产} \times \frac{总资产}{总权益}$$

$$= 利润率 \times 资产周转率 \times 权益乘数$$

净资产收益率受三类因素影响:利润率反映了营运效率;资产周转率反映了资产使用效率,权益乘数又称为财务杠杆,权益乘数＝1/(1－资产负债率),它反映了负债情况。因此说净资产收益率是一个综合反映企业经营状况的指标。

(二)杜邦分析法的特点

杜邦财务分析体系是一种分解财务比率的方法,从评价企业绩效最具综合性和代表性的净资产收益率指标出发,利用各主要财务比率指标间的内在有机联系,对企业财务状况及经济效益进行综合系统分析评价。该体系以净资产收益率为龙头,以资产净利率和权益乘数为核心,重点揭示企业获利能力及权益乘数对净资产收益率的影响,以及各相关指标间的相互影响作用关系。该体系层层分解至企业最基本生产要素的使用、成本与费用的构成和企业风险,揭示指标变动的原因和趋势,满足经营者通过财务分析进行绩效评价需要,在经营目标发生异动时能及时查明原因并加以修正,为企业经营决策和投资决策指明方向。

(三)杜邦分析法的基本思路

(1)净资产收益率是一个综合性最强的财务分析指标,是杜邦分析系统的核心。

(2)资产净利率是影响权益净利率的最重要的指标,具有很强的综合性,而资产净利率又取决于销售净利率和总资金周转率的高低。总资金周转率是反映总资产的周转速度。对资产周转率的分析,需要对影响资金周转的各因素进行分析,以判明影响公司资金周转的主要问题在哪里。销售净利率反映销售收入的收益水平。扩大销售收入,降低成本费用是提高企业销售利润率的根本途径,而扩大销售,同时也是提高资产周转率的必要条件和途径。

(3)权益乘数表示企业的负债程度,它反映了公司利用财务杠杆进行经营活动的程度。资产负债率高,权益乘数就大,这说明公司负债程度高,公司会有较多的杠杆利益,但风险也高;反之,资产负债率低,权益乘数就小,这说明公司负债程度低,公司会有较少的杠杆利益,但相应所承担的风险也低。

(四)杜邦分析法的财务指标关系

杜邦分析法中的几种主要的财务指标关系为:净资产收益率=销售净利率×资产周转率×权益乘数,其中:净资产收益率=净利润/净资产;净资产收益率=权益乘数×资产净利率;权益乘数=1/(1-资产负债率);资产负债率=负债总额/资产总额;资产净利率=销售净利率×资产周转率;销售净利率=净利润/销售收入;资产周转率=销售收入/平均资产总额。

在具体运用杜邦财务体系进行分析时,可以采用因素分析法,首先确定销售净利率、总资产周转率和权益乘数的基准值,然后顺次代入这3个指标的实际值,分别计算分析这3个指标的变动对净资产收益率的影响方向和程度,还可以使用因素分析法进一步分解每个指标并分析其变动的深层次原因,找出解决的方法。

(五)杜邦财务分析在医院管理中的应用

以上各种财务分析方法都是对某一方面进行分析,难以全面综合地反映医院的发展情况。借用企业中的杜邦财务分析体系的思想,在医院财务管理的分析中,也可以利用一个综合的指标来全面反映医院的经营情况。这个指标可以采取净资产收益率。具体分析过程如下:

$$
\begin{aligned}
\text{净资产收益率} &= \frac{\text{收支结余}}{\text{净资产}} \\
&= \frac{\text{收支结余}}{\text{资产平均总额}} \times \frac{\text{资产平均总额}}{\text{净资产}} \\
&= \frac{\text{收支结余}}{\text{收入总额}} \times \frac{\text{收入总额}}{\text{资产平均总额}} \times \frac{\text{资产平均总额}}{\text{净资产}} \\
&= \frac{\text{收支结余}}{\text{收入总额}} \times \frac{\text{收入总额}}{\text{资产平均总额}} \times \frac{1}{1-\text{资产负债率}} \\
&= \text{收支结余率} \times \text{总资产周转率} \times \text{权益系数}
\end{aligned}
$$

净资产收益率经过层层分析,最终受3个指标的影响。

1.收支结余率

收支结余率的高低反映了医院经营状况的好坏,结余率越高,说明医院经营管理的水平和效果越好。

2.总资产周转率

总资产周转率反映了资产利用现状,总资产周转率越高,表明资产利用效果越好,说明医院对资产管理的水平和利用效果越好。

3.权益系数

权益系数反映了负债的状况,负债率越高,权益系数越高,说明医院负债程度越高,说明医院负债压力越大,而负债率越低,权益系数越低,说明医院负债压力越小。

净资产收益率是三者之间的乘积所得,所以该指标的变化,既能反映出医院的经营情况,又能反映出医院资产利用情况,同时还反映出医院负债的情况。因此,资产收益率是综合指标,它反映出医院管理水平的高低。

杜邦财务分析体系可以综合反映医院的经营情况,但它在医院管理中也存在着一定的局限性。从绩效评价的角度来看,杜邦分析法只包括财务方面的信息,对短期财务结果过分重视,忽略医院长期的价值创造,有可能助长管理层的短期行为。财务指标反映的是企业过去的经营业绩,在目前信息时代,医疗技术创新、医院的无形资产等因素对医院经营业绩的影响越来越大,而杜邦分析法不能解决无形资产的估值问题,对医院的价值判断有一定的局限性。但它不失为一种综合的评价方法,值得借助它的思想开展医院的财务分析。

二、沃尔比重评分法

沃尔比重评分法是指将选定的财务比率用线性关系结合起来,并分别给定各自的分数比重,然后通过与标准比率进行比较,确定各项指标的得分及总体指标的累计分数,从而对企业的信用水平做出评价的方法。

沃尔比重评分法的基本步骤包括:①选择评价指标并分配指标权重;②根据各项财务比率的重要程度,确定其标准评分值;③确定各项评价指标的标准值;④对各项评价指标计分并计算综合分数;⑤形成评价结果。

三、综合评价方法

综合评分法适用于评价指标无法用统一的量纲进行定量分析的场合,而用无量纲的分数进行综合评价。

综合评分法是先分别按不同指标的评价标准对各评价指标进行评分,然后采用加权相加,求得总分。其顺序如下。

(1)确定评价项目,即哪些指标采取此法进行评价。

(2)制定出评价等级和标准:先制定出各项评价指标统一的评价等级或分值范围,然后制定出每项评价指标每个等级的标准,以便打分时掌握。这项标准,一般是定性与定量相结合,可能是定量为主,也可以是定性为主,根据具体情况而定。

(3)制定评分表:内容包括所有的评价指标及其等级区分和打分。

(4)根据指标和等级评出分数值:评价者收集和指标相关的资料,给评价对象打分,填入表格。打分的方法,一般是先对某项指标达到的成绩做出等级判断,然后进一步细化,在这个等级的分数范围内打上一个具体分。这时往往要对不同评价对象进行横向比较。

(5)数据处理和评价:①确定各单项评价指标得分。②计算各组的综合评分和评价对象的总评分。③评价结果的运用。将各评价对象的综合评分,按原先确定的评价目的,予以运用。

（翟　波）

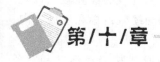

第/十/章

医院财务报告

第一节　医院财务报告的概述

一、医院财务报告的概念

医院财务报告是指医院对外提供的反映医院某一特定日期的财务状况和某一会计期间的经营成果、财政补助收支情况、现金流量等情况的书面文件。它是医院根据日常会计核算资料,归集、加工、汇总形成的一个完整的报告系统,是医院会计核算的最终成果。

会计报表是财务报告的主要组成部分,是医疗卫生机构向外传递会计信息的主要手段。会计报表是根据日常会计核算资料定期编制的,综合反映医疗卫生机构某一特定日期财务状况和某一会计期间运营成果的总结性书面文件。

通常日常的会计核算,虽然可以提供反映医疗卫生机构经济活动的财务收支情况,但是,反映在会计凭证和账簿上的资料是比较分散的,不便于理解和直观使用,很难满足医疗机构、各级主管部门及其他方面了解机构信息的需求,也很难满足机构内部加强财务管理的需求。因此,需要在日常核算的基础上,根据会计信息使用者的需求,定期对日常会计资料进行加工整理和分类,通过会计报表,总括、直观地反映医疗机构的财务状况和成果,以及财务收支情况。

二、医院财务报告的作用

财务报告是会计循环的最后一个步骤,因此会计报表的编制成为会计循环中的重要一环。会计报表是根据会计账簿中所记载的各种核算数据加以分析、整理、汇总而形成的具有相互关联、互为钩稽的一套具有整体性、综合性的信息资料。因此,根据会计报表提供的有关数据,可以考核、分析医疗机构财务收支情况及业务完成情况,借以评价医疗机构工作业绩和财务管理状况,以利于各级管理者作出决策,并加强会计管理。

（一）如实反映医院的财务状况、收入费用、现金流量等情况

一般而言,会计具有反映和监督两个职能,其中尤其是反映职能是会计最本质的职能。医院通过编制财务报告,可以真实、完整地反映其所控制的经济资源、所承担的债务状况、所取得的收入、发生的成本费用情况,以及现金流量情况、财政补助收支执行情况等,从而可以反映出医院的

经济实力、偿债能力、运营绩效、现金周转、预算执行情况等广泛的信息。医疗卫生机构内部管理者可以通过会计报表了解机构财务状况和报告期内的财务成果,总结经济管理的经验教训,剖析经济情况,进一步找出薄弱环节,从而研究和改善医院经济管理现状,明确绩效目标和发展方向。

(二)为主管部门提供财务信息

国家有关管理部门及社会其他有关方面,可以通过会计报表掌握医疗机构经济活动和财务收支状况,检查机构预算执行情况,考核机构对财经纪律、法规、制度的遵守情况,分析不同模式、不同地区、不同规模医疗机构在经济运行中存在的问题,作为确定医疗机构发展和预算收支的依据,以利于宏观调控。

(三)提供会计信息使用者决策有用的信息

医院定期编制财务报告不仅可以满足财政、卫生等主管部门及审计等其他监督部门的信息需要,还可以满足债权人、捐赠人、医院管理层和医院自身的信息需要,为这些会计信息使用者提供对其决策有用的信息。这些会计信息使用者通过全面阅读和综合分析医院财务报告,可以了解和掌握医院过去和当前的状况,预测医院的未来发展趋势,从而作出相关的决策。

(四)有助于提高医院的透明度,增强其社会公信力

由于医院的业务活动宗旨是"以患者为中心",所以,医院这一行业实际上是建立在信任或者诚信基础上的一个行业,信息的透明对于这个行业的发展至关重要。为此,医院通过编制财务报告,通过一定的途径,定期披露财务信息,可以有效提高其透明度,增强其社会公信力,从而有利于医院在社会公众中树立良好、可信的形象,促进其长远发展。

三、医院财务报告的构成

按照内容,医院财务报告由会计报表、会计报表附注和财务情况说明书组成。

(一)会计报表

会计报表是财务报告的主体和核心,反映医院基本的财务状况、运营业绩、现金流量和财政补助收支情况。会计报表包括"四主表一附表",即资产负债表、收入费用总表、现金流量表、财政补助收支情况表四张主表,以及作为收入费用总表附表的医疗收入费用明细表。

(二)会计报表附注

医院会计报表附注是为便于会计报表使用者理解会计报表的内容而对会计报表的编制基础、编制依据、编制原则和方法及主要项目等所作的解释。医院会计报表附注至少应当包括下列内容。

(1)遵循《医院会计制度》的声明。

(2)重要会计政策、会计估计及其变更情况的说明。

(3)重要资产转让及其出售情况的说明。

(4)重大投资、借款活动的说明。

(5)会计报表重要项目及其增减变动情况的说明。

(6)以前年度结余调整情况的说明。

(7)有助于理解和分析会计报表需要说明的其他事项。

(三)财务情况说明书

财务情况说明书是对医院一定会计期间业务活动,以及财务状况、收入费用、成本核算、预算执行等情况进行分析说明的书面文字报告。财务情况说明书应全面扼要地提供医院财务、运营等活动的全貌,分析总结其业绩和不足,是财务报告使用者了解和考核其业务活动开展情况的重要资料。医院财务情况说明书至少应当对医院的下列情况作出说明。

(1)业务开展情况。

(2)年度预算执行情况。

(3)资产利用、负债管理情况。

(4)成本核算及控制情况。

(5)绩效考评情况。

(6)需要说明的其他事项。

医院财务情况说明书中对成本核算及控制的说明应附有成本报表,医院会计制度提供了成本报表的参考格式。

四、医院会计报表的分类及编制要求

(一)医院会计报表的分类

医院会计报表可以按不同的标准进行分类。

1.按财务报告编制时间划分

会计报表按编制时间可分为月度报表、季度报表和年度报表。月度报表每月编制,对月度报表要求简明,季度报表每季编制,季度报表介于月度报表与年度报表之间。年度财务报告则是以整个会计年度为基础编制的财务报告。年度报表要求指标充分和信息齐全完整,医院对外提供的年度财务报告应按有关规定经过注册会计师审计。与年度财务报告相比,月报表和季报表可以不编制现金流量表和财政补助收支情况表,并可适当简化报表附注和财务情况说明书的内容。

2.会计报表按照报送对象划分

会计报表按照报送对象可以划分为对外报送的会计报表和内部使用的会计报表,医院向外报送的会计报表有"资产负债表""收入费用总表""医疗收入费用明细表""现金流量表""财政补助收支情况表"等。内部使用的会计报表是指医院根据内部管理需要和主管部门的要求自行设计编报的会计报表,如管理费用明细表、绩效考核表、其他收支明细表等。

3.会计报表按照其反映的内容划分

会计报表按照其反映的内容可以分为静态会计报表和动态会计报表。静态会计报表是指反映资产、负债和净资产的报表,如"资产负债表"反映一定时点医院资产总额、资产的构成和来源渠道,即从资产总量反映医院财务状况。动态会计报表是指反映一定时期内资金耗费和资金收回的报表,如"收入费用总表"。

(二)会计报表的编制要求

编制会计报表应做到数字真实、计算准确、手续完备、内容完整、报送及时。为此,在编制会计报表时,必须做好以下工作。

1.遵守会计制度的相关要求

医院应当根据《医院会计制度》有关会计报表的编制基础、编制依据、编制原则和方法的要求,对外提供真实、完整的会计报表。医院不得违反规定,随意改变会计报表的编制基础、编制依据、编制原则和方法,不得随意改变医院会计制度规定的会计报表有关数据的会计口径。

2.保持会计制度和填报方法的一致性

为了保证各期会计报表的可比性,编制会计报表时,在会计计量和填报方法上,应保持前后会计期间的一致性,一经采用某种会计方法,不得随意变动。另外,要注意各种会计报表之间、各项目之间、本期报表与上期报表之间的钩稽关系。会计报表中的内容和核算方法如有变动,应在报表说明中予以说明。

3.做好编制前的准备工作

编制会计报表前,必须做好以下工作:一是本期所有经济业务须全部登记入账,不能为了赶编报表而提前结账;二是核对账簿记录,做到账证相符、账账相符,发现不符应查明原因,加以更正;三是按规定清查财产物资和往来账款,确保账实相符。对盘盈、盘亏和毁损的情况应及时查明原因,按规定进行账务处理。

4.编制报表要求会计信息准确内容完整

会计信息要具有相关性和可靠性,达到真实、准确、有效地满足报表使用者获得有用的会计信息,以供决策需要。会计信息要对决策有用,就要具备两种质量:相关性和可靠性。相关性包含及时性,可靠性包含如实反映和内容完整。相关性越大,可靠性越高,对决策越有用。相关性要求提供的会计信息能够帮助报表使用者并影响其经济决策,可靠性要求资料有用,能如实地反映其所反映或理当反映的情况,供报表使用者作为依据。做到数字真实、计算准确、内容完整。不能以估计、测算的数据作为填报根据。如报表规定的项目内容不能全面反映基层医疗卫生机构的重大事项,可以利用附表、报表附注、文字说明等形式加以补充。

5.会计报表要报送及时

会计报表主要是为财务管理提供决策信息,及时准确的信息有利于管理者的决策,而如果会计报表编制滞后,报送不及时,会计报表的信息就难以满足管理者制定政策的需要,所以会计报表的报送要及时。一般来讲,月度报表要在月度结束后 5 天之内报送,季度报表要在季度结束后10 天之内报送,年度报表要在年度结束后 15 天之内报送。

五、会计报表的格式和基本编制方法

(一)会计报表的格式

会计报表的格式一般有两种。一种是横列式,其报表格式分为左右两部分,类似"丁字式"分类账,所以又称为"账户式",如"资产负债表";一种是纵列式,其报表格式为由上向下顺序排列,类似于编写数字报告,所以又称为"报告式",如"收入费用总表"。

(二)会计报表的基本编制方法

会计报表是会计信息的沟通手段,都是以绝对数表示,这些绝对数都来自医院会计分类账各个账户的实际数,并在会计循环中与医院分类账各个账户相衔接。会计报表的编制,主要采用以下两种基本方法。

1.直接填列法

直接填列法即根据有关总账(或明细账)的期末余额直接填列报表项目的方法。

2.间接填列法

间接填列法即根据总分类账户、明细分类账户的期末余额、本期发生额及有关报表的数据,经过分析、计算、整理后填列报表项目的方法。

六、新旧医院会计报表的主要变化

原有的医院会计报表已经使用了十余年,如今医院本身及其所处的外部环境都发生了巨大的变化,原有的会计报表的内容与结构已不再适应新时期医院管理、上级主管部门的需要。为了同新会计制度中的新会计科目体系相适应,医院会计报表也进行了相应完善。

2010 年颁布的新会计制度与原有的 1998 年颁布的旧会计制度相比,新制度增加了现金流量表、财政补助收支情况表和报表附注,规定了财务情况说明书至少应包括的内容,提供了作为财务情况说明书附表的成本报表的参考格式,并全面改进了各报表的结构、项目及其排列方式,特别是为便于对医院进行财务分析,按照流动性和非流动性排列资产负债表项目;为合理反映医院的收支补偿机制,按照多步式结构设计收入费用总表;按照性质分类和功能分类分别列示医疗成本明细项目等。这一方面使医院的财务报表格式与国际惯例和企业会计更为协调,增强了通用性;另一方面,也兼顾了医院的实际情况,使医院的财务报告体系更为完善,以满足财务管理、预算管理、成本管理等多方面的信息要求。医院会计报表目录如表 10-1 所示。

表 10-1　医院会计报表目录

编号	会计报表名称	编制期
会医 01 表	资产负债表	月报、季度、年度
会医 02 表	收入费用总表	月报、季度、年度
会医 02 表附表 01	医疗收入费用明细表	月报、季度、年度
会医 03 表	现金流量表	年度
会医 04 表	财政补助收支情况表	年度

（翟　波）

第二节　资产负债表

一、资产负债表的概念和作用

（一）资产负债表的概念

资产负债表反映医院某一会计期末全部资产、负债和净资产情况,或者说它反映的是医院在某一特定日期的财务状况,是反映医院某一时点财务状况变动结果的静态报表。具体而言,资产负债表反映医院在某一特定日期所拥有或控制的经济资源、所承担的现时义务和净资产的构成情况。资产负债表应当按照月度、季度、年度来编制。

（二）资产负债表的作用

资产负债表是会计报表中的重要组成部分。资产负债表是以"资产＝负债＋净资产"这一等式为理论基础,采用账户式结构,反映和填列每个项目的"期末余额"和"年初余额"。资产负债表的作用包括:①可以提供某一日期资产的总额及其结构,表明医院拥有或控制的资源及其分布情况,使用者可以一目了然地从资产负债表上了解医院在某一特定日期所拥有的资产总量及其结构;②可以提供某一日期的负债总额及其结构,表明医院未来需要用多少资产或劳务清偿债务及清偿时间;③可以反映净资产的状况,据以判断净资产增加、减少的情况及对负债的保障程度。

二、资产负债表的结构和格式

《医院会计制度》规定,医院的资产负债表采用账户式结构,报表分为左右两方,左方列示资产各项目,反映全部资产的分布及存在形态;右方列示负债和净资产各项目,反映全部负债和净资产的内容及构成情况。右方又分为上下两段,上段反映医院的负债构成情况,下段反映净资产构成情况。资产负债表左右双方平衡,即资产总计等于负债和净资产总计。符合"资产=负债+净资产"的平衡原理。

资产各项目按其流动性由强到弱顺序排列,包括流动资产和非流动资产;负债各项目按其到期日的远近或者偿付的紧迫程度顺序排列,包括流动负债和非流动负债;净资产按照项目内容排列。把流动资产排列在前,把流动资产中的速动资产排列在最前列,而固定资产、在建工程、无形资产排列在后,这样做的目的是为了反映医院近期偿债能力,提供有关方面(债权人、资金提供者等)关心资产变动和决策需要的资金状况,以满足多方面利用报表的需要。资产负债表的基本格式如表10-2所示。

表 10-2　资产负债表

会 医 01 表

编制单位:　　　　　　　　　　年　　　　月　　　　日　　　　　　　　　　单位:元

资产	期末余额	年初余额	负债和净资产	期末余额	年初余额
流动资产:			流动负债:		
货币资金			短期借款		
短期投资			应缴款项		
财政应返还额度			应付票据		
应收在院患者医疗款			应付账款		
应收医疗款			预收医疗款		
其他应收款			应付职工薪酬		
减:坏账准备			应付福利费		
预付账款			应付社会保障费		
存货			应缴税费		
待摊费用			其他应付款项		
1 年内到期的长期债权投资			预提费用		
流动资产合计			1 年内到期的长期负债		
非流动资产:			流动负债合计		
长期投资			非流动负债:		
固定资产			长期借款		
固定资产原价			长期应付款		
减:累计折旧			非流动负债合计		
在建工程			负债合计		

续表

资产	期末余额	年初余额	负债和净资产	期末余额	年初余额
固定资产清理			净资产：		
无形资产			事业基金		
无形资产原价			专用基金		
减：累计摊销			待冲基金		
长期待摊费用			财政补助结转（余）		
待处理财产损益			科教项目结转（余）		
非流动资产合计			本期结余		
			未弥补亏损		
			净资产合计		
资产总计			负债和净资产总计		

三、资产负债表的编制方法

资产负债表的编制是以日常会计核算记录的数据为基础进行归类、整理、汇总和加工，总括反映报告期末的资产、负债和净资产构成的过程。医院资产负债表主体部分的各项目列有"年初余额"和"期末余额"两个栏目，是一种比较资产负债表。各个项目的具体填列方法归纳如下。

（一）"年初余额"的填列方法

"年初余额"栏内各项数字，应当根据上年年末资产负债表"期末余额"栏内数字填列。如果本年度资产负债表规定的各个项目的名称和内容同上年度不相一致，应对上年年末资产负债表各项目的名称和数字按照本年度的规定进行调整，填入本表"年初余额"栏内。

（二）"期末余额"的填列方法

1.数据来源

"期末余额"是指某一会计期末的数字，即中期期末或者年末的数字。资产负债表各项目"期末余额"的数据来源，一般可以通过以下几种方式取得。

（1）直接根据总账科目的余额填列。如"短期投资""财政应返还额度""应收在院患者医疗款""应收医疗款""待摊费用""固定资产原价""累计折旧""短期借款""应缴款项""应付票据""事业基金""专用基金""待冲基金""财政补助结转（余）""科教项目结转（余）"等项目。

（2）根据几个总账科目的余额计算填列。如"货币资金"项目，根据"库存现金""银行存款""零余额账户用款额度""其他货币资金"科目的期末余额合计填列；"存货"项目，根据"库存物资""在加工物资"科目的期末余额合计填列。

（3）根据总账科目和明细科目的余额分析计算填列。如"长期借款"项目，根据"长期借款"总账科目余额扣除"长期借款"科目所属的明细科目中反映的将于一年内到期的长期借款部分分析计算填列。这些项目有："长期借款""长期应付款""长期投资"。

（4）根据有关资产科目与其备抵科目抵消后的净额填列。如"固定资产""无形资产"项目等。此外，还要注意有关项目应根据相关科目的不同方向余额，以"一"填列的情况，如"坏账准备""固定资产清理""待处理财产损益""本期结余"等项目。

2.反映内容及填列方法

根据上述原则,《医院会计制度》规定了资产负债表各项目所反映的内容及其填列方法,具体如下。

(1)"货币资金"项目:反映医院期末库存现金、银行存款、零余额账户用款额度及其他货币资金的合计数。本项目应当根据"库存现金""银行存款""零余额账户用款额度""其他货币资金"科目的期末余额合计填列。

(2)"短期投资"项目:反映医院期末持有的短期投资的成本金额。本项目应当根据"短期投资"科目的期末余额填列。

(3)"财政应返还额度"项目:反映医院期末财政应返还额度的金额。本项目应当根据"财政应返还额度"科目的期末余额填列。

(4)"应收在院患者医疗款"项目:反映医院期末应收在院患者医疗款的金额。本项目应当根据"应收在院患者医疗款"科目的期末余额填列。

(5)"应收医疗款"项目:反映医院期末应收医疗款的账面余额。本项目应当根据"应收医疗款"科目的期末余额填列。

(6)"其他应收款"项目:反映医院期末其他应收款的账面余额。本项目应当根据"其他应收款"科目的期末余额填列。

(7)"坏账准备"项目:反映医院期末对应收医疗款和其他应收款提取的坏账准备。本项目应当根据"坏账准备"科目的期末贷方余额填列;如果"坏账准备"科目期末为借方余额,则以"—"填列。

(8)"预付账款"项目:反映医院预付给商品或者服务供应单位等的款项。本项目应当根据"预付账款"科目的期末余额填列。

(9)"存货"项目:反映医院在日常业务活动中持有已备出售给患者用于治疗,或者为了治疗出售仍处在加工(包括自制和委托外单位加工)过程中的,或者将在提供医疗服务或日常管理中耗用的药品、卫生材料、低值易耗品和其他材料。本项目应当根据"库存物资""在加工物资"科目的期末余额合计填列。

(10)"待摊费用"项目:反映医院已经支出,但应当由本期和以后各期分别负担的分摊期在1年以内(含1年)的各项费用。本项目应当根据"待摊费用"科目的期末余额填列。

(11)"1年内到期的长期债权投资"项目:反映医院将在1年内(含1年)到期的长期债权投资。本项目应当根据"长期投资——债权投资"明细科目的期末余额中将在1年内(含1年)到期的长期债权投资余额分析填列。

(12)"流动资产合计"项目:按照"货币资金""短期投资""财政应返还额度""应收在院患者医疗款""应收医疗款""其他应收款""预付账款""存货""待摊费用""1年内到期的长期债权投资"项目金额的合计数减去"坏账准备"项目金额后的金额填列。

(13)"长期投资"项目:反映医院准备持有时间超过1年(不含1年)的各种股权性质的投资,以及在1年内(含1年)不能变现或不准备随时变现的债权性质的投资。本项目应当根据"长期投资"科目期末余额减去其中将于1年内(含1年)到期的长期债权投资余额后的金额填列。

(14)"固定资产"项目:反映医院各项固定资产的净值(账面价值)。本项目应当根据"固定资产"科目期末余额减去"累计折旧"科目期末余额后的金额填列。

本项目下,"固定资产原价"项目,反映医院各项固定资产的原价,根据"固定资产"科目期末余额填列;"累计折旧"项目,反映医院各项固定资产的累计折旧,根据"累计折旧"科目期末余额填列。

(15)"在建工程"项目:反映医院尚未完工交付使用的在建工程发生的实际成本。本项目应当根据"在建工程"科目的期末余额填列。

(16)"固定资产清理"项目:反映医院因出售、报废、毁损等原因转入清理但尚未清理完毕的固定资产的账面价值,以及固定资产清理过程中所发生的清理费用和清理收入等各项金额的差额。本项目应当根据"固定资产清理"科目的期末借方余额填列;如果"固定资产清理"科目期末为贷方余额,则以"一"填列。

(17)"无形资产"项目:反映医院持有的各项无形资产的账面价值。本项目应当根据"无形资产"科目期末余额减去"累计摊销"科目期末余额后的金额填列。

本项目下,"无形资产原价"项目,反映医院持有的各项无形资产的账面余额,根据"无形资产"科目期末余额填列;"累计摊销"项目,反映医院各项无形资产已计提的累计摊销,根据"累计摊销"科目期末余额填列。

(18)"长期待摊费用"项目:反映医院已经支出但应由本期和以后各期负担的分摊期限在1年以上(不含1年)的各项费用。本项目应当根据"长期待摊费用"科目的期末余额填列。

(19)"待处理财产损益"项目:反映医院期末尚未处理的各种财产的净损失或净溢余。本项目应当根据"待处理财产损益"科目的期末借方余额填列;如果"待处理财产损益"科目期末为贷方余额,则以"一"填列。在编制年度资产负债表时,本项目金额一般应为"0"。

(20)"非流动资产合计"项目:按照"长期投资""固定资产""在建工程""固定资产清理""无形资产""长期待摊费用""待处理财产损益"项目金额的合计数填列。

(21)"资产总计"项目:按照"流动资产合计""非流动资产合计"项目金额的合计数填列。

(22)"短期借款"项目:反映医院向银行或其他金融机构等借入的、尚未偿还的期限在1年以下(含1年)的各种借款。本项目应当根据"短期借款"科目的期末余额填列。

(23)"应缴款项"项目:反映医院按规定应缴入国库或应上缴行政主管部门的款项。本项目应当根据"应缴款项"科目的期末余额填列。

(24)"应付票据"项目:反映医院期末应付票据的金额。本项目应当根据"应付票据"科目的期末余额填列。

(25)"应付账款"科目:反映医院期末应付未付账款的金额。本项目应当根据"应付账款"科目的期末余额填列。

(26)"预收医疗款"项目:反映医院向住院患者、门诊患者等预收的医疗款项。本项目应当根据"预收医疗款"科目的期末余额填列。

(27)"应付职工薪酬"项目:反映医院按有关规定应付未付给职工的各种薪酬。本项目应当根据"应付职工薪酬"科目的期末余额填列。

(28)"应付福利费"项目:反映医院按有关规定提取、尚未支付的职工福利费金额。本项目应当根据"应付福利费"科目的期末余额填列。

(29)"应付社会保障费"项目:反映医院按有关规定应付未付给社会保障机构的各种社会保障费。本项目应当根据"应付社会保障费"科目的期末余额填列。

(30)"应缴税费"项目:反映医院应缴未缴的各种税费。本项目应当根据"应缴税费"科目的期末余额填列。

(31)"其他应付款项"项目:反映医院期末其他应付款金额。本项目应当根据"其他应付款"科目的期末余额填列。

(32)"预提费用"项目:反映医院预先提取的已经发生但尚未实际支付的各项费用。本项目应当根据"预提费用"科目的期末余额填列。

(33)"一年内到期的长期负债"项目:反映医院承担的将于1年内(含1年)偿还的长期负债。本项目应当根据"长期借款""长期应付款"科目的期末余额中将在1年内(含1年)到期的金额分析填列。

(34)"流动负债合计"项目:按照"短期借款""应缴款项""应付票据""应付账款""预收医疗款""应付职工薪酬""应付福利费""应付社会保障费""应缴税费""其他应付款""预提费用""1年内到期的长期负债"项目金额的合计数填列。

(35)"长期借款"项目:反映医院向银行或其他金融机构借入的期限在1年以上(不含1年)的各种借款本息。本项目应当根据"长期借款"科目的期末余额减去其中将于1年内(含1年)到期的长期借款余额后的金额填列。

(36)"长期应付款"项目:反映医院发生的偿还期限在1年以上(不含1年)的各种应付款项。本项目应当根据"长期应付款"科目的期末余额减去其中将于1年内(含1年)到期的长期应付款余额后的金额填列。

(37)"非流动负债合计"项目:按照"长期借款""长期应付款"项目金额的合计数填列。

(38)"负债合计"项目:按照"流动负债合计""非流动负债合计"项目金额的合计数填列。

(39)"事业基金"项目:反映医院拥有的非限定用途的净资产,主要包括滚存的结余资金和科教项目结余解除限定后转入的金额等。本项目应当根据"事业基金"科目的期末余额填列。

(40)"专用基金"项目:反映医院按规定设置、提取的具有专门用途的净资产。本项目应当根据"专用基金"科目的期末余额填列。

(41)"待冲基金"项目:反映医院使用财政补助、科教项目收入购建固定资产、无形资产或购买药品等物资所形成的,留待计提资产折旧、摊销或领用发出库存物资时予以冲减的基金。本项目应当根据"待冲基金"科目的期末余额填列。

(42)"财政补助结转(余)"项目:反映医院历年滚存的财政补助结转和结余资金,包括基本支出结转、项目支出结转和项目支出结余。本项目应当根据"财政补助结转(余)"科目的期末余额填列。

(43)"科教项目结转(余)"项目:反映医院尚未结项的非财政资助科研、教学项目累计所取得收入减去累计发生支出后的,留待下期按原用途继续使用的结转资金,以及医院已经结项但尚未解除限定的非财政科研、教学项目结余资金。本项目应当根据"科教项目结转(余)"科目的期末余额填列。

(44)"本期结余"项目:反映医院自年初至报告期末止除财政项目补助收支、科教项目收支以外的各项收入减去各项费用后的累计结余。本项目应当根据"本期结余"科目的期末贷方余额填列;"本期结余"科目期末为借方余额时,以"-"填列。在编制年度资产负债表时,本项目金额应为"0"。

(45)"未弥补亏损"项目:反映医院累计未弥补的亏损。本项目应当根据"结余分配"科目的期末借方余额,以"-"填列。

(46)"净资产合计"项目:按照"事业基金""专用基金""待冲基金""财政补助结转(余)""科教

项目结转(余)""本期结余""未弥补亏损"项目金额的合计数填列。

(47)"负债和净资产总计"项目:按照"负债合计""净资产合计"项目金额的合计数填列。

(翟 波)

第三节 收入费用总表

一、收入费用总表的概念和作用

收入费用总表是反映医院在某一会计期间内全部收入、支出的实际情况及年末结余分配情况的会计报表。利用收入费用总表可以了解医院一定时期的业务活动成果、医疗收入的来源和各项费用的去向,了解医院收支结余的分配去向及未分配结余情况。收入支出总表采取结余计算和结余分配合二为一的形式编报,既反映医院在一定期间的业务活动成果及其来龙去脉,又反映业务活动成果的分配过程。结余的实现和结余的分配一目了然。

医院应当编制月度、季度、年度收入支出总表。在实际工作中,按月计算本期结余、编报"收入支出总表",年度中间不进行结余分配,年度终了计算出全年损益后,据实进行结余分配。

收入支出总表与资产负债表的要素,具有密切的内在联系。资产负债表可以从静态上了解在一定时期或一定时点的财务状况,但要了解在一定时期业务活动的成果,则要依赖于收入支出总表,两者互相依存,相为钩稽,缺一不可。

二、收入费用总表的内容和格式

收入费用总表反映两个方面的内容:一是医院在某一会计期间内开展业务活动所实现的全部收入与发生全部费用的情况;二是医院在年末的结余分配情况或亏损弥补情况。该表结构左右分为"本月数"和"本年累计数"两部分;上下分为"收入""支出""本期结余""结余分配""转入事业基金"五大项。按照各项收入、费用及其构成,以及结余分配或亏损弥补情况分项编制而成。

收入费用总表按反映内容性质的不同,可以分为三大部分。

(1)反映医院在一定会计期间除项目收支外的收入、费用及结余情况。体现在报表的"医疗收入、医疗结余、本期结余"部分。该部分采用多步式结构,反映医院除项目收支外的收入、费用及结余情况,其本质是反映出医院维持其基本运营活动的收支补偿机制。该部分反映的基本公式为:

医疗结余=医疗收入+财政基本补助收入-医疗业务成本-管理费用本期结余=医疗结余+其他收入-其他支出

(2)反映医院在一定会计期间的项目收支情况。体现在报表的"本期财政项目补助结转(余)""本期科教项目结转(余)"两部分。反映医院财政项目补助资金和非财政科教项目资金的本期收支及结转(余)情况。该部分反映的基本公式为:

本期财政项目补助结转(余)=本期财政项目补助收入-本期财政项目补助支出

本期科教项目结转(余)=本期科教项目收入-本期科教项目支出

收入费用总表的以上两大部分反映了医院全部的收入、费用情况。

(3)反映年末结余分配或弥补亏损情况。集中体现在报表的"结转入结余分配"部分,该部分

281

反映某一会计年度实现的可供分配的结余及其分配情况或累计亏损的弥补情况。其中"结余分配"反映本期结余减去财政补助结转（余）和其他限定用途结转（余）后结转入结余分配的金额，"转入事业基金"反映非限定用途的待分配结余完成弥补亏损及提取专用基金后转入事业基金的结余数额。按照有关部门预算管理规定，财政基本补助结转资金不得提取职工福利基金和转入事业基金，因此，本年可供分配结余的计算公式如下：

本年可供分配结余＝本期结余（指本年结余）－财政基本补助结转

按照医院财务制度和主管部门规定执行"超收上缴"政策的医院如果发生结余上缴义务的，则本年可供分配结余的计算公式如下：

本年可供分配结余＝本期结余（指本年结余）－财政基本补助结转－结余上缴

医院收入费用总表主要采用多步式结构。为提供相关比较信息，便于报表使用者分析判断医院运营成果的未来发展趋势，《医院会计制度》规定年度收入费用总表应提供两年的比较数据。收入费用总表的基本格式如表 10-3 所示。

表 10-3　收入费用总表

会医 02 表

编制单位：　　　　　　　　　　　　　　年　　　　　月　　　　　　　　　　　　　　单位:元

项目	本月数	本年累计数
一、医疗收入		
加:财政基本补助收入		
减:医疗业务成本		
减:管理费用		
二、医疗结余		
加:其他收入		
减:其他支出		
三、本期结余		
减:财政基本补助结转		
四、结转入结余分配		
加:年初未弥补亏损		
加:事业基金弥补亏损		
减:提取职工福利基金		
转入事业基金		
年末未弥补亏损		
五、本期财政项目补助结转（余）:		
财政项目补助收入		
减:财政项目补助支出		
六、本期科教项目结转（余）:		
科教项目收入		
减:科教项目支出		

注:医院按照财务制度和主管部门规定,发生结余上缴义务的,应当在表中"减:财政基本补助结转"行和"四、结转入结余分配"行之间增加"减:结余上缴"行

三、收入费用总表的编制方法

(一)基本填列方法

收入费用总表中"本月数"栏反映各收入、费用及结余项目的本月实际发生数。在编制季度收入费用总表时,应当将本栏改为"本季度数",反映各收入、费用及结余项目的本季度实际发生数。在编制年度收入费用总表时,应当将本栏改为"上年数"栏,反映各收入、费用及结余项目上一年度的实际发生数。如果本年度收入费用总表规定的各个项目的名称和内容同上年度不一致,应对上年度收入费用总表各项目的名称和数字按照本年度的规定进行调整,填入年度本表中的"上年数"栏。

表 10-3 中"本年累计数"栏反映各项目自年初起至报告期末止的累计实际发生数。可以根据各月数据累计加总填列。

收入费用总表各项目的填列方法可归纳为以下 3 类。

(1)根据总账及明细账科目的本期发生额直接或分析填列。如表中"医疗收入""财政基本补助收入""医疗业务成本""管理费用""其他收入""其他支出""财政项目补助收入""财政项目补助支出""科教项目收入""科教项目支出"等项目。

(2)只在编制年度收入费用总表时才填列的项目。如表中"财政基本补助结转""结转入结余分配""年初未弥补亏损""事业基金弥补亏损""提取职工福利基金""转入事业基金""年末未弥补亏损"七个项目。这些项目直接填列在"本年累计数"栏,有些按相关科目及明细科目发生额分析填列,有些根据相关科目及明细科目的年初、年末余额填列。

(3)根据表中项目计算填列。如表中"医疗结余""本期结余""本期财政项目补助结转(余)""本期科教项目结转(余)"项目。

(二)各项目的具体填列方法

根据上述原则,《医院会计制度》规定了收入费用总表各项目的内容及填列方法,具体如下。

(1)"医疗收入"项目:反映医院本期开展医疗服务活动取得的收入,包括门诊收入和住院收入。本项目应当根据"医疗收入"科目的贷方发生额减去借方发生额后的金额填列。

(2)"财政基本补助收入"项目:反映医院本期按部门预算隶属关系从同级财政部门取得的基本支出补助。本项目应当根据"财政补助收入——基本支出"明细科目的发生额填列。

(3)"医疗业务成本"项目:反映医院本期开展医疗活动及其辅助活动发生的各项费用。本项目应当根据"医疗业务成本"科目的发生额填列。

(4)"管理费用"项目:反映医院本期行政及后勤管理部门为组织、管理医疗、科研、教学业务活动所发生的各项费用,包括医院行政及后勤管理部门发生的人员经费、公用经费、资产折旧(摊销)费等费用,以及医院统一负担的离退休人员经费、坏账损失、银行借款利息支出、银行手续费支出、汇兑损益、聘请中介机构费、印花税、房产税、车船税等。本项目应当根据"管理费用"科目的借方发生额减去贷方发生额后的金额填列。

(5)"医疗结余"项目:反映医院本期医疗收入加上财政基本补助收入,再减去医疗业务成本、管理费用后的结余数额。本项目应根据本表中"医疗收入"项目金额加上"财政基本补助收入"项目金额,再减去"医疗业务成本"项目金额、"管理费用"项目金额后的金额填列;如为负数,以"—"填列。

(6)"其他收入"项目:反映医院本期除医疗收入、财政补助收入、科教项目收入以外的其他收入总额。本项目应当根据"其他收入"科目的贷方发生额减去借方发生额后的金额填列。

(7)"其他支出"项目:反映医院本期发生的,无法归属到医疗业务成本、财政项目补助支出、科教项目支出、管理费用中的支出总额。本项目应当根据"其他支出"科目的发生额填列。

(8)"本期结余"项目:反映医院本期医疗结余加上其他收入,再减去其他支出后的结余数额。本项目可以根据本表"医疗结余"项目金额加上"其他收入"项目金额,再减去"其他支出"项目金额后的金额填列;如为负数,以"—"填列。

(9)"财政基本补助结转""结转入结余分配""年初未弥补亏损""事业基金弥补亏损""提取职工福利基金""转入事业基金""年末未弥补亏损"七个项目,只有在编制年度收入费用总表时才填列。在编制年度收入费用总表时,该7个项目的内容及"本年累计数"栏的填列方法如下。①"财政基本补助结转"项目:反映医院本年财政基本补助收入减去财政基本补助支出后,留待下年继续使用的结转资金数额。本项目可以根据"财政补助收入——基本支出"明细科目本年发生额减去"医疗业务成本""管理费用"科目下"财政基本补助支出"备查簿中登记的本年发生额合计后的金额填列。②"结转入结余分配"项目:反映医院当年本期结余减去财政基本补助结转金额后,结转入结余分配的金额。本项目可以根据本表"本期结余"项目金额减去"财政基本补助结转"项目金额后的金额填列;如为负数,以"—"填列。③"年初未弥补亏损"项目:反映医院截至本年初累计未弥补的亏损。本项目应当根据"结余分配"科目的本年初借方余额,以"—"填列。④"事业基金弥补亏损"项目:反映医院本年以事业基金弥补亏损的数额。本项目应当根据"结余分配——事业基金弥补亏损"明细科目的本年贷方发生额填列。⑤"提取职工福利基金"项目:反映医院本年提取职工福利基金的数额。本项目应当根据"结余分配——提取职工福利基金"明细科目的本年借方发生额填列。⑥"转入事业基金"项目:反映医院本年转入事业基金的未分配结余数额。本项目应当根据"结余分配——转入事业基金"明细科目的本年借方发生额填列。⑦"年末未弥补亏损"项目:反映医院截至本年末累计未弥补的亏损。本项目可以根据"结余分配"科目的本年末借方余额,以"—"填列。

(10)"本期财政项目补助结转(余)"项目:反映医院本期取得的财政项目补助收入减去本期发生的财政项目补助支出后的数额。本项目应当根据"财政补助收入——项目支出"明细科目本期发生额减去"财政项目补助支出"科目的本期发生额后的金额填列。

其中"财政项目补助收入"项目,反映医院本期取得的财政项目补助收入。本项目应当根据"财政补助收入——项目支出"科目的本期发生额填列。

"财政项目补助支出"项目,反映医院本期发生的财政项目补助支出。本项目应当根据"财政项目补助支出"科目的本期发生额填列。

(11)"本期科教项目结转(余)"项目:反映医院本期取得的非财政科教项目收入减去本期发生的非财政科教项目支出后的数额。本项目应当根据"科教项目收入"科目本期发生额减去"科教项目支出"科目本期发生额后的金额填列。

本项目下:"科教项目收入"项目,反映医院本期取得的非财政科教项目收入。本项目应当根据"科教项目收入"科目的本期发生额填列。"科教项目支出"项目,反映医院本期发生的非财政科教项目支出。本项目应当根据"科教项目支出"科目的本期发生额填列。

四、收入支出的结转方法

收入支出可以按照两种方法进行结转,即账结法和表结法。

(一)账结法

账结法是指通过会计账户结转结余的一种方法。在账结法下,每月月末均需编制转账凭证,将在账上结计出的各收入、支出类账户的余额结转入结余科目,各收入、支出类科目每月月末结转后均无余额。结转后,结余科目贷方余额反映历年滚存至本月的结余。

账结法下,由于各月收入支出类科目均要结转入结余科目,即各月均可直接通过结余科目提供当月及本年累计的结余,可以充分医院会计收入支出核算的系统性和准确性,但增加了转账环节和工作量,所以采用该方法,需要实现会计电算化的医院。对于手工操作的基础医疗机构不适用。

(二)表结法

表结法是指通过会计报表结转结余的一种方法。在表结法下,各收入、支出类科目每月月末均不需结转到结余科目,只有在年末时才将各收入、支出类科目全年累计余额结转入"结余"科目,各收入、支出科目年末结转后无余额。

表结法下,由于各月收入支出类科目无须结转入结余科目,从而减少了转账环节和工作量,但并不影响收入支出表的编制及有关指标的利用,是一种简化的基层医疗卫生机构收入支出会计核算方法。表结法适用于日常收入支出业务频繁、金额重大且尚未采用会计电算化的机构。

五、医疗收入费用明细表

(一)医疗收入费用明细表的概念

医疗收入费用明细表反映某一会计期间内医疗收入、医疗成本及其明细项目的实际发生情况。它是医院收入费用总表的附表。报表的使用者能够从这张表中得到更详细医院收入与费用的构成情况。医院应当编制月度、季度、年度医疗收入费用明细表。

(二)医疗收入费用明细表的内容和格式

医疗收入费用明细表作为收入费用总表的附表,是对收入费用总表中医疗收入、医疗业务成本和管理费用的明细内容所作的进一步说明。医疗收入费用明细表中医疗成本包括医疗业务成本和管理费用。

医疗收入费用明细表分左右两方,左边列示医疗收入各明细项目的金额,右边列示医疗成本各明细项目的金额。

1.医疗收入的列示内容

医疗收入按形成来源不同,分为门诊收入和住院收入。按照收入性质不同,门诊收入分为挂号收入、诊察收入、检查收入、化验收入、治疗收入、手术收入、卫生材料收入、药品收入、药事服务费收入和其他门诊收入;住院收入分为床位收入、诊察收入、检查收入、化验收入、治疗收入、手术收入、护理收入、卫生材料收入、药品收入、药事服务费收入和其他住院收入。

需要注意的是,各项医疗收入均应按照扣除分摊的医保结算差额后的净额列示。

2.医疗成本的列示内容

医疗成本指医疗业务成本和管理费用的总和。医疗成本应按性质和功能两种分类予以列示。

(1)按性质分类:医疗成本按性质分类,可分为人员经费、卫生材料费、药品费、固定资产折旧费、无形资产摊销费、提取医疗风险基金和其他费用。按性质分类列示医疗成本,有助于反映费用的经济用途。

(2)按功能分类:医院的业务活动通常可划分为临床服务、医技服务、医辅服务、行政后勤管理等,每一种活动上发生的费用所发挥的功能不同,因此,按功能分类列示医疗成本,有助于反映费用发生的活动领域。

按照费用在医院所发挥的功能进行分类,医疗成本可分为医疗业务成本和管理费用。其中,医疗业务成本指各医疗业务科室发生的可以直接计入各科室或采用一定方法计算后计入各科室的直接成本。具体包括临床服务成本、医疗技术成本和医疗辅助成本,分别反映临床服务类科室、医疗技术类科室、医疗辅助类科室发生的直接成本合计数。管理费用指医院行政后勤管理部门发生的费用,以及医院统一负担的管理费用。

(三)医疗收入费用明细表的编制方法

本表"本月数"栏反映医疗收入、医疗成本及其所属明细项目的本月实际发生数;在编制季度收入费用明细表时,应当将本栏改为"本季度数",反映医疗收入、医疗成本及所属明细项目的本季度实际发生数。在编制年度医疗收入费用明细表时,应当将本栏改为"上年数"栏,反映医疗收入、医疗成本及其所属明细项目上一年度的实际发生数。如果本年度医疗收入费用明细表规定的各个项目的名称和内容同上年度不一致,应对上年度医疗收入费用明细表各项目的名称和数字按照本年度的规定进行调整,填入年度本表中的"上年数"栏。

本表"本年累计数"栏反映各项目自年初起至报告期末止的累计实际发生数。

本表各项目的填列方法如下。

(1)"医疗收入"项目及其所属各明细项目,应当根据"医疗收入"科目及其所属各明细科目的本期贷方发生额减去借方发生额后的金额填列,即各项收入均按照扣除分摊的医保结算差额后的金额填列。

(2)"医疗成本"项目,应当根据"医疗业务成本"科目和"管理费用"科目本期发生额合计填列。

本项目下:①"按性质分类"下各明细项目,应当根据"医疗业务成本"和"管理费用"科目各所属对应一级明细科目本期发生额合计填列。如"人员经费"项目,根据"医疗业务成本——人员经费"和"管理费用——人员经费"科目本期发生额合计填列;"固定资产折旧费"项目,根据"医疗业务成本——固定资产折旧费"和"管理费用——固定资产折旧费"科目本期发生额合计填列。②"无形资产摊销费"项目,根据"医疗业务成本——无形资产摊销费"和"管理费用——无形资产摊销费"科目本期发生额合计填列。③"提取医疗风险基金"项目,根据"医疗业务成本——提取医疗风险基金"科目本期发生额填列。④"其他费用"项目,根据"医疗业务成本——其他费用"和"管理费用——其他费用"科目本期发生额合计填列。⑤管理费用中一般不发生"药品费""卫生材料费",这两个项目根据"医疗业务成本——药品费、卫生材料费"科目本期发生额填列。⑥"按功能分类"下各明细项目,应当根据"医疗业务成本"科目及其所属明细科目、"管理费用"科目的本期发生额分析填列。其中:"临床服务成本"是指医院临床服务类科室发生的直接成本合计数;"医疗技术成本"是指医院医疗技术类科室发生的直接成本合计数;"医疗辅助成本"是指医院医疗辅助类科室发生的直接成本合计数。

(翟　波)

第四节　现金流量表

现金流量表是反映医院一定会计期间现金流入和流出的报表。它是以现金为基础编制的财务状况变动表。通过分析现金流量表,报表的使用者能够掌握与评价医院运用现金和获得现金的能力。

一、现金流量表概述

这里的"现金"是指医院的库存现金及可以随时用于支付的存款,即不仅包括"库存现金"账户核算的库存现金,还包括可以随时用于支付的银行存款、零余额账户用款额度和其他货币资金。编制现金流量表有助于会计报表使用者了解和评价医院现金获取能力、支付能力、偿债能力和周转能力,有助于预测医院未来现金流量,有助于分析判断医院的财务前景。

现金流量表以现金为基础编制,划分为业务活动、投资活动和筹资活动,按照收付实现制原则编制,将权责发生制下的信息调整为收付实现制下的现金流量信息。医院应当在年末编制本年度现金流量表。

二、现金流量及其分类

现金流量是指现金的流入和流出。医院的现金流量产生于不同的来源,也有不同的用途。例如,可通过提供医疗服务收到现金,通过向银行借款收到现金等;购买卫生材料、固定资产需要支付现金,职工工资也需要用现金进行支付等。现金流量净额是指现金流入与流出的差额,可能是正数,也可能是负数。如果是正数,则为净流入;如果是负数,则为净流出。一般来说,现金流入大于流出反映了医院现金流量的积极现象和趋势。现金流量信息能够表明医院经营状况是否良好,资金是否紧缺,医院偿付能力大小,从而为行政管理部门、债权人、医院管理者等提供有用的信息。

需要注意的是,医院现金形式的转换不会产生现金的流入和流出,如医院从银行提取现金,是医院现金存放形式的转换,不构成现金流量。此外,医院取得财政补助,在直接支付方式下,实质是现金流入和现金流出同步发生,财政直接支付所取得的补助及同时发生的支出也构成医院的现金流量。

《医院会计制度》规定,现金流量表应当按照业务活动产生的现金流量、投资活动产生的现金流量和筹资活动产生的现金流量分别反映。

（一）业务活动产生的现金流量

业务活动是指医院投资活动和筹资活动以外的所有交易和事项,包括提供医疗服务、获得非资本性财政补助、取得科研项目拨款、支付人员经费、购买药品及卫生材料、支付项目支出、支付其他公用经费等。通过业务活动产生的现金流量,可以说明医院的业务活动对现金流入和流出的影响程度,判断医院在不动用对外筹得资金的情况下,是否足以维持日常业务周转、偿还债务等。

业务活动产生的现金流入项目主要有开展医疗服务活动收到的现金、财政基本支出补助收到的现金、财政非资本性项目补助收到的现金、从事科教项目活动收到的除财政补助以外的现金、收到的其他与业务活动有关的现金;业务活动产生的现金流出项目主要有发生人员经费支付的现金、购买药品支付的现金、购买卫生材料支付的现金、使用财政非资本性项目补助支付的现金、使用科教项目收入支付的现金、支付的其他与业务活动有关的现金。

(二)投资活动产生的现金流量

投资活动是指医院长期资产的购建和对外投资及其处置活动。现金流量表中的"投资"既包括对外投资,又包括长期资产的购建与处置。其中,长期资产是指固定资产、无形资产、在建工程等。医院的投资活动包括取得和收回投资、购建和处置固定资产、购买和处置无形资产等。通过投资活动产生的现金流量,可以判断投资活动对医院现金流量净额的影响程度。

投资活动产生的现金流入项目主要有收回投资所收到的现金,取得投资收益所收到的现金,处置固定资产、无形资产收回的现金净额,收到的其他与投资活动有关的现金;投资活动产生的现金流出项目主要有购建固定资产、无形资产支付的现金,对外投资支付的现金,上缴处置固定资产、无形资产收回现金净额支付的现金,支付的其他与投资活动有关的现金。

(三)筹资活动产生的现金流量

筹资活动主要是指导致医院债务规模发生变化的活动,包括取得和偿还借款、偿付利息等。应付账款、应付票据等属于业务活动,不属于筹资活动。医院取得的财政资本性项目补助(即用于购建固定资产、无形资产的财政补助)从性质上类似于国家对企业的投资,参照企业现金流量表中将实收资本作为筹资活动现金流量的做法,《医院会计制度》规定将医院取得的财政资本性项目补助作为筹资活动产生的现金流量。

筹资活动产生的现金流入项目主要有取得财政资本性项目补助收到的现金,借款收到的现金,收到的其他与筹资活动有关的现金;筹资活动产生的现金流出项目主要有偿还借款支付的现金,偿付利息支付的现金,支付的其他与筹资活动有关的现金。医院在进行现金流量分类时,对于现金流量表中未特殊说明的现金流量,应按照现金流量表的分类方法和重要性原则,判断某项交易或事项所产生的现金流量应当归属的类别或项目,对于重要的现金流入或流出项目应当单独反映。

三、现金流量表的内容和格式

按照《医院会计制度》规定,医院现金流量表在格式的设计上主要依照现金流量的性质,依次分类反映业务活动产生的现金流量、投资活动产生的现金流量和筹资活动产生的现金流量,最后汇总反映医院现金净增加额。在有外币现金流量折算为人民币的医院,正表中还应单设"汇率变动对现金的影响额"项目,以反映医院外币现金流量折算为人民币时,所采用的现金流量发生日的汇率或期初汇率折算的人民币金额与"现金净增加额"中外币现金净增加额按期末汇率折算的人民币金额之间的差额。

医院现金流量表的基本格式如表10-4所示。

表 10-4 现金流量表

会医 03 表

编制单位： _____年_____月 单位:元

项目	行次	金额
一、业务活动产生的现金流量		
开展医疗服务活动收到的现金		
财政基本支出补助收到的现金		
财政非资本性项目补助收到的现金		
从事科教项目活动收到的除财政补助以外的现金		
收到的其他与业务活动有关的现金		
现金流入小计		
发生人员经费支付的现金		
购买药品支付的现金		
购买卫生材料支付的现金		
使用财政非资本性项目补助支付的现金		
使用科教项目收入支付的现金		
支付的其他与业务活动有关的现金		
现金流出小计		
业务活动产生的现金流量净额		
二、投资活动产生的现金流量		
收回投资所收到的现金		
取得投资收益所收到的现金		
处置固定资产、无形资产收回的现金净额		
收到的其他与投资活动有关的现金		
现金流入小计		
购建固定资产、无形资产支付的现金		
对外投资支付的现金		
上缴处置固定资产、无形资产收回现金净额支付的现金		
支付的其他与投资活动有关的现金		
现金流出小计		
投资活动产生的现金流量净额		
三、筹资活动产生的现金流量		
取得财政资本性项目补助收到的现金		
借款收到的现金		
收到的其他与筹资活动有关的现金		
现金流入小计		
偿还借款支付的现金		
偿付利息支付的现金		

续表

项目	行次	金额
支付的其他与筹资活动有关的现金		
现金流出小计		
筹资活动产生的现金流量净额		
四、汇率变动对现金的影响额		
五、现金净增加额		

四、现金流量表的编制方法

（一）"业务活动产生的现金流量"填列方法和内容

1.填列方法

编制现金流量表时，业务活动产生的现金流量的填列方法主要有两种：直接法和间接法。这两种方法通常也称为编制现金流量表的方法。

（1）直接法：指通过现金收入和现金支出的主要类别直接反映医院业务活动产生的现金流量，如开展医疗服务活动收到的现金、购买药品支付的现金等就是按现金收入和支出的类别直接反映的。在直接法下，一般是以收入费用总表中的本期各项收入为起点，调节与业务活动有关的项目增减变动，然后计算出业务活动产生的现金流量。

（2）间接法：指以本期净资产变动额为起点，通过调整不涉及现金的收入、费用等项目的增减变动，调整不属于业务活动的现金收支项目，根据计算并列示业务活动现金流量的一种方法。

按照《医院会计制度》的规定，医院应当采取直接法编制业务活动产生的现金流量，对于按照间接法反映业务现金流量的情况不做要求。采用直接法编报的现金流量表，便于分析医院业务活动产生的现金流量的来源和用途，预测医院现金流量的未来前景。

2.各项目编制内容

（1）"开展医疗服务活动收到的现金"项目：反映医院开展医疗活动取得的现金净额。本项目可以根据"库存现金""银行存款""应收在院患者医疗款""应收医疗款""预收医疗款""医疗收入"等科目的记录分析填列。

（2）"财政基本支出补助收到的现金"项目：反映医院接受财政基本支出补助取得的现金。本项目可以根据"零余额账户用款额度""财政补助收入"等科目及其所属明细的记录分析填列。

（3）"财政非资本性项目补助收到的现金"项目：反映医院接受财政除用于购建固定资产、无形资产以外的项目补助取得的现金。本项目可以根据"银行存款""零余额账户用款额度""财政补助收入"等科目及其所属明细科目的记录分析填列。

（4）"从事科教项目活动收到的除财政补助以外的现金"项目：反映医院从事科研、教学项目活动取得的除财政补助以外的现金。本项目可以根据"库存现金""银行存款""科教项目收入"等科目的记录分析填列。

（5）"收到的其他与业务活动有关的现金"项目：反映医院收到的除以上项目之外的与业务活动有关的现金。本项目可以根据"库存现金""银行存款""其他应收款""其他收入"等科目的记录分析填列。

（6）"发生人员经费支付的现金"项目：反映医院为开展各项业务活动发生人员经费支付的现

金。本项目可以根据"库存现金""银行存款""在加工物资""医疗业务成本""管理费用""应付职工薪酬""应付福利费""应付社会保障费"等科目的记录分析填列。

（7）"购买药品支付的现金"项目：反映医院购买药品而支付的现金。本项目可以根据"库存现金""银行存款""应付账款""应付票据""预付账款""医疗业务成本""库存物资"等科目的记录分析填列。

（8）"购买卫生材料支付的现金"项目：反映医院购买卫生材料支付的现金。本项目可以根据"库存现金""银行存款""应付账款""应付票据""预付账款""医疗业务成本""库存物资"等科目的记录分析填列。

（9）"使用财政非资本性项目补助支付的现金"项目：反映医院使用除用于购建固定资产、无形资产外的财政项目补助资金发生支出所支付的现金。本项目可以根据"银行存款""零余额账户用款额度""财政项目补助支出"等科目的记录分析填列。

（10）"使用科教项目收入支付的现金"项目：反映医院使用非财政科研、教学项目收入支付的现金；不包括使用非财政科教项目收入购建固定资产、无形资产所支付的现金。使用非财政科教项目收入购建固定资产、无形资产所支付的现金，在"购建固定资产、无形资产支付的现金"项目反映。本项目可以根据"库存现金""银行存款""科教项目支出"等科目的记录分析填列。

（11）"支付的其他与业务活动有关的现金"项目：反映医院除上述项目之外支付的与业务有关的现金。本项目可以根据"库存现金""银行存款""其他应付款""管理费用""其他支出""应缴税费"等科目的记录分析填列。

（12）"业务活动产生的现金流量净额"项目：按照"业务活动产生的现金流量"项下"现金流入小计"项目金额减去"现金流出小计"项目金额后的金额填列；如为负数，以"—"填列。

（二）"投资活动产生的现金流量"各项目的内容和填列方法

现金流量表中的投资活动包括短期投资和长期投资的取得与处置、固定资产的购建与处置、无形资产的购置与转让等。单独反映投资活动产生的现金流量，能了解医院为获得未来收益或提供服务而导致对外投资或内部长期资产投资的程度，以及以前对外投资所带来的现金流入的信息。投资活动现金流量各项目的内容和填列方法如下。

（1）"收回投资所收到的现金"项目：反映医院出售、转让或者到期收回长期投资而收到的现金；不包括长期投资收回的利润、利息，以及收回的非现金资产。本项目可以根据"库存现金""银行存款""长期投资"等科目的记录分析填列。

（2）"取得投资收益所收到的现金"项目：反映医院因对外投资而被投资单位分回利润收到的现金及取得的现金利息。本项目可以根据"库存现金""银行存款""其他应收款""其他收入——投资收益"等科目的记录分析填列。

（3）"处置固定资产""无形资产收回的现金净额"项目：反映医院处置固定资产和无形资产所取得的现金，减去为处置这些资产而支付的有关费用之后的净额。由于自然灾害所造成的固定资产等长期资产损失而收到的保险赔偿收入，也在本项目反映。本项目可以根据"库存现金""银行存款""固定资产清理"等科目的记录分析填列。

（4）"收到的其他与投资活动有关的现金"项目：反映医院除上述项目之外收到的与投资活动有关的现金。其他现金流入如果金额较大的，应当单列项目反映。本项目可以根据"库存现金""银行存款"等有关科目的记录分析填列。

（5）"购建固定资产、无形资产支付的现金"项目：反映医院购买和建造固定资产，取得无形资产所支付的现金;不包括为购建固定资产而发生的借款利息资本化的部分、融资租入固定资产支付的租赁费。借款利息和融资租入固定资产支付的租赁费,在筹资活动产生的现金流量中反映。本项目可以根据"库存现金""银行存款""固定资产""无形资产""在建工程"等科目的记录分析填列。

(6)"对外投资支付的现金"项目:反映医院进行对外投资所支付的现金,包括取得长期股权投资和长期债权投资所支付的现金,以及支付的佣金、手续费等附加费用。本项目可以根据"库存现金""银行存款""长期投资"等科目的记录分析填列。

(7)"上缴处置固定资产、无形资产收回现金净额支付的现金"项目:反映医院将处置固定资产、无形资产所收回的现金净额予以上缴所支付的现金。本项目可以根据"库存现金""银行存款""应缴款项"等科目的记录分析填列。

(8)"支付的其他与投资活动有关的现金"项目:反映医院除上述项目之外支付的与投资活动有关的现金。如果其他现金流出金额较大的,应当单列项目反映。本项目可以根据"库存现金""银行存款"、等有关科目的记录分析填列。

(9)"投资活动产生的现金流量净额"项目:按照"投资活动产生的现金流量"项下"现金流入小计"项目金额减去"现金流出小计"项目金额后的金额填列;如为负数,以"一"填列。

(三)"筹资活动产生的现金流量"各项目的内容和填列方法

单独反映筹资活动产生的现金流量,能了解医院筹资活动产生现金流量的规模与能力,以及医院为获得现金流入而付出的代价。筹资活动现金流量各项目的内容和填列方法如下。

(1)"取得财政资本性项目补助收到的现金"项目:反映医院接受用于购建固定资产、无形资产的财政项目补助取得的现金。本项目可以根据"银行存款""零余额账户用款额度""财政补助收入"等科目及其所属明细科目的记录分析填列。

(2)"借款收到的现金"项目:反映医院举借各种短期、长期借款所收到的现金。本项目可以根据"库存现金""银行存款""短期借款""长期借款"等科目的记录分析填列。

(3)"收到的其他与筹资活动有关的现金"项目:反映医院除上述项目之外收到的与筹资活动有关的现金。如果其他现金流入金额较大的,应当单列项目反映。本项目可以根据"库存现金""银行存款"等有关科目的记录分析填列。

(4)"偿还借款支付的现金"项目:反映医院偿还债务本金所支付的现金。本项目可以根据"库存现金""银行存款""短期借款""长期借款"等科目的记录分析填列。

(5)"偿付利息支付的现金"项目:反映医院实际支付的借款利息等。本项目可以根据"库存现金""银行存款""长期借款""管理费用""预提费用"等科目的记录分析填列。

(6)"支付的其他与筹资活动有关的现金"项目:反映医院除上述项目之外支付的与筹资活动有关的现金,如融资租入固定资产所支付的租赁费。本项目可以根据"库存现金""银行存款""长期应付款"等有关科目的记录分析填列。

(7)"筹资活动产生的现金流量净额"项目:按照"筹资活动产生的现金流量"项下"现金流入小计"项目金额减去"现金流出小计"项目金额后的金额填列;如为负数,以"一"填列。

(四)"汇率变动对现金的影响额"项目的内容和填列方法

现金流量表中"汇率变动对现金的影响额"项目,反映医院外币现金流量折算为人民币时,按照现金流量发生日的汇率或期初汇率折算的人民币金额,与本表"现金净增加额"中外币现金净增加额按期末汇率折算的人民币金额之间的差额。

（五）"现金净增加额"项目的内容和填列方法

现金流量表中"现金净增加额"项目，反映医院本年度现金变动的金额。本项目应当根据本表"业务活动产生的现金流量净额""投资活动产生的现金流量净额""筹资活动产生的现金流量净额"和"汇率变动对现金的影响额"项目的金额合计填列。

五、现金流量表的具体编制说明

在具体编制现金流量表时，医院可根据业务量的大小及复杂程度，采用工作底稿法、T型账户法，或直接根据有关科目的记录分析填列。

（一）工作底稿法

采用工作底稿法编制现金流量表就是以工作底稿为手段，以收入费用总表和资产负债表数据为基础，结合有关科目的记录，对现金流量表的每一项目进行分析并编制调整分录，从而编制出现金流量表。

采用工作底稿法编制现金流量表的程序如下。

（1）将资产负债表的期初数和期末数过录到工作底稿的期初数栏和期末数栏。

（2）对当期业务进行分析并编制调整分录。调整分录大体有这样几类：第一类涉及收入费用总表中的收入和费用项目及资产负债表中的资产、负债和净资产项目，通过调整，将权责发生制下的收入费用转换为现金基础；第二类涉及资产负债表和现金流量表中的投资和筹资项目，反映投资和筹资活动的现金流量；第三类涉及收入费用总表和现金流量表中的投资和筹资项目，目的是将收入费用总表中有关投资和筹资方面的收入和费用列入现金流量表投资、筹资现金流量中去。此外还有一些调整分录并不涉及现金收支，只是为了核对资产负债表项目的期末期初变动。

在调整分录中，有关现金的事项，并不直接借记或贷记现金，而是分别计入"业务活动产生的现金流量""投资活动产生的现金流量""筹资活动产生的现金流量"的有关项目，借记表明现金流入，贷记表明现金流出。

（3）将调整分录过录到工作底稿中的相应部分。

（4）核对调整分录，借贷合计应当相等，资产负债表项目期初数加减调整分录中的借贷金额以后，应当等于期末数。

（5）根据工作底稿中的现金流量表项目部分编制正式的现金流量表。

（二）T型账户法

采用T型账户法编制现金流量表，是以T型账户为手段，以资产负债表和收入费用总表数据为基础，结合有关科目的记录，对现金流量表的每一项目进行分析并编制调整分录，从而编制现金流量表。采用T型账户法编制现金流量表的程序如下。

（1）为所有的非现金项目（包括资产负债表项目和收入费用总表）分别开设T型账户，并将各自的期末期初变动数过入到各相关账户。如果项目的期末数大于期初数，则将差额过入到与项目余额相同的方向；反之，过入相反方向。

（2）开设一个大的"现金"T型账户，每边分为业务活动、投资活动和筹资活动三个部分，左边记现金流入，右边记现金流出。与其他账户一样，过入期末期初变动数。

（3）以收入费用总表项目为基础，结合资产负债表分析每一个非现金项目的增减变动，并据此编制调整分录。

（4）将调整分录过入各T型账户，并进行核对，该账户借贷相抵后的余额与原先过入的期末期初变动数应当一致。

(5)根据大的"现金"T型账户编制正式的现金流量表。

（三）分析填列法

分析填列法是直接根据资产负债表、收入费用总表和有关会计科目明细账的记录，分析计算出现金流量表各项目的金额，并据以编制现金流量表的一种方法。

（翟　波）

第五节　成　本　报　表

成本报表反映医院各科室在经营过程中发生的直接成本和临床服务类科室的全成本情况。它是医院财务报告的重要组成部分。它对医院加强成本管理，提高医院整体管理水平有着重要的作用。

一、成本报表概述

随着医疗卫生体制改革的不断深入，医院成本核算、分析及管理工作变得越来越重要。一方面在卫生资源有限的情况下，医院需要依靠技术进步、科学管理和结构调整，降低成本，提高效率，向社会提供更多、更好的卫生服务；另一方面，科学的成本核算与分析结果也是制定合理的医疗收费标准的重要依据。

为了促进医院加强成本核算与控制，便于医院行政管理部门等相关方面了解、评价、监督医院的成本管理工作，并为国家研究、制定医疗收费标准及医疗改革政策提供依据，《医院会计制度》规定医院应当在编报财务报告时，在财务情况说明书中对医院的成本核算与控制情况做出说明，并附送成本报表。同时，《医院会计制度》提供了成本报表的参考格式。

二、成本报表的内容及参考格式

医院需要作为财务情况说明书附表编报的成本报表包括3张表，即医院各科室直接成本表、医院临床服务类科室全成本表和医院临床服务类科室全成本构成分析表，这3张表的编制期间均为月度和年度。

（一）医院各科室直接成本表

医院各科室直接成本表反映管理费用（行政后勤类科室成本）和医疗技术、医疗辅助科室成本分摊至临床服务类科室成本前各科室直接成本情况。直接成本是指科室为开展医疗服务活动而发生的能够直接计入或采用一定方法计算后直接计入的各种费用。

各科室直接成本需要按成本项目，即人员经费、卫生材料费、药品费、固定资产折旧费、无形资产摊销费、提取医疗风险基金和其他费用分项列示。

（二）医院临床服务类科室全成本表

医院临床服务类科室全成本表反映医院根据《医院财务制度》规定的原则和程序，将管理费用、医疗辅助类科室直接成本、医疗技术类科室直接成本逐步分摊转移到临床服务类科室后，各临床服务类科室的全成本情况。即：临床服务类科室全成本包括科室直接成本和分摊转移的间接成本。

各临床服务类科室的直接成本、间接成本和全成本也应当按成本项目，即人员经费、卫生材料费、药品费、固定资产折旧费、无形资产摊销费、提取医疗风险基金和其他费用分项列示。

(三)医院临床服务类科室全成本构成分析表

医院临床服务类科室全成本构成分析表反映各临床服务类科室的全成本中各项成本所占的比例情况,以及各临床服务类科室的床日成本、诊次成本情况。

诊次和床日成本核算是以诊次、床日为核算对象,将科室成本进一步分摊到门急诊人次、住院床日中,计算出诊次成本、床日成本。

医院成本报表的参考格式如表10-5、表10-6、表10-7所示。

三、成本报表的编制方法

医院各科室直接成本表的各项目可以根据有关科目记录直接或计算填列。医院临床服务类科室全成本表中的"直接成本"栏可根据有关科目记录填列,"间接成本""全成本"栏需根据《医院财务制度》规定的方法计算填列。医院临床服务类科室全成本构成分析表各项目需要依据医院临床服务类科室全成本表的数据计算填列,其中,床日成本、诊次成本需根据《医院财务制度》规定的方法计算填列。

表 10-5　医院各科室直接成本表

成本医 01 表

编制单位：＿＿＿＿＿＿年＿＿＿＿＿＿月　　　　　　　　　　　　　　　　单位：元

科室名称	人员经费①	卫生材料费②	药品费③	固定资产折旧④	无形资产摊销⑤	提取医疗风险基金⑥	其他费用⑦	合计⑧＝①＋②＋③＋④＋⑤＋⑥＋⑦
临床服务类科室 1								
临床服务类科室 2								
…								
小计								
医疗技术类科室 1								
医疗技术类科室 2								
…								
小计								
医疗辅助类科室 1								
医疗辅助类科室 2								
…								
小计								
医疗业务成本合计								
管理费用								
本月总计								

说明:1.本表反映管理费用和医疗技术、辅助类科室成本分摊至临床服务类科室成本前各科室直接成本情况;2.医疗业务成本合计＝临床服务类科室成本小计＋医疗技术类科室成本小计＋医疗辅助类科室成本小计;3.本月总计＝医疗业务成本合计＋管理费用

表 10-6　医院临床服务类科室全成本表

科室名称	人员经费①	卫生材料②	药品费③	固定资产折旧④	无形资产摊销⑤	提取医疗风险金⑥	其他费用⑦	合计⑧=①+②+③+④+⑤+⑥+⑦
科室名称								
临床服务类科室1								
临床服务类科室2								
…								
科室成本合计								

说明:1.本表反映医院根据《医院财务制度》规定的原则和程序,将管理费用、医疗辅助类科室直接成本、医疗技术类科室直接成本逐步分摊转移到临床服务类科室后,各临床服务类科室的全成本情况。即:临床服务类科室全成本包括科室直接成本和分摊转移的间接成本;2.表中的"直接成本"反映间接成本分摊前各临床服务类科室发生的直接成本金额;3.表中的"间接成本"反映将管理费用、医疗辅助类科室直接成本、医疗技术类科室直接成本按规定的原则和程序分摊转移至各临床服务类科室的间接成本金额

需要说明的是:以上 3 张报表所反映的成本信息主要以科室、诊次和床日为成本核算对象,所反映的成本均不包括财政补助、非财政科教项目资金形成的固定资产折旧和无形资产摊销。开展医疗全成本核算的地方或医院,还应将财政项目补助支出、非财政科教项目支出所形成的固定资产折旧、无形资产摊销纳入成本核算范围。

表 10-7　医院临床服务类科室全成本构成分析表

成本医 03 表

编制单位:＿＿＿＿＿＿＿年＿＿＿＿＿月　　　　　　　　　　　　　单位:元

成本项目	内科		…	各临床服务类科室合计	
	金额	%		金额	%
人员经费					
卫生材料费					
药品费					
固定资产折旧	(＃＃)			(＊＊)	
无形资产摊销					
提取医疗风险基金					
其他费用					
科室全成本合计	(100%)			(100%)	
科室收入					
收入—成本					
床日成本					
诊次成本					

说明:本表用于对医院临床服务类科室全成本要素及其结构进行分析与监测,"＃＃"为某一临床服务类科室不同成本项目的构成比,用于分析各临床服务类科室的成本结构,确定各科室内部成本管理的重点成本项目。科室全成本包括临床服务类科室直接成本和分摊转移的间接成本。例:人员经费%(＃＃)=(某一临床服务类科室人员经费金额/该科室全成本合计)×100%;人员经费金额合计(＊＊)=各临床服务类科室人员经费之和;人员经费合计%=(各临床服务类科室人员经费之和/各临床服务类科室全成本合计)×100%;诊次和床日成本核算是以诊次、床日为核算对象,将科室成本进一步分摊到门急诊人次、住院床日中,计算出诊次成本、床日成本

（翟　　波）

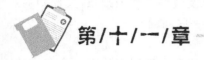

第/十/一/章

医院财务会计内部控制与管理

第一节　医院财务会计内部控制与管理的概述

内部控制是因加强经济管理的需要而产生的,是随着经济的发展而发展完善的。远在公元前3600年的美索不达米亚文化的记载中,就可找到内部牵制的踪迹。内部控制在世界范围的发展可以分为4个阶段:内部牵制阶段、内部控制制度阶段、内部控制结构阶段、内部控制框架阶段。1992年美国提出的《内部控制——整体框架》即著名的"COSO报告"是目前国际最为权威的内部控制理论,2004年,美国证券市场开始实施《塞班斯法案》,规定上市公司的财务报告必须包括一份内控报告,并明确规定公司管理层对建立和维护财务报告的内部控制体系及相应控制流程负有完全责任,财务报告中必须附有其内控体系和相应流程有效性的年度评估。国内有关内部控制的研究和实务主要是借鉴国外的经验,并结合适合于我国具体情况的内控制度。2001年6月至2004年7月财政部连续指定和发布《内部会计控制规范—基本规范(试行)》等七项内部会计控制规范。2008年6月28日财政部等五部门联合发布我国首部《企业内部控制基本规范》,是我国在会计审计领域做出的与国际接轨的重大改革之一,使我国企业内部控制规范化工作跨入新的发展阶段。

与企业相比较,医院财务会计内部控制规范建设还相对滞后,虽然经过多年的实践,各医院都相继建立了一系列内部控制制度,并制定了一定考核办法,但尚未有统一的、完整的、规范的、权威性的内部控制制度,相关的文件仅有2006年卫生健康委员会发布的《医院财务会计内部控制规定(试行)》,这种现状与现代医院管理要求不相适应。财政部已将《行政事业单位内部控制规范》进行广泛征求意见,下发实施后将有效填补行政事业单位内部控制规范的空白。

一、医院财务会计内部控制现状

随着医疗体制改革的不断深入,建立健全医院财务会计内部控制制度对提高医院管理水平有着重要的意义。在医院财务会计内部控制实施过程中存在一些问题,需要进一步完善和提高。只有不断健全与完善内部控制,加强内部运营管理,提高医院财务会计内部控制的效率和效果,提高内部管理水平和风险防范能力,推进廉政建设,才能维护社会公众利益,达到内部控制的最终目标,使医院稳步健康的发展。

内部控制制度是现代管理理论的重要组成部分,是强调以预防为主的制度,目的在于通过建立完善的制度和程序来防止错误和舞弊的发生,提高管理的效果及效率。严控则强,失控则弱,无控则乱。目前,我国医院财务会计内部控制与管理中还存在着一些问题。

(一)对财务会计内部控制的重要性缺乏应有的认识

内控意识是内控制度中的一项重要内容,良好的内控意识是确保内控制度建立健全并有效实施的重要保证。但是许多医院缺乏对财务会计内部控制知识的基本了解,对建立健全内部控制的重要性和现实意义认识不够,内控意识薄弱。有的医院管理层只是把内控理解为各种规章制度的汇总,有的在处理内控与管理、内控与风险、内控与发展的关系问题上的认识有偏差,把内控与发展和效益对立起来。有的医院管理者简单地将预算控制等同于内部控制,认为有了预算控制就无所谓内部控制体系了,还有的单位干脆拒绝进行内部控制制度的建设。

(二)忽视了财会部门在医院财务会计内部控制中的地位和作用

医院财务部门是医院财务会计内部控制制度的执行者和实施者,对财务会计内部控制制度的有效实施起着举足轻重的作用。许多医院的财会部门没有得到应有的重视,财务管理制度不健全,财务会计基础工作仍很薄弱,需要进一步强化。有的单位缺乏明确的岗位责任制,财会人员对其所处岗位的职责内容不详,职权不明确,责任不清楚,程序不规范,造成财务管理及运营失控。

(三)财产物资的控制较薄弱

财产物资是医院资产的重要组成部分,医院必须制定切实可行的财务会计内部控制制度,保证其安全和完整,防止资产流失。实行政府采购制度以后,医院固定资产的购置环节得以规范,但在使用管理方面仍缺乏相关的内部控制,重钱轻物,重购轻管现象比较普遍。有的医院对财产物资的采购具有盲目性,只是依据科室申请去采购,而不进行可行性研究,造成资产的重复购置和闲置浪费。

(四)费用支出方面缺乏有效控制

许多医院对经费的支出(特别是招待费、办公费、会议费、车辆费等)缺乏严格的控制标准,有的医院即使制定了内部经费开支标准,仍较多采用实报实销制,只要有相应审批人员签字同意,会计人员就予以报销;专项经费被挤占、挪用、执行效率低的现象比较普遍,致使专项资金未能发挥其应有的资金效益。

(五)缺少评价、监督机制

财务会计内部控制是一个系统管理的过程,需要通过大量的制度和活动来实现,要确保内控制度的执行效果,就必须进行监督。目前,财务会计内部控制制度的内部监督和评价机制没有很好地建立起来,缺乏统一的标准和体系,致使检查监督和评价流于形式,无法达到理想效果。如在实际工作中存在着不相容岗位没有相互分离的问题,记账人员、保管人员、经办人员没有设置专人专岗,存在出纳兼复核、采购兼保管等违规现象,重大事项决策和执行没有实行分离制约制度。缺乏应有的监督机制,任何严密的内部控制系统都难以发挥作用。

(六)财务会计内部控制人员的素质不能适应岗位要求

目前很多医院缺乏经过正规培训的财务会计内部控制人员。很多在职内部控制人员在意识上、技能上和行为方式上不能达到实施财务会计内部控制的基本要求,对内部控制的程序或措施经常理解不到位。多数医院的内部审计部门没有发挥其监督、评价、防范的作用。

我国医院财务会计内部控制与管理还存在着很多缺陷,在医疗体制改革不断深化的情况下,医院的内控建设面临着前所未有的挑战,因此财务会计内部控制制度的健全及发挥作用也就显得尤为重要。

二、医院内部控制与管理的改进

(一)促使财务内控制度有效实施

增强医院员工特别是管理层对财务会计内部控制重要性的认识,促使财务内控制度有效实施:医院管理层的思想意识、道德水平和综合素质是医院财务会计内部控制的关键因素。医院领导层应改变旧的"重医疗、轻管理"的管理理念,更新知识,加强对会计法律和法规的学习,明确财务负责人参与医院重大决策的职责。管理理念的提升是医院形成良好的内控机制和制度执行的关键。

(二)切实加强财产物资的安全控制

按照不相容职务相分离的原则,合理设置会计及相关工作岗位,明确职责及权限,对重要岗位定期轮换,形成相互制衡的机制。建立和完善各项资产在采购、验收、付款等环节上的授权审批制度。严格规范固定资产的购建与使用。建立和完善各项管理制度,并组织实施。

(三)建立和完善监督机制

监督机制是确保财务会计内部控制有效的关键环节。内部控制制度的制定不仅是文字化的制度形式,更重要的是在工作中要监督执行,行使监督的职能作用。达到查错防弊、改进管理的目的。

(四)建立适合医院的成本费用考核体系

医院要结合自身的实际情况,建立成本费用管理的组织体系和考评体系,各成本责任中心将成本管理机构制定的指标,落实到人,采取奖罚措施,达到成本控制的目的,提高医院的运营效率。

(五)加强人员培训,提高审计人员素质

加强内部审计人员业务培训和后续教育工作,以培训学习及考核来提高内部审计人员的整体素质,全面提高他们的思想素养、理论水平、学历层次。同时,应积极吸收经济、会计、法律等相关专业人才或复合人才加入审计队伍,促进医院内部审计人员素质的提高,为有效开展内审业务提供保障。

(韩　英)

第二节　医院财务会计内部控制与管理的基本要求

一、内部控制定义

内部控制是指单位为实现控制目标,通过制定一系列制度、实施相关措施和程序,对经济活动的风险进行防范和管控的动态过程。

医院财务会计内部控制是医院为了保证业务活动的有效进行和资产的安全与完整,防止、发现和纠正错误与舞弊,保证会计资料的真实、合法、完整而制定和实施的政策、措施及程序。通过

建立健全财务会计内部控制,使医院各部门、各岗位相互监督、制约和联系,从而维护国有资产安全与完整,堵塞漏洞,加强医院财务管理,促进各医院财务会计内部控制制度的建设,提高医院财务管理水平和会计信息质量,为提高医院自身竞争力和医院发展战略目标的实现,提供合理保证。

二、内部控制目标

内部控制与管理的目标可归纳为 5 个方面。

(一)合理保证医院管理和服务活动合法合规

内部控制要求医院的管理和服务活动必须置于国家法律、法规允许的基本框架之下,在守法的基础上进行管理。

(二)合理保证医院资金安全完整

资金安全是医院正常经营的前提和基础,也是财务管理的目标之一,而良好的内部控制,应当为资产安全提供扎实的制度保障。

(三)合理保证医院财务报告及相关信息真实准确

可靠的信息报告能够为医院管理者提供适合其制定目标的准确而完整的信息,同时,保证对外披露的信息报告的真实、完整,有利于提升医院的诚信度和公信力,维护医院良好的声誉和形象。

(四)提高管理服务的效率和效果

要求医院结合自身管理和提供服务的环境,通过健全有效的内部控制,不断提高管理服务活动的效率和效果。

(五)促进医院实现发展战略

这是内部控制的终极目标。它要求医院在运营管理中努力做出符合战略要求,有利于提升可持续发展能力和创造长久价值的策略选择。

三、内部控制原则

内部控制制度的建立与实施,应当遵循下列原则。

(一)全面性原则

内部控制应当贯穿决策、执行和监督全过程,覆盖各种业务和事项。内部控制是一个全方位的整体,它渗透于医院管理和服务活动整个过程并贯穿于活动的始终。

(二)重要性原则

内部控制应当在全面控制的基础上,关注重要业务事项和高风险领域。医院在构建内部控制制度时,应密切关注所面临的各种风险,有针对性地设计内部控制措施,使风险降低到可以忍受的合理水平,保持医院健康持续地发展。

(三)制衡性原则

内部控制应当在治理结构、机构设置及权责分配、业务流程等方面相互制约、相互监督,同时兼顾运营效率。一项完整的经济业务事项,如果是经过两个以上的相互制约环节对其进行监督和检查,其发生错弊现象的概率就很低。就具体的内部控制措施来说,相互牵制必须考虑横向控制和纵向控制两个方面的制约关系。从横向关系来讲,完成某个环节的工作需有来自彼此独立的两个部门或人员协调运作、相互监督、相互制约、相互证明;从纵向关系来讲,完成某个工作需经过互不隶属的两个或两个以上的岗位和环节,以使下级受上级监督,上级受下级牵制。横向关系和纵向关系的核查和制约,使得发生的错弊减少到较低程度,或者即使发生问题,也易尽早发现,便于及时纠正。

（四）适应性原则

内部控制应当与医院规模、业务范围、竞争状况和风险水平等相适应,并随着情况的变化及时加以调整。进行内部控制设计时应根据不同的控制类型灵活采用不同的策略。

（五）成本效益原则

内部控制应当权衡实施成本与预期效益,以适当的成本实现有效控制。在设计内部控制时,一定要考虑控制投入成本和控制产出效益之比,一般来讲,要对那些在业务处理过程中发挥作用大、影响范围广的关键控制点进行严格控制;而对那些只在局部发挥作用、影响特定范围的一般控制点,其设立只要能起到监控作用即可,不必花费大量的人力、物力进行控制。力争以最小的控制成本获取最大的经济效果。

四、内部控制要素

借鉴1992年美国提出的《内部控制——整体框架》即COSO框架,内部控制的要素归纳为内部环境、风险评估、控制活动、信息与沟通、内部监督五大方面。

（一）内部环境

内部环境规定医院的纪律与架构,影响运营管理目标的制定,塑造医院文化并影响员工的控制意识,是实施内部控制的基础。它通常包括下列5个方面。

1.医院的治理结构

医院的治理结构比如管理层、核心部门的分工制衡及其在内部控制中的职责权限等。

2.医院的内部机构设置及权责分配

尽管没有统一模式,但所采用的组织结构应当有利于提升管理效能,并保证信息通畅流动。

3.内部审计机制

内部审计机制包括内部审计机构设置、人员配备、工作开展及其独立性的保证等。

4.医院的人力资源政策

医院的人力资源政策如关键岗位员工的强制休假制度和定期岗位轮换制度等。

5.医院文化

医院文化包括医院整体的风险意识和风险管理理念,管理层的诚信和道德价值观,医院全体员工的法制观念等。一般而言,医院负责人在塑造良好的内部环境中发挥着关键作用。

（二）风险评估

风险是指一个潜在事项的发生对目标实现产生的影响。风险评估是指医院及时识别、科学分析管理服务活动中与实现控制目标相关的风险,合理确定风险应对策略,是实施内部控制的重要环节。风险评估主要包括目标设定、风险识别、风险分析和风险应对。风险与可能被影响的控制目标相关联。医院必须制定与各项管理服务项目相关的目标,设立可辨认、分析和管理相关风险的机制,以了解医院所面临的来自内部和外部的各种不同风险。在充分识别各种潜在风险因素后,要对固有风险(即不采取任何防范措施)可能造成的损失程度进行评估。

（三）控制活动

控制活动是指医院管理层根据风险评估结果,采用相应的控制措施,将风险控制在可承受度之内的政策和程序。控制措施可概括为 7 个方面,即不相容职务分离控制、授权审批控制、会计系统控制、财产保护控制、预算控制、运营分析控制和绩效考评控制。同时规定医院应当建立重大风险预警机制和突发事件应急处理机制,明确风险预警标准,对可能发生的重大风险或突发事件,制订应急预案、明确责任人员、规范处置程序,确保突发事件得到及时妥善处理。

（四）信息与沟通

信息与沟通是指医院及时准确地收集、传递与内部控制相关的信息,确保信息在医院内部、医院与外部之间进行有效沟通,是实施内部控制的重要条件。信息与沟通的主要环节包括确认、计量、记录有效的管理服务业务;在财务报告中恰当揭示财务状况、运营成果和现金流量;保证管理层与医院内部、外部的顺畅沟通。信息与沟通的方式是灵活多样的,但无论哪种方式,都应当保证信息的真实性、及时性和有用性。

（五）内部监督

内部监督,即医院对内部控制建立与实施情况进行监督检查,评价内部控制的有效性,对于发现的内部控制缺陷,及时加以改进。内部监督是实施内部控制的重要保证,包括日常监督和专项监督。监督情况应当形成书面报告,在报告中应揭示内部控制的重要缺陷。内部监督形成的报告应当有畅通的报告渠道,确保发现的重要问题能传达到管理层。同时,应当建立内部控制缺陷纠正、改进机制,充分发挥内部监督效力。

（韩　英）

第三节　内部控制的主要内容与要求

一、预算控制

（一）预算编制控制

根据国家有关规定和医院的实际情况,建立健全预算编制、审批、执行、分析、调整、决算编报、绩效评价等内部预算管理工作机制。单位一切收入、支出必须全部纳入预算管理。

医院的预算编制应当做到程序合理、方法科学、编制及时、数据准确。按规定程序逐级上报,由上级预算管理部门审批。

医院应当指定部门专人负责收集、整理、归档并及时更新与预算编制有关的各类文件,定期开展培训,确保预算编制部门人员及时全面掌握相关规定。

医院应当建立内部预算编制部门与预算执行部门、资产管理部门的沟通协调机制,确保预算编制部门及时取得和有效运用财务信息和其他相关资料,实现对资产的合理配置。应严格按照批复的预算组织收入、安排支出,确保预算严格有效执行。

（二）预算执行控制

1.建立预算执行的适时分析机制

财会部门定期核对内部各部门的预算执行报告和已掌握的动态监控信息,确认各部门的预算执行完成情况。医院根据财会部门核实的情况定期予以通报并召开预算执行分析会议,研究、解决预算执行中存在的问题,提出改进措施。确保年度预算的完成。

2.年度预算一经批复,一般不予调整

因政策变化、突发事件等客观原因影响预算执行的,按规定程序报批。应当建立突发事件应急预案资金保障机制,明确资金报批和使用程序。因突发事件等不可预见因素确需调整预算的,应当按照国家有关规定和医院的应急预案办理。

（三）决算控制

加强决算管理,确保决算真实、完整、准确,建立健全预算与决算相互协调、相互促进的机制。

建立健全预算支出绩效评价机制,按照国家有关规定和本单位具体情况建立绩效评价指标,明确评价项目和评价方法,加强业务或项目成本核算;通过开展支出绩效评价考核,控制成本费用支出,降低运行成本,提高资金使用效率。

二、收入与支出控制

（一）收入控制

1.医院应当建立健全收入管理制度和岗位责任制

根据收入来源和管理方式,合理设置岗位,明确相关岗位的职责权限,确保提供服务与收取费用、价格管理与价格执行、收入票据保管与使用、办理退费与退费审批、收入稽核与收入经办等不相容职务相互分离,合理设置岗位,加强制约和监督。

2.各项收入应符合国家有关法律、法规和政策规定

要严格按照国家规定管理各项收入,严格执行收入管理业务流程。

（1）重点控制门诊收入、住院结算收入。加强流程控制,防范收入流失,确保收入的全过程得到有效控制。

（2）加强结算起止时间控制。统一规定门诊收入、住院收入的每天、每月结算起止时间,及时准确核算收入。

（3）建立退费管理制度。各项退费必须提供交费凭据及相关证明,核对原始凭证和原始记录,严格审批权限,完备审批手续,做好相关凭证的保存和归档工作。

（4）各项收入应当由单位财会部门统一收取并进行会计核算,其他部门和个人未经批准不得办理收款业务,严禁设立账外账和"小金库"。严格按照医院财务会计制度规定确认、核算收入。

3.财务部门要及时备案各项收入合同

业务部门应在涉及收入的合同协议签订后及时将合同副本交存财会部门备案,确保各项收入应收尽收,及时入账。财会部门应当定期检查收入金额是否与合同约定相符;对应收未收项目应当查明情况,明确责任主体,落实追缴责任。按照规定项目和标准实现的收入不得以任何形式截留、挪用、私分或者变相私分。

4.指定专人负责文件

指定专人负责收集、整理、归档并及时更新与收入有关的文件,定期开展培训,确保主管领导和业务人员及时全面掌握相关规定。

5.取得的各项收入必须开具统一规定的票据

各类收入票据由财务部门统一管理。

（1）建立各项收入与票据存根的审查核对制度,确保收入真实完整。建立健全票据管理程序和责任制度。明确票据的购买、印制、保管、领用、核销、遗失处理、清查、归档等环节的职责权限和程序,财政票据等各类票据的申领、启用、核销、销毁均应履行规定手续。

（2）按照规定设置票据专管员，建立票据台账，做好票据的保管和序时登记工作。票据应当按照顺序号使用，不得拆本使用。设立票据登记簿进行详细记录，防止空白票据遗失、盗用。

（3）每位负责保管票据的人员要配置单独的保险柜等保管设备，并做到人走柜锁。不得违反规定转让、出借、代开、买卖财政票据，不得擅自扩大财政票据的适用范围。

6.重点关注一些特殊项目的收入情况

医院内部应当定期和不定期检查、评价收入管理的薄弱环节，如发现问题，应当及时整改。重点关注：长期挂账的往来款项和冲减支出的交易或事项是否真实；挂账多年的应收款项是否及时进行追缴，确实无法追缴的，是否按照规定程序报批后处理；已核销的应收款项是否按照"账销、案存、权在"的要求，保留继续追缴权利，明确责任人追缴义务；与收入相关的其他情形。医院的收入管理岗位流程图如图 11-1 所示。

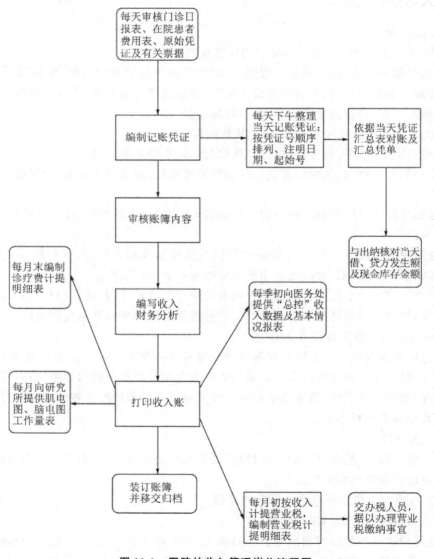

图 11-1　医院的收入管理岗位流程图

（二）支出控制

1.建立健全支出管理制度和岗位责任制

合理设置岗位，明确相关岗位的职责权限，确保支出申请和内部审批、付款审批和付款执行、业务经办和会计核算等不相容岗位相互分离。合理设置岗位，加强制约和监督。

2.完善支出管理的流程

按照支付业务的类型，完善支出管理流程，明确内部审批、审核、支付、核算和归档等支出各关键岗位的职责权限。实行国库集中支付的，应当严格按照财政国库管理制度有关规定执行。

3.加强支出审批控制

明确支出的内部审批权限、程序、责任和相关控制措施。审批人应当在授权范围内审批，不得超越权限审批。

4.建立重大支出集体决策制度和责任追究制度

重大支出应当由单位领导班子集体决策，重大支出标准根据本单位实际情况确定，不得随意变更。

5.加强支出审核控制

全面审核各类付款凭证及其附件的所有要素。主要做到几个方面：①重点审核单据凭证是否真实、合规、完整，审批手续是否齐全，以及是否符合国库集中支付和政府采购等有关规定；②会议费、差旅费、培训费等支出报销凭据应附明细清单，并由经办人员签字或盖章；③超出规定标准的支出事项应由经办人员说明原因并附审批依据，确保单据凭证与真实的经济业务事项相符。

6.加强支付控制

明确报销业务流程，按照规定办理资金支付手续。签发的支票应当进行备查登记。使用公务卡结算的，应当按照公务卡管理有关规定办理业务。

7.加强支出的核算和归档控制

由财会部门根据业务的实质内容及时登记账簿，保证核算的及时性、真实性和完整性。与支出业务相关的经济合同和专项报告应当按照有关规定交存财会部门备案。各项支出要符合国家有关财经法规制度。严格按照医院财务会计制度的规定确认、核算支出。

8.加强成本核算与管理

严格控制成本费用支出，降低运行成本，提高效益。

9.一些项目的支出要重点关注和管理

医院内部应当定期和不定期检查、评价支出管理的薄弱环节，如发现问题，应当及时整改。重点关注内容包括：①是否存在挪用预算资金向无预算项目支付资金或用于对外投资的情形；②是否存在采用虚假或不实事项套取预算资金的情形；③是否存在违规向所属预算单位划转资金的情形；④是否存在将财政预算资金借贷给其他单位的情形；⑤预付款项的转回或冲销是否合理、合规，是否存在协同第三方套取预算资金的情形；与支出相关的其他情形。

三、采购控制

医院应当按照《中华人民共和国政府采购法》及相关法律、法规的规定加强对采购业务的控制。建立健全包括采购预算与计划管理、采购活动管理、验收与合同管理、质疑投诉答复管理和内部监督检查等方面的内部管理制度。对未纳入《中华人民共和国政府采购法》适用范围的采购业务,应当参照政府采购业务制定相应的内部管理制度。

医院应当结合本规范的要求和实际情况,对采购业务的关键环节制定有针对性的内部控制措施。

(一)加强采购业务的预算和计划管理

建立预算管理部门、采购管理部门和资产管理部门之间的沟通机制。采购管理部门根据本单位工程、货物和服务实际需求及经费预算标准和设备配置标准细化部门预算,列明采购项目或货物品目,并根据采购预算及实际采购需求安排编报月度采购计划。

指定专人负责收集、整理、归档并及时更新与政府采购业务有关的政策制度文件,定期开展培训,确保办理政府采购业务的人员及时全面掌握相关规定。

建立采购业务管理岗位责任制,明确相关部门和岗位的职责权限,确保采购需求制定与内部审批、招标文件准备与复核、合同签订与验收、采购活动组织与质疑投诉检查等不相容岗位相互分离。

(二)加强审批审核事项管理

审批审核事项包括采购组织形式变更、采购方式变更、采购进口产品和落实政府采购扶持节能、环保产品政策的审核等。建立采购进口产品或变更采购方式的专家论证制度及严格的内部审核制度,以及向上级主管部门报批报备及公告登记管理制度。

(三)加强对采购活动的控制

通过竞争方式择优选择政府采购业务代理机构。在制定采购文件、签订合同及组织重大采购项目的验收过程中应当聘请技术、法律、财务等方面的专家共同参与,确保需求明确、翔实,采购文件和合同条款完备、合法。单位在采购活动中要严格执行对评审专家登记、评审过程记录、专家评价管理规定,要对代理机构直接或代为收取的投标保证金和履约保证金进行严格管理,确保保证金按法律制度规定及时返还供应商或上缴国库。

(四)加强采购项目的验收管理

根据规定的验收制度和采购文件,由独立的验收部门或指定专人对所购物品的品种、规格、数量、质量和其他相关内容进行验收,出具验收证明。对重大采购项目要成立验收小组。对验收过程中发现的异常情况,负责验收的部门或人员应当立即向有关部门报告;有关部门应查明原因,及时处理。

(五)建立采购业务质疑投诉管理制度

采购活动组织部门要与采购需求制定部门建立协调机制,共同负责答复供应商质疑。答复质疑应当采用书面形式,答复及时,内容真实、客观、清晰。

(六)加强采购业务的记录控制

妥善保管采购业务的相关文件,包括采购预算与计划、各类批复文件、招标文件、投标文件、评标文件、合同文本、验收证明、质疑答复文件、投诉处理决定等,完整记录和反映采购业务的全过程。定期对采购业务的信息进行分类统计,并在单位内部进行通报。

(七)大宗设备、物资或重大服务采购业务需求

对于大宗设备、物资或重大服务采购业务需求,应当由医院领导班子集体研究决定,并成立由医院内部资产、财会、审计、纪检监察等部门人员组成的采购工作小组,形成各部门相互协调、相互制约的机制,加强对采购业务各个环节的控制。

（八）加强涉密采购项目安全保密管理

涉密采购项目应当严格履行安全保密审查程序，并与相关供应商或采购中介机构签订保密协议或者在合同中设定保密条款。

（九）重点关注的项目和内容

医院内部应当定期和不定期检查、评价采购过程中的薄弱环节，如发现问题，应当及时整改。重点关注内容包括：①是否按照预算和计划组织采购业务；②对于纳入政府集中采购目录的项目，是否按照规定委托集中采购机构实行集中采购；③是否存在拆分政府采购项目逃避公开招标的情形；④采购进口品或变更采购方式的项目是否履行了审批手续；⑤涉及节能、环保、安全产品的项目是否执行了相关政策；⑥是否按时发布了采购信息；⑦对采购限额标准以上公开招标数据标准以下的政府采购项目，是否按照法定要求选择采购方式；⑧是否按照规定履行验收程序；⑨与采购业务相关的其他情形。

四、重要项目控制

（一）资产控制

1.货币资金控制

医院应当按照《行政单位国有资产管理暂行办法》《事业单位国有资产管理暂行办法》及相关法律、法规的规定，建立健全符合本规范要求和医院实际情况的资产管理制度和岗位责任制，强化检查和绩效考核，加强对资产安全和有效使用的控制。

（1）建立健全货币资金管理岗位责任制，合理设置岗位，不得由一人办理货币资金业务的全过程，确保不相容岗位相互分离和定期轮岗规定落实到位。

（2）担任出纳的人员应当具备会计从业资格。出纳不得兼任稽核、票据管理、会计档案保管和收入、支出、债权、债务账目的登记和对账工作。医院不得由一人办理货币资金业务的全过程。办理货币资金业务的人员，要有计划地进行岗位轮换。医院门诊和住院收费人员要具备会计基础知识和熟练操作计算机的能力。

（3）严禁一人保管支付款项所需的全部印章。财务专用章应当由专人保管，个人名章应当由本人或其授权人员保管。每位负责保管印章的人员要配置单独的保险柜等保管设备，并做到人走柜锁。

（4）建立严格的货币资金业务授权批准制度。明确被授权人的审批权限、审批程序、责任和相关控制措施，按规定应当由有关负责人签字或盖章的经济业务与事项，必须严格履行签字或盖章手续，审批人员按照规定在授权范围内进行审批，不得超越权限。使用财务专用章必须履行相关的审批手续并进行登记。

（5）货币资金纳入信息化管理。已实现财务信息化管理的单位，货币资金的收付流程要全面纳入信息系统管理，禁止手工开具资金收付凭证。按照规定的程序办理货币资金收入业务。货币资金收入必须开具收款票据，保证货币资金及时、完整入账。

（6）货币资金支付控制。货币资金必须按规定程序办理。①支付申请：用款时应当提交支付申请，注明款项的用途、金额、预算、支付方式等内容，并附有有效经济合同或相关证明及计算依据。②支付审批：审批人根据其职责、权限和相应程序对支付申请进行审批。对不符合规定的货币资金支付申请，审批人应当拒绝批准。③支付审核：财务审核人员负责对批准的货币资金支付申请进行审核，审核批准范围、权限、程序是否合规；手续及相关单证是否齐备；金额计算是否准确;支付方式、收款单位是否妥当等,经审核无误后签章。④支付结算:出纳人员根据签章齐全的支付申请,按规定办理货币资金支付手续,并及时登记现金日记账和银行存款日记账。签发的支票应进行备查登记。其中:按《现金管理暂行条例》的规定办理现金的收支业务。不属于现金开支范围的业务应当通过银行办理转账结算。实行现金库存限额管理,超过限额的部分,必须当日送存银行并及时入账,不得坐支现金。出纳人员每天要登记日记账、核对库存现金、编制货币资金日报表,做到日清月结。加强对现金业务的管理与控制。按照《支付结算办法》等有关规定加强银行账户的管理。严格按照规定开立账户、办理存款、取款和结算;定期检查、清理银行账户的开立及使用情况;加强对银行结算凭证的填制、传递及保管等环节的管理与控制。严禁出借银行账户。

(7)加强货币资金的核查控制。指定不办理货币资金业务的会计人员不定期抽查盘点库存现金,抽查银行对账单、银行日记账及银行存款余额调节表,核对是否账实相符、账账相符。对调节不符、可能存在重大问题的未达账项应当及时向会计机构负责人报告。

加强与货币资金相关的票据的管理,明确各种票据的购买、保管、领用、背书转让、注销等环节的职责权限和程序,并专设登记簿进行记录,防止空白票据的遗失和被盗用。

(8)货币资金控制重点内容。医院内部应当定期和不定期检查、评价货币资金管理的薄弱环节,如发现问题,应当及时整改。重点关注:①货币资金业务相关岗位设置情况;②是否存在违反《现金管理暂行条例》的情形;③是否存在违规开立、变更、撤销银行账户的情形及其他违反《人民币银行结算账户管理办法》《支付结算办法》的情形;④对以前检查中发现的违规情况,是否及时进行整改;⑤与货币资金管理相关的其他情形。

2.药品及库存物资控制

(1)建立健全库存物资控制制度。医院应当建立健全物资保管、领用审批、登记记录、盘点清查等专项制度,明确内部相关部门和岗位的职责权限,确保请购与审批、询价与确定供应商、合同订立与审核、采购与验收、采购验收与会计记录、付款审批与付款执行等不相容职务相互分离,合理设置岗位,加强制约和监督。防止物资被盗、过期变质、毁损和流失。医院不得由同一部门或一人办理药品及库存物资业务的全过程。

(2)制定科学规范的药品及库存物资管理流程。明确计划编制、审批、取得、验收入库、付款、仓储保管、领用发出与处置等环节的控制要求,设置相应凭证,完备请购手续、采购合同、验收证明、入库凭证、发票等文件和凭证的核对工作,确保全过程得到有效控制。

(3)加强药品及库存物资采购业务的预算管理。具有请购权的部门按照预算执行进度办理请购手续。

(4)健全药品及库存物资采购管理制度。药品和库存物资由单位统一采购。对采购方式确定、供应商选择、验收程序等做出明确规定。纳入政府采购和药品集中招标采购范围的,必须按照有关规定执行。

根据药品及库存物资的用量和性质,加强安全库存量与储备定额管理,根据供应情况及业务需求,确定批量采购或零星采购计划,具体做到以下几点:①确定安全存量,实行储备定额计划控制;②加强采购量的控制与监督,确定经济采购量;③批量采购由采购部门、归口管理部门、财务部门、审计监督部门、专业委员会及使用部门共同参与,确保采购过程公开透明,切实降低采购成本;④小额零星采购由经授权的部门对价格、质量、供应商等有关内容进行审查、筛选,按规定审批。

(5)加强药品及库存物资验收入库管理。根据验收入库制度和经批准的合同等采购文件,组织验收人员对品种、规格、数量、质量和其他相关内容进行验收并及时入库;所有药品及库存物资必须经过验收入库才能领用;不经验收入库,一律不准办理资金结算。

(6)加强物资保管与领用控制。除物资管理部门及仓储人员外,其他部门和人员接触或领用物资时,应当由授权部门和授权人批准;大批物资和属于贵重物品、危险品或需保密的物资,应当单独制定管理制度,规定严格的审批程序和接触限制条件。

(7)加强物资的记录和核算控制。物资管理部门应当建立物资台账,保持完整的物资动态记录,并定期对物资进行清查盘点,确保账实相符。财会部门要根据审核无误的验收入库手续、批准的计划、合同协议、发票等相关证明及时记账。财会部门的物资明细账与物资台账应当定期进行相互核对,如发现不符,应当及时查明原因。保证账账、账实相符。

药品及库存物资的储存与保管要实行限制接触控制。指定专人负责领用,制定领用限额或定额;建立高值耗材的领、用、存辅助账。

(8)健全药品及库存物资缺损、报废、失效的控制制度和责任追究制度。完善盘点制度,库房每年盘点不得少于一次。药品及库存物资盘点时,财务、审计等相关部门要派人员监督。

3.固定资产控制

(1)建立健全固定资产管理岗位责任制。明确内部相关部门和岗位的职责权限,加强对固定资产的验收、使用、保管和处置等环节的控制。确保购建计划编制与审批、验收取得与款项支付、处置的申请与审批、审批与执行、执行与相关会计记录等不相容职务相互分离,合理设置岗位,加强制约和监督。医院不得由同一部门或一人办理固定资产业务的全过程。

(2)制定固定资产管理业务流程。明确取得、验收、使用、保管、处置等环节的控制要求,设置相应账卡,如实记录。

(3)建立固定资产购建论证制度。按照规模适度、科学决策的原则,加强立项、预算、调整、审批、执行等环节的控制。大型医用设备配置按照准入规定履行报批手续。

(4)加强固定资产购建控制。固定资产购建应由归口管理部门、使用部门、财务部门、审计监督部门及专业人员等共同参与,确保购建过程公开透明,降低购建成本。

(5)固定资产验收控制。取得固定资产要组织有关部门或人员严格验收,验收合格后方可交付使用,并及时办理结算,登记固定资产账卡。验收控制包括:①建立固定资产信息管理系统,及时、全面、准确反映固定资产情况,统计分析固定资产采购预算编制的合理性及资产使用的效果和效率。②明确固定资产使用和保管责任人,贵重或危险的固定资产,以及有保密等特殊要求的固定资产,应当指定专人保管、专人使用。建立固定资产维修保养制度。归口管理部门应当对固定资产进行定期检查、维修和保养,并做好详细记录。严格控制固定资产维修保养费用。③明确固定资产的调剂、出租、出借、处置及对外投资的程序、审批权限和责任。固定资产的调剂、出租、出借、对外投资、处置等必须符合国有资产管理规定,进行可行性论证,按照规定的程序和权限报批后执行,并及时进行账务处理。出租、出借、对外投资固定资产的合同副本应当交存财会部门备案。④固定资产管理部门应当建立固定资产台账,保持完整的固定资产动态记录,并定期对固定资产进行清查盘点,确保账实相符。财会部门的固定资产明细账与固定资产台账应当定期进行相互核对,如发现不符,应当及时查明原因。加强固定资产处置管理制度。明确固定资产处置(包括出售、出让、转让、对外捐赠、报损、报废等)的标准和程序,按照管理权限逐级审核报批后执行。

4.对外投资控制

（1）建立健全对外投资业务的管理制度和岗位责任制。明确相关部门和岗位的职责、权限，确保项目可行性研究与评估、决策与执行、处置的审批与执行等不相容职务相互分离。

（2）建立对外投资决策控制制度。加强投资项目立项、评估、决策环节的有效控制，防止国有资产流失。所有对外投资项目必须事先立项，组织由财务、审计、纪检等职能部门和有关专家或由有资质的中介机构进行风险性、收益性论证评估，经领导集体决策，按规定程序逐级上报批准。决策过程应有完整的书面记录及决策人员签字。严禁个人自行决定对外投资或者擅自改变集体决策意见。

（3）加强无形资产的对外投资管理。医院以无形资产对外投资的，必须按照国家有关规定进行资产评估、确认，以确认的价值进行对外投资。

（4）严格对外投资授权审批权限控制，不得超越权限审批。建立对外投资责任追究制度。对出现重大决策失误、未履行集体审批程序和不按规定执行的部门及人员，应当追究相应的责任。

（5）加强对外投资会计核算控制。建立账务控制系统，加强对外投资会计核算核对控制，对其增减变动及投资收益的实现情况进行相关会计核算。

（6）建立对外投资项目的追踪管理制度。对出现的问题和风险及时采取应对措施，保证资产的安全与完整。

（7）加强对外投资的收回、转让和核销等处置控制。对外投资的收回、转让、核销，应当实行集体决策，须履行评估、报批手续，经授权批准机构批准后方可办理。

（8）对外投资应当由单位领导班子集体研究决定，投资活动和投资范围应当符合国家有关投资管理规定。单位应当建立对外投资信息管理系统，及时、全面、准确地反映对外投资的价值变动和投资收益情况，财会部门应当及时进行会计核算。

5.重点关注的内容

医院内部应当定期和不定期检查、评价实物资产管理的薄弱环节，如发现问题，应当及时整改。重点关注内容包括：①不定期抽查盘点报告并实地盘点实物资产，查看是否存在账实不符、核算不实、入账不及时的情形，对已发现的资产盘盈、盘亏、毁损，是否查明原因、落实并追究责任；②结合资产、收支等账簿记录和资产保险记录、资产租赁经济合同等原始凭证，检查是否存在少计资产或账外资产的情形；③是否存在资产配置不当、闲置、擅自借给外单位使用等情形；④与实物资产管理相关的其他情形。

（二）建设项目控制

医院应当建立健全建设项目管理制度和廉政责任制度。通过签订建设项目管理协议、廉政责任书等，明确各方在项目决策程序和执行过程中的责任、权利和义务，以及反腐倡廉的要求和措施等。合理设置岗位，明确相关部门和岗位的职责权限，确保项目建议和可行性研究与项目决策、概预算编制与审核、项目实施与价款支付、竣工决算与竣工审计等不相容职务相互分离。建设项目的控制从以下几方面入手。

1.建设项目立项

建设项目立项、概预算编制和招标等应当严格遵循国家有关法律、法规的要求，符合国家政策导向和医院实际需要，经内部职能部门联合审核后，由领导班子集体决策，重大项目还应经过专家论证。

任何部门不能包办建设项目全过程，严禁任何个人单独决策或者擅自改变集体决策意见。

决策过程及各方面意见应当形成书面文件,与相关资料一同妥善归档保管。

建立工程项目相关业务授权批准制度。明确被授权人的批准方式、权限、程序、责任及相关控制措施,规定经办人的职责范围和工作要求。严禁未经授权的机构或人员办理工程项目业务。

按照国家统一的会计制度的规定设置会计账簿,对建设项目进行核算。如实记载业务的开展情况,妥善保管相关记录、文件和凭证,确保建设过程得到全面反映。

国库支持项目的控制:实行国库集中支付的建设项目,应当按照财政国库管理制度相关规定,根据项目支出预算和工程进度办理资金支付等相关事项。

按照审批单位下达的投资计划(预算)专款专用,按规定标准开支,严禁截留、挪用和超批复内容使用资金。

建立工程项目概预算控制制度。严格审查概预算编制依据、项目内容、工程量的计算和定额套用是否真实、完整、准确。

2.建设项目施工

(1)加强工程项目质量控制:工程项目要建立健全法人负责制、项目招投标制、工程建设监理制和工程合同管理制,确保工程质量得到有效控制。

(2)建立工程价款支付控制制度:严格按工程进度或合同约定支付价款。明确价款支付的审批权限、支付条件、支付方式和会计核算程序。对工程变更等原因造成价款支付方式和金额发生变动的,相关部门必须提供完整的书面文件和资料,经财务、审计部门审核并按审批程序报批后支付价款。

3.建设项目竣工

项目竣工后应当按照规定的时限办理竣工决算,并根据批复的竣工决算和有关规定办理建设项目档案和资产移交等工作。

经批准的投资概算是工程投资的最高限额,未经批准,不得突破,单位应当杜绝超规模、超概预算现象的发生。

加强项目竣工决算审计工作。未经竣工决算审计的建设项目,不得办理资产验收和移交手续。

4.建设项目控制重点内容

应当定期和不定期检查、评价建设项目管理的薄弱环节,如发现问题,应当及时整改。重点关注:①是否违反规定超概算投资;②工程物资采购、付款等重要业务的授权批准手续是否健全,是否符合《中华人民共和国招投标法》《中华人民共和国政府采购法》及相关法规、制度和合同的要求;③是否存在已交付使用的建设项目长期不结转入账的情形;④是否存在建设项目结余资金长期挂账的情形;⑤是否存在与施工方协同操作套取预算资金的情形;⑥是否存在不按照规定保存建设项目相关档案的情形;⑦与建设项目相关的其他情形。

(三)债权和债务控制

严格遵循国家有关规定,根据单位的职能定位和管理要求,建立健全债权和债务管理制度,明确债务管理部门或人员的职责权限。确保业务经办与会计记录、出纳与会计记录、业务经办与审批、总账与明细账核算、审查与记录等不相容职务相互分离。

加强债权控制。明确债权审批权限,健全审批手续,实行责任追究制度,对发生的大额债权必须要有保全措施。建立清欠核对报告制度,定期清理,并进行债权账龄分析,采取函证、对账等形式加强催收管理和会计核算,定期将债权情况编制报表向单位领导报告。

建立健全应收款项、预付款项和备用金的催收、清理制度,严格审批,及时清理。建立健全患者预交住院金、应收在院患者医药费、医疗欠费管理控制制度。主要内容包括:①每天进行住院结算凭证、住院结算日报表和在院患者医药费明细账卡的核对;②每月核对预收医疗款的结算情况;③加强应收医疗款的控制与管理,健全催收款机制,欠费核销按规定报批。

单位大额债务的举借和偿还属于重大经济事项,单位应当进行充分论证,并由单位领导班子集体决策。要充分考虑资产总额及构成、还款能力、对医院可持续发展的影响等因素,严格控制借债规模。

经办人员应当在指定职责范围内,按照单位领导班子的批准意见办理债务的举借、核对、清理和结算。不得由一人办理债务业务的全过程。

按照国家有关规定设置各类账簿,核算债务资金来源、使用及偿还情况,妥善保管相关记录、文件和凭证,按照规定及时向有关部门上报债务情况。

建立债务授权审批、合同、付款和清理结算的控制制度。加强债务的对账和检查控制。定期与债权人核对债务余额,进行债务清理,防范和控制财务风险。医院内部应当定期和不定期检查、评价债务管理的薄弱环节,如发现问题,应当及时整改。防范和控制财务风险。

五、经济合同控制

医院应当指定经济合同归口管理部门,对经济合同实施统一规范管理。

(一)建立经济合同授权制度

(1)建立与经济合同相关的授权批准制度,严禁未经授权擅自以单位名义对外签订经济合同;严禁违反相关规定签订担保、投资和借贷合同。

(2)采购业务应当订立经济合同。医院授权采购代理机构代为签订政府采购业务经济合同的,应当签订授权委托书。

(3)加强经济合同订立控制。合同订立前,单位应当充分了解合同对方的主体资格、信用情况等有关内容,确保对方当事人具备履约能力。

(4)对于影响重大、涉及较高专业技术或法律关系复杂的合同,应当组织法律、技术、财会等专业人员参与谈判,必要时可聘请外部专家参与相关工作。

(5)应当指定相关职能部门或聘请外部专家对合同文本进行严格审核,重点关注合同的主体、内容和形式是否合法,合同双方的权利和义务、违约责任和争议解决条款是否明确等。

医院订立政府采购合同的,应当在中标、成交通知书发出后 30 天内签订。

(二)加强经济合同履行控制

合同履行过程中,因对方或自身原因导致可能无法按时履行的,应当及时采取应对措施,并向医院有关负责人汇报。

(1)应当建立政府采购合同履行监督审查制度。对政府采购合同履行中签订补充合同,或变更、中止或者终止合同等情形应按政府采购法及相关制度规定的条件进行审查和控制。

(2)财会部门应当根据经济合同条款办理结算业务。未按经济合同条款履约的,或应签订书面经济合同而未签订的,或验收未通过的业务,财会部门有权拒绝付款,并及时向单位有关负责人报告。

(三)加强经济合同登记控制

经济合同要进行登记,经济合同副本应当交存单位财会部门备案;政府采购合同副本还应当于签订之日起7个工作日内交所属主管部门备案。

应当定期对合同进行统计、分类和归档,详细登记合同的订立、履行和变更情况,实行合同的全过程封闭管理。

（四）加强经济合同的安全工作

应当加强经济合同信息安全保密工作,未经批准,不得以任何形式泄露合同订立与履行过程中涉及的国家机密或商业秘密。

（五）经济合同纠纷控制

应当加强经济合同纠纷控制。经济合同发生纠纷的,应当在规定时效内与对方协商谈判并向单位有关负责人报告。经双方协商达成一致意见的纠纷解决方法,应当签订书面协议。纠纷经协商无法解决的,经办人员应向单位有关负责人报告,并依经济合同约定选择仲裁或诉讼方式解决。

六、财务电子信息化控制

（一）建立健全财务电子信息化管理制度和岗位责任制

应用专门的授权模块,明确相关部门和岗位的职责、权限,确保软件开发与系统操作、系统操作与维护、档案保管等不相容职务相互分离,合理设置岗位,加强制约和监督。

财务电子信息系统凡涉及资金管理、物资管理、收入、成本费用等部分,其功能、业务流程、操作授权、数据结构和数据校验等方面必须符合财务会计内部控制的要求。

门诊收费和住院收费系统必须符合卫生健康委员会《医院信息系统基本功能规范》的要求,实时监控收款员收款、交款情况;提供至少两种不同的方式统计数据;系统自动生成的日报表不得手工修改;预交款结算校验;开展票据稽核管理、欠费管理、价格管理、退款管理。

（二）加强财务电子信息系统的应用控制

建立用户操作管理、上机守则、操作规程及上机记录制度。加强对操作员的控制,实行操作授权,严禁未经授权操作数据库。监控数据处理过程中各项操作的次序控制、数据防错、纠错有效性控制、修改权限和修改痕迹控制,确保数据输入、处理、输出的真实性、完整性、准确性和安全性。

（三）加强数据、程序及网络安全控制

设置和使用等级口令密码控制,健全加密操作日志管理,操作员口令和操作日志加密存储,加强数据存储、备份与处理等环节的有效控制,做到任何情况下数据不丢失、不损坏、不泄露、不被非法侵入;加强接触控制,定期监测病毒,保证程序不被修改、损坏、不被病毒感染;采用数据保密、访问控制、认证及网络接入口保密等方法,确保信息在内部网络和外部网络传输的安全。

建立财务电子信息档案管理制度,加强文件储存与保管控制。数据要及时双备份,专人保管,并存放在安全可靠的不同地点。

（韩 英）

第四节　内部控制的评价与监督

一、内部控制评价制度

应当根据规范的要求和单位的实际情况,制定内部控制评价制度,对内部控制设计和运行的有效性进行评价。

(一)内部控制评价的组织机构

由内部审计机构或者指定专职人员具体负责财务会计内部财务控制制度执行情况的监督检查,确保财务会计内部控制制度的有效执行。

医院可聘请中介机构或相关专业人员对本单位财务会计内部控制制度的建立健全及实施进行评价,并对财务会计内部控制中的重大缺陷提出书面报告。对发现的问题和薄弱环节,要采取有效措施,改进和完善内部控制制度。

(二)内部控制评价的要求

内部控制评价工作应当与内部控制设计与实施工作保持独立性,评价的方法、范围和频率由单位根据本单位的性质、业务范围、业务规模、管理模式和实际风险水平确定。

常用的评价方法包括穿行测试、实地查验、问卷调查、抽样和比较分析、专题讨论等。

(三)内部控制评价结果

内部控制评价的结果应当形成书面报告,对执行内部控制成效显著的内部机构和人员提出表彰建议,对违反内部控制的内部机构和人员提出处理意见;对发现的内部控制设计缺陷,应当分析其产生的原因,提出改进方案。内部控制评价报告经单位负责人签字后应当报送同级财政部门。

二、内部控制的监督

国务院财政部门和县级以上地方各级人民政府财政部门应当根据《中华人民共和国会计法》和内部控制规范,对本行政区域内各单位内部控制的建立和运行情况进行监督检查。

财政部门等在依法检查、处理、处罚财政违规行为时,应当同时检查确定是否存在造成财政违规行为的内部控制缺陷,并跟踪有关单位内部控制缺陷的整改情况,巩固检查成果。

国务院审计机关和县级以上地方各级人民政府审计机关对单位进行审计时,应当对单位特定基准日内部控制设计和运行的有效性进行审计,在实施审计工作的基础上对内部控制的有效性发表审计意见。

已经按有关规定接受注册会计师审计的单位,接受委托的会计师事务所应当对单位特定基准日内部控制设计和运行的有效性进行审计,在实施审计工作的基础上对内部控制的有效性发表审计意见。

（韩　英）

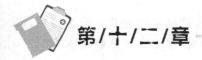

第/十/二/章

医院财务预算管理与控制

第一节　医院全面预算管理体系

医院通过预测和决策,确定发展的长期战略目标和短期运营目标。为保证决策方案得以执行,实现既定目标,必须编制未来一定期间的全面预算,对医院的各项活动进行统筹安排及全面控制。

医院全面预算是指以数字形式表示的计划,反映医院以政府要求、患者要求和市场为导向的运营活动的各项目标及其资源配置的数量和金额等,它既是决策的具体化,又是控制医院运营活动的依据。

医院的全面预算由一系列预算构成,它覆盖整个医院的各个部门、科室。在医院全面预算的体系中,各项预算之间相互联系、相互制约、相互对应,构成一个有机的整体。

一、医院预算的概念和内容

(一)医院预算的概念

医院预算是指医院根据事业发展计划和任务编制的年度财务收支计划。医院预算由收入预算和支出预算组成。

国家对医院实行"核定收支、定额或定项补助、超支不补、结余留用"的预算管理办法。定额或定项补助的具体内容和标准,可根据各级各类医院不同的特点和业务收支状况及财力可能进行确定。大中型医院一般以定项补助为主,小型医院一般以定额补助为主。

医院预算参考以前年度预算执行情况,根据预算年度收入的增减因素和措施,编制收入预算;根据事业发展需要、业务活动需要和财力可能,编制支出预算。编制收支预算必须坚持以收定支、收支平衡、统筹兼顾、保证重点的原则,不得编制赤字预算。医院要逐步采用零基预算方法编制预算。医院所有收支应全部纳入预算管理。

医院财会部门根据年度事业计划提出预算建议数,经主管部门审核汇总报财政部门核定。医院根据主管部门下达的预算控制数编制预算,报主管部门审核批复后执行。

在医院预算执行过程中,当上级下达的事业计划有较大调整或由于国家有关政策的变化对预算执行影响较大时,医院须报经主管部门或财政部门调整预算;对预算执行影响较小时,由医

315

院自行调整,报主管部门备案。

（二）医院预算的内容

医院未来一定期间的预算,包括收入预算和支出预算,是以决策确定的运营目标为指导,以运营预算为基础,根据医院的人力、财力和物力资源而确定的。如根据支出预算确定人力成本、药品、材料、管理费用等预算。

编制医院全面预算是通过编制一整套预计的财务报表和其他报表来实现的,这些表格相互衔接,组成医院的全面预算体系。

1.运营预算

运营预算是指为保证医院正常运营的收入、支出、存货等而编制的预算。它是顶算体系的核心,包括收入预算、服务量预算、人力成本预算、药品、材料成本预算、管理费用预算等。医院的收入预算,包括财政补助收入、上级补助收入、医院收入、药品收入、其他收入等内容;医院的支出预算,包括事业支出、经营支出、自筹基本建设支出、对附属单位补助支出和上缴上级支出等项内容。

2.财务预算

财务预算是关于资金筹措和使用的预算,它以运营预算为基础,主要编制现金预算、信贷预算、预计总收入支出、预计资产负债和预计现金流量等。

3.专门（专项）决策预算

专门（专项）决策预算是指根据医院投资决策所编制的投资支出预算,即经医院有关部门反复论证确定的项目支出预算。它可能只涉及现金支出,也可能同时涉及固定成本(提取固定资产更新维护费)。

二、医院全面预算的作用

编制医院全面预算是规划和控制医院未来运营活动的手段之一,是强化医院运营管理的重要环节,其作用主要有以下几个方面。

（一）目标具体,责任明确

要实现对医院经济活动的有效控制,不仅需要制定医院发展总目标,而且需要将运营总目标按医院内部各职能部门的职责分工层层分解,使医院的运营总目标成为各职能部门工作的具体目标,以便能够控制医院内部各部门、各科室的业务活动,并使医院全体员工都知道自己在预算期内的具体任务及其与医院运营目标之间的关系,从而明确自己所承担的责任。

医院在持续运营的过程中,通过编制全面预算,可以把医院的收入、支出、收支结余、项目支出等方面的目标要求,同有关部门、科室、班组的具体工作任务有机地结合起来,使每位员工的工作在预算指导和控制下有计划、有步骤地进行。由于全面预算全面、具体,因此可时时掌握执行过程中的偏差信息,采取有效措施,保证医院在预算期内整个运营活动不偏离运营目标。

（二）可协调医院各部门的运营活动

医院为实现决策层所提出的既定目标,必须使医院内部各部门、各科室、各班组之间紧密联系,有机配合,避免医院运营过程相互脱节。通过编制全面预算,可以把各部门、各科室、班组、个人和每一环节的目标有机地结合起来,明确各自的经济责任和相互关系,有助于医院各层次、各个部门、科室、班组和个人通过正式渠道加强内部沟通。同时,有助于发现医院未来时期运营活动的薄弱环节,从而为加强薄弱环节的管理和控制,克服消极因素的影响,更好地协调医院内部各项运营活动,最终实现医院社会效益、经济效益和技术效益最大化创造良好条件。

（三）有利于日常经济活动标准的控制

医院在日常运营活动中,各项经济活动的进展如何,是否符合预算进程,能否实现决策目标,都需要根据一定的标准进行分析和判断,以便及时采取措施。预算使各个部门的管理人员、医技科室的专业人员和全体员工明确知道运营期间部门、个人都应该做什么和怎样做,并以预算为依据,通过计量、对比,及时提供实际执行结果及与预算标准之间的差异,然后采用有关的分析方法,找出原因,采取有效措施,保证预算目标顺利实现。

（四）为经营控制提供可靠依据

全面预算一经制定,就必须付诸实施,在预算执行过程中,各部门、各医技科室应以全面预算为依据,通过计量、对比,及时提供实际偏离预算的差异数额并分析其原因,以便采取有效措施,挖掘潜力,巩固成绩,纠正缺点,保证预定目标的完成。从这个意义上说,全面预算为经营控制提供了可靠依据。

（五）为评价、考核工作绩效提供客观标准

预算一旦经过全院各部门充分酝酿、讨论、起草、修改,就确立为医院内部各部门、科室、员工行动的目标和可考核的经济责任。医院可以通过对其实际完成数与预算数的比较分析,检查其完成预算目标的程度,考核评价各部门、员工的工作业绩。同时,根据预算与实际的偏差,检查预算的编制质量,以便提高预算编制水平。此外,编制全面预算,还有利于找到降低成本、提高效益的措施和途径,有利于调动全院职工为实现医院的总体目标而不懈工作。

三、医院全面预算的编制原则与依据

（一）医院全面预算的编制原则

1.坚持收支统管、收支平衡的原则

医院在编制预算时,必须将一切财务收支全部列入预算,包括计划部门根据项目功能、规模核定安排的基本建设计划,以及医院自筹用于发展建设和对外投资的资本支出等。医院预算要做到收支平衡,根据预算收入安排相应支出,保证国家下达的卫生事业计划能够顺利完成。

2.坚持量入为出、统筹兼顾的原则

要按照上年度的执行情况,考虑预算年度的可变因素,将收入打足,在安排支出预算时,应分清轻重缓急,将有限的资金安排到最需要的地方。要对各类资金统筹调度,合理安排。人员支出是保证医院正常运转的基本支出,必须优先安排。然后,再视财力可能,本着先急后缓、先重后轻的原则,妥善安排其他支出项目,做到既要保证重点,又要兼顾一般。基本原则是效率优先,兼顾公平。

3.坚持积极稳妥、依法理财的原则

编制预算要坚持以收定支、量入为出、收支平衡、略有结余或要有结余的原则,不能赤字预算。收入预算既要实事求是,又要留有余地;支出预算要打紧,坚持勤俭办院的方针。要把效益放在突出位置,一切收支数字要科学、严密、准确、真实。预算是医院财务工作的重要基础,预算的编制过程也是贯彻国家有关方针、政策、法规、制度及规范财务管理的过程。因此,医院在编制预算的过程中,必须认真贯彻和准确体现国家有关财经和医疗卫生方面的政策、法规、制度,特别是财政、财务、会计等方面的规章制度。

（二）医院预算的编制依据

为了保证医院预算切实可行，在编制预算时，要有充分的依据，主要包括：①国家卫生行政管理部门下达的卫生事业发展计划；②以往年度的预算执行情况；③本单位的业务规划及工作目标。

四、医院全面预算的编制与实施程序

（一）编制预算的准备工作

编制预算是医院预算管理的基础环节。为保障预算编制的科学、合理，应做好以下准备工作。

1.对上年预算执行情况进行全面分析研究

通过分析研究，掌握财务收支和业务规律及有关资料的变化情况，预测预算年度的收支增减趋势，为编制新年度预算打下基础。主要的分析包括分析上年计划和任务完成情况，预算执行情况，找出规律；分析各项资金来源及其变化情况；分析收支标准及定员、定编、定额的变化情况；分析资金使用中存在的问题及改进措施；分析有关政策对预算收支的影响程度。

2.核定基本数字

基本数字是反映医院规模、工作量多少、人员配置等情况的基础统计数据，是编制预算最基础的依据。核定基本数字包括：①定员，职工人数包括人员编制、在职职工实有人数、离退休职工实有数等。②定额，如每次食品检测的收费、每位从业人员的健康体检收费、支出定额中的人员经费等。③开支标准，计划年度各项费用的开支范围、额度、标准等，如差旅费、会议费等。④基本数字是卫生机构事业发展规模和业务量的依据，如各种服务量。

3.正确测算各种因素对单位收支的影响

（1）分析测算计划年度内国家有关政策对单位收支的影响，如监督和防疫分离政策、收费标准变动对收入的影响，职工医疗保险制度改革对收入的影响等。

（2）分析事业发展计划对单位收支的要求，如新建疾病控制中心，新进大型检测设备等对资金的需求和对收入的影响等。

4.准确掌握各种预算知识

准确掌握财政部门和主管部门有关编制收支预算的要求，熟悉新的预算科目及其内涵，熟悉预算表格的内在联系，熟悉预算科目，包括收入预算科目和支出预算科目，熟悉各种预算表格包括基本数字表、大型购置预算明细表、预算单位收支预算表等，理解其内在含义和联系，以保证预算编制的统一性和规范性。只有充分做好上述各项准备工作，才能将预算编制做得符合实际，更具有操作性。

（二）医院全面预算的编制程序

医院预算的编制是非常复杂的，涉及行政、后勤、医疗、医技等各个部门，只有全员参与预算的编制，才能使预算成为各部门、科室、全体员工自愿努力完成的目标。医院全面预算的编制程序如下。

（1）医院最高管理层根据医院长期发展战略规划、运营目标、运营方针，提出医院在预算期（财年）的预算总目标和具体目标。

（2）各业务部门对于分配的预算指标进行反复研究，编制本部门预算，报送医院预算管理部门。

（3）医院预算管理部门审查、论证、平衡各部门编制的预算，汇总编制医疗收支、药品收支、管理费用、专项收支等预算，汇总出医院的全面预算，提交医院院长办公会。

（4）经医院院长办公会批准，审议机构（预算管理委员会或职工代表大会）通过或驳回修改预算。

（5）主要预算指标报给主管部门（市卫生局、市财政局）。

（6）批准后的医院预算，下达各部门、科室并执行。

（三）医院全面预算的实施程序

1.首先要对医院的外部环境和内部环境进行调查摸底

在市场经济条件下，医院的经济目标要服从于市场经济的客观规律，所以在预算管理中要准确把握国家宏观经济政策取向，卫生改革的总体方向，周边医疗市场资源配置状况，地区居民收入发展趋势，居民医疗消费需求发展情况及同行业相关信息。对医院内部要充分把握工作思路、目标、各项事业发展计划和实施计划，全面了解单位人员编制、财产分布及使用情况，了解科室、部门的人员、设备、技术力量、盈利能力、工作量情况，并对历年数据进行加工、分析，以便做好经费的预算和项目论证工作。

2.确立医院收支目标

医院的收入主要包括业务收入、财政拨款收入和投资收入三大部分。确立医院收入目标时应以医院业务收入为重点。通常根据医院总体发展规划和目标确定总收入；根据医保定点人员的扩大、绩效激励政策的改变等因素来确定医院的增收额；根据卫生及物价等政策的改变、周边卫生资源配置变化、医保政策的变化等因素确立医院的总的减收额；根据医院总的工作量指标（如门、急诊人次，出院人数），确立医院业务收入结构。医院的支出应遵循"一要吃饭，二要建设，三要有所积累"的原则量入为出，量力而行，并与医院成本核算相结合。

3.对医院收支目标进行合理分解，并层层落实到科室、部门

（1）业务收入部门：根据业务科室的历年经营状况及技术水平，结合科室的人员结构，设备投入情况，医院对科室的扶持政策，科室所承担的职能来分解落实收入目标；根据收入来配比药品、器械、材料消耗支出；根据历年情况核定其他公用经费支出。

（2）行政后勤部门：主要根据所承担的职能、任务，强调费用的合理开支，减少浪费，通过定额、定项管理的办法来核定费用支出。当然这些收支指标的分解、落实并非一劳永逸，而是按"自上而下，自下而上，上下结合，多次平衡"的方式进行，从而缩小预算与实际的偏差，使目标更具合理性和可操作性。

4.全面预算的评价与激励

通用公司CEO杰克·韦尔奇说："我的经营理念是要让每个人感觉到自己的贡献，这种贡献看得见、摸得着、数得清。"医院全面预算管理是一项全员参与、全面覆盖、全程跟踪的系统工程，要使其有效实施，必须充分调动管理者和全院职工的积极性，使执行情况与医院管理者、职工的经济利益挂钩，并做到奖罚分明、到位。要奖罚必须定期对科室的实绩与预算的差异进行分析、评估，考评中要求明确责任，区分执行中的可控及不可控因素，对于那些由责任部门创造的预算绩效，按增加收入、节约支出金额的一定比例确定奖励额度；对由于主观过失所造成的损失，按收入减少、费用超支额度酌情确定责罚额度。

医院全面预算管理是单位和医院行之有效的财务管理手段与技术。积极推进医院全面预算管理将从根本上推动医院建设和发展。

五、预算编制方法

预算编制方法很多,常用的编制方法包括传统的预算编制方法、弹性预算和零基预算。

（一）传统的预算编制方法

1.基期法

基期法指确定基期(通常为上一年度)预算收支的基数,在基期执行数的基础上,按照一定增减比例或数额确定预算年度收支指标的方法。该方法的最大优点是简单方便。它的缺点是没有考虑基数收支是否合理;它是一种增量预算,是在原预算基础上的增加,实际上是承认既成事实,而不管这个事实是否科学。

2.系数法

系数＝收支统计数÷同期有关技术经济指标数

收支预算数＝系数×计划年度有关的技术经济指标数

3.定额法

定额法是利用各种定额和有关的技术经济指标来测算近年收支预算数。

收支预算数＝定额×计划年度有关的技术经济指标

如医院人员工资的编制采用的就是定额的方法,每一名职工工资有一个基本的定额,根据在职职工实有人数,就可以确定在职人员工资。

4.比例法

比例法是在已知全部预算收支总额的情况下,利用局部的比例关系,测算局部收支数的一种方法。它的公式为:

某项收支预算数＝预算收支总额×比例

如根据卫生材料费占事业收入的比例,测算卫生材料预算数。

5.分析法

分析法是在原有基础上,分析各种新发生的因素或者原有因素的新变化对预算收支影响的方法。它的公式为:

预算收支数＝基数±各种增减因素

6.综合法

综合法是综合利用系数法和分析法等,测算预算支出的一种方法。它的公式为:

预算收支数＝系数×有关指标计划数±各种增减因素

以上传统的预算编制方法共同的特点是操作简单,适应性强,但是,这些方法没有考虑到收支因素的变动及这些变动是否合理。运用传统方法编制预算,实际上是只能升不能降,不利于加强财务管理。

（二）弹性预算

弹性预算是在不能准确预测业务量的情况下,根据本量利关系,按照一系列业务量水平编制的有伸缩性的预算。它的特点是在可预见的业务量范围内确定多个业务量水平的预算数,根据实际业务量确定相应的费用预算。编制的步骤如下。

(1)选择业务量的计量单位。

(2)确定适用的业务量范围:70%～120%。

(3)研究各项成本与业务量之间的关系:

成本＝固定成本＋单位变动成本×业务量

（4）计算各项成本预计数，并用一定的方式表达出来。

（三）零基预算

1.零基预算的概念

零基预算是目前世界各国普遍采用的一种相对科学的预算方法。我国20世纪80年代初期有人提出这个名词，90年代陆续有些地区和部门采用这个方法。零基预算是指预算的收支以零为基点，对预算期内各项支出的必要性、合理性，预算收入的可能性及预算数额的大小，逐项审议决策从而确定收支水平的一种预算方法。零基预算适用于较难分辨其产出的服务型部门或不经常发生的及预算编制基础变化较大的预算项目。

2.零基预算的特点

零基预算的特点是以零为起点；要求针对一切业务活动；在对各项目成本效益分析的基础上，按项目的轻重缓急和财力可能分配预算金额；可以排除以前年度的不合理因素，使预算更切合实际；有利于调整单位之间的利益格局。

3.零基预算的编制

（1）各部门根据各自的分目标列出预算期内可能发生的费用支出项目及目的，并对各费用项目列示出几套不同的经济活动方式下的费用开支方案，上报预算管理委员会。

（2）对各费用开支方案进行汇总、排序。将刚性支出在尽可能节约的前提下，列为第一层，对酌量性费用进行成本效益分析，按成本效益比的大小进行排序，列为第二层和第三层。

（3）根据可动用的财力资源，按费用层次和轻重缓急进行资金分配，汇总编制成费用预算。

（韩　英）

第二节　财务预测与财务计划

一、财务预测

财务预测是医院管理人员以对未来经济状况和经济行为的假设为基础，对医院预期的经营成果、财务状况和现金流量所作的预测。财务预测的成果是预测性的财务报告，其表现形式可以是整套的财务报告预测，也可以是财务报告一部分或多部分的预测。

从财务管理的整个过程来看，财务预测在财务计划、财务决策和财务控制之前，是财务管理的首要环节。通过财务预测可为进行财务计划、做出财务决策和实施财务控制提供依据，也是提高医院经济效益的手段。

（一）财务预测的目的

财务预测是融资计划的前提。医院要为患者提供医疗服务，必须要有一定的资产。医疗服务增加时，医院必然要相应增加医药用品等流动资产，甚至还需要增加医疗设备等固定资产。为取得改善医疗服务所需增加的各项资产，医院要筹措资金。这些资金，一部分来自保留盈余，另一部分通过外部融资取得。因此医院需要预先知道自己的财务需求，提前安排融资计划，否则就可能发生资金周转问题，影响服务质量。财务预测的真正目的是应变。财务预测与其他预测一样都不可能很准确。从表面看,不准确的预测只能导致不准确的计划,从而使预测和计划失去意义,其实并非如此。预测可以提高企业对不确定事件的反应能力,从而减少不利事件出现带来的损失,增加利用有利机会带来的收益。

(二)我国财务预测的特点

(1)财务预测体系不健全、法规不完善。现阶段的法律、法规未对医院财务预测的程序、方法、具体要求等提供相应的规定或指南。

(2)财务预测内容不完整、行为不规范。预测的范围主要是盈利预测,而不是医院全面的财务预测,盈利预测的审计主要是对预测的基本假设及所选用的会计政策、预测编制的基础和计算方法进行审核,对预测的准确性不承担审计责任。

(三)财务预测的种类

(1)按预测对象分类,可分为筹资预测、投资预测、成本预测、收入预测和利润预测。

(2)按预测性质分类,可分为定性预测和定量预测。

(3)按预测跨度时间分类,可分为长期预测、中期预测和短期预测。

(4)按预测项目多寡分类,可分为单项预测和多项预测。

(5)按预测态势分类,可分为静态预测和动态预测。

(四)财务预测的基本程序

首先,明确预测对象和要求,即确立财务预测的目标,使预测工作有目的地进行。其次,收集和分析财务预测的资料,并加以分类和整理,使之满足预测的需要。再次,选择合适的预测方法,有效地进行预测工作,以取得初步的预测结果。最后,检查和修正预测的结果,分析误差及其产生原因,以保证目标的完成。

(五)财务预测的主要方法

1.定性预测法

定性预测法也称专家预测法,是通过判断事物所具有的各种因素、属性进行预测的方法,它是建立在经验判断、逻辑思维和逻辑推理基础之上的,主要特点是利用直观的材料,依靠专家个人的经验和直觉进行综合分析,主观地对事物未来状况进行预测定性。经常采用的定性预测方法有专家会议法、德尔菲调查、访问、现场观察、座谈等。定性预测法的优点是在资料不足的情况下可以加快预测速度,但科学依据不足,可靠性较差。

2.定量预测法

定量预测法主要是根据变量之间的数量关系建立数学模型,通过分析事物各项因素、属性的数量关系来进行预测的方法。它的主要特点是根据历史数据找出其内在规律,运用连贯性原则和类推性原则,通过数学运算对事物未来状况进行数量预测。有时间序列预测法和因果预测法两种。

(1)时间序列预测法也称趋势预测法,是分析按时间顺序排列的历史资料,根据事物发展趋势进行预测的一种方法。这种方法可以分为算术平均法、加权平均法、移动平均法、指数平滑法、最小二乘法、回归趋势法等。

(2)因果预测法是根据历史资料找出要预测的因素与其他因素之间的因果关系,并建立数字模型进行预测的方法。有一元回归法、多元回归法和投入产出法等。

定量预测法和定性预测法并不是相互孤立的,在进行财务预测时,经常要综合运用。进行财务预测所取得的资料要真实、及时,采用的方法要科学、合理,预测结果要正确、可靠。

二、医院财务计划

财务计划是在一定时期内以货币形式综合反映医院资金运动和财务成果的形成和分配的计划。它是组织和指导医院财务活动及进行财务管理的重要依据,既可以使各项经营目标具体化、系统化,协调各项计划指标,综合平衡各项生产经营计划,也可以为检查、考核和分析生产经营过程与结果提供依据。

(一)财务计划的作用

财务计划是以货币形式表示的财务方面的经营计划,是规定计划期医院经营中资金来源和运用、资金消耗和收入分配的计划。正确编制财务计划,对有效地组织财务活动,控制货币收支,努力达到预定的财务目标具有重要的意义。具体来说,财务计划有以下两个方面的作用。

1.有助于明确目标

财务计划是具体化的财务目标。编制财务计划有助于医院内部各个科室、部门的主管和员工了解本科室、部门、本人在医院财务目标中的地位、作用和责任,有助于医院财务人员为保证医院运营目标的实现,经济合理地使用资金和筹措资金。财务计划围绕医院的财务目标,把医院运营过程中各个环节的工作紧密组织起来,有利于消除部门之间的隔阂和本位主义,使医院内部各方面力量相互协调,资金运用保持平衡,减少和消除可能出现的各种矛盾冲突,从而使医院成为一个为完成其运营目标、财务目标而顺利运转的有机整体。

2.有助于控制资金

财务计划的控制作用主要表现在 3 个方面:事前控制、事中控制和事后控制。计划的事前控制,主要是控制计划单位业务范围和规模,以及可用资金限额。由于医院计划总是有一定限度的,因此各科室、部门不能随心所欲,应分清轻重缓急,在资金允许的情况下,合理安排。科学合理的计划能激发各科室、部门和医院员工的工作积极性,主动献计献策,提出降低医疗服务费用,增加医疗收入的措施,以确保计划目标的完成。计划的事中控制主要是按计划确定的目标,对计划收入进行督促,争取实现预期收益和货币资金的流入;对计划的各项耗费和货币资金流出进行审核,防止超支,保证计划的执行。计划的事后控制主要是进行计划和实际执行结果的比较,分析差异产生的原因,进行业绩评价,并为下一期的计划编制工作提供依据。

(二)财务计划的内容

财务计划就是以现金收支预算为核心,编制现金收支预算表、预计损益表和预计资产负债表。

现金收支预算由现金收入、现金支出、现金多余或不足、资金的筹集和运用 4 个部分组成,其目的在于协调医院现金收支的平衡,提供现金收支的控制依据。预计损益表是在汇总销售、成本、费用、投资和营业外收支预算基础上编制的,其格式基本上与会计报表相同,其目的是可以掌握税后净利润。预计资产负债表是利用期初资产负债表相关数字,根据销售、生产、资本等预算的有关数据加以调整后编制的,其目的是为了预见计划期的财务状况,保证各项目的收支平衡。

(三)编制财务计划的程序

首先,收集和整理资料,并根据上期指标预计执行情况和财务决策,结合市场形势,全面提出财务计划指标;其次,紧密结合医院各项计划,对各项指标进行协调,实现计划的综合平衡;再次,在先进、合理的技术经济定额的基础上,调整各项指标,提出计划表格;最后,组织讨论,提出措施,发动职工,贯彻计划的执行。

（四）确定财务计划的方法

计划的编制是个信息的转换过程,将初始信息转化成关于医院未来发展目标、资金筹措、运用和考核效果的财务计划指标,必须借助于一定的数量分析和推断的方法。财务计划的编制方法一般有以下几种。

1.平衡法

平衡法即利用有关指标客观存在的内在平衡关系计算确定计划指标的方法。

2.因素法

因素法即根据影响各项指标的各种因素来推算计划指标的方法。

3.比例法

比例法即根据医院历史上已经形成的各种指标之间的比例关系来计算计划指标的方法。

4.定率法

定率法即根据有关规定的固定比率来确定计划指标的方法。如税金、利息、折旧等都可以按照固定比率计算确定有关计划指标。

5.定额法

定额法即以医院规定的定额作为计划指标的一种方法。

6.趋势计算法

趋势计算法即根据历年指标的发展趋势确定计划指标。

（韩　英）

第三节　责任中心及其绩效考核

一、责任中心概述

（一）责任中心的概念

责任中心是医院实行责任会计制度的基础,是指医院内部按照责权统一的原则划分的、相对独立的、根据其管理权限承担一定经济责任并能反映其经济责任履行情况的核算单位。

医院在进行医疗服务的过程中,为了有效地进行内部经济管理和控制,在统一领导、分级管理的原则下,根据本院的具体情况,将整个医院的经济管理逐级划分为若干个责任领域或范围,即责任中心。让其主管负责人员在其职责范围以内,尽其职,负其责,努力工作,并定期就其经济责任进行绩效考核,实行奖惩,将权、责、利有机地结合起来,围绕各责任中心的经营活动实行自我控制。实行责任中心制,可以真实反映医院各部门、各科室自身经济责任的完成情况,进一步规范科室成本计算办法,加强成本控制,有利于激励各部门、科室和全体人员的工作热情,有利于医院总体经济管理目标的实现,从而推动医院逐步形成集约化的经营管理模式。其目的是加强医院内部管理,保证社会效益和经济效益的不断提高。

（二）医院责任中心的划分

医院划分责任中心前,必须明确每个责任单位的权责范围,做到权小责小,权大责大,权责紧密结合。医院责任中心的划分原则如下。

（1）医院在运营过程中，各部门、科室、班组应具有相对独立的地位，能独立承担一定的经济责任。

（2）作为责任中心的部门、科室、班组应有一定的管理权、控制权和责任范围。

（3）作为责任中心的部门、科室、班组均能制定明确的控制目标，并具有实现控制目标的能力。

（4）在医院运营活动过程中，各责任中心都必须能独立地执行和完成目标规定的任务。

责任中心无论其级次与大小，凡在经济管理上的责任可以辨认者，都可以作为单独的考核单位。从门诊部、药械科、制剂室、药房，到临床科室、医技科室、洗衣室、技工室、锅炉房、电工班组，甚至医院或某科室的某项设备，都可以划分为责任中心。医院内部的责任层次一般分为院、科两级，以一个科室为一个责任中心为宜。后勤保障部门少数科室所属的室（组），其责任范围易于区分并能够独立核算的，也可划分为责任中心。

二、责任中心的分类

责任中心按其责任范围所控制的区域大小，一般分为医疗成本中心、收益中心和投资中心三类。

（一）医疗成本中心

1.医疗成本中心的范围

医疗成本中心又称医疗费用中心，是指医院在运营过程中医疗成本发生的区域。医疗成本中心在一般情况下，只能控制医疗成本。即医疗成本中心的主管负责人，对责任范围内发生的医疗成本应负责任，并能对其中的若干个医疗成本项目加以控制，但无法控制医疗收入和盈亏。

医疗成本中心在医院各种形式的责任中心中应用范围较广，凡在医院内部对成本负有责任的部门、科室、班组都可视为医疗成本中心。例如，医院的挂号室、普通制剂室、无菌制剂室、药品室、输血室、输氧室等都是医疗成本中心。有条件的或分工较细的科室，也可以将若干班组、员工个人或某一项设备，如CT机、B超机、动态心电图机划为医疗成本中心，在一个医院内部，只要有需要和可能，各级组织都可成为成本中心。

2.责任成本

责任成本是指医院将成本支出按部门、科室、班组等责任者进行归类，并由责任者负责和进行核算的可控成本。计算责任成本，要求把能够分清责任的成本数据，分解到医院各部门、科室、班组或个人，做到干什么、管什么，干与管一致，干的要对一定的成本负责，经济责任清楚。责任成本是考核各成本中心工作业绩的依据，但应和奖惩制度挂钩。

责任成本有可控成本和不可控成本两类。可控成本是指可由医院一个部门、科室、班组或个人对其发生额施加影响并控制的成本。不可控成本是指不能由医院某一个部门、科室、班组或个人施加影响并控制的成本。可控成本与不可控成本的划分标准如下。

（1）成本中心在运行过程中，是否有办法知道将要发生什么性质的耗费。

（2）成本中心是否有办法计量此种耗费。

（3）成本中心在运行过程中，当耗费发生偏差时，是否有能力控制并调节此种耗费。

责任成本的可控与不可控是相对的，一项成本对某责任中心来说是可控的，而对另一责任中心来说则可能是不可控的；对上级责任中心是可控的，而对下级责任中心则可能是不可控的。如医院总收入的成本，对药品责任中心来说是不可控成本，药品责任中心对其不可控成本也就不能负责。

如果成本中心对于某项成本,能够按以上3个要求进行管理,那么这项成本便称作该成本中心的可控成本;否则,就是不可控成本。成本中心的各项可控成本之和,即构成该成本中心的责任成本。如各医技科室,作为成本中心来说,对人工、水、电、医用材料、设备维修、折旧的提取,都有一定的方法计量,在实际工作中既有办法知道其耗费中活劳动与物化劳动各占的比重,又有能力控制、调节其耗费量,但对间接费用则不能控制和调节。

由于成本中心只对其可控成本负责,因此,每个成本中心在月、季、年计划开始以前,应根据上级下达的工作任务先编制责任预算,平时应根据本中心的可控成本,对责任成本的实际发生数进行记录,定期编制该成本中心的责任成本实绩报告,其工作实绩也以它的可控成本作为效绩评估和考核的依据;对不可控成本,由于成本中心无能为力,在定期的实绩报告中不予反映,最多只能作为补充资料上报,供上级参考。

成本中心的负责人,只能对其可以直接影响和控制的责任成本负责,对其不能影响和控制的不可控成本就不能负责。可见,只有可控成本才能构成该成本中心的责任成本。通过经济责任制的实施,医院根据需要和可能可以将本院所属各部门、科室、班组或个人都划分为成本中心,分别编制责任预算,记录、分析和考核各成本中心的责任成本,并据其绩效实行奖惩,促进各成本中心积极努力抓成本管理,这是医院控制成本,增加效益的必要途径。

在实际工作中,一个医疗成本中心的不可控成本,往往是另一个医疗成本中心的可控成本。如医院实行医疗项目成本核算后,各医疗项目成本的间接费用和行政管理费,对辅助科室和行政部门来说是可控成本,而对各医疗项目的成本中心则是不可控成本;又如直接用于制剂室生产的原材料、燃料、动力、人工工资等,对于制剂室成本中心是可控成本,而制剂室应摊的医院行政管理费等间接费用则是不可控成本。

在通常情况下,小规模的部门、班组、某项设备的成本中心,与较大规模的科室成本中心相比,其所计算的成本指标范围不尽相同。前者涉及的成本项目较少,后者可能要涉及全部成本项目,但都是责任成本。

(二)收益中心

1.医院收益中心概述

收益中心是指既对医疗成本负责,又对医疗收入和盈亏负责的医院内部单位。该单位既要控制成本的发生,又要对应取得的收入和收益进行控制,即它能通过对运营决策的调整来对该单位的盈亏产生影响,为医院增加经济效益。

2.医院收益中心分类

医院的收益中心可以是自然形成的,也可以是人为划分的。自然的收益中心一般是指医院内部的独立单位,如所属分院、门诊部(所)、独立的药品零售店、服务中心等,这些单位一般可以直接与外部市场发生业务上的联系,提供劳务或销售最终产品,既有收入,又有成本,可以计算盈亏,并且直接以完成的财务成果与其责任预算对比,即可评价和考核其工作业绩。人为划分的收益中心,一般不与外部市场发生业务上的联系,它适用于医院内部具有独立收入来源的药房、医技科室、在加工材料等部门。采用收益中心的管理办法,可以充分调动这些部门的积极性,达到节约挖潜、增加收入、提高经济效益的目的。

3.医院收益中心的管理

医院在实行收益中心管理时,既可以对其进行完整的、独立的全部成本核算,也可以采取不分摊不可控成本,如间接费用和管理费用的办法,只计算收益中心的毛收益,让收益中心由净收益中心变为毛收益中心。

4.医院收益中心应实行等价交换

应当指出的是,医院的收益有自然形成的,也有人为的。如供给患者的药品实现的收益是自然形成的。人为的收益是指在医院内部各责任中心之间,采用"内部货币"的结算办法,按照"内部转移价格"或称"内部费用转移"的办法,实行等价交换所实现的收益。如汽车班按照内定价格收取使用车辆的费用;维修班、洗衣房、供应室、药库等按照内定价格向有关科室收取的费用。由于将成本中心作为收益中心来运营管理,能够加强工作人员的责任心,做到人人既关心成本,又关心收益,因此,人为的收益中心随着市场经济的发展和医院经济管理的深化,逐渐被一些医院采用。

(三)投资中心

投资中心是指既对成本、收入、利润负责,又对投入的资金的使用效果负责的医院所属内部单位。投资中心不但能控制成本、收入与收益,同时也能控制所占用的全部资金,包括流动资产和固定资产。投资中心一般适用于运营规模和经营管理权限较大的内部单位。如医院后勤体制改革后,服务公司对某医院的后勤部门——洗衣、食堂、运输、维修、小卖部等实行统一管理,由于在保证优质服务的前提下要对投资的经济效益负责,所以,服务公司有充分的运营决策权和投资决策权。各投资中心共同使用的资产必须划分清楚,共同发生的成本应按适当标准进行分摊,这样才能比较准确地算出各投资中心的经济效益。投资中心比医院其他责任中心的权力更大、责任更重。医院的投资中心是在医院规模不断扩大、市场竞争加剧以后医院获得较大运营投资权的产物。

三、责任中心的绩效考核

绩效考核是指以责任报告为依据,分析、评价各责任中心责任预算的实际执行情况,找出差距,查明原因,借以考核各责任中心工作成果,实施奖罚,促使各责任中心积极纠正行为偏差,完成责任预算的过程。

从考核的指标口径看,绩效考核包括狭义和广义两种。前者仅考核责任中心的价值指标(如成本、收入、利润及资产占用额等责任指标)的完成情况;后者则还包括非价值责任指标的完成情况。

(一)成本中心的绩效考核

由于医疗成本中心没有收入,只对医疗成本负责,因而对医疗成本中心的绩效考核应以责任成本为重点,即以其责任报告为依据,来衡量责任成本发生的实际数与预算数的差异,并分析研究其产生的原因。

医疗成本中心编制的责任报告,也称作实绩报告,通常只需按该中心可控成本的各明细项目列示其预算数、实际数和差异数三栏。实绩报告中的"成本差异"是评价和考核医疗成本中心工作实绩好坏的重要指标。

(二)收益中心的绩效考核

对医院收益中心的绩效考核,应以贡献毛益与税前净利为重点,也就是应以责任报告为依据,来衡量其实际收入与成本是否达到目标收入和成本水平。

医院收益中心编制的责任报告,又称为成果报告。在这报告中需分别列出总收入、变动成本、贡献毛益、期间成本和税前净利等五项指标的预算数、实际数和差异数。

（三）投资中心的绩效评估

投资中心实质上也是利润中心，对投资中心的效绩评估，不但要计算收益，而且要考虑投资，除考核成本、收入、利润等指标外，要重点考核"投资报酬回收率"，又称投资的"获利能力"，它是全面反映投资中心运营管理活动的综合质量指标，可以综合考核投资中心的运营成果。投资报酬回收率的计算公式为：

投资报酬回收率＝投资中心收益额÷投资中心平均占有资产额×100%

上述公式中的"收益"，是指减去成本后的收益；"资产额"是指运营业务所用的全部资产的平均占用额。计算时应以期初和期末的平均占用额为准。根据以上公式，提高投资报酬回收率的主要途径如下。

1.增加服务收入

（1）设法使服务收入增长的比例高于服务成本增长的比例。

（2）设法在服务用资产额相对稳定的情况下，增加服务收入。

（3）设法使收益增加的幅度高于服务用资产额增加的幅度。

2.降低成本数额

设法在服务收入稳定的情况下，逐步降低服务成本。

3.减少服务用资产额

（1）压缩库存，减少外欠，减少资金占用，加速资金周转。

（2）设法在收益不变或增加的情况下，减少服务用资产额。

（3）设法使服务用资产额减少的幅度，大于收益减少的幅度。

（4）提高设备完好率和使用率，出售或调出多余的固定资产。

综上所述，在实际工作中采用什么模式，建立何种责任会计制度，如何划分责任中心的层次和如何将医院的全面预算从最高层逐级向下分解，形成责任预算，都要同医院的具体情况，如组织结构等相适应。将各责任单位对应的责、权、利紧密结合，使相关制度同时兼顾国家、集体和个人三方面的需要。同时应注意促使各个责任单位为了医院总体目标的实现而协调工作，使各个责任单位的目标和利益同企业的总体目标和利益保持一致。

（韩　英）

第四节　财务控制

财务控制是指财务人员（部门）通过财务法规、财务制度、财务定额、财务计划目标等对资金运动（或日常财务活动、现金流转）进行指导、督促和约束，确保财务计划（目标）实现的管理活动。在医院财务管理工作中，财务控制是财务管理的重要环节或基本职能，与财务预测、财务决策、财务分析与评价一起成为财务管理的系统或全部职能。医院的任何一项财务活动都需要控制。

财务控制是通过对财务活动约束、调节、疏通，使个别、分散的财务行动按预定目标运行的过程。财务控制要以消除隐患、防范风险、规范经营、提高效率为宗旨，建立全方位的控制体系、多元的监控措施和循序渐进的多道控制防线。

一、财务控制的目的

(1)对理财目标本身进行控制,使它达到先进的水平,进而确定一个优良的财务活动运行轨道。

(2)对理财目标的执行情况进行控制,消除财务活动运行结果与既定目标的偏差,以保证整个财务活动按照既定的目标进行。

(3)通过财务对经营活动进行控制,使经营活动的发展符合理财目标,并保证理财目标的实现。

二、财务控制的地位与作用

财务控制在医院财务管理中具有重要的地位和作用,财务预测、决策、计划、控制、分析、检查构成财务管理的循环体系。从一定意义上说,财务预测、决策、计划是为财务控制指明方向,提供依据,规划措施,财务控制则是对这些规划和设想的具体落实。在医院财务管理中,财务控制是财务管理循环中的关键环节,没有控制,一切预测、决策和计划都是徒劳无益的。财务控制是经济控制系统的重要组成部分。经济控制系统由物质控制系统、技术控制系统、人员控制系统及财务控制系统等多个控制系统构成,而其中的财务控制是借助于货币这一价值尺度所实施的控制。

(一)保证作用

通过控制资金占用规模,保证医院正常业务活动对资金的合理需要;通过控制资金占用结构,保证医院业务活动持续高效地运行;通过控制资金耗费价值的补偿,保证和维护医院业务的顺利进行。

(二)促进作用

通过对资金占用的日常控制,促进医院加速资金周转;通过对基金耗费的控制,促进医院提高经营管理水平,不断增收节支,提高经济效益。

(三)监督作用

通过控制医院各项财务收支,督促医院严格执行党和国家有关方针政策与财经纪律,防止违法乱纪,保护医院资产的安全与完整;通过控制医院财务活动,防止损害国家利益和患者利益,以利于医院的健康发展。

(四)协调作用

通过控制资金运用的结构与规模,控制资金的收入、支出及分配,协调国家、单位、患者及职工个人之间的经济利益关系。

三、财务控制的基础和原则

(一)财务控制的基础

财务控制的目的是为了实现财务预算,而财务预算所包含的各项指标都是以价值形式来反映的,因此财务控制必须借助价值手段来进行。财务控制以价值控制为手段,可以对不同岗位、不同部门、不同类型的经济业务活动进行度量,有利于进行对比、分析和考核。财务控制的基础是进行财务控制所必须具备的基本条件,这主要包括以下几个方面。

1.组织保证

控制必然涉及控制主体和被控制对象。就控制主体而言,应围绕财务控制建立有效的组织保证。如为了确定财务预算,应建立相应的决策和预算编制机构;为了组织和实施日常财务控制,应建立相应的监督、协调、仲裁机构;为了便于考评预算的执行结果,应建立相应的考评机构等等。就被控制的对象而言,应本着有利于将财务预算分解落实到内部各部门、各层次和各岗位的原则,建立各种执行预算的责任中心,使各责任中心对分解的预算指标既能控制,又能承担完成责任。

2.制度保证

财务控制必须以财务控制责任制为基础。实行责任控制,按照职务分管的原则,明确职权,使各个部门既相互联系,又相互制约,便于检查。进行财务控制,要按照各自的职责分工进行,以有效达到控制的目的。内部控制制度包括组织机构的设计和医院内部采取的所有相互协调的方法和措施。这些方法和措施用于保护医院的财产,检查医院会计信息的准确性和可靠性,提高经营效率,促使有关人员遵循既定的管理方针。

3.科学管理

财务控制必须以医疗业务活动过程、管理方法、程序、标准为依据,才能有效实施。财务控制效率的高低,很大程度上与医院管理工作密切相关,要提高资金利用效果,必然要求医院各管理部门对其工作进行科学的管理和有效的控制。因此,必须以科学管理为基础,才能充分发挥财务控制的作用。

4.预算目标

财务控制应以健全的财务预算为依据,面向各个部门的财务预算是控制经济活动的依据。财务预算应分解落实到各责任中心,成为控制各责任中心经济活动的依据。若财务预算所确定的财务标准严重偏离实际,财务控制就无法达到目的。

5.财务信息

无论是财务控制目的的选择和财务控制标准的制定,还是差异揭示和分析,都必须建立在及时掌握并加工和反馈信息的基础上。财务信息是财务控制的指示信号,因此,要搞好医院经营管理的各项工作,应建立健全管理制度和方法,建立医院财务信息网,及时收集、加工、传递、储存、处理信息。财务信息包括2个方面内容。

(1)财务预算总目标的执行情况必须通过医院的汇总会计核算资料予以反映,透过这些会计资料可以了解和分析医院财务预算总目标的执行情况,找出存在的差异及其原因,并提出相应的纠正措施。

(2)各责任中心及各岗位的预算目标的执行情况必须通过各自的会计核算资料予以反映,透过这些会计资料可以了解、分析各责任中心以至各岗位预算目标的完成情况,将其作为各责任及各岗位改进工作和考核工作业绩的依据。

6.信息反馈系统

财务控制是一个动态的控制过程,要确保财务预算的贯彻实施,必须对各责任中心执行预算的情况进行跟踪监控,不断纠正执行中出现的偏差。这就需要建立一个信息反馈系统。

7.奖罚制度

财务控制的最终效率取决于是否有切实可行的奖罚制度,以及是否严格执行了这一制度,否则,即使有符合实际的财务预算,也会因为财务控制的软化而得不到贯彻落实。

财务控制必须以充分调动职工的积极性为基础。实施财务控制,不能仅靠制度、上级的监督和检查,还应充分发动群众,调动广大干部职工的积极性,想办法,出主意,定措施,把财务控制变成干部职工的自觉行动,只有建立在此基础上的财务控制,才能发挥更大的作用。

（二）财务控制的原则

1.全面控制与重点控制相结合的原则

全面控制也就是对医院资金运动全过程的各个环节及影响财务成果的全部因素,实施全员、全方位的控制。重点控制就是按照例外管理的原则,对医院资金运动过程中出现的重点事项及重大差异实施的控制。重点控制寓于全面控制之中,重点控制使全面控制更为有效,全面控制与重点控制结合在一起才能发挥更大的作用。

2.专业控制与非专业控制相结合的原则

财务人员根据占有的资料,借助专业的方法,对资金运动进行专业控制。为了使专业控制发挥更大效能,还应充分发动广大干部职工参加财务管理,对各部门各环节的经济活动进行控制。只有将专业控制与非专业控制结合起来,才能实施对资金运动的有效控制。

3.责权利相结合的原则

控制本身是一种责任,从某一方面讲也是一种权力。光有责任,没有权力,不能保证责任的完成。有责权,还要与考核奖惩制度相联系,责权利相结合,才能充分调动医院各部门和个人在财务控制中的责任心和主动性。

4.目标控制与追踪控制相结合的原则

控制是对目标进行控制,控制的关键在于确定目标。但只对目标控制还远远不够,在实际资金运动过程中,资金运动不可能完全按既定的目标进行,总会有差异。因此,必须搞好资金的动态追踪控制,查找差异原因,及时采取措施或重新修订目标。只有把两者有效地结合起来,才能保证财务控制的有效性。

5.日常控制与定期控制相结合的原则

日常控制主要与各责任中心、各部门、各科室的正常工作结合进行。为了保证日常控制的有效性,还要定期不定期地检查落实日常控制情况,分析资金利用效果,找出不足,以便采取相应的措施。

6.财务控制与行为控制相结合的原则

要使财务控制有效,必须研究人们对财务控制的行为因素。一般情况下,人们对控制有一种反感情绪,医院是技术密集型单位,技术专业人员荟萃,又是与患者打交道,如果控制标准方法缺乏科学性,更容易使财务控制效果大打折扣,因此,必须把财务控制与行为控制结合起来,讲清财务控制的目的和意义,让广大下部职工认识理解,并变成他们自觉接受的一种管理制度。既要坚持政治思想教育,发动广大干部职工讨论财务控制标准,力求公正合理,又要严格考核制度,实事求是,奖优罚劣。

7.强制性控制与建议性控制相结合的原则

强制性控制是指对违法违纪的经济活动所进行的强制惩罚。建议性控制是指财务控制能引导经济活动更迅速地朝着既定目标前进。把强制性控制与建议性控制有效结合起来,以达到开源节流、增收节支、提高资金使用效益的作用。

四、财务控制的形式

财务控制可采取多种多样的方式,而且随着客观环境的变化而变化。医院常用的控制形式包括集中控制与分级控制。

（一）集中控制

集中控制是指由一个控制中心对所有子系统的情况进行集中加工、处理,集中指令,操纵所有子系统的财务活动的一种控制形式。集中控制一般适用于规模较小的医院。控制中心对信息的掌握、传输与处理具有高效率与可靠性,有利于实现整体的最优控制。对于规模较大的医院来说,实行集中控制,不利于调动各方面的积极性,风险集中,信息传递不快,容易使控制失效。

（二）分级控制

分级控制是指在一个最高控制中心的领导下,按照整个系统内在的结构层次,分别设置不同级别的控制中心,层层控制,分级控制,一般适用于规模较大的医院。

五、财务控制的种类

（一）按控制的时间分类

可分为事前控制、事中控制和事后控制。

1.事前控制

事前控制是指在活动发生之前所进行的控制活动。如对指标进行分解,将各项指标分解后落实到各归口部门,使各项指标的实现有切实可靠的保证。又如规定计划执行的标准和制度——现金使用范围、费用开支标准等,用以事前加强内部的控制能力。

2.事中控制

事中控制是对医院经营过程中实际发生的各项业务活动按照计划和制度的要求进行审查,并采取措施加以控制。如为了控制医院的短期偿债能力,随时分析医院的流动比率,在发现该比率不合理时,采取措施加以调整。又如为了执行限额制度,在医院内部实行限额发料、限额开支等措施,保证计划目标的执行。

3.事后控制

事后控制即在计划执行后,认真分析检查实际与计划之间的差异,采取切实的措施,消除偏差或调整计划,使差异不致扩大。

（二）按控制的依据分类

可分为具有激励性的预算控制和具有防护性的制度控制。

（二）按控制的对象分类

可分为以降低成本、减少支出和实现利润最大化为目的的收支控制和以确保现金流入与流出的基本平衡,避免现金短缺或沉淀为目的的现金控制。

（四）按控制的手段分类

可分为缺乏弹性的定额控制（绝对控制）和具有弹性的定率控制。

六、财务控制的主要方法

（一）组织控制法

医院要实行财务控制,不仅要有控制目标,而且要有实施控制的机构,有些目标还要按照机构设置状况进行分类或分解,以便于贯彻和执行。合理的组织规划是保证经济业务按照医院既定的方针执行,提高经营效率,保护资产,增强会计数据可靠性的重要条件。各个医院所处的环境、规模大小及业务复杂程度不同,组织机构也应根据各单位的不同实际情况而定。机构设置以后,首先要进行职责划分,明确规定每一层次机构的任务和应负的职责,还要按不相容职务分离的原则,规定相互配合与制约的方法。组织控制法是一种事前控制法。在实施组织控制时,要分清职责,杜绝一个部门或个人控制经济业务的全过程。每类经济业务循环,必须经过不同的部门并保证业务循环有关部门之间互相进行检查,同时,在每项经济业务检查中,检查者不应从属于被检查者。职能责任和职权的分配,应避免重叠、重复和冲突,还要避免职权分工过细,力求机构精干。

（二）授权控制法

授权控制是指在各项财务活动发生之前,单位的各级人员必须获得批准或授权,才能开展正常的或特殊的业务。授权控制是一种事前控制,能使一切不正确、不合理、不合法的经济行为在其发生之前被制止。授权管理的方法是通过授权通知书来明确授权事项和使用资金的限额。

进行授权控制的注意事项:①要求医院内部要有授权环节并明确各环节的授权者。②授权级别应与授权者地位相适应。③授权人应该是称职的人员,对于不能胜任的人不得授权。④各级人员应严格按所授权权限办事,对在授权范围内的行为给予充分信任,对其超越权限外的行为不予认可。⑤无论采取什么样的授权方式,都应有文件记录。

按授权的性质可分为一般授权和特定授权。一般授权是指对单位内部较低层次的管理人员在正常业务范围内的授权,是根据既定的预算、计划、制度等标准,对正常的经济行为进行的授权。一般授权在单位大量存在。与一般授权不同,特别授权是对某些非经常经济业务进行的专门授权,这些经济业务往往是个别的、特殊的,一般没有既定的预算、计划等标准,需要根据具体情况进行具体分析和研究。例如,授权购买一件重要医疗设备就是特别授权的事例。

授权控制对于保护医院财产安全与完整,防止出现弊端是一项重要措施。一个医院的授权控制应做到以下几点:①医院所有人员不经合法授权,不能行使相应权力。这是最起码的要求,不经合法授权,任何人不能审批。有权授权的人则应在规定的范围内行事,不得越权授权。②医院的所有业务不经授权不能执行。③财务业务一经授权必须予以执行。按照责权利相结合的原则,在合理分工的基础上,授予各层次管理人员以相应的权限并赋予相应的责任,各级领导授权后应按规定执行,以身作则,不能越权办事。

（三）目标控制法

目标控制法是指一个单位内部的管理工作应遵循其创建的目标,分期对经济业务活动制定切实可行的计划并对其执行情况进行控制的方法。目标控制是一种事前控制。

实行目标控制的注意事项:①应根据财务控制的对象与要求,制定控制目标。②根据财务指标的组成因素,分解目标,落实到责任单位,做到层层把关。③规定财务指标责任单位的权责利,并制定相应的奖惩办法。④连续不断地检查财务目标的实现情况,并与计划进行比较,揭示差距,查明原因,及时采取相应措施。⑤对财务目标达到的情况进行考核,做到奖惩兑现。

为了进行目标控制,医院要编制计划,实行分级分口管理,推行全面经济责任制,对医院内部职能目标任务的完成情况进行严格考核。

（四）预算控制法

预算控制法是以预先编制的财务预算为标准来实施控制的方法。实际上,预算控制是在年度经济业务开始之前,根据预算期的结果,对全年经济业务的授权批准控制。医院预算按其内容可分为财务收入预算、财务支出预算、财务收支综合预算等;按时间则可分为长期预算、短期预算、临时预算;按形式分为固定预算、滚动预算和弹性预算。医院预算是由多个相互联系的预算组合而成的严密的体系。

预算控制能够最大限度地保证预算得以实现,通过对预算目标与实际执行情况的比较,可以及时了解实际进展情况,找出存在差异的原因,反映原始预算的现实性和可行性,据此决定是否修改原始预算,使之更有利于目标的科学性与合理性。预算控制的方法包括制定预算、指标分解、指标落实、检查考核与奖惩兑现等,与目标控制法相似。

（五）措施控制法

措施控制法主要指政策制度控制措施、文件记录控制措施和实物控制措施。

1.政策制度控制

政策制度控制主要指以国家有关方针政策及医院的计划预算、制度作为控制手段。现代医院财务管理决不能在基础工作不扎实、管理制度不健全的环境中进行。因此,医院内部要建立健全财务管理制度及各项制度,按照国家有关法律、法规、规章、制度,结合医院的实际情况,使医院的财务管理做到有章可循。

2.文件记录控制

文件记录在医院财务控制中有着重要的地位,要使文件记录有效,必须进行可靠性控制。各种文件记录资料的可靠性主要来源于经济业务的真实性及反映的正确性,各种资料的记录应符合其内在联系的规律,按文件记录的性质可分为管理文件和会计记录。管理文件是以书面方式明确单位、各部门、各级管理人员的任务、职权和责任等的方针程序,以便单位有关人员全面了解内部控制的文件,一般包括组织结构图、岗位工作说明、方针和程序手册、系统流程图等。会计记录反映经济业务的发生、处理及其结果。会计记录制度要求保证会计信息反映及时、完整和正确。会计记录制度的主要内容有会计凭证的审核、复式记账、账账核对、复核、稽核、科目控制、凭证控制、账簿控制、权责控制、核算形式控制及电算化控制等。

3.实物控制

实物包括医院的资产、物资及会计账表等,实物控制是指为保护各种实物的安全与完整,防止舞弊行为所进行的控制。实物控制的主要内容包括实物的限制接近(根据医院的实际情况,一般情况下限制接近现金,限制接近库存物资及其他容易转作个人使用的实物,以及会计账单、账册、账簿),实物的保护和实物的定期盘点清查。

（六）责任控制法

科学的组织结构、合理的分工、建立适合医院特点的责任制度是财务控制的又一种形式。责任控制是以明确经济责任,检查和考核责任履行情况为主要内容的控制,要求把职责和权利结合起来,把工作任务和工作方法结合起来,把上下左右的工作结合起来。责任控制的具体形式有 2 种。

1.部门责任制

医院由许多部门组成,各部门之间存在着密切的联系,部门责任制就是按照单位各部门各自具有的职能来明确责任,考核责任的制度。目的就是理顺各部门之间的联系,督促各职能部门互相配合、协调同步,防止扯皮现象的发生。实行部门责任制,首先要确定各部门的工作内容、责任范围及部门之间的联系,其次制定各部门工作标准,并经常检查执行情况。

2.岗位责任制

岗位责任制是在合理分工的基础上,按照岗位明确责任、考核责任的制度,目的是使单位内部有关人员都有明确而具体的职权范围和工作责任。

（韩　英）

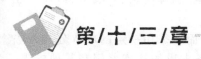

第十三章

医院财务成本核算与管理

第一节 成本核算的理论

一、医院成本的概念和分类

（一）医院成本的概念

医院成本是指医院在提供医疗服务过程中所消耗的物化劳动和活劳动的货币表现,包括人力成本（工资、奖金、补助等）、物耗成本（低值易耗品、卫生材料）、设备成本、房屋成本等。

（二）医院成本的分类

1.按成本性态分类

分为固定成本、变动成本和混合成本。

（1）固定成本:指在一定时期和一定业务量范围内,成本总额不随业务量、作业量变动而发生增减的成本。固定成本常常是维持性作业消耗的资源耗用,维持性作业是指使医院内部某部门受益,而与医疗服务项目或患者几乎没有联系的作业。固定成本总额只有在一定时期和一定业务量范围内才是固定的,这就是说固定成本的固定性是有条件的,不能以绝对化的观点来看待固定成本与业务量之间的依存关系,超出相关范围,固定成本还是会发生变动。

（2）变动成本:指在一定相关范围内,成本总额随着业务量的变动而成正比例变动的成本。这里的变动成本是就总业务量的成本总额而言。变动成本是与业务量的总数成正比例增减变动的成本总额,主要是科室可以控制的成本,包括各种材料消耗、水电气的消耗等。

（3）混合成本:介于固定成本和变动成本之间,其总额虽受业务量变动的影响,但其变动幅度并不与业务量保持严格比例的成本。固定成本与变动成本只是经济生活中诸多成本形态的两种极端类型,多数成本是以混合成本的形式存在,即同时兼有变动成本和固定成本两种不同性质的成本项目。

2.按与成本对象之间的关系分类

分为直接成本和间接成本。

（1）直接成本:指在成本核算中,不需要通过分配可以直接追踪归属于某一成本对象的成本,即医院在开展业务活动中可以直接计入医疗服务支出的费用。直接成本包括医疗科室开支的人

335

员经费、耗用的药品及卫生材料支出、计提的固定资产折旧、无形资产摊销、提取医疗风险基金，以及医疗科室直接发生的、可独立计量的办公费、印刷费、水费、电费、邮电费、取暖费、物业管理费、差旅费、会议费、培训费等其他费用。

（2）间接成本：指同多个受益对象相联系的成本，需要先归集而后采用一定的成本分摊方法在多个受益对象之间进行分配的成本，即不能直接计入医疗服务支出的管理费用和其他支出。包括医院行政管理部门和后勤部门发生的各项支出。间接费用按照一定的方式（如按人员比例）可以在医疗科室中进行分摊。

3.按核算内容分类

分为人员经费、材料经费和其他费用。

（1）人员费用：指应计入医疗业务成本和管理费用的职工工资、奖金、津贴、补贴和其他工资性支出及职工福利费和对个人和家庭的补助支出等。

（2）卫生材料费和药品费：医疗运营过程中实际消耗的医疗耗材、辅助材料和药品、燃料的原价、运输、装卸等费用。

（3）固定资产折旧费、无形资产摊销费：固定资产折旧、租赁费、修理修缮费和低值易耗品的摊销、无形资产的摊销。

（4）提取医疗风险基金：用于支付医院购买医疗风险保险发生的支出或实际发生的医疗事故赔偿的资金。

（5）其他费用：不属于以上各要素但应计入医疗业务成本和管理费用的支出，如办公费、水电费、差旅费等。

二、医疗保险付费方式

医院成本核算层次的划分与医保付费方式的变革密不可分。当前，医保付费方式的改革正在进行中。实行付费方式的改革能控制医疗需求和医疗费用的增长，使之与 GDP 增长水平相适应；能够促进医院转变管理模式、降低医疗成本、提供适宜的医疗服务；能够优化医疗费用报销流程，缩短报销周期；能够实现医疗保险基金管理的信息化，便于调节与控制。

我国医疗体制改革试点的实践证明，单一的费用支付方式难以达到预期的效果，建立多元化、混合的支付体系，便于实践管理，保留综合优势以消除单一支付体系的负面效应。

（一）医保付费方式

医疗保险付费方式是指医疗保险经办机构代表参保患者为患者提供医疗服务的定点医疗机构支付费用的方式，即第三方付费（也就是通常所说的保险报销费用）。目前国际上保险人对医院的付费方式有五种，分别是按服务项目付费、总额预付、按人头付费、按服务单元付费和按病种付费。当前我国城镇职工医保、城镇居民医保和新农合的支付方式主要是按服务项目付费，总体逐步转化为按服务单元付费、按病种付费等多种付费方式。由于不同的支付方式对医疗供需双方存在着不同的刺激作用，直接影响卫生费用的控制和医疗保险制度实施的成败。

1.按服务项目付费

按服务项目付费是对医疗服务过程中所设计的每一服务项目制定价格。参保人员在享受医疗服务时逐一对服务项目计费或付费，然后由医疗保险经办机构向参保人或者定点医疗机构依照规定比例偿付发生的医疗费用。这是一种运用最早而又最常用的一种付费方式，也是我国当前医疗服务付费的基本方法。

2.总额预付

总额预付制是政府或医保经办机构与医疗服务提供方协商,以前期医院总支出为依据,在剔除不合理支出后,确定供方下一年度总额预算,保险机构在支付供方费用时,以此为最高限额。这种付费方式对医院服务量方面有高度的控制权,医疗机构一旦采纳这种补偿方式,对所有前来就诊的参保人必须提供医疗保险范围内的服务,因此会在总预算额内精打细算,控制过量医疗服务。我国在进行医院体制改革前,国家对多数公立医院实行这种付费方法。现在一些地方社保机构也采用这种方法。

3.按人头付费

按人头付费是医疗保险机构每月或每年按医院或医师服务的人数和规定收费的定额,预付给服务提供方一笔固定的费用。在此期间,供方提供合同范围内的一切医疗服务。这是在没有完整、高效的管理系统前,常被社会保险采用的一种方法。按照既往数据,测算出每一住院人次的花费,再考虑地域费用水平和医疗费用上涨等因素确定付费标准。

4.按服务单元付费

服务单元是指将医疗服务的过程按照一个特定的参数划分为相同的部分,每一个部分为一个服务单元。例如,一个门诊人次、一个住院人次和一个住院床日。按服务单元付费即保险机构根据过去的历史资料及其他因素制定出平均服务单元费用标准,然后根据医疗机构的服务单元量进行偿付。与按人头付费方式相比,按单元付费更进一步,它把患者每次住院分解成每天或其他单元来付费,相对科学一些。

5.按病种付费

即按疾病诊断付费方案。这一概念是由耶鲁大学研究者于20世纪70年代提出来的。它的出发点是基于患者所接受的治疗与患者的病情有关而与医院的特性无关,如病床规模、是不是专科医院等。治疗每位患者都要消耗一定的资源,而每位患者因其年龄、性别、主要和次要诊断及入院时的状况等因素的不同而消耗不同的资源。疾病诊断付费方案正是基于这个出发点用大量的临床数据,采用量化的办法,核算每种条件下资源消耗的正常值(或平均消耗量)建立起来的。医院被看成是一个生产多种产品的企业,它可以医治多种类型和不同状态下的疾病。显然,按照补偿的价格和医院可能消耗的资源,医院总是承担着一定的经济风险。按疾病诊断付费方案是一个庞大而复杂的系统,它首先将疾病分成23种主要的诊断类型,进而将它们分成470个独立的组,然后再按美国不同地区工资指数制定不同的支付比例。预付标准从疾病的主要诊断、是否需要手术、患者年龄及有无并发症四个方面综合平衡,确定每种疾病的住院日和费用,用预付方式支付给医疗服务提供者。DRG方式因涉及医疗机构之间利益的公平性、标准评判和医疗责任界定等问题,为可能出现的法律诉讼,DRG是通过法案的方式推行下去的。

(二)医保付费方式对医院财务管理的影响

医疗保险付费方式改革对医院的管理理念、管理模式、工作流程、医疗行为等都带来了一定的影响,对医院的医保管理工作更是提出了挑战。如何适应改革,应对挑战成为医院管理和医保管理必须面对而又亟待解决的问题。

《关于进一步推进医疗保险付费方式改革的意见》(人社部发〔2011〕63号)指出当前推进付费方式改革的任务目标是结合基金收支预算管理加强总额控制,探索总额预付。在此基础上,结合门诊统筹的开展探索按人头付费,结合住院门诊大病的保障探索按病种付费。建立和完善医疗保险经办机构与医疗机构的谈判协商机制与风险分担机制,逐步形成与基本医疗保险制度发展相适应,激励与约束并重的支付制度。

门诊医疗费用的支付,要结合居民医保门诊统筹的普遍开展,适应基层医疗机构或全科医师首诊制的建立,探索实行以按人头付费为主的付费方式。实行按人头付费必须明确门诊统筹基本医疗服务包,首先保障参保人员基本医疗保险甲类药品、一般诊疗费和其他必需的基层医疗服务费用的支付。要通过签订定点服务协议,将门诊统筹基本医疗服务包列入定点服务协议内容,落实签约定点基层医疗机构或全科医师的保障责任。

住院及门诊大病医疗费用的支付,要结合医疗保险统筹基金支付水平的提高,探索实行以按病种付费为主的付费方式。按病种付费可从单一病种起步,优先选择临床路径明确、并发症与并发症少、诊疗技术成熟、质量可控且费用稳定的常见病、多发病。同时,兼顾儿童白血病、先天性心脏病等当前有重大社会影响的疾病。具体病种由各地根据实际组织专家论证后确定。有条件的地区可逐步探索按病种分组(DRGs)付费的办法。生育保险住院分娩(包括顺产、器械产、剖宫产)医疗费用,原则上要按病种付费的方式,由经办机构与医疗机构直接结算。暂不具备实行按人头或按病种付费的地方,作为过渡方式,可以结合基金预算管理,将现行的按项目付费方式改为总额控制下的按平均定额付费方式。

要针对不同付费方式明确监管重点环节。采取按人头付费的,重点防范减少服务内容、降低服务标准等行为;采取按病种付费的,重点防范诊断升级、分解住院等行为;采取总额预付的,重点防范服务提供不足、推诿重症患者等行为。

三、成本责任中心的划分

(一)责任中心的概念和划分

1.责任中心的概念

责任中心是医院实行责任会计制度的基础,是指医院内部按照责权统一的原则划分的、相对独立的、根据其管理权限承担一定经济责任并能反映其经济责任履行情况的核算单位。

医院在进行医疗服务的过程中,为了有效地进行内部经济管理和控制,在同一领导、分级管理的原则下,根据本院的具体情况,将整个医院的经济管理逐级划分为若干个责任领域或范围,即责任中心。让其主管负责人员在其职责范围以内,各尽其职,各负其责,努力工作,并定期就其经济责任进行绩效考核,实行奖惩,将权、责、利有机地结合起来,围绕各责任中心的运营活动实行自我控制。实行责任中心制,可以真实反映医院各部门、各科室自身经济责任的完成情况,进一步规范科室成本计算办法,加强成本控制,有利于激励各部门、科室和全体人员的工作热情,有利于加强医院内部管理,保证不断提高社会效益和经济效益。

2.医院责任中心的划分

医院划分责任中心前,必须使每个责任单位对它们所进行的经济活动要有十分明确的权责范围,做到权小责小,权大责大,权责紧密结合。

医院责任中心的划分原则:①医院在运营过程中,各部门、科室、班组应具有相对独立的地位,能独立承担一定的经济责任。②作为责任中心的部门、科室、班组应有一定的管理、控制权利和责任范围。③作为责任中心的部门、科室、班组均能制定明确的控制目标,并具有实现与控制目标的能力。④在医院运营活动过程中,各责任中心都必须能独立地执行和完成目标规定的任务。

责任中心无论其级次与大小,凡在经济管理上的责任是可以辨认者,都可以作为单独的考核单位。从门诊部、药械科、制剂室、药房,到临床科室、医技科室、洗衣室、技工室、锅炉房、电工班组,甚至医院或某科室的某项设备,都可以划分为责任中心。医院内部的责任层次一般分为院、科两级,以一个科室为一个责任中心为宜。后勤保障部门的班组,少数科室所属的室(组),其责任范围易于区分并能够独立核算的,也可划分为责任中心。

(二)责任中心的分类

责任中心按其责任范围所控制的区域大小,一般分为医疗成本中心、收益中心和投资中心三类。

1.医疗成本中心

(1)医疗成本中心的范围:医疗成本中心又称医疗费用中心,是指医院在运营过程中医疗成本发生的区域。医疗成本中心在一般情况下,只能控制医疗成本。即医疗成本中心的主管负责人,对本责任范围内发生的医疗成本应负责任,并能对其中的若干个医疗成本项目加以控制,但他无法控制医疗收入和盈亏。

医疗成本中心在医院各种形式的责任中心中应用范围较广,凡在医院内部对成本负有责任的部门、科室、班组都可视为医疗成本中心。如医院的挂号室、普通制剂室、无菌制剂室、药品、输血、输氧等都是医疗成本中心。有条件的或分工较细的科室,又有可能对若干班组、员工个人或某一项设备,如 CT、B 超、动态心电图划为医疗成本中心,在一个医院内部来说,只要需要和可能,各级组织都可成为成本中心。

(2)责任成本:指医院将成本支出按部门、科室、班组等责任者进行归类,并由责任者负责和进行核算的可控成本。计算责任成本,要求把能够分清责任的成本数据,分解到医院各部门、科室、班组或个人,做到干什么、管什么,干与管一致,干的要对一定的成本负责,经济责任清楚。责任成本是考核各成本中心工作业绩的依据,但应和奖惩制度挂钩。

责任成本有可控成本和不可控成本两类。可控成本是指可由医院一个部门、科室、班组或个人对其发生额施加影响并可控制的成本。不可控成本是指不能由医院某一个部门、科室、班组或个人施加影响并控制的成本。

可控成本与不可控成本的划分标准为:①成本中心在运行过程中,是否有办法知道将要发生什么性质的耗费;②成本中心对其是否有办法计量它的耗费;③成本中心在运行过程中,在其发生偏差时,是否有能力控制并能调节它的耗费。

责任成本的可控与不可控是相对的,一项成本对某责任中心来说是可控的,而对另一责任中心则可能是不可控的;对上级责任中心是可控的,而对下级责任中心则又可能是不可控的。例如,医院总收入的成本,对药品责任中心来说是不可控成本,药品责任中心直接发生的费用属于药品责任中心的可控成本,间接分配的费用又是不可控成本,因为责任中心无法控制,因此,药品责任中心对不可控成本也就不能负责。

如果成本中心对于某项成本来说,能够按以上 3 个要求对其进行管理,那么这项成本便称作该成本中心的可控成本;否则,就是不可控成本。属于成本中心的各项可控成本之和,即构成该成本中心的责任成本。如各医技科室,作为成本中心来说,对人工、水、电、医用材料、设备维修、折旧的提取,都有一定的方法计量,在实际工作中既有办法知道其耗费中活劳动消耗与物化劳动消耗各占的比重,又有能力控制、调节其耗费量,但对间接费用则不能控制和调节。

由于成本中心只对其可控成本负责,因此,每个成本中心在月、季、年计划开始以前,应根据上级下达的工作任务先编制责任全面预算,平时又根据本中心的可控成本,对责任成本的实际发生数进行记录,定期编制该成本中心的责任成本实绩报告,其工作实绩也以它的可控成本作为效绩评估和考核的依据;对不可控成本,由于成本中心无能为力,在定期的实绩报告中不予反映,最多只能作为补充资料上报,供上级参考。

成本中心的负责人只能对其可以直接影响和控制的责任成本负责,对其不能影响和控制的不可控成本就不能负责。可见,只有可控成本才能构成该成本中心的责任成本。通过经济责任制的实施,医院根据需要和可能将本院所属各部门、科室、班组或个人都可划分为成本中心,分别编制责任全面预算,根据记录、分析和考核各成本中心的责任成本,并据其绩效实行奖惩,就能促进各成本中心积极努力抓成本管理,这是医院控制成本增加效益的必要途径。

在实际工作中,一个医疗成本中心的不可控成本,往往是另一个医疗成本中心的可控成本。如医院实行医疗项目成本核算后,各医疗项目成本的间接费用和行政管理费,对辅助科室和行政部门来说是可控成本,而对各医疗项目的成本中心则是不可控成本;又如直接用于制剂室生产的原材料、燃料、动力、人工工资等,对于制剂室成本中心是可控成本,而制剂室应摊的医院行政管理费等间接费用则是不可控成本。

在通常情况下,小规模的部门、班组、某项设备的成本中心,与较大规模的科室成本中心相比,其所计算的成本指标范围不尽相同。前者涉及的成本项目较少,后者可能要涉及全部成本项目,但都是责任成本。

2.收益中心

收益中心是指既对医疗成本负责、又对医疗收入和盈亏负责的医院内部单位。该单位既要控制成本的发生,也要对应取得的收入和收益进行控制,即它能通过对运营决策的调整来对该单位的盈亏产生影响,为医院增加经济效益。

(1)医院收益中心分类:医院的收益中心可以是自然形成的,也可以是人为划分的。自然的收益中心一般是指医院内部的独立单位,如所属分院、门诊部(所)、独立的药品零售店、服务中心等,这些单位一般可以直接与外部市场发生业务上的联系,提供其劳务或销售最终产品,既有收入,又有成本,可以计算盈亏,并且直接以完成的财务成果与其责任全面预算对比,即可评价和考核其工作业绩。人为划分的收益中心,一般不与外部市场发生业务上的联系,它适用于医院内部具有独立收入来源的药房、医技科室、在加工材料等部门。采用收益中心的管理办法,可以充分调动这些部门的积极性,达到节约挖潜、增加收入、提高经济效益的目的。

(2)医院收益中心的管理:医院在实行收益中心管理办法时,既可以对其进行完整的、独立的全部成本计算净盈亏,也可以采取不分摊不可控成本的办法,如间接费用和管理费用,只计算收益中心的毛收益,让收益中心由净收益中心变为毛收益中心。

医院收益中心应实行等价交换。应当指出的是,医院的收益由于有自然形成的,也有人为的收益。如供给患者的药品实现的收益是自然形成的,人为的收益是指在医院内部各责任中心之间,采用"内部货币"的结算办法,按照"内部转移价格"或称"内部费用转移"的办法,实行等价交换所实现的收益。如汽车班按照内定价格收取使用车辆的费用;又如维修班、洗衣房、供应室、药库等按照内定价格向有关科室收取的费用。由于将成本中心作为收益中心来运营管理,能够加强经管人员的责任心,做到人人既关心成本,又关心收益,因此,人为的收益中心随着市场经济的发展和医院经济管理的深化,逐渐被一些医院采用。

3.投资中心

投资中心是指既对成本、收入、收益负责,又对投入的资金的使用效果负责的医院所属内部单位。投资中心不但能控制成本、收入与收益,同时也能控制所占用的全部资金,包括流动资产和固定资产。投资中心一般适用于运营规模和运营管理权限较大的内部单位,如医院后勤工作体制改革后,实行服务公司管理的地区,对某医院的后勤工作,如洗衣、食堂、运输、维修、小卖部等实行统一管理,由于运营的职责是在保证优质服务的前提下要对投资的经济效益负责,所以,服务公司有充分的运营决策权和投资决策权。各投资中心共同使用的资产必须划分清楚,共同发生的成本应按适当标准进行分配,这样才能比较准确地算出各投资中心的经济效益。投资中心比医院其他责任中心的权利更大、责任更重。医院的投资中心是在医院规模不断扩大、市场竞争加剧以后医院发生较大运营投资权的产物。

四、医院成本核算的层次

开展成本核算,首先要明确的是成本核算的对象,这是开展成分费用归集的前提和基础。成本核算对象不同,核算的内容、方法和口径都不同。按照我国财务制度的规定,根据核算对象的不同,成本核算可分为总成本核算、科室成本核算、医疗服务项目成本核算、病种成本核算、床日和诊次成本核算。成本核算一般应以科室、诊次和床日为核算对象,三级医院及其他有条件的医院还应以医疗服务项目、病种等为核算对象进行成本核算。

(一)医院总成本

医院总成本是指医院在医疗运营过程中耗费资金的总和。它可总括反映医疗成本状况,评价和考核医院的运营水平,也是用于对外和向上级报告的财务成本,如财务会计报表反映的医疗总成本。在总成本中可划分为门诊总成本、住院总成本、医疗总成本、药品总成本。

(二)科室(部门)成本

科室、部门成本是按责任会计理论方法对责任单位的成本核算,是责任单位在医疗运营过程中所耗费的资金。科室、部门成本主要是对责任单位并对科室的运营作出预测和决策,在医院的管理中有着重要作用。

(三)医疗项目成本

医疗项目成本是针对每个医疗项目所核算的成本,反映了医疗项目所耗费的资金。项目成本主要作用在于考核医疗项目的盈亏作为补偿和定价的依据。

(四)病种成本

病种成本是反映在治疗某病种所耗费的资金总和。可以作为对治疗过程的综合评价,为病种收费提供依据,为医保的结算开辟新的途径。

(五)床日和诊次成本

1.床日成本

床日成本是指住院患者每一床位日所耗费的成本,是医院为一个住院患者提供一天的诊疗服务所耗费的平均成本。床日成本包括住院、检查、治疗、药品、血液、其他医疗材料等所有住院服务的成本。

2.诊次成本

诊次成本是医院为患者提供一次完整的门诊服务所耗费的平均成本。一个诊次的服务包括从挂号、交款、检查、诊断,直至明确结局的全过程。它和住院患者病种成本一起构成了医院最终极的两个成本核算对象。事实上,医院任何一项成本核算工作最终都指向这两类成本。

每诊次成本和每床日成本是考核医院实际成本水平的指标,便于同类医院之间的比较。在一般情况下,一个医院的某单位成本的升降,可以直接表示医院在此方面成本控制上的成效。

在以上述核算对象为基础进行成本核算的同时,开展医疗全成本核算的地方或医院,应将财政项目补助支出所形成的固定资产折旧、无形资产摊销纳入成本核算范围;开展医院全成本核算的地方或医院,还应在医疗成本核算的基础上,将科教项目支出形成的固定资产折旧、无形资产摊销纳入成本核算范围。

五、不计入医院成本核算范围的支出

为了正确反映医院正常业务活动的成本和管理水平,在进行医院成本核算时,凡属下列业务所发生的支出,一般不应计入成本范围。

(1)不属于医院成本核算范围的其他核算主体及其经济活动所发生的支出。

(2)为购置和建造固定资产、购入无形资产和其他资产的资本性支出。

(3)对外投资的支出。

(4)各种罚款、赞助和捐赠支出。

(5)有经费来源的科研、教学等项目支出。

(6)在各类基金中列支的费用。

(7)国家规定的不得列入成本的其他支出。

(韩 英)

第二节 科室成本核算

一、科室成本核算的含义

科室成本核算是指将医院业务活动中所发生的各种耗费以科室为核算对象进行归集和分配,计算出科室成本的过程。建立成本责任中心,核算科室成本,将成本形成过程的控制落实到具体科室和个人,节省医院开支,减少卫生资源浪费。科室成本核算有利于改善医院运营管理,加强医院对科室医疗投入、产出的管理。

二、科室成本核算的作用

(1)实行科室成本核算,有利于医院各层次的成本核算。成本核算分为总成本核算、科室成本核算、医疗服务项目成本核算、病种成本核算、床日和诊次成本五个层次,科室是医院组织架构中最基本明晰的责任单元,科室成本是对医院总成本的细分,科室成本核算既是医院总成本核算的延伸,又是项目成本核算和病种成本核算的基础。

(2)实行科室成本核算,有利于增强职工的成本效益责任意识。随着我国医疗卫生改革的不断发展和深入,医院面临着前所未有的压力。医院要发展就必须强化内部管理,完善内部机制,明确经济责任。将科室作为成本责任中心,进行科室成本核算,不仅能培养职工成本效益责任意识,促使科室人员自觉加强管理,节约开支,减少浪费,而且有利于降低医院的运行成本,提高医疗管理水平。

(3)实行科室成本核算,有利于医疗资源合理配置。医院在重大项目的立项选择和决策上,充分依靠成本核算数据,进行事前的成本分析及成本预测,最大可能地减少投资风险,避免盲目决策,使医院的发展规划决策更具科学性,对科室的业务发展、人力的配备、床位的设置更加合理化,医疗卫生资源配置更加高效。

(4)实行科室成本核算,有利于控制医院的整体成本。进行科室成本核算,有利于更好地执行医院的支出标准和消耗定额制度。通过实行定额制度和部门预算管理,能有效地控制卫生材料和业务费用的增长。

(5)实行科室成本核算,有利于正确处理经济效益和社会效益的关系。医院实行成本核算能够调动职工工作的积极性、主动性,为医院开源节流、增收节支,有利于持续改进、提高医疗质量和医院声誉,不断加强和提高医院管理水平,在获得较好的经济效益的同时,也获得较好的社会效益,保证医院持续、稳定、健康地发展。

三、科室分类

根据《医院财务制度》的规定,科室成本核算的科室区分为以下类别:临床服务类、医疗技术类、医疗辅助类和行政后勤类等。

(一)临床服务类

临床服务类指直接为患者提供医疗服务,并能体现最终医疗结果、完整反映医疗成本的科室,包括门诊和病房。

(二)医疗技术类

医疗技术类指为临床服务类科室及患者提供医疗技术服务的科室。该类科室作为一个医疗检查、治疗项目的执行科室,只是提供医疗服务过程中的中间服务,并不体现医疗服务的最终产品,如检验科、心功能科等。

(三)医疗辅助类

医疗辅助类科室是服务于临床服务类和医疗技术类科室,为其提供动力、生产、加工等辅助服务的科室,如门诊病案室、咨询导诊室等。

(四)行政后勤类

行政后勤类指除临床服务、医疗技术和医疗辅助科室之外的从事院内外行政后勤业务工作的科室,如医务处、财务处、行保处等。

四、科室成本的归集

医院应通过健全的组织机构,按照规范的统计要求及报送程序,将支出直接或分配归属到耗用科室,形成各类科室的成本,包括直接成本和间接成本。

直接成本的归集分两种情况,一种情况是为开展医疗服务活动而发生的能够直接计入或采用一定方法计算后直接计入该科室的各种支出,即直接成本,比如人员支出、直接耗材、药品成本等,按照实际耗用情况,计入相关科室成本。对于科室有用水、用电记录的,水费、电费也直接计入相关科室成本。

另一种情况为开展医疗服务活动而发生的不能直接计入、需要按照一定原则和标准分配计入该科室的各项支出,即科室的间接成本,即公摊成本。公摊成本需按一定的分摊标准在医院所有科室进行分摊。公摊成本包括煤、水、电、取暖费,房屋修缮费等。分摊标准可以采用人员比例、房屋面积或仪器设备占用等。如取暖费、房屋维修费按房屋面积比例进行分摊,科室无用水、用电记录时,水费按科室人员比例分摊,电费按房屋面积或按仪器设备占用比例进行分摊。

以水费为例,计算公式如下:

$$某科室分摊的水费 = \frac{该科室的人员数}{无用水记录的科室人员数之和} \times 水费$$

医院根据成本核算的要求设置成本核算科室,在各级科室下还需要设定核算单元,它是成本核算的最小单位。核算单元与成本责任中心既有区别又是相互关联的。成本责任中心是按照成本管理目标,将医院运营的整体目标分解为不同层次的子目标,落实到有关单位完成而形成的内部责任单位。核算单元是成本责任中心的分支单位,核算单元的成本核算是责任中心的成本核算的延伸和细化,每个责任中心的成本等于其各个核算单元的成本之和。如神经内科是成本责任中心,但它的核算单元有神经内科一病区、神经内科二病区和神经内科门诊。核算单元的确定要科学合理,如果核算单元过多,就会增加核算难度和成本,如果核算单元过少,也无法精细化进行成本核算。所以,确定核算单元既要遵循成本效益原则,又要满足成本核算的要求。

经过归集,可以编制科室直接成本表,如表13-1所示:

表 13-1 医院各科室直接成本表

成本医01表

成本项目 科室名称	人员经费(1)	卫生材料费(2)	药品费(3)	固定资产折旧(4)	无形资产摊销(5)	提取医疗风险基金(6)	其他费用(7)	合计(8) =(1)+ (2)+ (3)+ (4)+ (5)+ (6)+ (7)
临床服务类科室1								
临床服务类科室2								
…								
小计								
医疗技术类科室1								
医疗技术类科室2								
…								
小计								
医疗辅助类科室1								
医疗辅助类科室2								
…								
小计								
医疗业务成本合计								
管理费用								
本月总计								

编制单位 _____ 年 _____ 月　　　　　　单位:元

说明:①本表反映管理费用和医疗技术、辅助类科室成本分摊至临床服务类科室成本前各科室直接成本情况;②医疗业务成本合计=临床服务类科室成本小计+医疗技术类科室成本小计+医疗辅助类科室成本小计;③本月总计=医疗业务成本合计+管理费用

四、科室成本的分摊

医院全成本核算过程对各级各类科室成本都要核算和反映,但医技科室、医辅科室和行政后勤科室并不是医院成本核算的终点,临床科室才是终点,其他科室的成本要归集分配到临床各相关科室。

根据《医院财务制度》规定,各类科室成本应本着相关性、成本效益关系及重要性等原则,按照分项逐级分步结转的方法进行分摊,最终将所有成本转移到临床服务类科室。

科室成本的分摊通常按照受益原则进行,即"谁受益、谁分摊"。分摊流程可以用图 13-1 来表示。

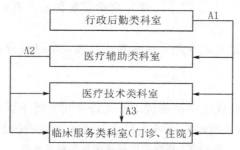

图 13-1　科室成本分摊流程图

（一）管理费用的分摊

在将公摊成本进行分配后,将行政后勤类科室的管理费用向临床服务类、医疗技术类、医疗辅助类科室分摊,如图 13-1 中 A1 所示。分摊参数可采用人员比例、内部服务量、工作量等。

分摊标准以人员比例为例:

$$某科室分摊到的管理费用 = \frac{该科室人员数}{临床、医技、医辅类科室人员总数} \times 管理费用$$

在管理费用的分摊中,可以根据科室服务对象的性质采用不同的人员系数,如医务处主要为医疗人员提供管理服务,所以人员系数采用科室医师、医技人员总数分摊,护理部主要为护理人员提供管理服务,人员系数采用科室护理人员总数分摊。

（二）医疗辅助成本分摊

管理费用分配后,再将医疗辅助类科室成本向临床服务类和医疗技术类科室分摊,分摊参数可采用人员比例、内部服务量、工作量等,如图 13-1 中 A2 所示。

如消毒供应室成本按该科室向临床科室、医疗技术科室提供的消毒服务量比例分摊,挂号室成本按该科室向临床科室提供的挂号工作量比例分摊。以分摊消毒供应室为例:

$$某科室分摊的消毒供应室成本 = \frac{消毒供应室向该科室提供的消毒服务量}{消毒供应室全部服务量} \times 消毒供应室总成本$$

这里所分摊的消毒科总成本含消毒科直接成本(包括直计成本与分配的公摊成本),以及行政后勤科室分摊到消毒科的成本。

在医疗辅助成本的分摊中,如果医疗辅助科室按其为其他科室提供的服务指定内部价格,并按内部价格归集科室成本时,由于该科室的成本已经计入各被分摊科室中,因此其成本不能直接再分摊,应将已计入科室成本的部分先剔除,差额部分再按服务量进行分摊。

如供应室的成本,在核算时已按消毒费内部价格将一部分成本直接计入到了各科室中。

供应室未分摊成本＝供应室总成本－已计入科室的消毒费之和

某科室所分摊到的供应室的成本＝供应室未分摊成本×$\dfrac{供应室向该科室提供的服务量}{供应室全部服务量}$

需要注意的是,医院内部价格应定期检查,发现实际成本与内部价格差异较大时应重新核定,以尽可能减少未分摊成本。

（三）医技科室成本分摊

最后将医疗技术类科室成本向临床服务类科室分摊,分摊参数可采用工作量、业务收入、收入、占用资产、面积等,分摊后形成门诊、住院临床类科室的成本。以手术麻醉室成本分摊为例:

某科室所分摊到手术麻醉室的成本＝$\dfrac{手术麻醉室提供给该科室的工作量}{手术麻醉室提供给所有科室的工作量}$×手术麻醉室总成本

这里所分摊的手术麻醉室总成本含手术麻醉室直接成本已经分摊到的行政后勤科室成本和医疗辅助科室成本。

科室全成本核算公式:

某临床科室全成本＝直计成本＋公摊成本＋管理费用分摊＋医辅成本分摊＋医技成本分摊

经上述分摊后,可以编制医院临床服务类科室全成本表,如表13-2所示。

表13-2 医院临床服务类科室全成本表

成本医02表

编制单位＿＿＿＿＿＿＿＿＿年＿＿＿＿＿＿月 单位:元

成本项目＼科室名称	人员经费(1)			卫生材料费(2)			药品费(3)			固定资产折旧(4)			无形资产摊销(5)			提取医疗风险基金(6)			其他费用(7)			合计(8)＝(1)＋(2)＋(3)＋(4)＋(5)＋(6)＋(7)		
	直接成本	间接成本	全合计	直接成本	间接成本	全合计	直接成本	间接成本	全合计	直接成本	间接成本	全合计	直接成本	间接成本	全合计	直接成本	间接成本	全合计	直接成本	间接成本	全合计	直接成本	间接成本	全合计
临床服务类科室(1)																								
临床服务类科室(2)																								
...																								
科室全成本合计																								

说明:①本表反映医院根据《医院财务制度》规定的原则和程序,将管理费用、医疗辅助类科室直接成本、医疗技术类科室直接成本逐步分摊转移到临床服务类科室后,各临床服务类科室的全成本情况。即:临床服务类科室全成本包括科室直接成本和分摊转移的间接成本;②表中的"直接成本"反映间接成本分摊前各临床服务类科室发生的直接成本金额;③表中的"间接成本"反映将管理费用、医疗辅助类科室直接成本、医疗技术类科室直接成本按规定的原则和程序分摊转移至各临床服务类科室的间接成本金额

（韩 英）

第三节　项目成本核算

一、医院项目成本核算介绍

医院服务项目成本核算是以各科室开展的医疗服务项目为对象,归集和分配各项支出,计算出各项目单位成本的过程。核算办法是将临床服务类、医疗技术类和医疗辅助类科室的医疗成本向其提供的医疗服务项目进行归集和分摊,分摊参数可采用各项目收入比、工作量等。

医疗服务项目成本核算就是对围绕某一服务项目所发生的一切成本进行审核、记录、汇集和分配,并计算实际成本的过程。

医疗服务项目成本核算是以临床服务科室及医疗技术科室二次分摊后的科室成本为基础,以各科室开展的医疗服务项目为对象,归集和分配各项支出,计算出各科室所开展医疗服务项目单位成本的过程。

通过项目成本核算,可以明晰成本与价格关系,有利于政府部门准确制定医疗服务项目的价格,对医院发生的各种费用进行合理补偿;有利于对不同部门或不同医院的同一医疗服务项目进行成本差异分析,找出运营管理的差距及存在的问题,指导医院优化资源配置;项目成本的核算也是病种成本核算的基础。

二、项目直接成本的归集

即收集可直接归集到各医疗服务项目的费用,如人员经费、卫生材料费等。

三、项目其他成本的分摊

即将项目开展科室的医疗成本按照一定方法分摊至服务项目。以二次分摊后的临床服务类、医疗技术类科室成本为基础,向所有医疗服务项目分摊。

一般来说,成本分摊系数包括收入分配系数、工作量分配系数和操作时间分配系数。因为项目成本核算的对象是医疗服务项目,其目的是为政府部门制定医疗服务价格提供依据,因此参与项目成本核算的成本范围不包括单收费材料和药品的成本。

（一）收入分配系数

收入分配系数是指某服务项目年医疗收入占该项目所在科室总医疗收入的百分比。计算公式如下:

$$某服务项目成本 = \frac{该服务项目医疗收入}{该科室总医疗收入} \times (该科室二次分摊后成本 - 该科室所有医疗服务$$

项目直接成本 - 单独收费的药品及材料成本)

（二）工作量分配系数

工作量分配系数是指某服务项目工作量占该项目所在成本科室总工作量的百分比。计算公式如下:

$$某服务项目成本 = \frac{该服务项目工作量}{该科室总工作量} \times (该科室二次分摊后成本 - 该科室所有医疗服务项$$

目直接成本－单独收费的药品及材料成本）

（三）操作时间分配系数

操作时间分配系数是指某项目的操作时间占该项目所在成本科室总操作时间的百分比。计算公式如下：

$$某服务项目成本 = \frac{该项目操作时间}{该科室总操作时间} \times (该科室二次分摊后成本 - 该科室所有医疗服务项$$

目直接成本－单独收费的药品及材料成本）

四、项目成本的汇总

由于项目成本核算的工作量较大，通常以年为单位进行核算，将项目消耗的人员经费、卫生材料费、低值易耗品、专用设备折旧等直接成本，加上项目开展科室的成本分摊额，即可得到该服务项目的年总成本，再根据该项目年工作量可得到单位成本。

$$项目的单位成本 = \frac{该服务项目年总成本}{该服务项目年工作量}$$

五、作业成本法

为了准确核算项目成本，要以作业成本法为指导。作业成本法（简称 ABC 法）作为一种先进的成本管理方法，可以提高医院的运营业绩和决策水平，促进医院的内涵建设，增强医院的生命力和竞争力。作业成本法是一种通过对所有作业活动进行动态追踪反映，计量作业和成本对象的成本，评价作业业绩和资源利用情况的成本计算和管理方法。与各种传统的成本计算方法相比，作业成本法把医疗服务提供过程看作是由一系列作业组成的动态过程，在资源和医疗服务项目之间引入"作业"。以作业为中心，根据作业对资源耗费的情况将资源成本分配到作业中，然后根据医疗服务项目所耗用的作业量，最终将成本分配医疗服务项目，即对价值的研究着眼于"资源→作业→项目"的过程，而不是传统的"资源→项目"的过程。作业成本法的计算原理如图 13-2 所示。

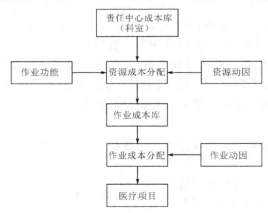

图 13-2　作业成本法计算原理

根据作业消耗资源、服务项目消耗作业的指导思想，先将消耗的资源分配到作业，再将作业成本归集到服务项目，医院的医疗服务活动过程可被分为若干作业，这些作业分别以各自不同的方式耗费资源为患者提供服务，所以需要根据医院行业特点和实际情况，把资源费用分配到直接成本中心，最后分配到各项作业中。而医疗服务项目是由一系列的作业构成的，这样就可以通过归集作业成本来核算医疗服务项目成本。

　　资源是指在一定期间内为提供服务而发生的各类成本,是作业进行中被耗费的人力、物力、财力等经济要素,这些资源消耗用货币形式来表现就是作业成本。从成本计算的角度看,作业是基于一定目的,以人为主体,消耗一定资源的特定范围内的活动。从管理角度讲,医疗服务提供过程中的各个工序或环节,如诊疗、手术(消毒、探查)、护理等行为都可以视为作业。可以根据人员类型、工作流程、日常工作范围及工作内容划分科室作业。

　　在医院的运营活动中,会有多个作业消耗同一经济资源的情况,这就需要寻找一个标准,来将这一资源合理地分配到有关的作业中去,这一标准就是资源动因。资源动因是指作业消耗资源的原因或方式,反映了作业对资源的消耗状况,是对一项作业所消耗资源数量的计量。资源动因可以根据作业人数、作业工时、材料消耗比例、设备原值、房屋占用面积等进行设置。在医院里资源动因即指各医疗或医技的科室成本向作业分配的依据。

　　作业动因是引起作业发生的因素,是指各项作业被最终服务消耗的原因和方式,是对一项作业产出的定量计算,是成本对象对作业需求的频度与强度,反映了每项作业利用率的产出计量标准,反映了成本对象对作业消耗的逻辑关系,是将成本库中汇集的各种成本分配到医疗服务中去的标准,也是沟通资源耗费和最终服务的中介。作业动因可以根据医疗项目执行人员类型、作业时长、工作量、工时、项目消耗材料比例、项目耗用设备额定功率等进行设置。在医院里作业动因即指各项作业成本向医疗项目分配的依据。作业成本法的计算方法如图 13-3 所示。

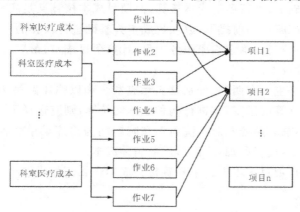

图 13-3　作业成本法计算方法

（朱芙蓉）

第四节　病种、诊次与床日成本核算

一、病种成本核算

(一)病种成本概述

　　病种成本核算是以病种为核算对象,按一定流程和方法归集相关费用计算病种成本的过程。核算病种在治疗过程中的全成本。它是医院成本核算的重要组成部分,是对医院成本核算工作的深化和细化。

（二）病种成本核算的意义和作用

（1）病种成本核算可以为政府制定科学合理的单病种付费医疗服务价格政策提供科学依据。以前我国医院实行的是全部按服务项目收费方式，政府按服务项目补偿的政策，由于医疗服务的垄断性，存在诱导消费的现象，是导致"看病贵"的根源之一，病种成本核算有利于政府进行医疗服务价格的控制。

（2）实行病种成本核算，有利于促进医疗资源的有效利用。以病种作为成本核算单位，建立单病种诊疗标准成本，能反映出各病种治疗的时间与耗费，能较准确地反映医疗成本与产出。将不同时期、不同医院的同一指标对比，能够反映医院的技术管理水平、医疗服务质量水平和经济效益情况，有利于医院成本的控制。

（3）实行病种成本核算，有利于临床路径的实施。临床路径的表现形式通常是一套以时间为顺序的，具体而详细的"医疗服务计划单"，或者是表格式程序、路径图。临床路径是一种科学的服务与管理方法，既能为服务对象减少花费，又能有效保证高质量的医疗服务。实施临床路径将缩短患者的平均床日数，减少不必要的检查化验次数，使流程更加合理高效，成本更加低廉。因此，进行病种成本核算，有利于促进临床路径的实施。

（三）病种成本核算方法

在科室成本核算基础上，进行项目成本核算，而项目成本核算又是病种成本核算的基础。病种成本核算是在确定临床路径的前提下，以项目成本为基础进行核算的。首先，确定病种及它的临床路径；其次，根据临床路径，确定临床服务项目，计算项目成本；最后，把临床路径中所有项目成本相加，就形成了病种成本。

病种成本的核算方法主要有两种，分别是实际成本法和以临床路径为基础的病种成本核算法。在开展了项目成本核算的医院，如进行病种成本的核算，则应选择第二种以临床路径为基础的病种成本核算法，具体核算路径是对出院患者在院期间为治疗某单病种所耗费的医疗项目成本、药品成本及材料费成本进行叠加，进而形成单病种成本。

单病种成本＝∑医疗项目成本＋∑单收费材料成本＋∑药品成本

二、诊次成本核算

诊次成本核算是以诊次为核算对象，将科室成本进一步分摊到门急诊人次、计算出每诊次的成本。

诊次成本是医院为患者提供一次完整的门诊服务所耗费的平均成本。一个诊次的服务包括从挂号、交款、检查、诊断，直至明确结局的全过程。它和住院患者床日成本一起构成了医院最终极的两个成本核算对象。事实上，医院任何一项成本核算工作最终都指向这两类成本。

$$诊次成本＝\frac{某门诊科室成本总额}{该科室门急诊人次}$$

其中成本总额可以是医疗成本总额、门诊成本总额、科室成本总额、项目成本总额。人次数做相应调整，如以某项目成本总额为成本总额计算时，人次数为该科室该项目的门急诊人次数。

三、床日成本核算

床日成本核算是以床日为核算对象，将科室成本进一步分摊到住院床日中，计算出每床日成本。

床日成本是指住院患者每一床日所耗费的成本,是医院为一个住院患者提供一天的诊疗服务所耗费的平均成本。床日成本包括住院、检查、治疗、药品、血液、其他医疗材料等所有住院服务的成本。

$$床日成本 = \frac{某住院科室成本总额}{该科室住院床日}$$

其中床日总额可以是医疗成本总额、住院成本总额、科室成本总额、项目成本总额。

(朱芙蓉)

第五节 成本分析与控制

开展医院成本核算是成本管理最重要的一个环节,根据成本核算的结果进行分析,从而发现问题,采取相应措施,对不合理成本进行有效控制,从而达到成本管理的目的。因此,成本分析和控制是成本管理的重要环节。

一、医院成本分析

医院成本分析指医院应根据成本核算结果,对照目标成本或标准成本,采取趋势分析、结构分析、量本利分析等方法,及时分析实际成本变动情况及原因,把握成本变动规律,提高成本效率。

(一)趋势分析

趋势分析法主要是通过对比两期或连续数期的成本数据,确定其增减变动的方向、数额或幅度,以掌握有关成本数据的变动趋势或发现异常的变动。典型的趋势分析是将本期成本数据与上期成本数据进行比较,更为复杂的趋势分析则涉及多个期间的比较。

在具体运用趋势分析法时,一般有两种分析的方式,绝对数趋势分析和相对数趋势分析。绝对数趋势分析是通过编制连续数期的报表,并将有关数字并行排列,比较相同指标的金额或数据变动幅度,以此来说明其发展变化。相对数趋势分析是根据会计报表中许多重要的财务指标,如成本收益率指标等。可采用环比动态比率、定期动态比率等方法。

以某三级甲等医院 2008 年至 2011 年卫生材料费为例,如图 13-4 所示,该医院的卫生材料费呈逐年上升趋势,经分析主要是,由于工作量增加,手术量增长,导致弹簧圈、支架等材料的使用大幅增加,使得卫生材料费增幅较大。结合医院具体情况发现,卫生材料费的增长幅度远高于成本平均增长幅度,需要医院对卫生材料费加强关注。

(二)结构分析

结构分析是指对成本中各组成部分及其对比关系变动规律的分析。它通常采用计算成本中各组成部分占总成本比率的方法,用以分析医院成本的内部结构特征和合理性。

结构分析可以分析整个医院,以及各个科室的人力成本、材料成本、药品成本、折旧成本、离退休人员成本等成本元素的构成,为成本控制及管理提供依据。如分析某科室全成本的构成情况,根据人力成本、材料成本、药品成本、固定资产折旧等在该科室总成本中的比重,据此分析该科室的各类成本构成是否合理。

通过成本结构分析产出的成本结构分析报表主要有成本构成总表、直接医疗成本构成表、医疗技术类科室成本构成表、医疗辅助类科室成本构成表、管理科室成本构成表等。

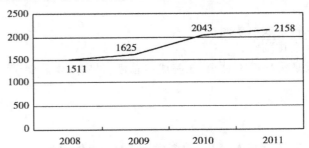

图 13-4　2008 年至 2011 年卫生材料费趋势分析图(千万元)

如通过对科室成本的核算,可以编制《医院临床服务类科室全成本构成分析表》(表 13-3),便于分析和监测科室成本结构,对重点成本项目进行管控。

表 13-3　医院临床服务类科室全成本构成分析表

成本医 03 表

编制单位		年　　月　　日		单位:元	
科室名称	内科		…	各临床服务类科室合计	
	金额	%		金额	%
人员经费					
卫生材料费					
药品费					
固定资产折旧					
无形资产摊销					
提收医疗风险基金					
其他费用					
科室全成本合计					
科室收入					
收入－成本					
床日成本					
诊次成本					

以某三甲医院内科 2011 年科室成本的结构为例,如图 13-5 所示,2011 年该院内科药品费占 53%,人员经费和卫生材料费均占 13%。

(三)量本利分析

量本利分析又称盈亏平衡分析,是"服务量、成本、结余"分析简称,即指成本、业务量、结余三者之间的依存关系,又称 CVP 分析、保本分析、盈亏临界点分析。量本利分析所考虑的主要相关因素有固定成本、变动成本、保本点、边际贡献等。

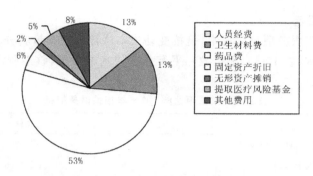

图 13-5　2011 年内科成本构成图(%)

医院应结合医疗服务特点和成本性态,合理分析成本变动与业务量之间的依存关系,科学划分固定成本和变动成本,并根据实际情况及时调整。

保本点是指达到保本状态时的业务量的总称。即在该业务量水平下,收入正好等于全部成本;超过这个业务量水平,就有盈利;低于这个业务量水平,就会发生亏损。量本利分析主要研究如何确定保本点和有关因素变动对保本点的影响。

边际贡献是指销售业务收入减去变动成本后的余额。

变动成本率也称为补偿率,是变动成本在收入中所占的比率。

门诊结余=门诊医疗收入-门诊变动成本-门诊固定成本

住院结余=住院医疗收入-住院变动成本-住院固定成本

当结余等于零时,此时的业务量即为保本点的业务量。

$$保本点业务量=\frac{固定成本}{单位收费水平-单位变动成本}$$

$$保本收入=\frac{固定成本}{1-变动成本率}$$

医院通过对保本点的计算,反映出业务量、成本间的互动关系,用以确定保证医院正常有序发展所达到的保本点业务量和保本收入总额,进一步确定所必需的目标业务量和目标收入总额,同时,固定成本和变动成本的改变也会影响医院的运营发展。

量本利分析所建立和使用的数学模型和有关图形,是建立在一定假设基础上的。因此,进行量本利分析时一定要注意以下几个假定条件。

1.成本性态分析的假定

量本利分析必须以完成成本性态分析为前提,即医院的全部成本都必须被划分为固定成本和变动成本两部分,并且建立了成本性态模型。

2.相关范围及一元性假定

假定医院在一定时期和一定服务量范围内,成本水平保持不变,即在相关范围内,固定成本总额和单位变动成本保持不变。成本和业务收入在相关范围内均表现为直线关系。

3.医院服务项目构成保持不变的假定

假定医院在多种医疗服务项目的情况下,其总的服务量发生变化时,各个服务项目的收入额在全部医疗服务项目总收入额中所占比重不会发生变化,即医疗服务项目的种类及其收入额的构成一般保持不变。

4.变动成本法的假定

假定医院的各医疗服务项目的成本,是按变动成本法计算的本量利分析。

以某三甲医院为例(表13-4),根据盈亏平衡分析的基本公式,收集所需基础数据,分析诊次和床日盈亏平衡情况。

表 13-4　某三甲医院 201＊年相关财务指标

指标名称	金额
每门急诊人次平均收费水平(元)	450.25
每床日平均收费水平(元)	1 877.15
每门急诊人次变动费用(元)	323.10
每床日变动费用(元)	1 521.43
固定费用(万元)	14 070.31
其中:门急诊固定费用	5 628.12
住院固定费用	8 442.19
年实际开放床日(床日)	201 780
年门急诊人次数(人次)	805 100
年实际占用床日(床日)	196 208

门诊结余＝门诊医疗收入－门诊变动成本－门诊固定成本

住院结余＝住院医疗收入－住院变动成本－住院固定成本

分析如下。

(1)诊次盈亏平衡分析。

每门诊人次收费水平×盈亏点门诊量＝每门诊人次

变动费用×盈亏点门诊量＋门诊固定费用

根据基础数据计算得出:

每门诊量贡献毛益＝450.25－323.10＝127.15(元)

盈亏点门诊量＝56 281 200÷127.15＝442 637(人次)

盈亏点门诊收入＝450.25×442 637＝19 929.73(万元)

(2)床日盈亏平衡分析。

每住院床日收费水平×盈亏点住院床日＝每住院床日

变动费用×盈亏点住院床日＋住院固定费用

根据基础数据计算得出:

每床日贡献毛益＝355.72(元)

盈亏点住院床日＝84 421 900÷355.72＝237 327(床日)

盈亏点住院收入＝1 877.15×237 327＝44 549.84(万元)

(3)根据以上计算结果,可得出以下结论:目前,该公立医院是门诊已达到有盈余的水平,但住院处于亏损状态,实际开放床日数处于低水平。该医院应当扩大住院规模,积极收治患者,以求获得较高合理收益。

二、成本控制

医院应在保证医疗服务质量的前提下,利用各种管理方法和措施,按照预定的成本定额、成本计划和成本费用开支标准,对成本形成过程中的耗费进行控制。

（一）成本控制的原则

1.经济性原则

经济性原则指成本控制的代价不应超过成本控制取得的收益,否则成本控制就是不经济的,难以持续。要选择重要领域的关键环节实施成本控制措施,并且措施要具有实用性和灵活性。对正常成本费用开支按规定的成本费用开支标准从简控制,对于例外情况则要重点关注。

2.因地制宜原则

因地制宜原则指医院成本控制系统的设计要考虑医院、科室和成本项目的特定情况,针对医院的组织结构、管理模式、发展阶段,以及科室、岗位、职务的特点设计对应措施。

3.全员参与原则

全员参与原则指成本控制观念要得到医院全体员工的认可,并且使每位领导和员工负有成本控制的责任。成本控制是全体员工的共同任务,只有通过医院全体员工的一致努力才能完成。

（二）成本控制的方法

1.标准成本法

比较标准成本与实际成本差异并分析原因,从而采取成本控制措施。这种方法是将成本计划、控制、核算和分析集合在一起进行成本管理。

2.定额成本法

将实际费用划分为定额成本和定额差异,分析差异产生的原因并予以纠正。这种方法在发生费用时,及时揭示实际成本与定额成本的差异,将事后控制发展为事中控制。

（三）成本控制的具体措施

《医院财务制度》规定,医院应建立健全成本定额管理制度、费用审核制度等,采取有效措施纠正、限制不必要的成本费用支出差异,控制成本费用支出。

成本控制的具体措施包括:①建立成本支出预算管理制度。②开展医院全成本核算,提高成本管理的效能。③合理控制人力成本,实现减员增效。④建立健全招标采购制度,实现质优价廉的物资供应。⑤加强资金的筹集、投放与使用管理,保证资源利用最大化。⑥医院开展技术改造,革新项目或内容,提高劳动效率,减少运行成本。⑦其他成本控制措施。

（朱芙蓉）

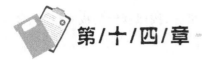

第/十/四/章

医院主要经营过程核算

第一节 医疗服务业务核算

医疗服务是医院业务活动的主体和中心,在开展医疗业务活动中,医护人员借助各种诊疗手段和专业技术为患者进行各种检查、治疗,就会发生各项耗费,包括耗用各种药品及卫生材料、医疗设备的折旧、人员工资福利的发放,以及办公费、水电费、会议费等其他费用的支出,同时也会取得挂号收入、诊察收入、检查收入、化验收入、治疗收入、手术收入、卫生材料收入、药品收入等相关的收入,以便对耗费支出进行补偿,维持医院的正常运转。

一、主要账户设置

(一)"医疗业务成本"账户

为核算医院开展医疗服务及其辅助活动过程中发生的各项费用,医院应当设置"医疗业务成本"账户,该账户属于费用类账户,借方登记医疗业务成本的发生数,贷方登记医疗业务成本的冲销、转出数,期末结转后,该账户无余额。该账户下应设置"人员经费""卫生材料费""固定资产折旧费""无形资产摊销费""提取医疗风险基金""其他费用"等一级明细账,并按照具体科室进行明细核算,归集临床服务、医疗技术、医疗辅助类各科室发生的、能够直接计入各科室或采用一定方法计算后计入各科室的直接成本。

(二)"医疗收入"账户

为核算医院开展医疗服务活动取得的收入,医院应当设置"医疗收入"账户,该账户属于收入类账户,借方登记收入的退还、冲销、转出数,贷方登记发生的收入数,期末结转后,该账户无余额。为了详细的反映医院的各项医疗收入,应在该账户下设置"门诊收入"和"住院收入"两个一级明细账户进行明细核算。

1."门诊收入"一级明细账户

"门诊收入"一级明细账户核算医院为门诊患者提供医疗服务所取得的收入。该一级明细账户下应当设置"挂号收入""诊察收入""检查收入""化验收入""治疗收入""手术收入""卫生材料收入""药品收入""药事服务费收入""其他门诊收入"等二级明细账户,进行明细核算。其中:"药品收入"二级明细账户下,应设置"西药""中成药""中草药"等三级明细账户。

2.“住院收入”一级明细账户

“住院收入”一级明细账户核算医院为住院患者提供医疗服务所取得的收入。该一级明细账户下应当设置“床位收入”“诊察收入”“检查收入”“化验收入”“治疗收入”“手术收入”“护理收入”“卫生材料收入”“药品收入”“药事服务费收入”“其他住院收入”等二级明细账户,进行明细核算。其中:“药品收入”二级明细账户下,应设置“西药”“中成药”“中草药”等三级明细账户。

（三）“应收在院患者医疗款”账户

医院应当设置“应收在院患者医疗款”账户,核算医院因提供医疗服务而应向住院患者收取的医疗款;该账户属于资产类账户,借方登记应收在院患者医疗款的增加,贷方登记应收在院患者医疗款的减少,期末余额在借方,反映医院尚未结算的应收在院患者医疗款。该账户应按照住院患者进行明细核算,比如“应收在院患者医疗款——××患者”。

（四）“应收医疗款”账户

医院应当设置“应收医疗款”账户,核算医院因提供医疗服务而向门诊患者、出院患者、医疗保险机构等收取的医疗款。该账户属于资产账户,借方登记应收医疗款的增加,贷方登记应收医疗款的减少,期末借方余额反映医院尚未收回的应收医疗款。该账户应当按照应收医疗款的类别,即“门诊患者”“出院患者”“医疗保险机构”等设置明细账,进行明细核算。

（五）“库存现金”账户

医院应当设置“库存现金”账户,核算医院的库存现金。该账户属于资产类账户,借方登记库存现金的增加,贷方登记库存现金的减少,期末余额在借方,表示医院实际持有的库存现金。

（六）“预收医疗款”账户

医院应当设置“预收医疗款”账户,核算医院从住院患者、门诊患者等预收的款项,该账户属于负债类账户,贷方登记收到的预交医疗款数额,借方登记结算冲转和退还的预收医疗款数额,期末余额在贷方,反映医院向住院患者、门诊患者等预收但尚未结算的款项。该账户应当按照门诊患者、住院患者等进行明细核算。

（七）“专用基金”账户

为核算医院所设置、提取的具有专门用途的净资产的增减变动和结余情况,医院应当设置“专用基金”账户,该账户属于净资产类账户,借方登记专用基金的使用、减少数,贷方登记专用基金的提取、增加数,期末余额在贷方,反映医院按规定设置、提取的专用基金的金额。按专用基金的类别设置“职工福利基金”和“医疗风险基金”两个明细账户。

（八）“坏账准备”账户

为核算医院对应收医疗款和其他应收款提取的坏账准备,医院应当设置“坏账准备”账户,该账户属于资产类账户,为“应收医疗款”和“其他应收款”的备抵账户,借方登记坏账准备的减少,贷方登记坏账准备的增加,期末余额在贷方,反映医院提取的坏账准备金额。

（九）“应缴税费”账户

医院应当设置“应缴税费”账户,核算医院按照有关国家税法规定应当缴纳或代扣代缴的各种税费。该账户为负债类账户,贷方登记按照税法规定计算的应缴税费额,借方登记实际缴纳税费额,期末余额在贷方,表示医院尚未缴纳的税费。应在该账户下按应交的税费种类设置明细账户,进行明细核算。

二、医院医疗服务业务核算

(一)医疗支出业务的核算

医疗支出业务核算主要涉及的是医疗业务成本的归集。医疗业务成本是指医院开展医疗服务及其辅助活动发生的各项费用。按照成本项目分类,医疗业务成本包括人员经费、耗用的药品及卫生材料费、固定资产折旧费、无形资产摊销费、提取医疗风险基金和其他费用。其中人员经费包括基本工资、绩效工资(津贴补贴、奖金)、社会保障缴费、住房公积金等;其他费用包括办公费、印刷费、水费、电费、邮电费、取暖费、物业管理费、差旅费、会议费、培训费等。按科室性质进行分类,可分为临床服务类科室成本、医疗技术类科室成本和医疗辅助类科室成本。医疗业务成本应当按照具体科室和成本项目进行归集。具体核算如下。

(1)开展医疗活动及其辅助活动中,内部领用或出售的药品、卫生材料等,按其实际成本,借记"医疗业务成本——卫生材料费/药品费——××科室"科目,贷记"库存物资"科目。

2012年4月,某医院呼吸科领用氧气20桶,价款400元。做相关会计分录如下:

借:医疗业务成本——卫生材料费——呼吸科 400

贷:库存物资——卫生材料——氧气 400

假设某医院只有内科、牙科和呼吸科3个临床科室,2012年4月,药房报来当日销售药品处方成本,其中西药4 655 000元、中成药2 260 000元、中草药325 000元。门诊药房药品销售成本3 050 000元,其中内科1 050 000元、牙科1 200 000元、呼吸科800 000元;住院药房药品销售成本4 200 000元,其中内科2 100 000元、牙科1 500 000元、呼吸科600 000元。做相关会计分录如下:

借:医疗业务成本——药品费——内科 3 150 000——牙科 2 700 000——呼吸科 1 400 000

贷:库存物资——药品——西药 4 665 000——中成药 2 260 000——中草药 325 000

(2)为从事医疗活动及其辅助活动人员计提的薪酬、福利费等,借记"医疗业务成本——人员经费——××科室"科目,贷记"应付职工薪酬""应付福利费""应付社会保障费"等。

假设某医院只有内科、牙科、呼吸科3个临床科室,2012年4月医院为从事医疗活动及其辅助活动人员发放工资、津贴及奖金等工资薪酬共计400 000元,其中内科180 000元、牙科120 000元、呼吸科100 000元。按规定代扣代缴个人所得税20 000元,代扣代缴个人住房公积金48 000元。做相关会计分录如下:

借:医疗业务成本——人员经费——内科 180 000——牙科 120 000——呼吸科 100 000

贷:应付职工薪酬 400 000

代扣个人所得税、住房公积金:

借:应付职工薪酬 68 000

贷:应付社会保障费 48 000

应缴税费 20 000

(3)对开展医疗活动及其辅助活动所使用的固定资产、无形资产计提折旧、摊销,按照财政补助、科教项目资金形成的金额部分,借记"待冲基金"科目,按应提折旧、摊销额中的其余金额部分,借记"医疗业务成本——固定资产折旧费/无形资产摊销费——××科室"科目,按照应计提的折旧、摊销额,贷记"累计折旧""累计摊销"科目。

假设某医院只有内科、牙科和呼吸科3个临床科室,2012年4月末,该医院财务部门编制当月折旧提取表,共提取 200 000 元折旧。其中,财政补助资金形成的金额部分为 50 000 元,剩余的 150 000 元折旧中,内科 50 000 元、牙科 60 000 元、呼吸科 40 000 元。做相关会计分录如下:

对于自筹资金购置的固定资产:

借:医疗业务成本——固定资产折旧费——内科 50 000——牙科 60 000——呼吸科 40 000

贷:累计折旧 150 000

对于政府补助购置的固定资产:

借:待冲基金——代冲财政基金 50 000

贷:累计折旧 50 000

(4)提取医疗风险基金,按照计提金额,借记"医疗业务成本——提取医疗风险基金"科目,贷记"专用基金——医疗风险基金"科目。

2012 年 12 月 31 日,按照医院财务制度规定,医院提取医疗风险基金,提取比例为 0.2%。该医院全年实现医疗收入 29 304 934 元。

做相关分录如下:

2012 年 12 月 31 日,应当提取医疗风险基金 58 609.87 元(29 304 394×0.2%)

借:医疗业务成本——提取医疗风险基金 58 609.87

贷:专用基金——医疗风险基金 58 609.87

(5)开展医疗活动及其他辅助活动中发生的其他各项费用,借记"医疗业务成本——其他费用——××科室"科目,贷记"银行存款""待摊费用"等科目。

2012 年 4 月末,某医院设备管理部门报来设备维修报表,本月临床医疗科室维修费为 20 000 元。其中,内科 8 000 元、牙科 6 000 元、呼吸科 6 000 元,款项已经以银行存款支付。做相关会计分录如下:

借:医疗业务成本——其他费用——内科 8 000——牙科 6 000——呼吸科 6 000

贷:银行存款 20 000

(二)医疗收入业务核算

医疗收入是指医院开展医疗服务活动,按照现行国家规定的医疗服务项目,以及所属物价部门制定的项目服务收费标准取得的收入。医疗收入按照提供服务的地点不同,分为门诊收入和住院收入;按照收入性质,可分为劳务性收入、检查类收入、设施类收入和药品及卫生材料收入。下面分别介绍医院的门诊收入业务和住院收入业务的核算。

1.门诊患者医疗收入业务核算

目前医院的门诊收费有两种形式:一种预收医疗款形式,即门诊患者在就诊卡中预存资金,发生的挂号费、医药费由门诊收费处直接从预存资金中扣除;另一种形式是直接结算,即门诊患者无须预存资金,发生的挂号费、医药费由患者到收费处以现金或者银行转账的形式支付。下面分别介绍两种形式的核算。

(1)预收医疗款形式:采用预收医疗款形式,当患者向就诊卡中预存资金时,医院按照患者预存的资金额,借记"库存现金"或"银行存款"科目,贷记"预收医疗款"科目。与门诊患者结算医疗费时,如患者应付的医疗款金额大于其预交金额,按患者补付金额,借记"库存现金""银行存款"等科目,按患者预交金额,借记"预收医疗款"科目,应由医保机构等负担的部分,借记"应收医疗款"科目,按患者应付的医疗款金额,贷记"医疗收入"科目;如患者应付的医疗款金额小于其预交金额,按患者应自付部分的医疗款金额,借记"预收医疗款"科目,应由医保机构等负担的部分,借记"应收医疗款"科目,按患者发生的医疗费全额,贷记"医疗收入"科目;退还患者差额的,还应按退还金额,借记"预收医疗款"科目,贷记"库存现金""银行存款"科目。

2012年4月20日,某医院门诊结算处收到患者张某以转账支票形式预交医疗款10 000元,该患者当日发生医疗费8 775元,其中挂号费14元、药品费2 500元(西药2 000元、中成药500元)、检查费1 500元、治疗费1 800元、手术费2 200元、卫生材料费500元、药事服务费261元,以现金形式退回余款。做相关会计分录如下:

结算处收到张某预交金时:

借:银行存款10 000

贷:预收医疗款——张某10 000

结算处结算张某医疗费时:

借:预收医疗款——张某10 000

贷:医疗收入——门诊收入——挂号收入14——药品收入——西药2 000——中成药500——检查费1 500——治疗费1 800——手术费2 200——卫生材料费500——药事服务费261

库存现金1 225

(2)直接结算形式:采取直接结算形式结算门诊患者医疗费时,按医疗应收费总额,贷记"医疗收入——门诊收入";医疗费用中,应由医疗保险机构负担的部分,借记"应收医疗款——××医疗保险机构"科目;患者自负部分,以现金或银行存款方式支付时,借记"库存现金"或"银行存款"科目,发生患者欠费时,借记"应收医疗款——××患者"。具体会计处理过程以下举例说明:

2012年5月8日,某医院门诊收费处报来门诊收入日报表,取得门诊医疗收入1 200 000元,其中药品收入450 000元(西药350 000元、中成药100 000元)、检查收入170 000元、化验收入160 000元、治疗收入120 000元、手术收入120 000元、卫生材料收入110 000元、药事服务费收入70 000元。应由社会医疗保险负担520 000元;患者自负部分收取现金300 000元,银行转账形式收取379 000元,张某欠费1 000元。做相关分录如下:

借:库存现金300 000

银行存款379 000

应收医疗款——××医疗保险机构520 000——××患者1 000

贷:医疗收入——门诊收入——药品收入——西药350 000——中成药100 000——检查收入170 000——化验收入160 000——治疗收入120 000——手术收入120 000——卫生材料收入110 000——药事服务费收入70 000

2.住院患者医疗收入业务核算

医院的住院业务包括收取住院患者住院押金业务、医疗收入实现业务、出院医疗费的结算业务,以及与医保中心结算业务。具体核算如下。

(1)收取住院患者住院押金:医院的住院医务一般采取住院患者办理住院时交纳住院押金的形式,收到住院患者预交金时,按实际预收的金额,借记"银行存款""库存现金"等科目,贷记"预收医疗款"科目。

2012年4月15日,某医院住院结算处收到入院患者孙某以转账支票的形式预交医疗款10 000元。做相关会计分录如下:

借:银行存款10 000

贷:预收医疗款——孙某 10 000

(2)医疗收入的实现:实现医疗收入时,按照依据规定的医疗服务项目收费标准计算确定的基金额,借记"应收在院患者医疗款",贷记"医疗收入——××收入"。

2012 年 4 月 25 日,某医院住院处向财务部报来当日"住院患者收入汇总报表",医疗收入为 770 000 元,其中床位收入 40 000 元、药品收入 300 000 元(西药 250 000 元、中成药 50 000 元)、诊察收入 50 000 元、检查收入 80 000 元、化验收入 40 000 元、治疗收入 80 000 元、手术收入 60 000 元、护理收入 40 000 元、卫生材料收入 50 000 元、药事服务费收入 30 000 元。做相关会计分录如下:

借:应收在院患者医疗款 770 000

贷:医 疗 收 入——住 院 收 入——床 位 收 入 40 000——检 查 收 入 80 000——化 验 收 入 40 000——治疗收入 80 000——手术收入 60 000——诊察收入 50 000——护理收入 40 000——卫生材料收入 50 000——药事服务费收入 30 000——药品收入——西药 250 000——中成药 50 000

(3)患者出院医疗费用结算业务:住院患者办理出院手续,结算医疗款时,如患者自付的医疗款金额大于其预交金额,应按患者补付金额,借记"库存现金""银行存款"等科目,按患者预交金额,借记"预收医疗款"科目,应由医保机构等负担部分及患者欠费部分,借记"应收医疗款"科目,按患者全部医疗费金额,贷记"应收在院患者医疗款"科目;如患者自付的医疗款金额小于其预交金额,应按患者预交金额,借记"预收医疗款"科目,应由医保机构等负担部分,借记"应收医疗款"科目按患者全部医疗款金额,贷记"应收在院患者医疗款"科目,按退还给患者的差额,贷记"库存现金""银行存款"等科目。

2012 年 4 月 30 日,孙某病愈办理出院结算手续,住院结算处根据"住院患者医药费结算汇总日报表"核算孙某住院期间发生的医疗费共计 20 000 元,其中,应由社会医疗保险负担的部分为 12 000 元。住院结算处将余款 2 000 元以现金形式退回给孙某。

借:预收医疗款——孙某 10 000

应收医疗款——××医疗保险机构 12 000

贷:应收在院患者医疗款——孙某 20 000

库存现金 2 000

假如,住院结算处结算孙某发生的医疗费为 30 000 元,社会医疗保险负担的部分为 18 000 元,孙某出院当日补付 1 000 元,剩余 1 000 元暂欠,由孙某所在单位担保偿还。则孙某出院时医院应做会计分录如下:

借:预收医疗款——孙某 10 000

应收医疗款——××医疗保险机构 18 000——出院患者——孙某 1 000

库存现金 1 000

贷:应收在院患者医疗款——孙某 30 000

3.与医保中心进行应收医疗款结算业务核算

医院在同医疗保险机构结算应收医疗款时,由于医院是按照医疗收费项目确认应收医疗款,而在医疗服务预付制付费方式下,医疗保险机构依据每出院人次次均费用或单病种定额费用等方式与医院进行实际结算支付,或医疗保险机构直接大致付费,两者经常会出现不一致,所产生的差额就叫医保结算差额。

医院同医疗保险机构结算应收医疗款时,按照实际收到的金额,借记"银行存款"科目,按照医院因违规治疗等管理不善原因被医疗保险机构拒付的金额,借记"坏账准备"科目,按照应收医疗保险机构的金额,贷记"应收医疗款"科目,按照借贷方之间的差额,借记或贷记"医疗收入——门诊收入/住院收入——结算差额"科目。

2012 年 4 月 21 日,某医院同医疗保险机构结算住院患者医疗款,医院按照医疗项目确认的应收医疗款为 950 000 元,由于病例书写不规范医保拒付 10 000 元,医疗保险机构采用单病种收费计算方式实际支付金额为 900 000 元,做会计分录如下:

借:银行存款 900 000

坏账准备 10 000

医疗收入——住院收入——结算差额 40 000

贷:应收医疗款——××医疗保险中心 950 000 医院应当于每月末,将医保结算差额的月末余额,按照各项收入的本月发生额占所有收入本月发生额的比例,分摊调整各项医疗收入。具体计算公式如下:

住院(或门诊)收入结算差额分配率="住院(或门诊)收入"科目下"结算差额"明细科目的月末余额÷"住院(或门诊)收入"科目下全部收入类二级明细科目本月发生额总额

本月分摊计入某项住院(或门诊)收入的结算差额 = 住院(或门诊)收入结算差额分配率×"住院(或门诊)收入"科目下某项具体收入类二级明细科目本月发生额。

将医保结算差额分摊调整各项医疗收入时,借记"医疗收入——门诊/住院收入——××收入"科目,贷记"医疗收入——门诊/住院收入——结算差额"科目;若本月医保结算差额为贷方余额,则作相反会计分录。

2012 年 5 月 31 日,某医院分配转销当月住院患者所产生的医保结算差额80 000 元。当月该医院已确认的各项住院收入金额见表14-1。分配当月结算差额见表14-2。

表 14-1　住院收入及其结算差额情况表

2012 年 5 月　　　　　　　　　　　　　　　　　　　　　　　　　　　　　　　　单位:元

"医疗收入——住院收入"所属各收入共明细科目贷方发生额		"医疗收入——住院收入——结算差额"科目借方发生额
收入项目	金额	80 000
合计	1 000 000	
床位收入	62 500	
诊察收入	37500	
检查收入	125 000	
化验收入	125 000	
治疗收入	125 000	
手术收入	125 000	
护理收入	25 000	
卫生材料收入	125 000	
药事服务费收入	125 000	
药品收入	125 000	
西药	62 500	
中成药	62 500	

表 14-2 结算差额分配表

2012 年 5 月   单位:元

医院按医疗项目确认的住院收入		1 000 000
医保结算差额		8 000
结算差额分配率		8.00%
住院收入项目	金额	应分配的结算差额
合计	1 000 000	80 000
床位收入	62 500	5 000
诊察收入	37 500	3 000
检查收入	125 000	10 000
化验收入	125 000	10 000
医疗收入	125 000	10 000
手术收入	125 000	10 000
护理收入	25 000	2 000
卫生材料收入	125 000	10 000
药事服务费收入	125 000	20 000
药品收入	125 000	10 000
西药	62 500	5 000
中成药	62 500	5 000

做相关会计分录如下:

借:医疗收入——住院收入——床位收入 5 000——检查收入 10 000——化验收入 10 000——治疗收入 10 000——手术收入 10 000——诊察收入 3 000——护理收入 2 000——卫生材料收入 10 000——药事服务费收入 10 000——药品收入——西药 5 000——中成药 5 000

贷:医疗收入——住院收入——结算差额 80 000

(三)坏账损失核算

1.坏账的概念及判断

坏账是指医院无法收回或收回的可能性极小的应收款项。由于发生坏账而产生的损失,称为坏账损失。

医院在判断坏账时,应当具体分析各应收款项的特性、金额的大小、信用期限、债务人的信誉和当时的财务状况等因素。一般来讲,医院对有确凿证据表明确实无法收回的应收款项,如应收医疗款项中因违规管理医保拒付的部分和患者无力支付的部分,其他应收款中因债务人已撤销、破产、资不抵债、现金流量严重不足等而无法收回的部分,按医院管理权限,报经批准后作为坏账损失。

2.坏账损失的核算方法

医院应当采用备抵法核算坏账损失,即采用一定的方法按期预计坏账损失,计提坏账准备,计入当期费用,当某项应收款项全部或部分被确认已经成为坏账时,按确认的坏账金额冲减已计提的坏账准备,同时转销相应的应收款项的一种核算方法。计提坏账准备的范围为应收医疗款和其他应收款,每年度终了,医院应当对应收款项进行全面检查、分析其可收回性,对于预计可能产生的坏账损失计提坏账准备、确认坏账损失,不得多提或少提。计提坏账准备的方法有应收款项余额百分比法、账龄分析法、个别认定法等,具体由医院根据应收款项的性质等自行确定。确定坏账准备计提比例时,由医院根据以往经验、债务人或债务单位的还款能力,以及其他相关信息合理地估计。

医院每期应补提或者冲减的坏账准备可按照以下公式计算:

当期应补提(或冲减)的坏账准备=当期按应收医疗款和其他应收款计算应计提的坏账准备金额-坏账准备科目贷方余额(或+坏账准备科目借方余额)

按照上述公式,如果当期按应收款项计提坏账准备金额大于"坏账准备"科目的贷方余额,应当按其差额提取坏账准备;如果当期按应收款项计算应提坏账准备金额小于"坏账准备"科目的贷方余额,应按其差额冲减当期已提取的坏账准备。

3.坏账准备的会计处理

(1)提取坏账准备时,借记"管理费用"科目,贷记"坏账准备"科目;冲减坏账准备时,借记"坏账准备"科目,贷记"管理费用"科目。

(2)医院同医疗保险机构结算时,存在医院因违规治疗等管理不善原因被医疗保险机构拒付情况的,按照拒付金额,借记"坏账准备"科目,贷记"应收医疗款"科目。

(3)当账龄超过规定年限并确认无法收回的应收医疗款或其他应收款,应当按照有关规定报经批准后,按照无法收回的应收款项余额,借记"坏账准备"科目,贷记"应收医疗款""其他应收款"科目。

如果已转销的应收医疗款、其他应收款在以后期间又收回,按照实际收回的金额,借记"应收医疗款""其他应收款"科目,贷记"坏账准备"科目;同时,借记"银行存款"等科目,贷记"应收医疗款""其他应收款"科目。

下面以应收款项余额百分比法为例讲解:应收款项余额百分比法是根据会计期末应收款项的余额和估计的坏账比率,估计坏账损失,计提坏账准备的方法。

2012年12月31日,某医院应收医疗款项余额为100 000元,该医院根据以往经验确定坏账准备的计提比例为应收医疗款余额的5%。假设该医院本年度为首次采用备抵法核算坏账损失。2013年6月,该医院发现有3 000元的应收医疗款已经确实无法收回,将其确认为坏账损失。2013年12月31日,该医院应收医疗款余额为150 000元(假定坏账准备的计提比率仍然为年末应收款余额的5%)。做相关会计分录如下:

2012年12月31日,该医院应计提的坏账准备金额为:

应计提的坏账准备金额=100 000×5%=5 000元

借:管理费用 5 000

贷:坏账准备 5 000

2013年6月,

借:坏账准备 3 000

贷:应收医疗款 3 000

2013年12月31日,该医院"坏账准备"期末余额应为:

150 000×5%=7 500(元)

年末计提坏账准备前,"坏账准备"科目的贷方余额为:5 000-3 000=2 000元

因此,2013 年末应补提的坏账准备金额为:7 500－2 000＝5 500 元

借:管理费用 5 500

贷:坏账准备 5 500

如果 2013 年 10 月,已经确认为坏账的又收回 2 500 元,并收存银行。2013 年 12 月 31 日,该医院"应收医疗款"期末余额为 80 000 元。则相关会计分录如下:

2013 年 10 月,

借:应收医疗款 2 500

贷:坏账准备 2 500

借:银行存款 2 500

贷:应收医疗款 2 500

2013 年 12 月 31 日,

该医院"坏账准备"期末余额应为:80 000×5‰＝4 000 元

年末计提坏账准备前,"坏账准备"科目的贷方余额为:5 000－3 000＋2 500＝4 500 元。因此,2013 年末应补提的坏账准备为 4 000－4 500＝－500 元,即应冲减的坏账准备金额为 500 元。

借:坏账准备 500

贷:管理费用 500

（翟　波）

第二节　科教业务核算

不少医院除了从事医疗卫生服务活动外,还要从事教学和科研活动。

一、主要账户设置

科教业务需要设置的主要账户有"财政项目补助支出""财政补助收入""科教项目收入""科教项目支出""无形资产""累计摊销"。鉴于"财政补助支出"账户和"财政补助收入"账户在第一节已经介绍,在此只介绍"科教项目收入"和"科教项目支出""无形资产""累计摊销"账户。

（一）"科教项目收入"账户

为了核算医院取得的除财政补助收入外专门用于科研、教学项目的补助收入。医院应当设置"科教项目收入"账户,该账户属于收入类账户,借方登记科教项目收入的缴回、冲销或转出数,贷方登记医院取得的财政补助收入以外的科研、教学项目资金,期末结转后,该账户应无余额。应在该账户下设置"科研项目收入"和"教学项目收入"两个明细账户,并按具体项目进行明细核算。

（二）"科教项目支出"账户

为了核算医院使用除财政补助收入以外的科研、教学项目收入开展科研、教学项目活动所发生的各项支出。医院应当设置"科教项目支出"账户,该账户属于费用类账户,借方登记使用科教

项目收入发生的各项支出,贷方登记科教项目支出的转出数。期末结转后,该账户应无余额。医院应当在该账户下设置"科研项目支出""教学项目支出"两个明细账户,并按具体项目进行明细核算。

(三)"无形资产"账户

医院应当设置"无形资产"账户,核算医院为开展医疗服务等活动或为管理目的而持有的,且没有实物形态的非货币性长期资产。该账户属于资产类账户,借方登记无形资产的增加,贷方登记无形资产的减少,期末余额在借方,反映医院已入账无形资产的原价。该账户应当按照无形资产的类别和项目设置明细账,进行明细核算。医院应当在无形资产明细账中登记每项无形资产入账中财政补助资金、科教项目资金、其他资金的金额及其所占的比例。

(四)"累计摊销"账户

医院应当设置"累计摊销"账户,核销对无形资产计提的累计摊销。该账户属于资产备抵账户,借方登记累计摊销的减少,贷方登记累计摊销的增加,期末余额在贷方,反映医院无形资产的累计摊销额。该账户应当按照所对应的无形资产的类别及项目设置明细账,进行明细核算。

(五)"固定资产清理"账户

医院应当设置"固定资产清理"账户,核算医院因出售、报废、亏损等原因转入清理的固定资产价值及其清理过程中所发生的清理费用和清理收入等。该账户借方登记转入清理的固定资产净值及清理过程中所发生的清理费用,贷方登记清理过程中所发生的清理收入。期末余额如果在借方,表示医院尚未清理完毕的固定资产净损失;余额如果在贷方,表示医院尚未清理完毕的固定资产净收益。该账户应当设置"处置资产净额""处置资产净收入"及被清理的固定资产项目设置明细账,进行明细核算。

二、科教业务核算

医院从事科教业务活动的资金来源主要包括财政项目补助收入和来自财政补助收入以外的专门补助收入两种。对于资金来源于财政项目补助收入的科教业务核算参照第一节医院筹资业务核算中的"财政补助业务核算"部分,在此只讲解后者。

(1)医院取得除财政补助收入以外的科研、教学项目资金时,按收到的金额,借记"银行存款"等科目,贷记"科教项目收入"科目。

2012年10月10日,某医院承担一项国自然基金项目,课题经费2 000 000元,通过银行拨付医院。做相关会计分录如下:

借:银行借款 2 000 000

贷:科教项目收入——科研项目收入 2 000 000

(2)使用科教项目收入发生的各项支出,按实际支出金额,借记"科教项目支出"科目,贷记"银行存款"等科目;形成固定资产、无形资产、库存物资的,还应同时借记"固定资产""无形资产""库存物资"等科目,贷记"待冲基金——待冲科教项目基金"科目。

2012年3月2日,该课题组利用拨款的课题经费购买一批试剂,价款500 000元,款项已通过银行支付,试剂已经到货,并验收入库。做相关会计分录如下:

借:科教项目支出——科研项目支出 500 000

贷:银行存款 500 000

借:库存物资 500 000

贷:待冲基金——待冲科教项目基金 500 000

2012年3月10日,该课题组为开展科研,购买某项专利权,价款300 000元,由科研经费支出,款项已通过银行支付。

借:科教项目支出——科研项目支出 300 000

贷:银行存款 300 000

借:无形资产 300 000

贷:待冲基金——待冲科教项目基金 300 000

(3)科教项目资金形成的固定资产、无形资产计提折旧、摊销时,按照计提金额,借记"待冲基金——待冲科教项目基金",贷记"累计折旧"或"累计摊销"。

接上例,该项专利权按规定摊销期限为5年,按月进行摊销,做相关会计分录如下:

借:待冲基金——待冲科教项目基金 5 000

贷:累计摊销 5 000

(4)领用、发出科教项目资金形成的库存物资时,按发出物资所对应的待冲基金金额,借记"待冲基金"科目,贷记"库存物资"科目。

2012年5月,课题开展过程中,领用试剂30 000元,做相关会计分录如下:

借:待冲基金——待冲科教项目基金 30 000

贷:库存物资 30 000

(5)处置科教项目资金形成的固定资产时,应当先将固定资产的净值转入"固定资产清理",即按固定资产净值借记"固定资产清理",按累计计提的折旧额借记"累计折旧"科目,按固定资产的原值,贷记"固定资产"科目;同时,借记"待冲基金——待冲科教项目基金"科目,贷记"固定资产清理"科目。处置科教项目资金形成的无形资产时,按无形资产净值,借记"待冲基金——待冲科教项目基金"科目;按累计计提的摊销额,借记"累计摊销"科目;按无形资产的原值,贷记"无形资产"科目。

某医院一项固定资产系科教项目补助款购置。2012年1月,该项固定资产使用期满经批准报废,该项固定资产原价200 000元,累计已计提折旧195 000元,该项资产对应的待冲基金为5 000元。做相关会计分录如下:

借:固定资产清理——处理资产净额 5 000

累计折旧 195 000

贷:固定资产 200 000

借:待冲基金——待冲科教项目基金 5 000

贷:固定资产清理——处理资产净额 5 000

2012年3月1日,某医院将拥有的一项专利权(系使用科教项目经费购置)出售,取得收入3 000元,该专利权的账面余额为10 000元,已计提摊销4 000元,尚未冲减完毕的待冲基金余额为6 000元。假设不考虑相关税费。做相关会计分录如下:

取得收入时,

借:银行存款 3 000

贷:应缴款项 3 000

同时:

借:累计摊销 4 000

待冲基金——待冲科教项目基金 6 000

  贷：无形资产 10 000

（翟　波）

第三节　行政后勤业务核算

  行政后勤业务是指医院行政及后勤部门为组织和管理医院的医疗、科研和教学所从事的各种经济活动。

一、主要账户设置

  行政后勤业务核算需要设置的账户包括"管理费用""应付职工薪酬""应付福利费""应付社会保障费""累计折旧""累计摊销""库存物资""应缴税费""待摊费用"等。鉴于这些账户大部分在之前已经介绍，在此只介绍"管理费用""待摊费用"账户。

  （一）"管理费用"账户

  管理费用是指医院行政及后勤部门为组织、管理医疗和科研、教学业务活动所发生的各项费用，包括发生的人员经费、公用经费、资产折旧（摊销）费等费用，以及医院统一负担的离退休人员经费、坏账损失、银行借款利息支出、银行手续费支出、汇兑损益、聘请中介机构费、印花税、房产税、车船使用税等。

  为核算以上费用，医院应当设置"管理费用"账户，该账户属于费用类账户，借方登记管理费用的增加数，贷方登记管理费用的冲减及转出数。期末结转后，该账户应无余额。在该账户下应按照与"医疗业务成本"账户明细账户设置相一致的原则，设置"人员经费""固定资产折旧费""无形资产摊销费""其他费用"等一级明细账户，进行明细核算。其中，"人员经费""其他费用"明细账下应参照《政府收支分类科目》中"支出经济分类科目"的相关科目进行明细核算。

  （二）"待摊费用"账户

  医院应当设置"待摊费用"账户，核算医院已经支出，但应当有本期和以后各期分别负担的分摊期在 1 年以内（含 1 年）的各项费用。该账户属于资产类账户，借方登记待摊费用的增加，贷方登记待摊费用的减少，期末余额在借方，反映医院各种已支出但尚未摊销的费用。该账户应当按照摊销费用种类设置明细账，进行明细核算。

二、行政后勤业务核算

  医院的行政后勤业务主要包括医院行政、后勤部门员工薪酬的计提、差旅费的支付、所使用固定资产折旧的计提、无形资产摊销的计提、所发生的水电暖费、办公费，等等。下面对其主要业务核算进行介绍。

  （1）计提行政后勤部门人员及离退休人员薪酬、福利费等时，借记"管理费用——人员经费"科目，贷记"应付职工薪酬""应付福利费""应付社会保障费"等科目。

  2012 年 3 月，某医院为行政及后勤人员发放工资 300 000 元，按规定代扣代交个人所得税 5 000 元，代扣代交个人住房公积金 15 000 元。做相关会计分录如下：

  计算应付职工薪酬：

借:管理费用——人员经费 300 000

贷:应付职工薪酬 300 000

代扣个人所得税、住房公积金:

借:应付职工薪酬 200 000

贷:应付社会保障费 15 000

应缴税费 5 000

(2)行政及后勤管理部门所使用的固定资产、无形资产计提的折旧、摊销,按照财政补助、科教项目资金形成的金额部门,借记"待冲基金"科目,按照应提折旧摊销额中的其余部分,借记"管理费用——固定资产折旧费、无形资产摊销费"科目,按照应计提的折旧、摊销额,贷记"累计折旧""累计摊销"科目。

2012 年 4 月,某医院提取行政管理部门及后勤部门固定资产折旧,共计 200 000 元。其中,属于财政补助资金形成的部分为 100 000 元。做相关会计分录如下:

对于自筹资金购置固定资产计提折旧:

借:管理费用——固定资产折旧费 100 000

贷:累计折旧 100 000

对于财政补助资金购置固定资产计提折旧:

借:待冲基金——待冲财政基金 100 000

贷:累计折旧 100 000

(3)行政、后勤部门发生其他管理费用时,借记"管理费用——其他费用",贷记"库存现金""银行存款""库存物资""待摊费用"等科目。

2012 年 4 月 5 日,某医院财务部门李某出差报销差旅费 5 000 元,以现金支付。做相关会计分录如下:

借:管理费用——其他费用 5 000

贷:库存现金 5 000

2012 年 6 月 28 日,某医院交付上半年水电费,其中行政及后勤部门的水电费共计 500 000 元。做相关会计分录如下:

借:管理费用——其他费用 500 000

贷:银行存款 500 000

2012 年 5 月 20 日,某医院行政管理部门领用办公用品 6 000 元。做相关会计分录如下:

借:管理费用——其他费用 6 000

贷:库存物资 6 000

2012 年 12 月,某医院向长城公司支付下年度办公楼租赁费 360 000 元,该办公楼系医院财务处、医务处、工会等行政后勤部门办公使用。做相关会计分录如下:

2012 年 12 月,支付租赁费时:

借:待摊费用 360 000

贷:银行存款 360 000

2013 年 1 月至 12 月,每月分摊租赁费＝360 000/12＝30 000(元)

借:管理费用 30 000

贷:待摊费用 30 000

(翟　波)

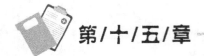

第/十/五/章

医院统计工作程序与指标

第一节 统计设计与统计调查

一、统计设计

统计设计是指根据统计研究对象的性质和研究目的,对统计的各方面和各个环节进行总体考虑和安排。统计设计的结果表现为各种标准、规定、制度、方案和办法,如统计分类标准、统计目录、统计指标体系、统计报表制度、统计调查方案、统计整理和汇总方案等。在统计设计时,首先要明确设计的主要内容,也就是要明确统计指标和统计指标体系,而上级卫生行政部门确定的医院上报统计指标是医院统计指标体系的主体。同时,医院统计部门还应根据本院的实际情况和管理工作的需要,自行设计一部分供医院内部评价工作质量使用的统计指标,就是通常的内部报表。统计设计是做好统计工作的前提,特别是在目前统计工作逐步实现计算机化的条件下,统计设计的作用显得尤其重要。

（一）统计设计的内容

统计设计的主要内容包括统计指标和统计指标体系设计,统计分类和分组设计,统计表格设计,原始资料收集方法设计,统计工作各部门、各阶段的协调和联系,统计力量组织、培训和任务安排等。其中统计指标和统计指标体系设计是统计设计工作的关键环节。

（二）统计指标和统计指标体系

1.统计指标

统计指标是表明社会经济现象总体特征的数量名称和具体数值。统计指标一般由指标名称、计算方法、计量单位、时间限制、空间限制和指标数值6个要素构成。统计指标这6个构成要素缺一不可,因为指标名称总是要通过数值来说明的,而数值离开指标名称就毫无意义,有数值就必须有计量单位,否则就无法计量,如果统计指标没有时间和空间限制,则该统计指标就没有任何意义。统计指标是制定政策,监督、检查工作,进行科学研究的依据,也是医院信息系统(hospital information system,HIS)、电子病历(electronic medical record,EMR)和病案管理系统设计的基本依据。统计指标按其性质可分为数量指标和质量指标,如门诊人次数和出院患者治疗有效率等。按其表现形式分为绝对指标、平均指标和相对指标,如出院人数、出院者平均住院日和实际病床使用率等。

2.统计指标体系

统计指标体系是指若干个相互联系的统计指标组成的一个有机整体。如反映病床工作效率的指标体系,由实际病床使用率、平均病床周转次数和出院者平均住院日等指标构成。单一的统计指标只反映社会经济总体及其运行的某个侧面,统计指标体系则从各个方面相互联系地反映整个总体的状况。因此,对医院运行情况进行了解、研究、评价和判断时,要使用配套的、范围和口径一致的、互相衔接的统计指标体系。医院管理统计指标体系是以系统论的观点,结合医院管理的需要制定的,是以总量指标为主,辅以意义简明、易于计算、确定性较强的相对指标和平均指标。医院统计指标体系具体分为人员管理、设备物资管理、医疗业务管理、教学科研管理、财务管理、信息管理指标体系等方面。

3.统计指标体系制定的原则

统计指标系统制定必须按照一定的原则,这样设计出来的指标和指标体系才能符合统计的要求:①以反映医疗数量和质量的指标为主,兼顾其他方面的指标;②统计指标的含义和计算公式明确、统计口径一致,保证统计信息的系统性和可比性;③统计指标体系必须与医院管理紧密结合,适应医院现代化、科学化管理的需要,全面、完整、准确、及时地反映医院的医疗、教学、科研、保健、人才信息、设备经费、后勤保障等方面的情况。

二、统计调查

统计调查是统计工作过程中有计划、有组织地向调查对象收集资料的一个工作阶段。它是根据统计的任务和目的,运用科学的调查方法,有组织地收集资料的全过程。统计调查是整个统计工作的基础,通过统计资料的收集可以获得丰富的而不是零碎的、准确的而不是错误的原始资料。它分两种类型:一种是对调查对象的情况直接进行调查登记;另一种是对已经加工的资料进行收集。医院统计调查一般采用第二种类型。

(一)统计资料的来源

医院统计资料的主要来源有以下3种。

1.统计报表

统计报表是指在医院各临床科室建立的日报表和月报表。医院统计部门应根据各科室的具体情况,协助各科室建立相应的原始登记制度。在设计登记表格时,应将各科室的业务工作需要与统计工作需要相结合,以免烦琐或重复的劳动。同时,统计部门应将设计的各种内部统计报表发至各科室,或利用医院的 HIS 从网上传送给各科室,由各科室指定专人负责,准确填写后,在规定的时间内报送统计部门。

2.病案

医院工作原始记录主要指的是住院病案,门(急)诊、观察室和医技科室的诊疗记录等,这是重要的原始资料。因此,对涉及这部分资料内容的使用和保管方法,统计部门应提出意见,以满足医疗质量检查、统计资料收集和索引编目的需要。住院病案首页的设计应根据原卫生部《三级综合医院评审标准实施细则》(2011 版)第七章日常统计学评价的要求增加附页,满足统计信息上报的要求,还可以根据医院管理的要求增加相关项目,如肿瘤等级、病案分级等。

3.专题调查

为了使医院管理人员了解医院管理中的某些问题,适应医院管理工作的需要,对医院工作中暴露的一些问题,统计部门可以根据不同的情况分别采用抽样调查、重点调查、典型调查的方式就某一问题进行专题调查,涉及专题调查的对象都应实事求是地提供信息。

（二）原始资料质量要求

统计调查中的原始资料也必须满足一定的要求。

1.准确性

对原始资料要严格按照规定格式和标准做好登记或录入医院信息系统,不能更改事实,更不能弄虚作假。

2.完整性

凡是统计设计方案中要求收集的资料,必须完整无缺地进行收集,不遗漏、重复或缺项。

3.及时性

原始资料的登记和报告要及时,不得延误,这样才能反映在特定时间、地点条件下的实际情况。

（王　萍）

第二节　统计整理与统计分析

一、统计整理

统计整理是根据统计设计方案,对统计调查阶段收集来的大量分散的原始资料,按照一定标准,选择科学的方法进行分组和汇总,使之条理化、系统化,将反映各单位个别特征的资料转化为反映总体及各组数量特征的综合资料的工作过程。原始资料只是表明各调查对象的具体情况,不系统、零星分散,它是事物错综纷乱的表面现象,是事物的某个侧面,甚至存在与事物的主流或本质完全相悖的假象。只有经过科学的统计整理,才能得出正确的分析结论。统计资料整理的内容主要包括原始资料审核、统计分组和统计汇总。

（一）原始资料审核

统计资料整理,必须有严密的审核程序和严格的检查制度。对原始资料的审核主要包括资料的准确性、完整性和及时性等方面的内容。

1.准确性审核

准确性审核是通过逻辑检查和计算检查两方面进行的。逻辑检查主要是审核原始资料是否合理,有无相互矛盾或不符合客观实际的地方。如疾病诊断与患者的年龄、性别有无矛盾;诊断与疗效是否合理等。计算检查是复核统计表中的各项数字有无错误,有无不合理现象,各项指标的统计口径、计算方法和计量单位是否正确,各种报表的平衡关系是否正确等。如护士站上报病房日报,全院的转入与转出是否有矛盾。发现错误应立即纠正。

2.完整性审查

资料的完整性审查要求总体中每个被调查单位的资料必须齐全,不得重复和遗漏。

3.及时性审查

资料的及时性审查是审查原始资料是否符合调查的规定时间,统计报表的报送是否及时等。

（二）统计分组

统计分组是根据统计研究的目的及原始资料的特征，按照事物的某一标志将统计总体划分为若干个组成部分的一种统计方法，统计资料分组的主要内容是区别事物之间客观存在的质的差别，把同质的资料归纳在一起，使统计资料系统化，以利于从数量方面揭示事物的本质特征。统计资料分组是基本统计方法之一，在整个统计工作中具有重要意义，分组是否科学对统计的正确性有直接的影响。因此，在分组时必须熟练掌握统计口径，坚持同质者合并、不同质者分开的原则。

1.按资料类型分组

资料类型包括计数资料、等级资料和计量资料。计数资料是将观察对象按不同标志分组后，清点各组例数所得到的定性资料，在比较时一般要计算相对数，如出院患者的治愈率、好转率，某项检查的阳性率等。等级资料又称半计量资料，是将观察对象按某种属性进行分组所得到的各组观察例数，如对出院患者按治疗效果或病情严重程度进行分组得到的观察例数。计量资料是指用度量衡或仪器测量所得到的有计量单位的资料，如身高、体重、血压、出院患者住院天数和住院费用等，在比较时一般应计算平均数，如出院者平均住院日、每住院人次平均费用等。

2.按分组标志的多少分组

按分组标志的多少分组包括简单分组和复合分组。简单分组是将研究对象按一个标志进行分组，如将出院患者按科别分组或按性别分组等。复合分组是将研究对象按两个或两个以上标志进行分组，如将出院患者按病种和年龄两个标志进行分组。

（三）统计汇总

统计汇总是按预先设计好的汇总方案，对分组资料进行综合、叠加得出各调查单位的分组数据和总体数据的过程。统计汇总的方法主要有手工汇总和计算机汇总两大类。目前县级及县级以上医院在医院信息系统的支撑下已基本上由计算机来完成统计汇总工作。当资料较少时可以采用手工汇总方法。

1.手工汇总

常用的方法有划记法、分卡法和过录表法等。根据原始资料的记录形式和数量，可分别采用适当的手工汇总方法。其中过录表法是手工汇总最基本的形式。

2.计算机汇总

分组后的统计资料即可分别输入事先在计算机中设计好的整理表中，以便汇总计算各项统计指标，对统计资料进行处理，包括原始数据的收集、审核、录入、修改、排序、检索、存储、计算、传输、制表和输出等工作。

二、统计分析

统计分析是继统计设计、统计调查、统计整理之后的一项十分重要的工作，是在前几个阶段工作的基础上通过分析从而达到对研究对象更为深刻的认识。它需要应用各种统计分析方法，从静态和动态两方面进行数量分析，是认识和揭示研究对象的本质及规律性，做出科学的结论，提出建议，以及进行统计预测活动的全过程。它又是在一定的选题下，基于分析方案的设计、资料的搜集和整理而展开的研究活动。系统、完善的资料是统计分析的必要条件。统计分析是统计工作的最后阶段，也是统计发挥服务、咨询和监督三大职能的关键阶段。统计分析的任务是应用唯物辩证的观点和方法，结合专业知识，对经整理得到的资料加以研究，做出合乎客观事实的分析,揭露事物的矛盾,发现问题,找出规律,提出符合实际情况的建议和意见。从一定意义上讲,提供高水平的统计分析报告是统计数据经过深加工的最终产品。

(王　萍)

第三节　医院常用统计指标的基本内容

统计指标和统计指标体系经历了相当长的发展阶段,从具体的单项指标、复合指标到指标体系等阶段,至今仍然在完善之中。医院统计指标包括医疗业务、设备、物资、经费、人员、信息等。它是从整体上将医院的医疗业务、人员、设备、物资、经费等联系起来,综合反映医院的数量、质量和效率,为医院经营提供所需要的信息。其中医疗业务的统计量最大,是医院统计工作的重点。

一、医疗业务统计

(一)门急诊统计

1.总诊疗人次数

总诊疗人次数指所有诊疗工作的总人次数,统计界定原则如下。

(1)按挂号数统计包括门诊、急诊、出诊、预约诊疗、单项健康检查、健康咨询指导(不含健康讲座)人次。患者一次就诊多次挂号,按实际诊疗次数统计,不包括根据医嘱进行的各项检查、治疗、处置工作量,以及免疫接种、健康管理服务人次数。

(2)未挂号就诊、本单位职工就诊及外出诊(不含外出会诊)不收取挂号费的,按实际诊疗人次统计。

2.预约诊疗人次数

预约诊疗人次数包括网上、电话、院内登记、双向转诊、医联体内转诊等预约诊疗人次数之和,不包括体检人次数和接种人次数。

3.门诊人次数

以门诊挂号室每天挂号的次数及优诊数为统计依据,包括 24 小时门诊制和夜门诊的诊疗人次数。门诊人次数按挂号类别可分为专家人次数和普通人次数。

4.急诊人次数

以急诊挂号室每天挂号的次数为统计依据。

5.出诊人次数

出诊人次数指医师赴患者家庭或工作地点进行诊疗的人次数,以及医师定期或临时安排到所属社区进行巡回医疗的诊疗人次数。

6.其他诊疗人次数

除上述类别外的诊疗人次数。

7.特需门诊人次数

特需门诊人次数指医院所开设的特需门诊的诊疗人次数,以挂号的次数为统计依据。医院特需门诊的开设须有上级行政部门的审批文件。

8.专家门诊人次数

专家门诊人次数指看（接）诊医师具有副主任医师及以上技术职称，挂号数量有一定限制的诊疗人次数。以挂号的次数为统计依据。

9.夜门诊人次数

夜门诊人次数指延长门诊就诊时间的非急诊挂号人次数。以挂号的次数为统计依据。

10.医保（普通医保）患者

医保（普通医保）患者包括有城镇职工基本医疗保险、居民基本医疗保险（包括大学生）或少儿基金等的患者；上述 3 类以外患者归入医保其他患者。

11.干部保健患者

干部保健患者指持干部保健证就诊的患者。

12.健康检查人次数

健康检查人次数指在院内进行的全身性健康检查的人次数，包括本院职工的全身健康检查人次数。

13.急诊室死亡人数

急诊室死亡人数指未收入观察室，在急诊室治疗过程中死亡的人数。

14.来院时已死亡人数

来院时已死亡人数指来院时已无呼吸、心跳、脉搏等生命现象的人数。

15.急诊抢救人次数

急诊抢救人次数指由于各种原因患者疾病的发展将危及生命，而医院为挽回患者的生命组织人力、物力进行紧急救治的人次数。

16.抢救成功人次数

抢救成功人次数指急重危患者经抢救病情得到缓解的人次数。患者若有数次抢救，最后一次抢救无效而死亡的，则前几次抢救记为抢救成功，最后一次记为抢救无效。不包括慢性消耗性疾病患者的临终前抢救及无抢救特别记录和病程记录者，亦不包括抢救过程中患者家属要求放弃或自动出院者。

（二）观察室统计

1.入院人数

入院人数指由急诊科（室）医师签准收入观察室治疗并收取留观费的患者，包括收入留观而观察时间不足 24 小时的患者，不包括虽收取留观费但属单纯补液的患者。以观察室报表为依据。

2.留观人数

留观人数指进观察室治疗，有留观病案记录的人数。

3.出观人数

出观人数指进观察室治疗，病情好转出观回家，或病情不稳定收入院继续治疗，以及转院治疗的人数。

4.观察室死亡人数

观察室死亡人数指收入观察室后医治无效而死亡的人数，包括收入观察室不足 24 小时即死亡的人数。

5.期末留观人数

期末留观人数指报告期末晚零点时实有的留观患者数。

6.期初留观人数

期初留观人数指报告期初晚零点时实有的留观患者数。应与上年或上季度、上月的期末留观人数相一致。

7.观察床位数

观察床位数指医院为留观患者设置的固定床位,包括肠道观察床,不包括抢救床及为急诊患者临时增设的简易观察床及补液床。

(三)住院统计

1.工作量指标

(1)入院人数:指由门(急)诊医师签准入院并办理入院手续者,包括已办理手续尚未入病房即死亡的人数,以及虽未办理住院手续但已收入病房救治无效而死亡的人数。

(2)出院人数:指所有入院后出院或死亡的人数。

(3)手术人数:指出院者中施行过手术或操作的人数。同一患者在本次住院期间施行过多次手术或操作的,选择其中花费医疗精力最大、最主要的一次手术或操作统计。

(4)手术人次数:指出院者中施行过手术或操作的次数。同一患者在本次住院期间施行过多次手术或操作的,均按其次数统计。

(5)无菌手术人数:指出院者中施行无菌手术的人数。同一患者在本次住院期间因同一疾病或不同疾病而施行2次及以上无菌手术者,选择其中花费医疗精力最大、最主要的一次无菌手术统计。

(6)无菌手术人次数:指出院者中施行无菌手术的次数,同一患者在本次住院期间因同一疾病或不同疾病而施行2次及以上无菌手术者,均按其次数统计。

(7)其他科室转入、转往他科人次数:指科与科之间的转入、转出人次数,不包括同一科内各病区之间的转入、转出人次数。

(8)期末留院人数:指报告期末晚零点时实有的留院人数。

(9)期初留院人数:指报告期初晚零点时实有的留院人数。应与上年或上季、上月的期末留院人数相一致。

2.工作质量指标

(1)治愈、好转、未愈人数:指对于出院患者,按收治住院的主病,由医师根据治疗后病情变化来判定治疗效果(治愈、好转、未愈)并进行分类所得到的人数。疗效的判定按原卫生部印发的《住院患者治疗效果评定标准》来执行。

(2)死亡人数:指入院后经医治无效死亡的患者,包括尚未办理入院手续但实际已收入病房救治无效而死亡的人数,以及虽已办理住院手续但还未进入病房已死亡的人数。

(3)其他人数:指正常分娩、未产出院、入院未治疗、入院经检查无病、无并发症的人工流产、做绝育手术、骨髓和器官捐献(供体)、持续性化疗及放疗等的出院人数。

(4)3日内确诊人数:指患者入院后在3日内由医师做出明确诊断的人数(确诊日期-入院日期<3)。

(5)手术并发症人数:指在手术过程中或手术后引起另一种疾病或症状的人数。

(6)无菌手术(Ⅰ类切口)甲级愈合人次数:指在住院期间施行了Ⅰ类(无菌)切口手术后切口

愈合良好的人次数,不包括无菌手术后伤口未愈合即出院、转院或死亡而无法观察其切口愈合情况的人次数。以住院病案首页为统计依据。

(7)门诊与出院诊断符合人数、入院与出院诊断符合人数、手术前后诊断符合人数、临床与病理诊断符合人数:指主要诊断完全符合或基本符合的人数。以住院病案首页为统计依据。具体按下列原则统计:①病变部位相同而病因不同,做诊断对照不符合统计;②病因相同而病变部位不同,做诊断对照不符合统计;③门诊与出院、入院与出院、手术前后诊断纯属无关者,做诊断对照不符合统计;④病因完全相同,病变部位亦基本相同,做诊断符合统计;⑤患者因某病住院治疗,前后诊断也相符,但因并发其他更严重的疾病或原有的其他更严重的疾病复发而转科、转院医治或医治无效而死亡者。按照主要诊断的选择原则,入院时的疾病虽不能作为第一诊断,亦应做诊断符合统计。

(8)待查人数:①门诊待查人数指在门(急)诊医师签准住院时未给予明确诊断的人数;②入院待查人数指入院后主治医师首次查房未给予明确诊断的人数;③出院待查人数指出院时主治医师仍未给予明确诊断的人数。

具体按下列原则统计:①以体征代替诊断者;②以症状代替诊断者;③以实验室检查异常代替诊断者;④诊断后面写有"疑似""待排""可疑"及诊断后面打"?"者,均做待查统计。

(9)医院内感染人数:指在住院期间发生感染的人数,包括在住院时获得而出院后发生感染的人数,不包括入院前已开始感染或入院时已处于潜伏期的感染人数。

3.工作效率指标

(1)实际开放总床日数:指期内医院各科每晚零点开放床位之和。无论该床是否被患者占用,都应计算在内,包括消毒、小修理而暂停使用的病床及超过半年的加床。不包括因扩建和大修理而停用的病床及临时(半年以内)增设的病床。

(2)平均开放床位数:指期内平均每天开放的床位数。如期内医院床位数无变动,则平均开放床位数应与期末实有床位数相一致。

(3)实际占用总床日数:指期内医院各科每晚零点患者实际占用的床位数(即住院人数)之总和,包括临时的加床。患者入院后于当晚零点前因故出院或死亡的,按实际占用床位1天进行统计,同时统计出院者占用总床日数1天,入院及出院或死亡各1人。

(4)出院者占用总床日数:指期内每一位出院患者住院天数之和。每一位出院患者的入院与出院并作一天计算,当天出入院作一天计算,故出院者占用总床日数不应出现半天数。

(5)平均病床工作日:指期内平均每张病床的工作天数。

(6)病床使用率:指期内平均每张病床的负荷状况。

(7)病床周转次数:指期内每张病床平均收治患者数。

(8)平均住院日:指期内每一位出院患者的平均住院天数。

(9)编制床位:指由卫生行政部门核定批准设立的床位数,以批文为准。

(10)实有床位:指期末固定实有床位数,包括正规床、简易床、监护床、超过半年的加床、正在消毒或修理的床位、因扩建和大修理而停用的床位。不包括新生儿床、库存床、观察床、患者家属陪护床、接产室的待产床、接产床及临时加床。

(11)全年开设家庭病床总数:指年内撤销的家庭病床总数(即撤床患者总数)。

(12)家庭病床患者住床总床日数:指建立家庭病床期间本期内住床天数,不管是否有医务人员服务,均应统计在内。

(13)撤床患者住床总床日数:指撤销家庭病床的患者在建床与撤床期间住床的总天数,包括死亡患者死亡前建床住床总天数。

（四）医技统计

医技科室是指运用专门诊疗技术或设备,协助临床科室诊断和治疗疾病的科室。医技科室根据是否对患者施行治疗手段分为医疗辅助科室和医疗技术科室两大类。医疗辅助科室一般包括理疗科、药剂科、血库、综合治疗室(注射室)、体疗室、水疗室、同位素室、营养室等。医疗技术科室一般包括检验科、病理科、放射科、超声科、CT 室、心电图室、胃镜(肠镜、支气管)室等。

由于医疗技术的不断发展,新疗法、新技术的相继应用,医技科室的检查和治疗水平得到了相应的提高。医技设备更新的步伐越来越快,诊疗手段也越来越先进,这有利于医疗质量的进一步提高。医技科室开展项目的多少、工作量负荷大小、技术水平和质量高低等,对能否满足临床医疗的需要及疾病的诊断和治疗都有直接影响。医技统计的主要任务是:①为加强医技科室管理服务;②为评价医技科室工作质量和工作效率提供统计数据;③为医技科室的发展提供信息。

医技科室统计的主要内容是工作数量统计。工作数量绝对指标主要包括各种检验、检查和治疗人次数等;主要相对指标和平均指标包括检验和检查人数占门诊人次的比重、日平均工作量、处方合格率、处方划价准确率、各类检验结果的阳性检出率、治疗有效率、×线甲级片率、尸检率等,这些指标基本上能反映在一定时期内医技科室诊断和治疗水平的高低。

二、其他有关的统计

其他有关的统计包括人力资源、医疗设施、收入与支出、资产与负债等,包括医院运行的各方面指标,由所管辖的部门完成统计后汇总至医院统计部门,由统计部门统一上报至卫生行政部门。

（一）人力资源统计

1.卫生人员

卫生人员指在医疗卫生机构工作的职工,包括卫生技术人员、乡村医师和卫生员、其他技术人员、管理人员和工勤人员。一律按支付年底工资的在岗职工统计,包括各类聘任人员(含合同工)及返聘本单位半年以上人员,不包括临时工、离退休人员、退职人员、离开本单位仍保留劳动关系人员和返聘本单位不足半年人员。

2.卫生技术人员

卫生技术人员包括执业医师、执业助理医师、注册护士、药师(士)、检验技师(士)、影像技师(士)、卫生监督员和见习医(药、护、技)师(士)等卫生专业人员。不包括从事管理工作的卫生技术人员(如院长、副院长、党委书记等)。

3.执业医师

执业医师指具有医师执业证及其"级别"为"执业医师"且实际从事医疗、预防保健工作的人员,不包括实际从事管理工作的执业医师。执业医师类别分为临床、中医、口腔和公共卫生。

4.执业助理医师

执业助理医师指具有医师执业证及其"级别"为"执业助理医师"且实际从事医疗、预防保健工作的人员,不包括实际从事管理工作的执业助理医师。执业助理医师类别分为临床、中医、口腔和公共卫生。

5.见习医师

见习医师指毕业于高等院校医学专业,尚未取得医师执业证书的医师。

6.注册护士

注册护士指具有注册护士证书且实际从事护理工作的人员,不包括从事管理工作的护士。

7.药剂师(士)

药剂师(士)包括主任药师、副主任药师、主管药师、药师、药士,不包括药剂员。

8.技师(士)

技师(士)指检验技师(士)和影像技师(士),包括主任技师、副主任技师、主管技师、技师、技士。

9.检验师(士)

检验师(士)包括主任检验技师、副主任检验技师、主管检验技师、检验技师、检验技士,不包括检验员。

11.其他技术人员

其他技术人员指从事医疗器械修配、卫生宣传、科研、教学等技术工作的非卫生专业人员。

12.管理人员

管理人员指担负领导职责或管理任务的工作人员。包括从事医疗保健、疾病控制、卫生监督、医学科研与教学等业务管理工作的人员,以及主要从事党政、人事、财务、信息、安全保卫等行政管理工作的人员。

13.工勤技能人员

工勤技能人员指承担技能操作和维护、后勤保障服务等职责的工作人员。工勤技能人员分为技术工和普通工。技术工包括护理员(工)、药剂员(工)、检验员、收费员、挂号员等,但不包括实验员、技术员、研究实习员(计入其他技术人员),也不包括经济员、会计员和统计员等(计入管理人员)。

(二)医疗设施统计

1.设备台数

设备台数指实有设备数,即单位实际拥有的、可调配的设备,包括安装的和未安装的设备,不包括已经批准报废的设备和已订购尚未运抵单位的设备。

2.房屋建筑面积

房屋建筑面积指单位购建且有产权证的房屋建筑面积,不包括租房面积。

3.租房面积

卫生机构使用的、无产权证的房屋建筑面积,无论其是否缴纳租金,均计入租房面积。

4.业务用房面积

业务用房面积包括医院门急诊、住院、医技科室、保障系统、行政管理和院内生活用房面积。

(三)医院经费统计

1.总收入

总收入指单位为开展业务及其他活动依法取得的非偿还性资金。总收入包括医疗收入、财政补助收入、科教项目收入/上级补助收入、其他收入。

2.财政补助收入

财政补助收入指单位从主管部门或主办单位取得的财政性事业经费(包括定额和定项

补助）。

3.业务收入

业务收入包括医疗收入和其他收入。

4.医疗收入

医疗收入指医疗卫生机构在开展医疗服务活动中取得的收入,包括挂号收入、床位收入、诊察收入、检查收入、化验收入、治疗收入、手术收入、卫生材料收入、药品收入、药事服务费收入、护理收入和其他收入。

5.总费用/支出

总费用/支出指单位在开展业务及其他活动中发生的资金耗费和损失,包括医疗业务成本/医疗卫生支出、财政项目补助支出/财政基建设备补助支出、科教项目支出、管理费用和其他支出。

7.医疗业务成本/医疗卫生支出

医疗业务成本/医疗卫生支出指医疗卫生机构开展医疗服务及其辅助活动发生的各项费用,包括人员经费、耗用的药品及卫生材料费、固定资产折旧费、无形资产摊销、提取医疗风险基金和其他费用。

8.人员经费支出

人员经费支出包括人员的基本工资、绩效工资、津贴、社会保险缴费等,但不包括对个人家庭的补助支出。基本工资指事业单位工作人员的岗位工资和薪级工资。

9.医疗服务性收入

医疗服务性收入主要包括挂号收入、床位收入、诊察收入、治疗收入、手术收入、药事服务收入、护理收入。

10.门诊患者次均医药费用

门诊患者次均医药费用又称每诊疗人次医药费用、次均门诊费用。

11.住院患者人均医药费用

住院患者人均医药费用又称出院者人均医药费用、人均住院费用。

（王　萍）

第四节　医院常用统计指标的计算公式

医院很多统计指标都是按照比率来计算的,很多指标按照字面理解就能计算,但也有一部分指标需要根据一定的公式来进行计算,本节仅列举一部分医院常用统计指标的计算公式。

（1）平均每日门（急）诊人次＝门诊人次数/工作日数＋急诊人次数/工作日数。

（2）医师日均诊疗人次＝[报告期内诊疗人次数/同期平均执业（助理）医师数]/同期工作日。

（3）门急诊住院率＝报告期内入院人数/（同期门诊人次＋同期急诊人次）×100%。

（4）抢救成功率＝（抢救成功人次/抢救总人次）×100%。

（5）治愈率＝治愈人数/（出院人数－其他人数）×100%。

（6）好转率＝好转人数/（出院人数－其他人数）×100%。

(7)未愈率＝未愈人数/(出院人数－其他人数)×100％。

(8)死亡率＝死亡人数/(出院人数－其他人数)×100％。

(9)入院 3 日确诊率＝入院 3 日确诊人数/(出院人数－其他人数)×100％。

(10)无菌切口丙级愈合率＝(无菌切口丙级愈合人数/无菌切口人数)×100％。

(11)手术并发症发生率＝(手术并发症发生人数/手术总人数)×100％。

(12)手术前后诊断符合率＝(手术前后诊断符合人数/手术总人数)×100％。

(13)临床与病理诊断符合率＝(临床与病理诊断符合人数/病理检查总人数)×100％。

(14)门诊与出院诊断符合率＝门诊与出院诊断符合人数/(门诊与出院诊断符合人数＋门诊与出院诊断不符合人数)×100％。

(15)入院与出院诊断符合率＝入院与出院诊断符合人数/(入院与出院诊断符合人数＋入院与出院诊断不符合人数)×100％。

(16)门诊待查率＝门诊待查人数/(出院人数－其他人数)×100％。

(17)入院待查率＝入院待查人数/(出院人数－其他人数)×100％。

(18)出院待查率＝出院待查人数/(出院人数－其他人数)×100％。

(19)实际开放总床日数(张)＝开放床位数×报告期日历日数。

(20)平均开放床位数(张)＝实际开放总床日数/报告期日历日数。

(21)平均病床工作日＝实际占用总床日数/平均开放床位数。

(22)病床使用率＝(实际占用总床日数/实际开放总床日数)×100％。

(23)病床周转次数(次)＝出院人数/平均开放床位数。

(24)分科病床周转次数(次)＝(本科出院人数＋转往他科人数)/本科平均开放床位数。

(25)平均住院日(天)＝出院者占用总床日数/出院人数。

(26)出院患者平均医疗费用(元)＝出院患者医疗总费用/出院人数。

(27)出院患者平均药费(元)＝出院患者药费总额/出院人数。

(28)门急诊人均医疗费用(元)＝门急诊总收入/门急诊人次数。

(29)处方书写合格率＝抽查处方的合格张数/抽查处方总张数×100％。

(30)检查阳性率＝报告期内发现阳性结果的病例数/同期接受检查的病例总数×100％。

(31)药占比＝药品收入/(药品收入＋医疗收入＋其他收入)×100％。

(32)耗占比＝医用耗材支出/医疗收入×100％。

(33)医疗服务性收入占比＝医疗服务收入(医疗收入－药品收入－耗材收入－检查检验收入)/医疗收入。

（王　萍）

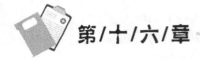

第十六章

医院统计常用的分析方法

第一节 相对指标

一、相对指标的概念和作用

相对指标是将两个有联系的指标进行对比所得的比值来反映现象数量特征和数量关系的综合指标,相对指标也称相对数。

相对指标的主要作用有以下几个方面。

(1)说明总体内在的结构特征,为深入分析事物的性质提供依据。如分析一个地区不同等级的医院的结构,可以说明该地区的医疗条件;分析一家医院的各类统计指标,可以说明该医院的医疗运行状况。

(2)将现象的绝对差异抽象化,使一些不能直接对比统计的指标有共同的比较基础。如不同的科室由于工作内容不同,各项条件不同,不能直接对比。但是以计划指标为依据,计算计划完成情况的相对指标,就使它有了共同的比较基础,建立了直接的对比关系。

(3)说明现象的相对水平,表明现象的发展过程和程度,反映事物发展变化的趋势。如计算各类诊断符合率、无菌切口感染率等相对指标,可以反映一家医院的医疗水平;用发展速度可以揭示医院的发展变化趋势和方向等。

二、相对指标的种类

比较一定要有比较的标准(或比较的基础),也就是以什么数字进行对比的问题。随着分析目的的不同,可以有不同的比较标准,从而得到不同的相对数。如与计划数字对比,得到计划完成相对数;与总体数字对比,得到结构相对数;与同类型数字对比,得到比较相对数;与总体内另一部分数字对比,得到比例相对数;与不同时期的同一类数字对比,得到动态相对数;与有联系的总体数字对比,得到强度相对数。

这些相对指标说明不同的相对水平、不同的结构性质、不同的普通程度等,并被广泛运用于各种统计分析中。

三、相对指标的计算与分析

（一）计划完成相对数

计划完成相对数是将某一时期的实际完成数与计划数进行对比，反映计划执行情况。计算计划完成情况相对指标的基数是计划数，由于基数的表现形式有绝对数、相对数和平均数 3 种，因而计划完成相对数在形式上有所不同，但在计算方法上仍然以计划指标作为对比的基础或标准，一般用百分数表示。分别说明如下。

（1）计划数为绝对数时，计划完成程度计算公式为：

$$计划完成相对数 = \frac{实际完成数}{计划数} \times 100\%$$

（2）计划数是相对数时，计划完成程度计算公式为：

$$计划完成相对数 = \frac{实际完成的百分数}{计划规定的百分数} \times 100\%$$

计划完成相对数有两类指标：正指标和逆指标。对于正指标而言，计划完成程度若＞100％，说明超额完成计划；若＜100％，说明没有完成计划。比值越大，表明完成计划越好。对于逆指标而言，计划完成程度若＞100％，说明没有完成计划；若＜100％，说明超额完成计划。比值越小，说明计划完成越好。

（3）计划数是平均数时，计划完成程度计算公式为：

$$计划完成相对数 = \frac{实际完成的平均数}{计划规定的平均数} \times 100\%$$

（二）结构相对数

结构相对数是总体内某一部分数值与总体总量对比的比值，即求各组总量占总体总量的比重，一般用百分数表示，各组比重的百分数总和等于 100％。它是用来反映总体内部的构成和类型特征。计算公式如下：

$$结构相对数 = \frac{总体内某组总量}{总体总量} \times 100\%$$

最常用的结构分析有下列几个方面：①分析总体内部的各组结构，说明现象总体的性质和特征；②分析总体内部的构成情况变化，显示现象发展的变化过程。

（三）比较相对数

比较相对数是由不同单位的同类指标对比而确定的相对数，说明某一种现象在同一时间内各单位发展的不平衡程度。一般用倍数或百分数表示。计算公式如下：

$$比较相对数 = \frac{某地区（单位）的指标数值}{另一地区（单位）同一指标的数值}$$

$$比较相对数 = \frac{某地区（单位）的指标数值}{另一地区（单位）同一指标的数值} \times 100\%$$

以上是利用总量指标进行对比分析。比较相对指标也可以计算不同单位的同类指标的绝对差距。

（四）比例相对数

比例相对数是将总体内某一部分数值与另一部分数值对比所得到的相对数，反映有关事物之间的实际比例关系。比例相对指标的数值一般用系数或倍数表示。计算公式如下：

$$比例相对数 = \frac{总体中的某一部分的数值}{总体中另一部分的数值}$$

比较相对数与比例相对数的区别在于前者是不同总体之间的比较,后者是同一总体内不同部分之间的比较。

（五）动态相对数

动态相对数是将总体不同时期的同一类指标进行对比而计算出的比值,说明事物发展变化的程度,一般用百分数表示。通常将作为比较基础的时期称为基期,与基期对比的时期称为报告期或计算期。计算公式如下:

$$动态相对数 = \frac{报告期数值}{基期数值} \times 100\%$$

（六）强度相对数

强度相对数就是在同一地区或单位内,两个性质不同而有一定联系的总量指标数值对比得出的相对数,用来分析不同事物之间的数量对比关系,表明现象的强度、密度和普遍程度的综合指标。强度相对指标是一种特殊形式的相对数,一般以双重单位表示,是一种复名数。强度相对数有正指标、逆指标之分。正指标比值的大小与其反映的强度、密度和普遍程度成正比。逆指标与正指标正好相反,逆指标比值的大小与其反映的强度、密度和普遍程度成反比。对有些强度相对数,将其比式的分子分母互换,就可以实现正指标与逆指标的转变,其评价判别的意义相同。计算公式如下:

$$强度相对数 = \frac{某一指标的数值}{另一有联系的不同指标的数值}$$

四、正确应用相对指标的原则

应用相对指标分析医院医疗运行中各种现象的各方面联系和对比关系,必须注意以下原则。

（一）要注意统计数据的可比性

即用于对比的指标在涵义及包括范围、计算方法、计量单位、时间跨度等方面要保持一致。如果各个时期的统计数字因行政区划、组织机构、隶属关系的变更,或因统计制度方法的改变而不能直接对比的,就应以报告期的口径为准,调整基期的数字。

（二）要在科学分组的基础上运用对比分析指标

统计分组的一个重要任务在于划分医院医疗运行中各种现象的不同类型。它不但用于确定研究现象的同质总体,而且在现象总体中进一步依据分析任务要求,划分不同的各组或各部分,提供深入的分析研究。结构分析指标就是在这样分组的基础上来分析现象结构及其变化情况的。

（三）要把相对指标与总量指标结合起来运用

与总量指标相比,相对指标可以更进一步揭示现象联系和对比关系,但在另一方面掩盖了现象间绝对量上的差别。因此,在许多场合,利用相对指标进行统计分析时必须考虑到这个相对指标背后的绝对水平,结合运用才能充分说明被研究的现象和过程。

（四）要把各种相对指标综合应用

各种相对指标的具体作用不同,都是从不同的侧面来说明所研究的问题。为了全面而深入地说明现象及其发展过程的规律性,应该根据统计研究的目的,综合应用各种相对指标。这样可以比较、分析现象变动中的相互关系,更好地阐明现象之间的发展变化情况。

(任时茜)

第二节　平　均　指　标

一、平均指标的概念和作用

平均指标又称平均数,是统计中常用综合指标之一,它表明同类现象在一定时间、地点、条件下所达到的一般水平,是总体内各单位参差不齐的标志值的代表值,用于描述数据的集中趋势。平均分析法是统计分析的一种重要方法。常用的平均数指标包括算术平均数、几何均数、中位数等。

平均指标的主要作用有以下两方面。

(1)用来比较同类现象在不同单位、不同地区发展的一般水平,以反映各单位、各地区的工作成绩和质量。例如,评价不同科室或医院的医疗工作,如果用总量指标进行对比,因为受到规模大小不同的影响,不能说明问题。如果用平均指标即人均医疗费用、平均住院日等指标来进行比较,就可以较好地评价不同科室或单位的医疗运行状况。

(2)用来比较同一单位的同类指标的时间趋势。例如,将医院或科室历年平均住院日、病床周转次数等指标进行比较,可以反映医院或科室不同时期的工作效率。

二、算术平均数

算术平均数是计算平均指标的最常用、最基本的方法。用于反映一组呈对称分布的同质观察值的平均水平,简称均数,常用 $\bar{x}$ 表示样本均数,用 μ 表示总体均数。算术平均数的基本算式是总体的标志总量与总体单位数之比。计算公式如下:

$$算术平均数 = \frac{总体标志总量}{总体单位数}$$

计算算术平均数时分 2 种情况:①在已知这两个总量指标资料时,可直接利用这个基本算式计算平均数;②在未直接给出总体标志总量和总体单位数时,需要先分别计算出分子和分母。

根据基本算式的要求,有两种计算算术平均数的方法,即直接法和频率表法。

(一)直接法

依据现象总体的各个单位具体资料计算算术平均数,标志总量由各单位标志值的简单加总而来。这种用算术和求得标志总量计算的算术平均数称为简单算术平均数。计算公式如下:

$$\overline{X} = \frac{X_1 + X_2 + X_3 + \cdots X_n}{n}$$

(二)频率表法

主要用于处理经分组整理的数据。设原始数据为被分成 K 组,各组中的值为 $X_1, X_2, \cdots, X_k$,各组的频数分别为 $f_1, f_2, \cdots, f_k$,加权算术平均数的计算公式为:

$$\overline{X} = \frac{X_1 \times f_1 + X_2 \times f_2 + X_3 \times f_3 + \cdots X_n \times f_n}{f_1 + f_2 + f_3 + \cdots + f_n}$$

三、几何平均数

几何平均数适合于原始观察值分布不对称,但经转化后呈对称分布的资料。医学中常用的抗体滴度资料观察值间常呈倍数关系,一般用几何均数表示平均水平。几何均数的计算方法也有两种,即直接法和频率表法。

（一）直接法

依据现象总体的各个单位具体资料计算几何平均数,由 n 个标志值的连乘积求 n 次方根而来。计算公式为:

$$G = \sqrt[n]{X_1 X_2 \cdots X_n}$$

（二）频率表法

对于频率表资料,可以通过以下计算方式计算几何平均数。

$$G = log^{-1}\left[\frac{\sum f \log X}{\sum f}\right] = log^{-1}\left[\frac{\sum f \log X}{n}\right]$$

四、中位数

中位数是将原始观察值从小到大排序后居中的那个数,用于反映一批观察值在位次上的平均水平。中位数的计算方法也有两种,即直接法和频率表法。

（一）直接法

分两种情况,当样本量 n 为奇数时,中位数为:

$$M = X_{\frac{\overset{*}{n}+1}{2}}$$

当样本量 n 为偶数时,中位数为:

$$M = \frac{1}{2}\left(X_{\frac{\overset{*}{n}}{2}} + X_{\frac{\overset{*}{n}}{2}+1}\right)$$

（二）频率表法

对频率表的资料,可通过百分位数法近似计算中位数。百分位数（P）是一个数值,它将原始观察值分成两部分,理论上有 x% 的观察值小于 P_x。中位数即 P_{50}。对于频率表资料,百分位数 P_x 的计算公式为:

$$P_x = L + \frac{i}{F_{L+i} - F_L}(n \times x\% - F_L)$$

（任时茜）

第三节　动态数列

一、动态数列的概念和作用

动态数列是在规则的、连续的时间间隔内,对同一指标（包括绝对数、相对数或平均数）进行测量所得到的数据序列,又称为时间序列。动态序列通常以日、周、月、季、年等时间度量为周期来构造,最常用的是月度、季度和年度时间序列。

动态数列具有以下作用:①通过动态数列的编制和分析,可以从事物在不同时间上的量变过程中,认识现象发展变化的方向、程度、趋势和规律,为制定政策、编制计划提供依据。②通过对动态数列资料的研究,可以对某些现象进行预测。③利用不同的动态数列对比,可以揭示各种现象的不同发展方向、发展规律及其相互之间的变化关系。④利用动态数列可以在不同地区或国家之间进行对比分析。

二、动态数列的种类

按照不同的角度,动态数列的分类类型有所不同。

按照动态数列中指标的类型,可以将动态数列分为以下几种:①总量指标动态数列,由总量指标构成的动态数列,如医院各年的入出院人数等。②相对指标动态数列,由相对指标构成的,如急危重症抢救成功率等。③平均指标动态数列,由平均指标构成的,如平均住院日等。

根据观测指标的特性,可以将医院时间序列分为以下类型:①时点时间序列,即从相同的时间间隔点测量的观测值形成的序列。如住院患者每天的在院人数、每年年末职工人数等。②时期时间序列,即相同时期间隔内累计值形成的序列。如每年的出入院人数。医院统计主要是分析时期时间数列。

三、动态数列的编制原则

编制动态数列的基本原则就是要使数列各项指标具有可比性。具体体现在以下几方面。

(一)时间长短应该相等

在时期数列中,由于各指标数值大小与时期长短有直接关系,因此,各指标所属时间不等,就难以直接比较。但这一原则也不能绝对化,有时为了特殊研究的目的,还要求编制时期不等的动态数列。时点数列因其指标只反映一定时点的状况,一般不要求时间长短相等。还须指出,时期数列和时点数列都存在指标与指标间距离,即所谓"时间间隔",如果这种时间间隔相等,则更便于分析。

(二)总体范围应该一致

总体范围与指标数值有直接关系,如果总体范围有了变化,则指标数值须经过调整,使前后时间的数值能够进行比较。

(三)指标经济内容应该相同

不能就数量论数量,要对所要研究的经济内容进行质的分析,不同质的指标不能编制动态数列。

(四)指标计算方法、计算价格和计算单位应该一致

指标的计算方法有时也称为计算口径,如指标计算口径前后不一致,则难以进行比较;只有统一了计算口径,才能在指标的对比中正确反映实际情况。

四、动态分析指标

常用的动态分析指标主要有绝对增长量、发展速度与增长速度、平均发展速度和平均增长速度三类指标。

(一)绝对增长量

绝对增长量是把不同时期的数量加以比较,求得增长水平的绝对变动指标,说明事物在一定时期增长的绝对值。根据选择的基期不同,绝对增长量分为累计增长量和逐年增长量两类。累计增长量是报告期指标与基期指标之差,说明一定时期内的总增长量。逐年增长量是报告期与前一期指标之差。以出院人数为例,累计增长量是报告期出院人数和某一固定期出院人数相减的差额,说明一定时期内的总增长量;逐年增长量是报告期出院人数减去前一期出院人数的差值,说明出院人数逐年增加的数量。

计算公式如下:

$$累计增长量:a_1-a_0;a_2-a_0;\cdots a_n-a_0;$$

$$逐年增长量:a_1-a_0;a_2-a_1;\cdots a_n-a_{n-1};$$

(二)发展速度与增长速度

两者均为相对比,说明事物在一定时期内的变化情况。发展速度表示报告期指标的水平相当于基期(或前一期)指标的百分之多少或若干倍。增长速度表示的是净增长速度,为发展速度-1。根据选择的基期不同,可计算定基比和环比两种。定基比即报告期指标与基期指标之比。环比即报告期指标与前一期指标之比。计算公式如下:

$$定基比发展速度:\frac{a_1}{a_0};\frac{a_0}{a_0};\cdots\frac{a_n}{a_0}$$

$$环比发展速度:\frac{a_1}{a_0};\frac{a_2}{a_1};\cdots\frac{a_n}{a_{n-1}}$$

$$定基增长速度:\frac{a_1}{a_0}-1;\frac{a_2}{a_0}-1;\cdots\frac{a_n}{a_0}-1$$

$$定基增长速度:\frac{a_1}{a_0}-1;\frac{a_2}{a_1}-1;\cdots\frac{a_n}{a_{n-1}}-1$$

(三)平均发展速度和平均增长速度

这两个指标用于描述某现象在一个时期的平均变化。平均发展速度是发展速度的几何平均数。平均增长速度为平均发展速度-1。计算公式如下:

$$平均发展速度=\sqrt[n]{\frac{a_1}{a_0}\times\frac{a_2}{a_1}\cdots\frac{a_n}{a_{n-1}}}$$

$$平均增长速度=\sqrt[n]{\frac{a_1}{a_0}\times\frac{a_2}{a_1}\cdots\frac{a_n}{a_{n-1}}}-1$$

五、动态序列分析方法

动态序列分析方法包括描述性时序分析和统计时序分析。

(一)描述性时序分析

描述性时序分析是通过直观的数据比较或绘图观测,寻找序列中蕴含的发展规律。描述性时序分析是人们在认识自然、改造自然的过程中发现的实用方法,具有操作简单、直观有效的特点,它通常是人们进行时间序列分析的第一步。

(二)统计时序分析

单纯的描述性时序分析具有很大的局限性,时间序列的复杂变化和随机性仅通过简单观察和描述往往无法总结其规律并进行预测和估计。从 20 世纪 20 年代开始,学术界利用数理统计学原理进行时间序列分析,分析时间序列内在的相关关系,即为统计时序分析。统计时序分析包括频域分析方法和时域分析方法两大类。

1.频域分析方法

频域分析方法也称为"频谱分析"或"谱分析"方法,主要运用于物理学、天文学、海洋学、气象科学、电力工程和信息工程等领域。由于谱分析过程一般都比较复杂,不易掌握,分析结果比较抽象,不易直观解释,具有局限性,因此应用并不广泛。

2.时域分析方法

时域分析方法主要是从序列自相关的角度揭示时间序列的发展规律,其具有理论完善、易操作、分析结果易于解释等优点,因此广泛应用于自然科学和社会科学的各个领域,成为时间序列分析的主流方法。

六、医院动态序列分析的应用领域

从医院管理的实际需求来看,医院动态序列分析至少可以应用于如下领域。

（一）预测与预报

预测是对事物未来发展趋势的预先推测或测定。根据过去和当前的数据对未来的数据进行预测预报,是统计分析的一项基本工作,也是管理与决策中执行目标计划的重要内容。

（二）季节调整

医院的经营活动和发展通常受到季节性的影响。为了正确评估季节性的影响,可以采用季节调整方法对动态序列进行调整,得到季节因子和调整后的序列,从而进一步展开统计分析与评价。

（三）重大事件或异常干预事件的影响分析

一些重大事件或异常干预事件可能会对动态序列产生影响。通常可以通过建立数学模型来对此进行研究。

（任时茜）

第四节　统 计 指 数

一、统计指数的概念

统计指数又称指数法。指数可以分为广义的和狭义的两种。从广义上说,凡是能说明同类现象在不同空间、不同时间,实际与计划对比变动的相对数等都称为指数。从狭义上说,指数是用来表明不能直接相加和不能直接对比的现象在不同时期的变动程度。例如,人们在生活中每天都要接触到许多商品的价格,不同商品的价格变化情况并不一致,有的上涨,有的下跌,就需要计算价格指数来反映这些商品价格的变动程度;同样,不同疾病的诊疗难度不同,指数法原理也能分析医院整体诊疗难度的变动程度。统计指数具有相对性、综合性、平均性 3 个特性。应用统计指数可以反映复杂的社会经济现象总体的综合变动程度,分析社会经济现象总变动中各个因素的影响,对多指标复杂社会经济现象的长时间变化趋势进行综合分析。本节讨论的是狭义的统计指数。

二、指数的种类

从不同的角度对指数进行分类,可以划分为不同的种类。

(1)按反映对象的不同,分为个体指数和总指数。个体指数是说明个别现象变动的相对数,如某病种的人均费用指数。总指数是说明总体范围内某种现象变动的相对数,如某医院出院患者人均费用指数等。

(2)按指数表明的现象性质不同,分为数量指标指数和质量指标指数。数量指标指数是反映数量指标变动程度的相对数,如门诊人次数指数。质量指标指数是反映质量指标变动的相对数,如病例组合指数(CMI)等。

(3)按比较对象的不同,可以分为时间性指数、地区性指数和计划完成性指数。时间性指数反映的是现象在时间上的动态变化情况,即动态指数。地区性指数用于表示同一时间条件下不同地区、不同单位同一指标的对比情况。计划完成性指数用于比较同一地区、同一单位实际指标与计划指标对比的相对数。

(4)按照计算方式的不同,可以分为简单指数和加权指数。简单指数各个项目的重要性即权数是一致的,又称不加权指数。加权指数则对各个项目赋予不同的权数,常用的疾病诊断相关分组(DRGs)分析方法中的各项指标就是典型的加权指数。

(5)按照采取基期的不同,可以分为定基指数和环比指数。

三、综合指数

统计研究的对象是总体。因此,从研究对象的范围来看,编制指数主要是指总指数,综合指数是总指数的基本形式。综合指数是将多种不能同度量现象的数值分别改变为能同度量的数值,然后进行对比,表明事物综合变动的指标。其主要特点是先综合而后对比。所谓同度量因素是指若干由于度量单位不同,不能直接相加的指标,过渡到可以加总和比较而使用的媒介因素,它能起到权数的作用。

关于同度量因素的时期固定问题,有众多观点,以拉氏指数公式和帕氏指数公式最具有代表性。拉氏指数公式的特点是将同度量因素固定在基期,帕氏指数公式是将同度量因素固定在报告期。对于同一资料,将同度量因素固定在报告期或基期内,计算结果并不一致。拉氏指数公式和帕氏指数公式如下:

拉氏指数公式: $\dfrac{\sum q_1 p_0}{\sum q_0 p_0}$ (数量指标指数)和 $\dfrac{\sum p_1 q_0}{\sum p_0 q_0}$ (质量指标指数)

帕氏指数公式: $\dfrac{\sum q_1 p_1}{\sum q_0 p_1}$ (数量指标指数)和 $\dfrac{\sum p_1 q_1}{\sum p_0 q_1}$ (质量指标指数)

四、指数的因素分析

统计依据现象的因素联系来编制综合指数,同时也依据现象因素联系的关系编制出具有相互关系的若干指数组成指数体系,亦即若干个指数由于数量上的联系而形成一个整体,称为指数体系。例如,医疗总费用＝出院人数×人均费用,如果按指数形式表现,乘积关系仍然成立,即医疗总费用指数＝出院人数指数×人均费用指数,表明总量指标指数是由数量指标指数和质量指标指数这两个因素组成的。这些相互关联的指数体系,在数学上表现为相乘关系,反映客观现象的固有联系。因此,利用指数体系来分析现象因素的变动关系,分析现象总变动中的各个因素作用的方向和程度,从而探寻现象变动的具体原因。

(王　萍)

第五节　差异性检验统计分析

在统计学中,差异性检验是假设检验的一种,用于检测组间是否有差异及差异是否显著的办法。目前常用的用于差异性检验的统计分析方法有 t 检验、方差分析、X^2 检验、非参数检验共 4 种统计分析方法。其中 t 检验、方差分析、X^2 检验是参数检验分析方法。

一、t 检验

t 检验亦称 Student t 检验。t 检验用于两组间计量资料的比较,应用条件:①当样本例数较小时,要求样本取自正态总体;②做两样本均数比较时,还要求两样本的总体方差相等。

t 检验分为以下 3 种类型:单样本 t 检验、配对样本 t 检验、两独立样本 t 检验。单样本 t 检验,即已知样本均数 $\bar{X}$(代表未知总体 μ)与已知总体均数 μ_0 的比较。配对样本 t 检验,简称成对 t 检验,适合于配对设计的计量资料。配对设计是将受试对象按一定条件配成对子,再随机分配每对中的两个受试对象到不同处理组。配对设计资料分 3 种情况:①对配成对子的受试对象分别给予两种不同的处理,其目的是推断两种处理的效果有无差别;②同一受试对象分别接受两种不同处理,其目的是推断两种处理的效果有无差别;③同一受试对象处理前后的比较,其目的是推断某种处理有无作用。配对样本 t 检验实质上等同于单样本 t 检验,配对设计的 t 检验研究的是差值的样本均数与理论上的差值总体均数的比较。两独立样本 t 检验又称成组 t 检验,适用于两独立样本均数的比较。

进行两小样本均数比较时,如果两总体方差不等,可使用数据变化或近似 t 检验(t' 检验)或非参数检验。

二、方差分析

(一)方差分析的概念及应用条件

方差分析(ANOVA),是 R.A.Fisher 发明的,用于 3 个及以上总体均数差别的显著性检验。在方差分析中,人们关心的试验结果称为指标;所要检验的对象称为因素或因子;因子的不同表现称为水平;每个因子水平下得到的样本数据称为观察值。例如,欲分析不同级别医院收治患者住院费用的差异,那么医院级别为因子,医院级别的一级、二级、三级是因子的 3 个取值,称为水平;每个因子水平下所得到的住院患者费用为样本的观测值。方差分析应用的条件为:①各样本是相互独立的随机样本,均来自正态分布总体;②相互比较的各样本的总体方差相等。方差分析的用途很广,按照因素个数的多少,方差分析可以分为单因素方差分析或多因素方差分析,常用的是基于完全随机设计资料的方差分析。

(二)方差分析的基本思路

根据变异的来源,将全部观察值总的离均差平方和及自由度分解为两个或多个部分,除随机误差外,其余每个部分的变异可由某些特定因素的作用加以解释。通过比较不同来源变异的方差,借助 F 分布做出统计推断,从而判断某因素对观察指标有无影响。

1.总变异

全部观测值大小变异不同,这种变异称为总变异。总变异的大小可以用离均差平方和(SS)表示,即各观测值 X_{ij} 与总均数 $\bar{X}$ 差值的平方和,记为 $SS_{总}$。总变异 $SS_{总}$ 反映了所有观测值之间总的变异程度。计算公式为:

$$SS_{总} = \sum_{i=1}^{g} \sum_{j=1}^{nj} (X_{ij} - \bar{X})^2 = \sum_{i=1}^{g} \sum_{j=1}^{nj} X_{ij}^2 - (\sum_{i=1}^{g} \sum_{j=1}^{nj} - X_{ij})^2 / N$$

自由度 $v_{总} = N - 1$

2.组间变异

各组由于水平不同,各组的样本均数 $\bar{X}_i (i=1,2,\cdots,g)$ 大小也不等,这种变异称为组间变异。其大小用各组均数与总均数的离均差平方和表示,记为 $SS_{组间}$,反映处理因素的作用和随机误差的影响,计算公式为:

$$SS_{组间} = \sum_{i=1}^{g} n_i (\bar{X}_i - \bar{X})^2 = \sum_{i=1}^{g} (\frac{\sum_{j=1}^{ni} X_{ij}}{n_i})^2 - (\sum_{i=1}^{g} \sum_{j=0}^{ni} - X_{ij})^2 / N$$

自由度 $v_{组间} = g - 1$,g 表示组数

3.组内变异

在同一组内,虽然每个对象所处的水平相同,但观测值仍各不相同,这种变异称为组内变异。组内变异各组均数与总均数的离均差平方和,记为 $SS_{组内}$,反映处理因素的作用和随机误差的影响,计算公式为:

$$SS_{组内} = \sum_{i=1}^{n} \sum_{j=1}^{ni} (X_{ij} - \bar{X}_i)^2$$

自由度 $v_{组内} = N - g$

这三类变异的关系为 $SS_{总} = SS_{组间} - SS_{组内}$;$v_{总} = v_{组间} + v_{组内}$。

4.检验统计量

方差分析的统计量为 F 统计量,即组内均方与组间均方的比值。其中组内均方 $MS_{组内} = SS_{组内} / v_{组内}$,组间均方为 $MS_{组间} = SS_{组间} / v_{组间}$。

$$F = \frac{MS_{组间}}{MS_{组内}}$$

$v_1 = v_{组间}$,$v_2 = v_{组内}$

如果各组样本的总体均数相等,无处理效应,则组间变异应该同组内变异一样,只反映随机误差作用的大小,F 值接近 1。如果各组样本的总体均数不等,有处理效应,F 值明显超过 1。用 F 界值(单侧界值)确定 P 值。

三、X^2检验

X^2检验是以 X^2 分布为理论依据,用途颇广的假设检验方法。X^2 检验主要用于计数资料之间的比较,主要有 4 个方面的用途:①检验频数分布的拟合优度;②比较两个或两个以上总体率的差异;③比较两个或两个以上总体构成比的差异;④分析交叉分类资料两属性间有无相关关系。

(一)X^2检验的相关概念和统计量基本公式

(1)实际频数是指各分类实际发生或未发生计数值,记为 A。

(2)理论频数是指按 H_0 假设计算各分类理论上的发生或未发生计数值,记为 T。

(3)设 A 代表某个类别的观察频数,T 代表基于 H_0 计算出的期望频数,A 与 T 之差($A-T$)被称为残差。残差可以表示某一个类别观察值和理论值的偏离程度,但残差有正有负,相加后会彼此抵消,总和仍然为 0。为此可以将残差平方后求和,以表示样本总的偏离无效假设的程度,类似于方差的计算思想。残差大小是一个相对的概念,因此又将残差平方除以期望频数再求和,以标准化观察频数与期望频数的差别。

(4)X^2统计量:1900 年由英国统计学家 K.Pearson 首次提出,即 $X^2 = \sum \dfrac{(A-T)^2}{T}$。从 X^2 的计算公式可见,X^2 与以下两方面有关:①观察频数与期望频数之间的接近程度。当观察频数与期望频数完全一致时,X^2 为 0;观察频数与期望频数越接近,两者之间的差异越小,X^2 值越小;观察频数与期望频数差别越大,两者之间的差异越大,X^2 值越大。②自由度。自由度指取值不受限制的变量个数,而不是样本含量。例如,在两个变量的独立性检验中,若列联表为 h 行 h 列,则自由度为($h-1$)×($k-1$)。

(二)X^2检验的常见类型

X^2检验主要分为单个样本分布的拟合优度检验、独立样本 2×2 列联表资料的 X^2 检验、$R \times C$ 列联表资料的 X^2 检验、配对设计资料的 X^2 检验 4 种类型。X^2 检验拟合优度检验是根据样本的频率分布检验其总体分布是否等于其给定的理论分布。独立样本 2×2 列联表资料的 X^2 检验用于检验两个相互独立的样本的总体分布是否相同。$R \times C$ 列联表资料的 X^2 检验主要用于对多个样本的总体的频率或频率分布进行比较。配对设计资料的 X^2 检验常用于检验配对设计下两种检验方法或两种培养基的阳性率是否有差别。4 种类型的 X^2 检验统计量都有专用的计算公式,具体如下。

1.单个样本分布的拟合优度检验

$$X^2 = \sum_{i=1}^{k} \frac{(A_i - T_i)^2}{T_i}$$

若观察个数 n 足够大,X^2统计量近似服从自由度为 $k-1$ 的 X^2 分布,如果计算 T_i 有 s 个总体参数是用样本估计量代替的,则自由度 $v = k - 1 - s$。

2.独立样本 2×2 列联表资料的 X^2 检验

(1)$n \geqslant 40$,$T \geqslant 5$ 时

$$X^2 = \frac{(ad - bc)^2 n}{(a+b)(c+d)(a+c)(b+d)}$$

a、b、c、d 代表四格表中每个格子中的实际频数。

自由度 $v = 1$

（2）$n \geqslant 40$，如果某个格子出现 $1 \leqslant T < 5$ 时，需进行校正。

$$X^2 = \frac{(|ad - bc| - n/2)^2 n}{(a+b)(c+d)(a+c)(b+d)}$$

（3）$n < 40$，理论频数 $T < 1$，采用 Fisher 确切概率法。

3.R×C 列联表资料的 X^2 检验

$$X^2 = n \left(\sum_{i=1}^{R} \sum_{j=1}^{C} \frac{A_{ij}^2}{n_i m_j} - 1 \right)$$

A_{ij} 为每个格子的实际频数，n_i 和 m_j 分别与 A_{ij} 对应的第 i 行合计数与第 j 列合计数。

自由度 $v = （行数 - 1） \times （列数 - 1）$

如果有 20% 以上的格子的理论频数低于 1 或任一个格子的理论频数低于 1，则应改用 R×C 表的 Fisher 确切概率法。

4.配对设计资料的 X^2 检验

（1）$b + c \geqslant 40$ 时

$$X^2 = \frac{(b-c)^2}{b+c}$$

自由度 $v = 1$

b、c 为两种检验方法中结果不一致的部分。

（2）$b + c < 40$ 时

$$X^2 = \frac{(|b-c| - 1)^2}{b+c}$$

四、非参数检验

（一）非参数检验的概念及应用条件

非参数检验简称非参检验，又称为任意分布检验，这类方法并不依赖总体分布的具体形式，应用时可以不考虑研究变量为何种分布及分布是否已知，进行的是分布之间而不是参数之间的检验。非参数检验方法很多，本节主要介绍基于秩次的非参数检验。非参数检验适用于以下几种情况：①不满足正态和方差齐性条件的小样本资料；②总体分布类型不明的小样本资料；③一端或二端是不确定数值的资料；④单向（双向）有序列联表资料；⑤各种资料的初步分析。

非参数检验的优点：①适用范围广；②受限条件少；③具有稳健性。

缺点：①符合用参数检验的资料，如用非参数检验，会丢失部分信息；②虽然非参数检验计算简便，但有些问题的计算仍显烦冗。

（二）非参数检验的类型

1.配对样本比较的 Wilcoxon 符号秩检验

配对样本比较的 Wilcoxon 符号秩检验，亦称符号秩和检验，用于配对样本差值的中位数和 0 比较；还可用于单个样本中位数和总体中位数的比较。其统计量 T 值的计算步骤：依差值的绝对值从小到大编正秩和负秩，遇差值的绝对值相等值取平均秩，T_+ 为正秩和，T_- 为负秩和，取 T_+ 或 T_- 为 T 值，$T_+ + T_- = \frac{n(n+1)}{2}$。根据样本量 n 的大小，P 值的计算方法分 2 种。

(1)当 $n \leqslant 50$ 时,查 T 界值表;当 $n \leqslant 50$ 时,查 T 界值表。若 T 值在界值范围内,其 P 值大于表上方相应的概率水平;若 T 值在界值范围外,其 P 值小于表上方相应的概率水平;若 T 值恰好等于界值,其 P 值等于或者近似等于相应的概率水平。

(2)当 $n > 50$ 时,可采用正态近似法,计算 μ 值:

$$\mu = \frac{T - n(n+1)/4}{\sqrt{\dfrac{n(n+1)(2n+1)}{24} - \dfrac{\sum (t_j^3 - t_j)}{48}}}$$

t_j 为第 j 个相同秩的个数。

2.两独立样本比较 Wilcoxon 符号秩检验

Wilcoxon 符号秩检验用于推断计量资料或等级资料的两个独立样本所来自的两个总体分布是否有差别。其统计量 T 值的计算步骤为:将两样本数据混在一起按数值由小到大编秩,若有相同数据,取平均秩;如果两个样本的样本量(样本例数小者为 n_1,样本例数大者为 n_2)不相等,取样本例数小者的秩次和为 T 值;若两个样本的样本量相等,可任取一个样本的秩和作为 T 值。根据样本量的大小,P 值的计算方法分 2 种。

(1)若 $n_1 \leqslant 10$ 和 $n_2 - n_1 \leqslant 10$ 时,查 T 界值表。

(2)当 $n_1 > 10$ 和 $n_2 - n_1 > 10$ 时,可采用正态近似法,计算 μ 值:

$$\mu = \frac{T - n_1(N+1)/2}{\sqrt{\dfrac{n_1 n_2 (N+1)}{12} - \dfrac{\sum (t_j^3 - t_j)}{N^3 - N}}}$$

3.完全随机设计多样本比较 Kruskal-Wallis H 秩检验

Kruskal-Wallis H 秩检验(Kruskal-Wallis H test)用于推断计量资料或等级资料的多个独立样本所来自的多个总体分布是否有差别。其统计量 H 值的计算步骤为:将多样本数据混在一起按数值由小到大编秩,若有相同数据,取平均秩;设各样本例数为 n_i,秩和为 R。

根据各样本是否存在相同秩,H 值的计算方法有 2 种:

(1)各样本数据不存在相同秩:

$$H = \frac{12}{N(N+1)} \left(\sum \frac{R_i^2}{N_i} \right) - 3(N+1)$$

(2)各样本数据存在相同秩:

$$H_C = H / C$$

$$C = 1 - \sum (t_j^3 - t_j) / (N^3 - N)$$

根据组数的多少,P 值的计算方法分为 2 种。

(1)样本组数为 3 且 $n_i \leqslant 5$ 时,查 H 界值表。

(2)若样本组数 > 3 或 $n_i > 5$ 时,H 值的分布近似于自由度为组数 -1 的 X^2 分布。

(王　萍)

第六节　直线相关分析

一、直线相关关系的概念

在自然界和社会中，如果用变量来代表不同的事物，则变量与变量之间有着各种各样的关系，概括起来可以分为两类：一类是确定性关系，也称为函数关系，给定一个自变量数值时便有一个相应的因变量数值。如圆的半径与面积的关系、出租车费用与里程的关系等。另一类是非确定性关系，也称为相关关系，指变量之间的不确定的相互依存关系。与通常的函数关系不同，相关变量间相互对应，不分主与从或因与果，对应于一个变量的某个数值，另一个变量可能有几个甚至许多个数值。如人的身高和体重，一般来说，身高者体重也大，但是具有同一身高的人体重却有差异。相关关系按照相关的表现形式，分为直线相关（或线性相关）和曲线相关（或非线性相关）。当一个变量每增（减）一个单位，另一个相关变量按一个大致固定的增（减）量变化时，称为直线相关，用于双变量正态分布资料；反之，相关变量不按固定增（减）量变化时，变量之间的关系可近似表现为曲线状（如抛物线、指数曲线、双曲线等），称为曲线相关。目前直线相关的应用较多。

二、直线相关的分类

由于客观事物的联系和变化复杂多样，变量之间的相关关系也有多种形式。

（1）按相关变量的多少，分为一元相关（也称单相关）和多元相关（也称复相关）。两个变量的相关关系称为一元相关，如医院门诊开放时间长短与门诊量的关系等。分析 3 个及以上变量之间的相关关系称为多元相关，如自费贵重药品的销售量、价格和患者及家庭成员收入之间的相关关系等。

（2）按变量变化的方向，分为正相关和负相关。相关的变量按同一方向变化，即一个变量由小到大或由大到小变化时，相关变量随之由小到大或由大到小变化，为正相关；相关变量按反方向变化，即一个变量由小到大变化，而另一个变量却由大到小变化，为负相关。

（3）按变量之间关系的密切程度，分为完全相关、不完全相关和不相关。当变量之间的依存关系密切到近乎函数关系时，称为完全相关（变量间变化趋势相同，则为完全正相关，变量间变化趋势相反则为完全负相关）。当变量之间不是一一对应的确定关系时，则为不完全相关。当变量间不存在依存关系，如当一个变量发生变动时，另一个变量不发生变动，或者发生不规则变动，就称为不相关或零相关。将两个相关变量的取值在平面坐标图上标示出来，在统计上称为散点图，可以直观地显示出它们相关的形式（图 16-1）。

三、直线相关系数

在统计上是以相关系数作为反映变量之间相关关系的综合分析指标。直线相关系数又称积差相关系数或 Pearson 相关系数，是用于说明相关的密切程度和方向的指标。

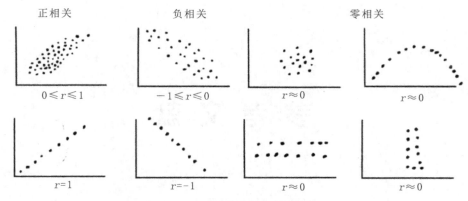

图 16-1 几种直线相关关系

（一）相关系数的计算公式

$$r = \frac{\sum (X - \bar{X})(Y - \bar{Y})}{\sqrt{\sum (X - \bar{X})^2}\sqrt{\sum (Y - \bar{Y})^2}} = \frac{1_{XY}}{\sqrt{1_{XY}1_{YY}}}$$

该相关系数具有下列两个优点。

（1）它是一个系数，不受变量值水平和计量单位的影响，便于在不同资料之间对相关程度进行比较。

（2）相关系数 r 的数值有一定范围，即 $|r| \leqslant 1$。当 $|r| = 1$ 时，表示 x 与 y 变量为完全线性相关，也即为确定的函数关系；r=0 时，表示两变量不存在线性关系；当 $0 \leqslant |r| \leqslant 1$ 时，表示两变量存在不同程度的线性关系。由此，可以确定一个对相关程度评价的标准。通常认为：$0 < |r| \leqslant 0.3$ 为微弱相关；$0.3 \leqslant |r| \leqslant 0.5$ 为低度相关；$0.5 < |r| \leqslant 0.8$ 为显著相关；$0.8 < |r| \leqslant 1$ 为高度相关。

（二）相关系数的统计推断

调查方法为抽样调查时，通过样本计算出来的相关系数不为 0，可能存在抽样误差（即总体的相关系数 $\rho = 0$），也有可能实际上就真的存在相关关系（即 $\rho \neq 0$）。为了分辨是否为抽样误差，需要由样本信息对总体的特征进行推断，即统计推断和假设检验。相关系数检验方法最多见的为 t 检验，统计量为：

$$t_r = \frac{|r - 0|}{S_r} = \frac{|r - 0|}{\sqrt{\dfrac{1 - r^2}{n - 2}}}$$

H_0 成立时，t_r 服从自由度为 $v = n - 2$ 的 t 分布。

（王　萍）

参 考 文 献

[1] 朱胤,石泳钊,张英作.医院绩效管理[M].北京:清华大学出版社,2021.

[2] 杨思进.基层医院感染管理实用手册[M].成都:四川科学技术出版社,2018.

[3] 蒋飞.现代医院管理精要[M].北京:科学技术文献出版社,2019.

[4] 糜琛蓉,倪语星,朱仁义.医院感染防控与管理实训[M].北京:科学出版社,2020.

[5] 郭启勇.现代医院管理新论[M].北京:人民卫生出版社,2018.

[6] 汪媛媛,王思齐,陈乐.新时期医院档案管理与发展研究[M].秦皇岛:燕山大学出版社,2020.

[7] 田绪荣.现代医院管理[M].北京:科学技术文献出版社,2018.

[8] 王霜.现代医院管理制度研究[M].秦皇岛:燕山大学出版社,2019.

[9] 钱庆文.医院财务管理[M].北京:中国对外翻译出版公司,2021.

[10] 庄建民.医院管理新思维[M].北京:人民卫生出版社,2020.

[11] 莫求,王永莲.医院行政管理[M].上海:上海交通大学出版社,2019.

[12] 韦铁民.医院精细化管理实践[M].北京:中国医药科学技术出版社,2021.

[13] 李连成,莫大鹏,付应明.现代医院管理制度全集[M].北京:中国言实出版社,2020.

[14] 王成增,张建功.现代医院管理理论与实务[M].北京:科学出版社,2018.

[15] 邹妮,孙喆.医院感染管理[M].上海:上海世界图书出版公司,2019.

[16] 郑艳华.现代医院管理[M].北京:科学技术文献出版社,2020.

[17] 徐冉.精编现代化医院管理[M].上海:上海交通大学出版社,2018.

[18] 吴兆玉,陈绍成.实用医院医疗管理规范[M].成都:四川科学技术出版社,2019.

[19] 郭蔚蔚.实用医院经济与管理[M].天津:天津科学技术出版社,2018.

[20] 李亚军.现代医院管理制度[M].西安:世界图书出版西安有限公司,2020.

[21] 孙良仁.现代医院管理实践[M].北京:科学技术文献出版社,2019.

[22] 吕峰,杨宏,高云英.医院信息管理理论研究[M].成都:电子科技大学出版社,2018.

[23] 陈立华.现代医院财务管理研究[M].北京:现代出版社,2018.

[24] 沈红玲.现代医院管理理论与实践[M].北京:科学技术文献出版社,2020.

[25] 马静.实用医院管理[M].汕头:汕头大学出版社,2019.

[26] 张硕.新时代医院管理模式创新探索[M].北京:九州出版社,2020.

[27] 莫言娟.现代医院管理与医院经济运行[M].天津:天津科学技术出版社,2020.

[28] 胡光云.新编医院管理实务[M].昆明：云南科技出版社，2019.

[29] 王晓锋.现代医院管理模式与实用操作[M].北京：科学技术文献出版社，2020.

[30] 李爱军.医院医疗设备管理与维护[M].长春：吉林大学出版社，2018.

[31] 兰芳.现代医院财务管理研究[M].延吉：延边大学出版社，2020.

[32] 刘新奎.医院统计与 DRG 应用[M].郑州：河南科学技术出版社，2021.

[33] 杨继红.现代医院管理概要[M].上海：上海交通大学出版社，2019.

[34] 陈英博.现代医院财务管理探索[M].北京：现代出版社，2020.

[35] 张再英.探讨精细化管理在病案室病案管理中的应用[J].临床医药文献电子杂志，2020，7
    （53）：180-180＋186.

[36] 梁莘.规范住院病案首页信息管理与质量控制对 DRGs 分组的作用[J].心电图杂志，2020，9
    （1）：139-140.

[37] 徐琪.医院会计核算与成本核算的一体化[J].经济技术协作信息，2021（3）：53-53.

[38] 邢玉，刘逸，张丽英.新形势下医院档案管理工作的思考[J].当代医学，2021，27（1）：105-106.

[39] 刘俊生.加强与完善医院财务管理的途径[J].商业文化，2020（34）：52-53.

[40] 陈家驹，刘谦，羊海锋，等.基于医院财务管理的综合智慧对账平台建设探讨[J].中国医疗设
    备，2021，36（9）：118-121.